Markus Sommer · Anne Sommer-Solheim · Karl-Hermann Lieberknecht

Plastisch-Therapeutisches Gestalten

MARKUS SOMMER · ANNE SOMMER-SOLHEIM
KARL-HERMANN LIEBERKNECHT

Plastisch-Therapeutisches Gestalten

Anthroposophische Kunsttherapie

Band 1

Mit Beiträgen von
Rita Eckart, Stefanie Gohr, Roswitha Stein-Rauscher

salumed
VERLAG

Bibliografische Information der Deutschen Nationalbibliothek
Die Deutsche Nationalbibliothek verzeichnet diese Publikation in der Deutschen Nationalbibliografie; detaillierte bibliografische Daten sind im Internet über http://dnb.d-nb.de abrufbar.

© **Salumed Verlag GmbH**
c/o Gemeinschaftskrankenhaus Havelhöhe
Kladower Damm 221, 14089 Berlin
www.salumed-verlag.de
info@salumed-verlag.de

1. Auflage 2023
ISBN: 978-3-928914-48-2

Lektorat: Dr. Jette Anders, Prof. Dr. Ulrich Meyer
Gestaltung: www.ninapolumsky.de

Bildnachweis
Cover Vorderseite: Foto von Anne Sommer-Solheim, Skulptur von Christian Hitsch
Cover Rückseite: Fotos von Anne Sommer-Solheim

Printed in Latvia (Jelgavas Tipogrāfija, Jelgava, Lettland)

Inhaltsverzeichnis

Vorwort ... 9

1. Für wen ist dieses Buch geschrieben? ... 9
2. Wie kam dieses Buch zustande? ... 10
3. Anmerkung zum Sprachgebrauch in diesem Buch in Hinblick auf das natürliche und grammatische Geschlecht ... 11

KAPITEL I

Einführung ... 13

1. Weshalb verordne ich als Arzt therapeutisches Plastizieren, und was macht dieses so besonders? ... 13
2. Form und Stoff und ihr Erscheinen in der Welt ... 15
3. Erscheinen der Form in der Embryonalentwicklung ... 15

KAPITEL II

Menschenkundliche Grundlagen der Gestaltbildung ... 19

1. Die Wesensglieder des Menschen ... 19
1.1 Schlafen und Wachen in ihrer Beziehung zur Gestaltbildung – der zweigliedrige Mensch ... 19
1.2 Die vier Wesensglieder ... 20
2. Der Bezug des Menschen zur belebten und unbelebten Natur ... 22
2.1 Die Elemente als Ausdruck der verschiedenen Wesensschichten der Welt ... 22
2.2 Wie entstehen Formen? ... 23
3. Gestaltfragen in vom Menschen geschaffenen Werken ... 29
3.1 Gestalt als Spiegel bewusster Impulse und unbewussten Selbstausdruckes ... 29
3.2 Die Betrachtung von plastischen Bildwerken als Quelle eines Erkenntnisprozesses ... 31
4. Der Leib des Menschen als Erkenntnisinstrument ... 33
4.1 Welche Sinne setzen wir beim Wahrnehmen einer Plastik und beim Plastizieren ein? – Rudolf Steiners Konzept der 12 Sinne ... 33
5. Exemplarische Betrachtung zweier antiker Bildwerke ... 40
6. Dynamische Gesichtspunkte zu Gesundheit und Krankheit ... 47
6.1 Dreigliederung: Nerven-Sinnes-System, Rhythmisches System und Stoffwechsel-Gliedmaßen-System ... 47
6.2 Krankheit als dynamischer Prozess ... 49
6.3 Kunsttherapie als Quelle von Gesundheitskräften ... 50
6.4 Polaritäten seelischen Erkrankens ... 51
6.5 Wie kann ich die konkrete Krankheitsdynamik erkennen, um richtig behandeln zu können? ... 52
6.6 Entzündung und Sklerose als Polaritäten leiblicher Pathologie ... 54

KAPITEL III

Grundelemente der Plastik 59

1. Universelle Kräfte der Formbildung 59
2. Idealformen: Platonische Körper 65

KAPITEL IV

Ansätze zu einer Betrachtungsmethodik plastischer Formen 69

1. Wie können wir lernen Formkräfte wahrzunehmen? 69
2. Plastische Gesichtspunkte 72
2.1 Das Gleichgewicht und seine Bezugspunkte innerhalb und außerhalb einer Form 72
2.2 Die Raumbeziehung der Form 76
2.3 Bildet die Form eine Ganzheit? 81
2.4 Die Oberfläche als Grenze zwischen Innen- und Umwelt 84
2.5 Bewegung in und an einer Form – Wandlungswille und Kräftewirken 88
3. Betrachtung einer von einer Patientin geschaffenen Form 91

KAPITEL V

Metamorphosen einer Entwicklungsreihe – die sieben Kapitelle des ersten Goetheanums 99

1. Einführung 99
1.1 Was sind die Kapitelle? 99
1.2 Was ermöglicht uns die Beschäftigung mit den Kapitellen? 101
2. Eine plastisch-dynamische Betrachtung der Kapitelle und wie wir sie therapeutisch nutzen können 102
2.1 Saturnkapitell 102
2.2 Sonnenkapitell 104
2.3 Mondkapitell 105
2.4 Marskapitell 106
2.5 Merkurkapitell 107
2.6 Jupiterkapitell 108
2.7 Venuskapitell 109
3. Die Säulenworte 110

KAPITEL VI

Plastisch-Therapeutische Grundübungen 111

1. Grundsätzliche Prinzipien des therapeutischen Vorgehens 112
1.1 Grundsätzliches zum Setting – blind oder sehend plastisch arbeiten? 112
2. Übungen abgeleitet aus den Kräftedynamiken der Kapitelle 113
2.1 Saturnübungen 113
2.2 Sonnenübungen 120
2.3 Mondübungen 125
2.4 Marsübungen 129
2.5 Merkurübungen 132
2.6 Übungen, die vom Jupiter- und Venuskapitell inspiriert sind 139

KAPITEL VII

Beziehung gestalten ... 141

1. Die therapeutische Beziehung – einige ethische Prinzipien zu ihrer Gestaltung ... 141
2. Maieutisches Plastizieren ... 143

KAPITEL VIII

Fallbeispiele aus der Praxis ... 157

1. Patientin, die an einem Mammakarzinom erkrankt ist ... 157
2. Ruhe vermitteln und Aufbau fördern – Behandlung akuter Panikattacken ... 168
3. Patient mit Myasthenia gravis, Schwindel und Gleichgewichtsstörungen ... 171
4. Willens- und Entscheidungsschwäche ... 178
5. Zunehmender Verlust der Sehfähigkeit und beginnender Hautkrebs ... 178
6. Erschöpfte Leere oder Bindung am Leid ... 185
7. Sich Verlieren im Äußeren und Fixierung aufs innere Leid ... 192

KAPITEL IX

Therapeutisches Arbeiten mit Kindern ... 195

1. Wie kommen Kinder in die Kunsttherapie? ... 195
1.1 Zur Vorbereitung der Therapie ... 196
1.2 Die erste Arbeitsbegegnung mit dem Kind ... 196
2. Das Kind beim Arbeiten beobachten und das Beobachtete interpretieren ... 198
2.1 Beobachtungen beim plastischen Arbeiten ... 198
2.2 Beobachtungen an der Tonform ... 199
2.3 Das kindliche Selbstbild in der gestalteten Form ... 200
3. Plastisches Gestalten anhand von Grundübungen ... 201
3.1 Die Tonmenge und Maße in den Grundformen ... 202
3.2 Tiere gestalten ... 203
3.3 Gestaltungsdynamik am Beispiel eines Tierwesens ... 204
3.4 Plastizieren in Zusammenhang mit dem jeweiligen Element ... 206
3.5 Nachbetrachtung – Wachrufen der Erlebnisse und Nachlauschen des Tuns ... 211
4. Fallvignetten aus der plastischen Arbeit mit Kindern ... 211
5. Fallbeispiele aus der Arbeit mit Kindern ... 216
5.1 Kasuistik eines 10-jährigen Jungen mit Verhaltensauffälligkeiten und Tics Rita Eckart ... 216
5.2 Kasuistik eines 7-jährigen Jungen mit Aufmerksamkeitsstörung und Tics
Roswitha Stein-Rauscher ... 225

KAPITEL X

Besondere Arbeitsfelder ... 239

1. Plastizieren mit onkologischen Patienten ... 239
2. Plastisch-Therapeutisches Gestalten bei traumatisierten Patienten
und Posttraumatischer Belastungsstörung (PTBS) ... 250
2.1 Kasuistik: Eine Patientin mit depressiver Störung, Posttraumatischer Belastungsstörung und
Panikattacken in stationärer Behandlung in einer Akutklinik für Psychiatrie Stefanie Gohr ... 259
3. Therapeutisches Plastizieren in der Sterbe- und Trauerbegleitung ... 266

KAPITEL XI

Werkstoffe für die plastisch-therapeutische Arbeit 277

1. Ton als Werkstoff 278
2. Stein als Werkstoff 284
3. Holz als Werkstoff 288
4. Sand als Arbeitsmaterial 291

KAPITEL XII

Indikationen für das Plastisch-Therapeutische Gestalten 293

1. Belege der Wirksamkeit 293
1.1 Einführende Gesichtspunkte 293
1.2 Was ist bisher in Studien über Einsatzgebiete und Wirksamkeit dokumentiert worden? 294
2. Gründe für die Verordnung von Plastisch-Therapeutischem Gestalten 299
2.1 Verfügbarkeit und Präferenz 299
2.2 Spezifische Qualitäten des Plastizierens 299
2.3 Plastizieren als Arbeit mit den vier „unteren Sinnen" – Therapeutisches Plastizieren bei Willens- und Sinnesstörungen 301
2.4 Integration weiterer Sinnesbereiche und innerer Aktivitäten 302
2.5 Wirkung therapeutischen Plastizierens auf die Bewältigung traumatischer Ereignisse 303
2.6 Plastizieren bei Gedächtnisdefiziten und demenziellen Prozessen 304
2.7 Beleben der Physis 307
2.8 Therapeutisches Plastizieren bei Erschöpfungssyndromen (auch nach Covid-19) und bei Cancer-related Fatigue 309
3. Zusammenfassung einiger wichtiger Indikationsgebiete 311
4. Kontraindikationen für das therapeutische Plastizieren 311

KAPITEL XIII

Ergänzende Informationen 317

1. Zur Rechtsstellung und rechtlichen Vertretung der Anthroposophischen Kunsttherapie 317
2. Zugangswege, Aufnahme, Erstgespräche 320

Anhang zu Kapitel V 325

Danksagung 338

Literaturempfehlungen 340

Das Autorenteam 342

Bildnachweis 346

Index 349

Vorwort

1. Für wen ist dieses Buch geschrieben?

Weder die Kunst, plastische Werke zu schaffen, noch die, heilend zu wirken, lässt sich (nur) aus Büchern lernen. In beidem brauchen wir gute Lehrende, die Kenntnisse und Erfahrungen vermitteln, die unsere eigenen Fähigkeiten wachsen lassen. Eine gute Ausbildung bildet die Grundlage für verantwortungsvolles Handeln. Wer anthroposophischer Kunsttherapeut* wird, muss seine künstlerischen Fähigkeiten entwickeln, er benötigt sachgerechte medizinische Kenntnisse auf dem Feld, auf dem er tätig werden wird und er braucht einen menschlichen und ethischen Rahmen, um für seine Patientinnen und Patienten ein aufmerksamer, respektvoller und kompetenter Begleiter sein zu können. Schließlich sind es ganz wesentlich auch diejenigen, die sich zu uns in Therapie begeben, die uns lebenslang lehren und uns erkennen lassen, dass wir nie „fertig" sind, sondern unsere Fähigkeiten lebendig weiterentwickeln können.

Dennoch glauben wir, dass auch ein Buch wie dieses wichtig ist. Wer eine kunsttherapeutische Ausbildung absolviert, findet hier Grundlagen zum anthroposophisch erweiterten Menschenbild ebenso wie Darstellungen zur plastischen Formenlehre und -entwicklung, zu grundlegenden evolutionären Entwicklungsprozessen, die wir therapeutisch wirksam aufgreifen, zu konkreten Übungen, die wir mit spezifischer Wirkintention einsetzen können und Anleitungen, wie für einzelne Kranke und mit ihnen zusammen wirksame Behandlungswege zu finden sind. Einzelne Fallbeispiele zeigen konkret, wie wir plastische Diagnosen stellen und therapeutisch vorgehen können. Auch Darstellungen zur Materialkunde sind enthalten, die sowohl medizinisch-hygienische Gesichtspunkte umfassen als auch helfen, für spezifische therapeutische Interventionen die am besten geeigneten Materialien auszuwählen. Schließlich gibt es auch Hinweise, wo man sich in direktem Kontakt therapeutisch aus- und weiterbilden kann und wie man die jeweils gültigen rechtlichen Rahmenbedingungen findet.

Auch wer bereits kunsttherapeutisch tätig ist, wird Anregungen zu seiner Arbeit in diesem Buch finden können.

Ärztliche Leser interessieren sich vielleicht vor allem dafür, bei welchen Krankheitsbildern therapeutisches Plastizieren sich besonders bewährt hat, welche Studien und veröffentlichten Erkenntnisse es dazu gibt und wie sich das Plastizieren fruchtbar in ein therapeutisches Ganzes einbeziehen lässt, das ihre anderen therapeutischen Interventionen verstärken und bereichern kann. Auch hierzu gibt es Kapitel.

Damit Lesende ihren jeweiligen Bedürfnissen entsprechend zielgerichtet mit diesem Buch umgehen können, sind den jeweiligen Kapiteln kleine einführende und zusammenfassende Texte vorangestellt.

* Zur Begriffsgeschichte von Bezeichnungen wie „Kunsttherapie" und „Kunsttherapeut(in)" sowie zu den historischen Bezügen von verwandten Begriffen wie „Gestaltungstherapie", „Kreative Therapie", „Künstlerische Therapie" u. ä. verweisen wir auf Jäger, R. M.: Gestaltungstherapie, Kreative Therapie, Künstlerische Therapie, Kunsttherapie. Ein Beitrag zur Begriffsgeschichte, Gemeinschaftsbildung und Identitätsklärung. Dissertation Universität Witten/Herdecke 2019.

2. Wie kam dieses Buch zustande?

Ein kleines, aus einer Kunsttherapeutin, einem Kunsttherapeuten und einem Arzt bestehendes Team hat dieses Buch gemeinsam verfasst. Die Kunsttherapeuten blicken nicht nur auf eine jahrzehntelange therapeutische Praxis und Lehrerfahrung zurück, sie haben schon an dem Buch „Plastisch-Therapeutisches Gestalten“[1] mitgewirkt, das nach zehnjährigem Austausch einer größeren Gruppe plastischer Therapeutinnen und Therapeuten unter Federführung von Evelyn Golombek zur Jahrtausendwende erschienen war* (beim Salumed Verlag als Download verfügbar).[2] Inzwischen ist dieses Buch lange vergriffen und es zeigte sich, dass sich in der Zwischenzeit so viele Aspekte weiterentwickelt haben, dass es ratsam erschien, nicht eine Neuauflage vorzunehmen, sondern ein ganz neues Buch zu schreiben.

Dabei galt es, ein großes Hindernis zu überwinden: Die plastische Kunst wirkt durch ihren unmittelbaren Ausdruck in der gestalteten Substanz. Über ihr Werk zu sprechen, liegt den meisten Bildhauern hingegen nicht. Das trifft auch auf jene zu, die das Mittel der Plastik zum Schwerpunkt ihres therapeutischen Wirkens gemacht haben. Dennoch müssen die Erfahrungen, die wir in unserem Tun machen, weitergegeben werden an diejenigen, die sich in unserem Zweig der Heilkunst ausbilden wollen, an die verordnenden Ärztinnen und Ärzte, mit denen zusammen wir therapeutisch tätig werden, und auch an Patientinnen und Patienten, die sich fragen, ob sie sich auf einen solchen Weg zur Gesundung einlassen wollen.

So traf es sich gut, dass wir eine kleine Gemeinschaft bilden konnten, die jahrzehntelange Erfahrung in der plastischen Therapie mit ärztlichen Aspekten verbindet. Die plastisch-therapeutisch Tätigen schilderten ihre Erfahrungen, der Arzt (der schon so manches Buch geschrieben hatte) fragte bei ihnen so lange nach, bis er einen Sachverhalt verstand und niederschreiben konnte, und die beiden Plastiker korrigierten ihn, wenn es ihm noch nicht gelungen war, ihre Intentionen richtig zum Ausdruck zu bringen.

Für bestimmte Fachbereiche, Settings und besondere Therapiewege, die in unserer Autorengruppe nicht ausreichend repräsentiert waren, suchten wir uns Expertinnen und Experten, die diese Lücken schließen. Sie steuerten Texte zu diesem Buch bei, und wir traten mit ihnen in einen oft intensiven Dialog, damit in gut verständlicher Weise ein möglichst vollständiges Bild dessen entstehen konnte, was anthroposophische Kunsttherapie im Bereich des Plastisch-Therapeutischen Gestaltens ausmacht.

* Die damalige Arbeit fand in Zusammenwirken mit der Medizinischen Sektion am Goetheanum statt und führte auch zu Büchern über Zeichnen und Malen, Musik und Gesang sowie Sprachgestaltung. Der Gruppe gehörten an: R. Bejer, J. J. Eijgelsheim, A. Freyer, E. Golombek, G. Hegglin, K. Hendel, C. Hitsch, W. Jordan, M. Jund, U. Kleinrath, K.-H. Lieberknecht, F. Marburg, J. Moser, D. Ratcliff, A. Solheim, H. M. Tawil, D. Wohler und L. Ympa.

3. Anmerkung zum Sprachgebrauch in diesem Buch in Hinblick auf das natürliche und grammatische Geschlecht

In den letzten Jahren hat sich mit Recht eine Sensibilität dafür entwickelt, dass unbedachte Sprache bei manchen Lesenden das Gefühl vermitteln kann, dass sie in ihrem jeweiligen Sein nicht einbezogen sind. Eine generelle Verwendung des generischen Maskulins gilt daher vielfach als nicht mehr akzeptabel, zudem besteht das Problem, dass geschlechtliche Identität vielfältiger ist, als die Sprache sie abbildet, die im Deutschen zumeist männliche oder weibliche grammatikalische Formen verwendet. Versuche, dieses Problem durch Neuschöpfungen (wie das Binnen-I, das Gendersternchen* etc.) zu lösen, konnten sich bisher nicht generell durchsetzen, hemmen häufig den Lesefluss und wirken oft ebenso unnatürlich wie ein zu häufiger Gebrauch geschlechtsneutraler Wendungen durch substantivierte Partizipien (wie oben „Lesende“). Wir versuchen, in diesem Buch sensibel mit dieser Frage umzugehen, ohne durch eine einheitliche Regel zu starr wirken zu wollen. Ausdrücklich erklären wir, dass wir auch bei grammatisch einseitiger Wendung immer alle Menschen meinen, die dieses Buch zur Hand nehmen und hoffen, dass alle Therapeutinnen und Therapeuten, Ärztinnen und Ärzte sowie alle übrigen Lesenden des Buches mit dieser Wahl einverstanden oder doch zumindest von ihr nicht befremdet sind.

Literatur

1 Golombek, E.: Anthroposophische Kunsttherapie. Wissenschaftliche Grundlagen – Arbeitsansätze – Therapeutische Möglichkeiten: Band 1: Plastisch-Therapeutisches Gestalten. Verlag Urachhaus Stuttgart 2003.

2 https://www.salumed-verlag.de/files/bilder/Downloaddateien/Kunsttherapie_1%20Plastizieren.pdf

KAPITEL I
Einführung

1. Weshalb verordne ich als Arzt therapeutisches Plastizieren, und was macht dieses so besonders?

Als Arzt, der neben der Breite der allgemeinen Medizin auch die vielfältigen Therapiemittel der Anthroposophischen Medizin einsetzt, bin ich immer wieder von der tiefen, anhaltenden und oft auch raschen Wirksamkeit der Kunsttherapie beeindruckt. Besonders häufig erlebe ich dies beim therapeutischen Plastizieren. So erinnere ich mich an eine Patientin, die von vielfältigen Ängsten geplagt wurde und immer und immer wieder in die Sprechstunde kommen musste, um dadurch eine vorübergehende Stabilisierung zu erlangen. Es hat lange gedauert, sie davon zu überzeugen, einen Versuch mit der Kunsttherapie zu machen. Aber irgendwann konnte sie sich doch dazu entschließen. Nach einem Vorgespräch machte die Therapeutin mit ihr eine Übung, bei der es darum ging, sich „zu erden" und aufzurichten, und schon nach dieser einzigen Therapiestunde hatte die Patientin gelernt, sich bis in die Füße hinein besser mit ihrem Leib zu verbinden und so Ruhe in sich zu erzeugen. Am nächsten Tag erlebte diese Patientin, dass die neu gewonnene Fähigkeit, ein Ruhegefühl auszubilden, ihr nicht nur beim Arbeiten mit Ton zur Verfügung stand, sondern sie es auch in ihrem Alltag anwenden konnte, wenn sie sich daran erinnerte, wie es ihr beim Plastizieren ergangen war. Auch Menschen, die beispielsweise durch eine Krebsdiagnose tief verstört und verunsichert waren, erlebten häufig therapeutisches Plastizieren als wesentliche Hilfe, um wieder Sicherheit zu finden und einen anstrengenden, aber schließlich erfolgreichen Behandlungsweg gehen zu können. Und Patienten, die nach traumatischen Ereignissen immer wieder im Sinne eines Flash-Backs von ihren überfordernden Erlebnissen eingeholt und dadurch daran gehindert wurden, ihre Gegenwart zu gestalten, erfuhren im Plastizieren eine entscheidende Hilfe zur Überwindung ihres Traumas. Als Arzt, der darin ausgebildet ist, durch Arzneimittel, Gespräche und womöglich in den Körper eingreifende physische Interventionen (z.B. Operationen) zu behandeln, war ich verblüfft, dass es so tiefgreifend heilend wirken kann, wenn unter kunsttherapeutischer Begleitung Patientinnen mit ihren eigenen Händen tätig werden.

Vielleicht liegt hier auch schon ein erster Schlüssel für das Verständnis. Kranke kommen zu Ärztinnen und Ärzten, um behandelt zu werden. Es scheint kein Zufall zu sein, dass in dem Akt, der zu neuer Gesundheit verhelfen soll, begrifflich die Hand auftaucht. Vor einer Be-handlung ist eine Diagnose erforderlich, was wörtlich etwa eine „durchschauende Erkenntnis" bedeutet. Um diese zu gewinnen, ist neben einem Anamnesegespräch, das dazu dient, den Krankheitsverlauf, die Symptome, die möglichen Ursachen, aber auch den Patienten als Person kennen zu lernen, eine Untersuchung notwendig, die nicht zuletzt auch erfordert, dass Behandelnde am Kranken Hand anlegen. Dabei gewinnt man vielfältige Informationen, beispielsweise über die lokale Wärmeverteilung, den Spannungszustand des Gewebes, Organmaße und -form, Druckschmerzhaftigkeiten usw. Auch der allgemeine Kraftzustand, die seelische Erregbarkeit oder manche Ängste lassen sich bei einer solchen Untersuchung unmittelbar erleben. Umgekehrt entsteht durch den Akt des Berührtwerdens ein Sicherheitsgefühl. Immer wieder sagen einem Patienten, dass ein Schmerz in dem Moment nachließ, in dem die untersuchende Hand sie berührte.

Die Intensität des Eingreifens durch die Hand lässt sich durch Massage, Einrichten eines Knochenbruches oder gar eine Operation steigern. Zunächst aber ist bei all diesen Maßnahmen der Kranke „Objekt“ der Behandlung. Dies gilt auch für den „klassischen“ und sicher häufigsten Fall der Behandlung, bei dem auf die Diagnose die Verordnung eines Medikamentes folgt. In Wirklichkeit kommen jedoch alle diese therapeutischen Verfahren nicht ohne die aktive, heilsame Reaktion der Betroffenen aus und sind nie ausschließlich als ein einseitiges, von Ärztin oder Therapeuten ausgehendes Heilen zu verstehen. Die Patientin, die zu ihrem Chirurgen sagte: „Sie haben mich gesund gemacht!“, hat damit allenfalls eingeschränkt recht. Keine Operation gelingt ohne die Heilungskräfte des Kranken, die dazu führen, dass sich die Wunden schließen und abheilen. Kein Arzneimittel wirkt – und ganz besonders gilt dies für potenzierte Arzneimittel, wie sie oft in der Anthroposophischen Medizin verwendet werden –, wenn sie im Kranken nicht eine Neuordnung seiner inneren Kräftedynamik auslösen.

Beim therapeutischen Plastizieren wird nun die eigene Hand der Patientin – in seltenen Fällen kann es auch einmal ein anderes Körperteil (z. B. der Fuß) sein – zum therapeutisch wirksamen „Werkzeug“. Die Aktivität geht dabei in besonderer Weise von den Kranken selbst aus. Diese entwickeln sich von Behandelten zu Handelnden. Selbstverständlich geschieht dies unter aufmerksamer, kundiger und anteilnehmender Begleitung der Therapierenden, und doch sind die Patienten hier in weit größerem Maß aktiv Handelnde und Mitgestaltende der Therapie.

Deshalb besteht sowohl eine – oft nicht unerhebliche – Schwelle, sich auf eine solche Therapie einzulassen, als auch eine Chance auf eine häufig tiefgreifendere Heilung, als sie ein reines Behandeltwerden ermöglicht. Aktivität und Bereitschaft zur Selbstveränderung sind erforderlich. Schon der Begriff „Kunsttherapie“ ruft bei manchen Patienten die – oft durch schulische Erfahrungen geprägte – Furcht hervor, eigene Schwächen und Unvollkommenheiten zu offenbaren, die bewertet, „benotet“ und verurteilt werden könnten.* Und tatsächlich kommt im selbst gestalteten Tun ebenso viel vom eigenen Inneren zum Ausdruck und kann zur Diagnose beitragen, wie es bei der eigenen Leiblichkeit der Fall ist, welche die ärztliche Hand untersucht. Schamgefühle und Furcht vor dem Scheitern können gerade bei denen auftreten, die ohnehin ein niedriges Selbstwertgefühl und negatives Selbstbild aufweisen und deshalb beispielsweise für eine Depression anfällig sind. Eine wesentliche therapeutische Fähigkeit ist es daher, die Furcht vor möglichem Scheitern („Ich bin doch kein Künstler!“) in eine Erfahrung gelingender Selbstwirksamkeit zu verwandeln.

Mit solchen Schwierigkeiten steht die anthroposophische Kunsttherapie und hier speziell das Plastisch-Therapeutische Gestalten nicht allein da. Sehr ähnliche Empfindungen halten viele Patienten auch lange von einer Psychotherapie ab. Auch deren unbestrittene hohe Wirksamkeit bei vielen Indikationen ist wesentlich durch die beträchtliche selbst zu erbringende Aktivität und die sorgsame Gestaltung der therapeutischen Beziehung begründet. Tatsächlich gibt es auch künstlerische Therapien, die – vor allem im analytischen Bereich – künstlerisches Schaffen als Projektionsfläche für seelische Konflikte, Hemmungen etc. nutzen, die man analysiert und im Gespräch bearbeitet. Bei der anthroposophischen Kunsttherapie ist insbesondere das gestaltende Tun selbst ein Heilmittel, das auch tief auf leiblich-seelische Prozesse wirken soll. Dabei mag man sich vergegenwärtigen, dass unser eigener Leib selbst ein Ergebnis plastischer Bildungsvorgänge ist und – wenn

* Ein anderer Umstand, der davon abhalten kann eine Kunsttherapie zu beginnen, ist die Annahme, dass es sich um eine reine Beschäftigungstherapie handele, die den zeitlichen und ggf. finanziellen Aufwand nicht lohne.

auch auf eine tief unbewusste Weise – „wir selbst" (im Sinne des anthroposophischen Menschenverständnis unser „Ich") an dieser Bildungsdynamik beteiligt waren und sind.* Aber auch „plastische Grundgesten und -kräfte", wie wir sie in der Natur und im Kosmos aufspüren können, sind hierbei wirksam. Daraus leiten sich konkrete, im Einzelfall differenziert handhabbare Übungen und Vorgehensweisen ab, die es im Dialog zwischen Therapierenden und Patienten ermöglichen, tiefgreifende Heilungsschritte zu gehen.

Wir wollen mit diesem Buch zeigen, wie man solche Übungen konkret handhaben kann, wie man herausfindet, welche dieser Übungen einzelne Kranke brauchen und wie man sie so individualisieren kann, dass sie möglichst wirksam werden und es zudem Freude macht, mit ihnen zu arbeiten. Ärztinnen und Ärzten wollen wir ebenfalls zu einem Grundverständnis dieser Behandlungsmöglichkeiten der anthroposophischen Kunsttherapie verhelfen und aufzeigen, wo es sich lohnt, an deren Verordnung zu denken.

2. Form und Stoff und ihr Erscheinen in der Welt

Wir haben weit früher zu plastizieren begonnen, als wir vielleicht meinen. Die gesamte embryonale Bildung unseres Leibes stellt einen plastischen Verwandlungsvorgang dar. Wir können uns dabei an bildhauerische Prozesse erinnert fühlen und lernen Grundvorgänge kennen, deren lebendige Hintergründe in den folgenden Abschnitten immer klarer werden.

Das Erscheinen von Form erfordert Stoff, an dem sie sich manifestiert und eine diesen prägende, den Stoff zurückdrängende Formkraft. Friedrich Schiller (1759-1805) benannte diese Polarität im 15. seiner „Briefe über die ästhetische Erziehung des Menschen" als „*Stofftrieb*" und „*Formtrieb*".[2]

3. Erscheinen der Form in der Embryonalentwicklung

Geradezu unmittelbar anschaubar wird dies in der Embryonalentwicklung, bei der die allmählich immer komplexer werdende Ausbildung einer Körperform verfolgbar ist. Schon in der der Einnistung in der Gebärmutter vorausgehenden Frühphase des sogenannten „Prae-Embryos" kommt es zunächst zu einer Zellvermehrung, die anfangs keine Gliederung erkennen lässt. Es bildet sich ein weitgehend ungeordneter, an eine Maulbeere (Morula) erinnernder Zellhaufen. Dann wandern die Zellen gleichmäßig in die Peripherie, so dass eine bläschenartige Form entsteht, worauf ein qualitativ neuer Einschlag auftritt, wenn an einer Stelle, gleichsam einem von außen kommendem Impuls folgend, eine

* Dass der Mensch – in einer noch nicht verkörperlichten Form – selbst bei der Bildung der Welt bereits „dabei gewesen" sei, ist ein kulturell verankertes Wissen, das auch außerhalb anthroposophischer Zusammenhänge auftaucht. So wird es beispielsweise im Buch Hiob des Alten Testaments angedeutet (Hiob, 38,2: „Wo warst Du, als ich die Erde gründete?", Hiob 38,21: „Du weißt es ja, denn damals wurdest Du geboren und die Zahl Deiner Tage ist groß.").
In Hinblick auf den Menschenleib selbst sagte Rudolf Steiner: „Den physischen Menschenleib als geistigen Keim herauszuweben aus dem kosmischen All, das ist die größte, bedeutsamste Arbeit, die überhaupt im Weltenall denkbar ist."[1] Selbstverständlich wären wir in keiner Weise dazu in der Lage, allein auf uns selbst gestellt einen Menschenleib auszubilden. Dennoch sind wir aus Sicht der anthroposophischen Erkenntnis daran beteiligt gewesen, als unser eigener Leib ursprünglich gebildet wurde, und wir sind es auch weiterhin durch das Leben hindurch.

Einstülpung (Gastrulation) erfolgt.* Der bisher nach außen drängenden Wachstumsbewegung tritt eine nach innen wirkende Gestaltungsbewegung gegenüber.

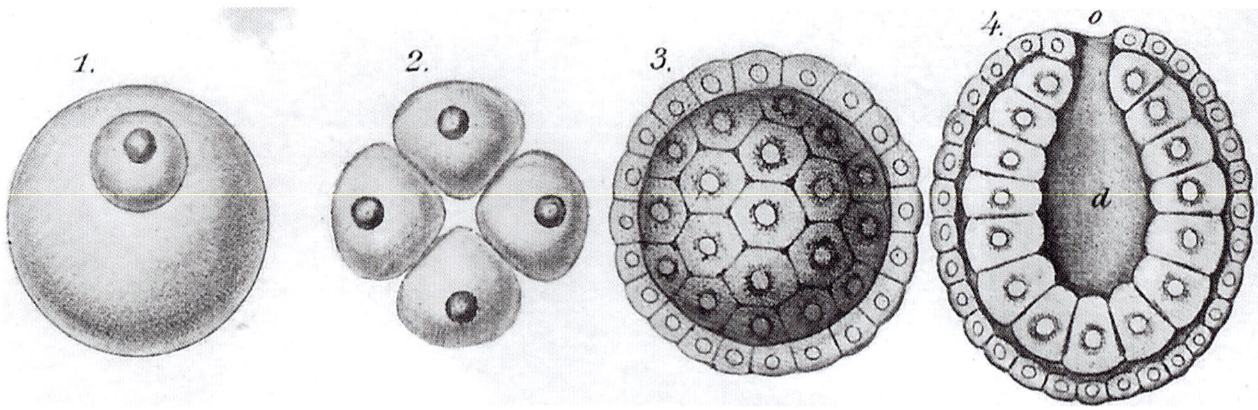

Abb. 1: Grundschritte der frühen Embryonalentwicklung wie sie beispielsweise beim Lanzettfischchen vom Blastula- über das Morula-Stadium bis hin zur Gastrulation verlaufen.

Vielleicht noch deutlicher zeigen sich die gegenläufige Gestaltbildungsvorgänge bei der späteren Entwicklung der Vorderextremität, wo zunächst die sogenannte Handplatte durch vermehrte Zellteilung an der Spitze der Extremitätenknospe entsteht. Hierdurch bildet sich Material für weitere Gestaltungsvorgänge. Relativ zum Gesamtvolumen der späteren Hand entsteht hier zunächst ein erheblicher Substanzüberschuss. Aus der Peripherie heraus ins Zentrum der Handplatte vordringend, beginnen dann die Zellareale, die zwischen den Fingerstrahlen liegen, abzusterben und sich aufzulösen, während die Areale der künftigen Finger bestehen bleiben, sodass schließlich die für den Menschen typische fünfstrahlige Hand entsteht, die eine universelle Beweglichkeit ermöglicht. Der Vorgang erinnert an das Wegnehmen von Substanz beim Schaffen beispielsweise einer Marmorplastik. Eine zentrifugale, nach außen drängende Wachstumsbewegung begegnet einer aus der Peripherie eindringenden, Substanz hinwegschaffenden und gestaltenden Formkraft.

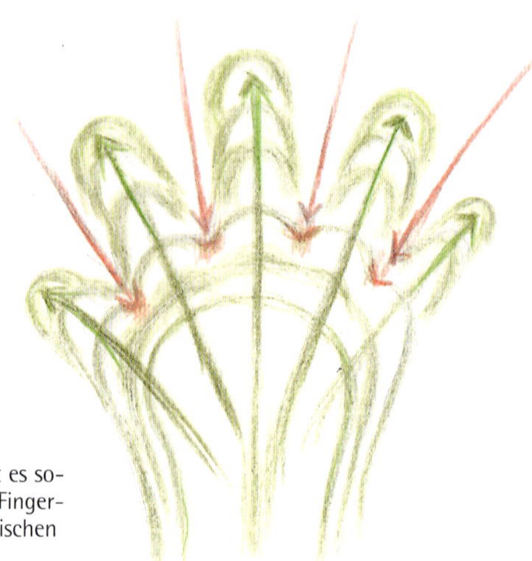

Abb. 2: Bei der Embryonalentwicklung der Hand kommt es sowohl zu einem Wachstum der Handplatte und der fünf Fingerstrahlen als auch zu einem (apoptotischen) Abbau des zwischen den Fingern gelegenen Gewebes.

* In reiner Form erkannte und untersuchte man diese Schritte ursprünglich an Eiern einfacher Wirbeltiere. Beim Menschen sind die realen Verhältnisse noch komplexer.

Literatur

1 Steiner, R.: Geistige Zusammenhänge in der Gestaltung des menschlichen Organismus (GA 218). Rudolf Steiner Verlag Dornach 2017. Vortrag vom 5.11.1922.

2 Schiller, F.: Über die ästhetische Erziehung des Menschen in einer Reihe von Briefen. Reclam Verlag Leipzig 2015.

KAPITEL II

Menschenkundliche Grundlagen der Gestaltbildung

1. Die Wesensglieder des Menschen

1.1 Schlafen und Wachen in ihrer Beziehung zur Gestaltbildung – der zweigliedrige Mensch

Hier lernen Sie ein wichtiges Grundprinzip der anthroposophischen Medizin kennen: die Zweigliederung, die den schlafenden und wachenden Menschen unterscheidet. Plastische Prinzipien von Aufbau bzw. Wachstum und Abbau bzw. Gestaltung und Bewusstseinsbildung verbinden sich mit dieser Grundgliederung.

Im vorausgehenden Kapitel haben wir gesehen, dass die Gestaltbildung im menschlichen Leib aus einer Substanz schaffenden Wachstumstätigkeit hervorgeht und einer Substanz abbauenden Gestaltungstätigkeit. Die Wirkmaxima dieser beiden Grundkräfte des Aufbauens und Abbauens sind im Menschen zeitlich geordnet. Wachstumskräfte überwiegen im Schlaf, formende Abbauwirkungen im Wachen. Auch im Mutterleib gibt es bereits Schlaf- und Wachphasen, doch der Schlaf überwiegt noch ganz. Im Verlauf der Säuglings-, Kindheits- und Jugendentwicklung nimmt die Wachzeit relativ zu und das Wachstum entsprechend immer mehr ab.

Weiterhin findet sich beispielsweise der höchste Spiegel des Wachstumshormons im Blut im Schlaf, in dem Regenerationsvorgänge maximal wirken, was quantitativ beispielsweise das Lebergewicht zeigt, das durch Einlagerung von Glykogen, einer der pflanzlichen Stärke entsprechenden Verbindung vieler Zuckermoleküle, im Verlauf des Schlafes zunimmt. Im Lauf der Tagesaktivität wird dieser Vorrat abgebaut und das Lebergewicht sinkt. Stattdessen steht nun Zucker für die Gehirn- und Muskeltätigkeit zur Verfügung. Bewusstsein und Taten in der Welt werden möglich. Die antike griechische Mythologie symbolisierte dieses Wechselgeschehen zwischen Tag und Nacht im Bild des Adlers, der tagsüber an der Leber des gefesselten Prometheus frisst, die nachts wieder nachwächst.

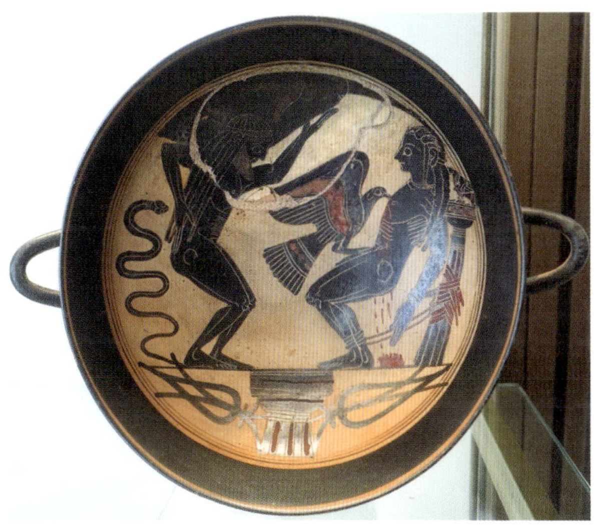

Abb. 1: Der das Tagbewusstsein symbolisierende Adler frisst die Leber des Prometheus. Trinkschale des Arkesilas (6. Jh. v. Chr.).

Dabei symbolisiert der überaus scharfsichtige, reaktionsschnelle und aktive Adler die Bewusstseinskräfte*, die Prometheus**, der „dem Menschen das Feuer gebracht“ und somit erschlossen hat. Dass gerade das Feuer als wesentliches Element gilt, lässt sich bis in die menschliche Physiologie hinein konkret nachvollziehen. Energie freisetzende Oxidationsprozesse, die Zucker abbauen, sind es, die einerseits die (gleichmäßige) Wärme in uns bilden und Bewusstsein, Reaktionsfähig-

* Diese Bewusstseinskräfte werden künstlerisch oft auch durch ein Schlangenmotiv symbolisiert – so auch bei der abgebildeten Trinkschale.

** Auf Griechisch bedeutet Prometheus „der Vordenker“.

keit und Bewegung ermöglichen, während sie andererseits zum Abbau von Kohlenhydraten wie dem Leberglykogen führen.

Ein anderes, im Rhythmus von Schlaf und Wachen schwankendes Maß ist die Körperlänge. Während der aktiven Bewegung des aufgerichteten Menschen kommt es zu einem Flüssigkeitsverlust der Bandscheiben, weshalb der Mensch zum Abend hin schrumpft. In der Nacht liegend und von der Schwerkraftwirkung entlastet, füllen sich die Wasservorräte wieder auf und der Gallertkern im Inneren der Bandscheibe kann seine nach außen gerichtete, elastische Ausgleichsfunktion wieder stärker ausüben – die Gesamtlänge der Wirbelsäule nimmt zum Morgen hin zu.

Es bleibt also festzuhalten, dass im Schlafen die aufbauenden Stoffkräfte, im Wachen die abbauenden Formkräfte dominieren. Die Grunderfahrungen des Wachens und Schlafens bestehen selbstverständlich im wach bewussten Seelenleben bzw. dessen weitgehendem Zurücktreten. Tatsächlich lässt sich bis in die Neurophysiologie hinein verfolgen, dass Bewusstsein mit Abbauvorgängen korreliert, dessen Zurücktreten dagegen einen regenerierenden Wiederaufbau ermöglicht.

Beim schlafenden Menschen sehen wir den lebendigen Leib, beim wachenden Menschen tritt „Beseelung" hinzu. Der wache Mensch ist zu bewusster Bewegung in der Lage und von Tagesbewusstsein erfüllt, das bewusste Wahrnehmungen seiner Umgebung vermittelt und ihm die Fähigkeit gibt, sich zu eigenem Handeln zu entschließen. Während wir den im Bett liegenden Leib von außen sehen können, sind die Aspekte, die mit dem Erwachen hinzutreten, unsichtbar und seelischer bzw. geistiger Natur. Die im Schlaf aktive körperbezogene Lebendigkeit wirkt aufbauend, die mit dem Erwachen hinzutretenden Qualitäten leiblich abbauend, jedoch Bewusstsein bildend. Anthroposophisch sprechen wir von den unteren und den oberen Wesensgliedern. Im Schlafen sind nur die unteren unmittelbar wirksam, im Wachen auch die oberen. Oft wird uns in diesem Buch der Gegensatz zwischen dem lebendig Leiblichen einerseits und dem Seelisch-Geistigen andererseits beschäftigen, das zwar im Wachen verkörpert ist, sich im Schlaf aber mehr oder weniger vom Körper löst.

Ein tieferes anthroposophisches Verständnis erkennt weitere Wesensschichten des Menschen, die als Viergliederung erscheinen.

1.2 Die vier Wesensglieder

Die anthroposophische Menschenkunde unterscheidet vier Seinsebenen des Menschen. Diese sogenannte Viergliederung sei hier nur so weit beschrieben, wie es erforderlich ist, um ihre Wirkung in Hinblick auf Formungs- und Gestaltungsvorgänge zu verstehen.[1]

Unmittelbar sinnlich wahrnehmbar ist der physische Leib. Er enthält materielle Substanz und unterliegt physikalisch und chemisch beschreibbaren Gesetzmäßigkeiten. Dieselben Gesetze wirken in der unbelebten, mineralischen Natur, und sie sind es, die auch nach dem Tod zum Zerfall des Leichnams führen.

Dass dieser physische Leib im Leben erhalten bleibt und lebendiges Wachstum erfährt, bewirkt der Ätherleib, der auch in den Pflanzen wirksam ist. Gelegentlich wird er Lebens- bzw. Bildekräfteleib genannt, was seine Funktion konkret beschreibt. Der Begriff „Äther" (griechisch αἰθήρ = aithēr) stammt aus der Mythologie und Philosophie des antiken Griechenlands, wo er einerseits Bezug zum himmlischen Sitz der Götter und des Lichtes hatte, andererseits zur „Quintessenz" des Aristoteles (384–322 v. Chr.), die eine nicht-irdische, kosmische Qualität verkörperte. Während die physischen Wirkungen irdischer Natur sind (die beispielsweise durch die Schwere gekennzeichnet ist), sind ätherische Kräfte kosmischer Art und beispielsweise geeignet, physischer Substanz „Leichte" zu verleihen, die eine Pflanze in die Höhe streben lassen oder bewirken, dass wir an unserem lebendigen Leib nicht die Schwere erleben, die er beim Wiegen offenbart.

Die Einheit von physischem und ätherischem Leib ist es, die den schlafenden Menschen auszeichnet. Mit dem Erwachen tritt beim Menschen bewusstes, seelisches Leben auf, das beispielsweise Impulse und Strebungen umfasst, eine über reine Wachstumsbewegungen hinausgehende Beweglichkeit* und Reizbarkeit ermöglicht und auch die Tierwelt auszeichnet. In dieser sind ebenfalls bereits die Polaritäten von Schlafen und Wachen erfahrbar und wirksam.

Die diese Seelenvorgänge tragende Schicht bezeichnet man in der Anthroposophie als Seelen- oder Astralleib. Der letztgenannte Begriff leitet sich vom lateinischen „astrum" für „Stern" ab, weil sie der Sphäre entstammt, die in der Sternenordnung wirksam ist.

Beim Menschen tritt noch eine überdauernde, planvoll das Leben biographisch gestaltende und persönlich prägende Ebene seines Ichs hinzu. Dieses Ich ist einerseits als der Persönlichkeitskern des Menschen erfahrbar, andererseits als sogenannte „Ich-Organisation" den Leib individualisierend gestaltend wirksam. Gelegentlich wird ihre Wirkung sogar als „tötend" beschrieben.[2]

In der Embryonalzeit sind bei der Entwicklung des menschlichen Leibes beide Grundwirksamkeiten besonders intensiv erlebbar: die Wachstumskräfte tragende, substanzschaffende und im Schlaf führende ätherische Aufbautätigkeit und die abtötende, aber einen Menschenleib, der eine Persönlichkeit zum Ausdruck bringen kann, gestaltende und wie aus der Peripherie formend einwirkende Ich-Organisation.

Beim schlafenden Menschen wirkt also der Ätherleib aufbauend am physischen Leib, beim Wachenden treten der Seelenwirkungen hervorrufende Astralleib und das Ich abbauend, formschaffend und gestaltend hinzu.

Alle – auch außerhalb des menschlichen Leibes – erfolgende Gestaltbildung, jegliches Plastizieren lässt sich auf Grundkräfte im Menschen qualitativ beziehen, die in den eben charakterisierten Wesensgliedern des Menschen wirken.

---

* Das Wachstum der Pflanzen enthält Bewegungselemente, die beispielsweise im spiralförmigen Umschlingen eines Haltestabes durch eine Zaunwinde oder seinem Ergreifen durch eine Bohnenranke erlebbar sind. Selbst rasche Bewegungen, wie die Zentripetalbewegung der Staubblätter einer Sauerdornblüte bei Berührung durch ein Insekt, das Ausschleudern von Samen des Springkrautes oder das Zusammenschlagen des Klappmechanismus einer Venusfliegenfalle, kommen bei Pflanzen vor. Sie beruhen aber alle auf einer vorausgehenden, langsamen, wachstumsartigen Entwicklung einer dann nur noch mechanisch ausgelösten Spannung, die oft durch Ausbildung eines Turgorgradienten erfolgt.

2. Der Bezug des Menschen zur belebten und unbelebten Natur

2.1 Die Elemente als Ausdruck der verschiedenen Wesensschichten der Welt

Die vier Wesensglieder des Menschen stehen in Beziehung zu den Naturreichen und sind dort mittelbar erlebbar.

Die oben kurz charakterisierten Wesensschichten des Menschen stehen in Beziehung zu Qualitäten in der Welt, die wir dort als Elemente vorfinden. Es gibt folgende Bezüge:

Ich	–	persönlichkeitsdurchdrungene Welt	Mensch
Astralleib	–	beseelte Welt	Tiere
Ätherleib	–	lebendige Welt	Pflanzen
Physischer Leib	–	physische Welt	Mineralien

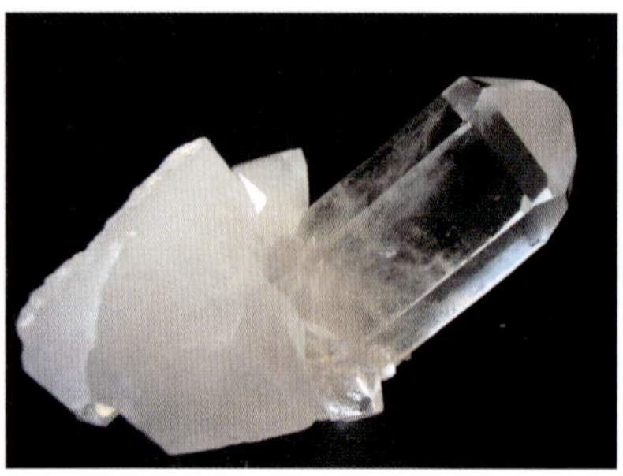
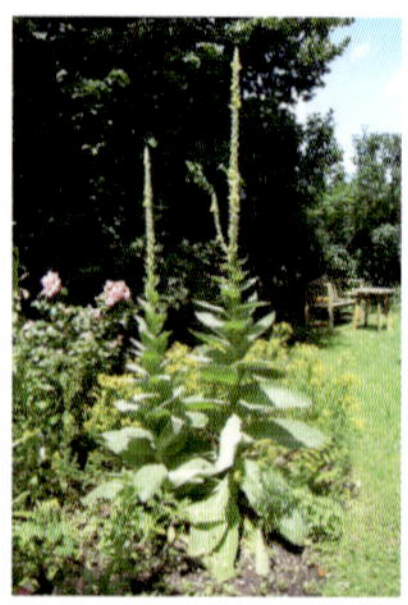
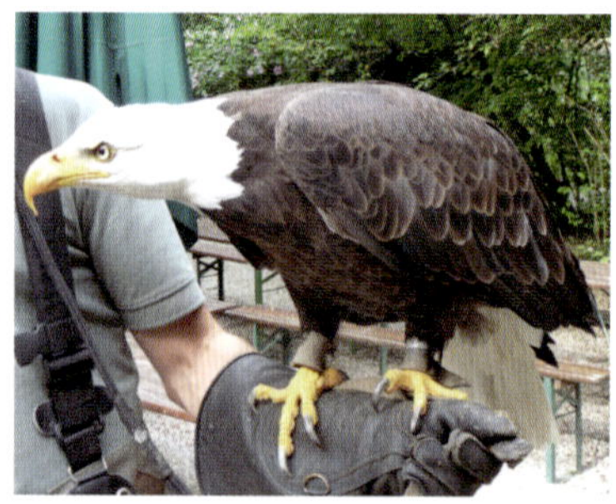
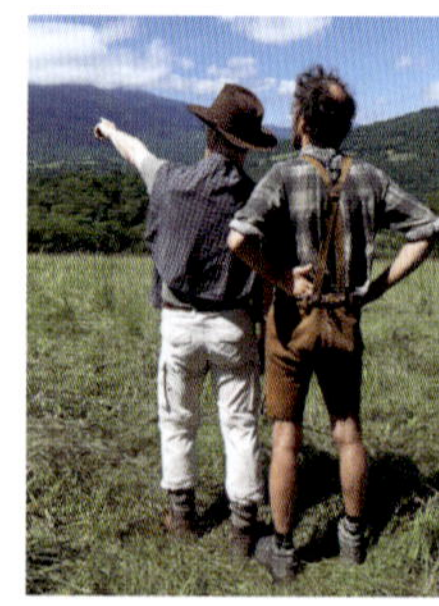

Abb. 2: Mineral – Pflanze – Tier – Mensch

Wir finden bei diesen Seins-Ebenen Qualitäten wieder, die seit der antiken griechischen Philosophie* mit den „vier Elementen“ in Verbindung gesehen wurden, und die sich in allen Erscheinungen der Welt aufspüren lassen.

Diese Elemente haben also einen völlig anderen Charakter als die chemischen Elemente, aus denen die heutige Chemie die physische Welt gebildet sieht. Qualitative elementarische Weltbezüge finden sich interessanterweise auch in der östlichen Philosophie und sie sind – unabhängig von einer experimentell-analytischen Erforschung der Natur, die natürlich vollkommen berechtigt ist – unmittelbar erlebend, empfindend und denkend erfahrbar.

Die antiken Elemente Erde – Wasser – Luft – Feuer zeichnen auch die genannten Wesensschichten aus. Alles Physische kann man als „Erde“ erfahren, Lebendiges wirkt im Medium des Flüssigen, dessen urbildlicher Vertreter das Wasser ist. Beseeltes drückt sich in der Atmosphäre der Luft aus (sodass der griechische Begriff „Pneuma“ sowohl „Luft“ als auch „Geist“ bedeutete, so wie das lateinische „Anima“ gleichermaßen „Seele“ und „Luft“ bezeichnet, weshalb noch heute in der Meteorologie ein zur Quantifizierung der Luftbewegung bestimmtes Windrädchen „Anemometer“ heißt). Beseeltes äußert sich daher bevorzugt in Laut und Stimme, welche die Tier- und Menschenwelt auszeichnen, bei Pflanzen dagegen nur ausnahmsweise als mechanische Geräusche vorkommen (beispielsweise, wenn eine Samenkapsel aufreißt), die aber nicht Ausdruck einer beseelten Innenwelt sind, wie das bei Tieren typischerweise der Fall ist.

* Als Begründer der Vier-Elemente-Lehre gilt der griechische Philosoph Empedokles (ca. 495 – ca. 435 v. Chr.), der allerdings nicht von „Elementen“, sondern von „Wurzeln“ („rhizōmata“) ausging, welche das Wesen alles Seienden ausmachen.

Am schwierigsten mag nachvollziehbar sein, dass „Feuer“ ein den Menschen in besonderer Weise charakterisierendes Element darstellt. Schon in der Tierevolution findet sich bei der Höherentwicklung zu den Säugetieren hin eine zunehmende Beherrschung und Regulation einer gleichmäßigen inneren Wärmeorganisation, die zu wachsender Unabhängigkeit von der Umgebung führt. Tatsächlich ist der Mensch auf der Erde das Wesen, das in einem eindrucksvoll großen Temperaturbereich dauerhaft leben kann und daher die Erde von den Tropen und tagsüber heißen Wüstenregionen bis hin zum arktischen Eis zu Stätten dauerhaften Lebens gemacht hat. Er verfügt über so anpassungsfähige Wärmebildungs- und Kühlungsmöglichkeiten, dass er sowohl in einer Klimakammer Temperaturen von weniger als – 100° C als auch kurzdauernd bis über 200° C überstehen kann, ohne Schaden zu erleiden. Wärme im Sinne des hier gemeinten Elementbegriffes stellt allerdings nicht nur eine physikalisch messbare Größe dar, sie ist auch als seelische Qualität oder als „Feuer“ eines inneren Impulses erlebbar, den der Mensch aus eigenem Antrieb heraus in der Welt verwirklicht.[3]

2.2 Wie entstehen Formen?

Dieser Abschnitt verdeutlicht, dass es Formbildungstendenzen gibt, die den physischen Eigenschaften der Substanzen innewohnen. An der physischen Substanz erscheinende Formen können darüber hinaus Resultate von Begegnungen sein: Diese vermögen sich innerhalb des Physischen zu vollziehen, aber auch höhere Ebenen (des Lebendigen und Beseelten) können sich an physischen Formen zeigen und schließlich ist der Mensch in der Lage, sich gestaltend, „plastizierend“ in der physischen Substanz ausdrücken.

Wie bilden sich nun aber Formen, wo kommen sie her?

Schon eingangs wurde dargestellt, dass Form an physischer Substanz erscheint. Insofern ist sie immer an einem physischen Gegenstand, „im Erdelement“ wahrnehmbar. Der Ursprung der Form kann allerdings auf einer „höheren“ Ebene liegen und sich der Substanz aus dieser heraus einprägen. Ob wir einen Kristall, ein Stück Holz, eine Muschelschale oder die Skulptur eines Bildhauers erblicken – immer erscheint die Form an physischer Substanz, und doch kann diese Form dabei von der Ebene sprechen, aus der heraus sie ihren Ursprung genommen hat.

Die Betrachtung embryonaler Bildungsvorgänge des Menschen zeigte, dass belebte Substanz, also solche, die sich auf der Stufe des „Ätherischen“ befindet, in Wachstumsvorgänge einbezogen sein kann bzw. dass die Wirksamkeit des Ätherleibes sich in diesen besonders erleben lässt.* Man mag demgegenüber einwenden, dass sich auch bei unbelebten, rein physischen Substanzen Wachstumsvorgänge verfolgen lassen. Das ist beispielsweise an einem Kochsalzkristall zu erleben, der in eine gesättigte, langsam verdunstende Kochsalzlösung eintaucht. Unter idealen Bedingungen wächst er genau um den Betrag an Substanz, der im verdunsteten Wasser gelöst war. Dabei setzt sich seine Ursprungsform – in diesem Fall ein Würfel – unverändert fort, es lagert sich lediglich zunehmend Substanz von außen an.

* In Rudolf Steiners und Ita Wegmans Buch „Grundlegendes für eine Erweiterung der Heilkunst“ (1. Auflage, Dornach 1925) heißt es: „Diese im Ätherleibe wirksamen Kräfte betätigen sich im Beginne des menschlichen Erdenlebens – am deutlichsten während der Embryonalzeit – als Gestaltungs- und Wachstumskräfte.“ Wenig später bezeichneten die Autoren diese Kräfte als „bildsam (plastische)“.

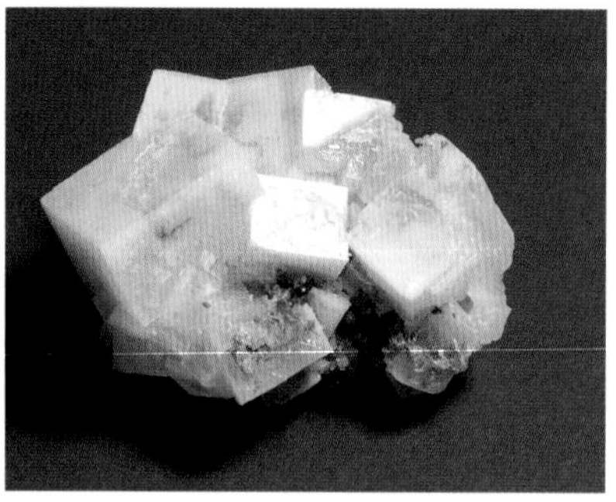

Abb. 3: Salzkristalle

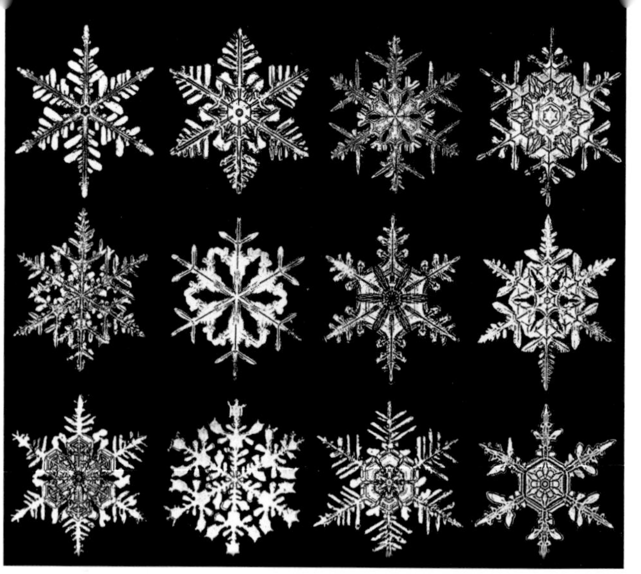

Abb. 4: Wilson A. Bentley (1865-1931) fotografierte diese Schneekristalle.

Die charakteristische Form, die eine kristallisierende Substanz zur Erscheinung bringt, ermöglicht oft ihre exakte Identifikation. Ihre inneren Qualitäten sprechen sich in der äußeren Form anschaulich aus und lassen sich ggf. durch technische Mittel wie die Röntgenstrukturanalyse bis ins Detail weiterverfolgen. Qualitativ neue Formen können aus den lediglich innerhalb einer physischen Substanz wirkenden Kräften heraus nicht hervorgebracht werden.

Für Formbildungen, die über die monotonen Bildungstendenzen, die der Materie selbst innewohnen, hinausgehen, sind immer Begegnungen verschiedenartiger Substanzen, Elemente und Kräftewirkungen erforderlich. Wasser kristallisiert – ebenso wie Bergkristall – hexagonal, also in einer sechszähligen Symmetrie.

Dass aber dennoch (innerhalb dieser Grundgesetzmäßigkeit) einzelne Schneeflocken unterschiedlich aussehen, liegt daran, dass bei ihrer jeweiligen Entstehung zumindest leicht unterschiedliche Außenbedingungen herrschten, denen der sich bildende Kristall begegnet ist. Geringe Temperaturunterschiede, Luftwirbel, Spuren von Luftverunreinigungen etc. wirkten an der individuellen Gestaltbildung mit.

Der einfachste Fall, in dem Begegnung zu Formbildung führt, ist bei der Interaktion zweier Substanzen erlebbar. Ein Modell dafür stellen die Liesegangschen Ringe dar.

Um diese zu erzeugen, wird farbloses Silbernitrat mit orange-gelbem Kaliumdichromat zur Reaktion gebracht, wodurch dunkelrotes Silberchromat entsteht. Mit dem Farbumschlag und anderen Phänomenen erscheinen neue Qualitäten, ein entscheidender Formaspekt lässt sich jedoch zunächst nicht wahrnehmen. Der Chemiker Raphael Eduard Liesegang (1869–1947) verlangsamte nun die Begegnung der Silber- und Chromsalze miteinander, indem er das Chromat in Gelatine löste und nach deren Erstarren einen Tropfen konzentrierten Silbernitrates in die Mitte setzte. Im Verlauf der Zeit entsteht durch langsame Diffusion ein Feld abnehmender Silberkonzentration um den Silbernitrattropfen. Hierbei bilden sich rhythmisch aufeinanderfolgende rote Silberchromatringe auf der Gelatineschicht aus, die den Wasserwellen auf einer glatten Teichoberfläche ähneln, in die man einen Stein geworfen hat. Als Ursache nimmt man eine Niederschlagsbildung entsprechend in den verschiedenen Regionen der Gelatineschicht jeweils günstigen oder ungünstigen Konzentrationsverhältnissen der Reaktionspartner an. Bringt man nun zwei Tropfen Silbernitratlösung auf eine so präparierte Gelatinefläche auf, so begegnen sich zwei „Silberfelder“, woraus sich qualitativ neue Gestaltbildungen ergeben (siehe Abb. 5 c), indem sich jetzt nicht mehr nur zwei Substanzen feldartig variierender Konzentration begegnen, sondern zwei Konzentrationsfelder selbst. Man nimmt heute an, dass manche

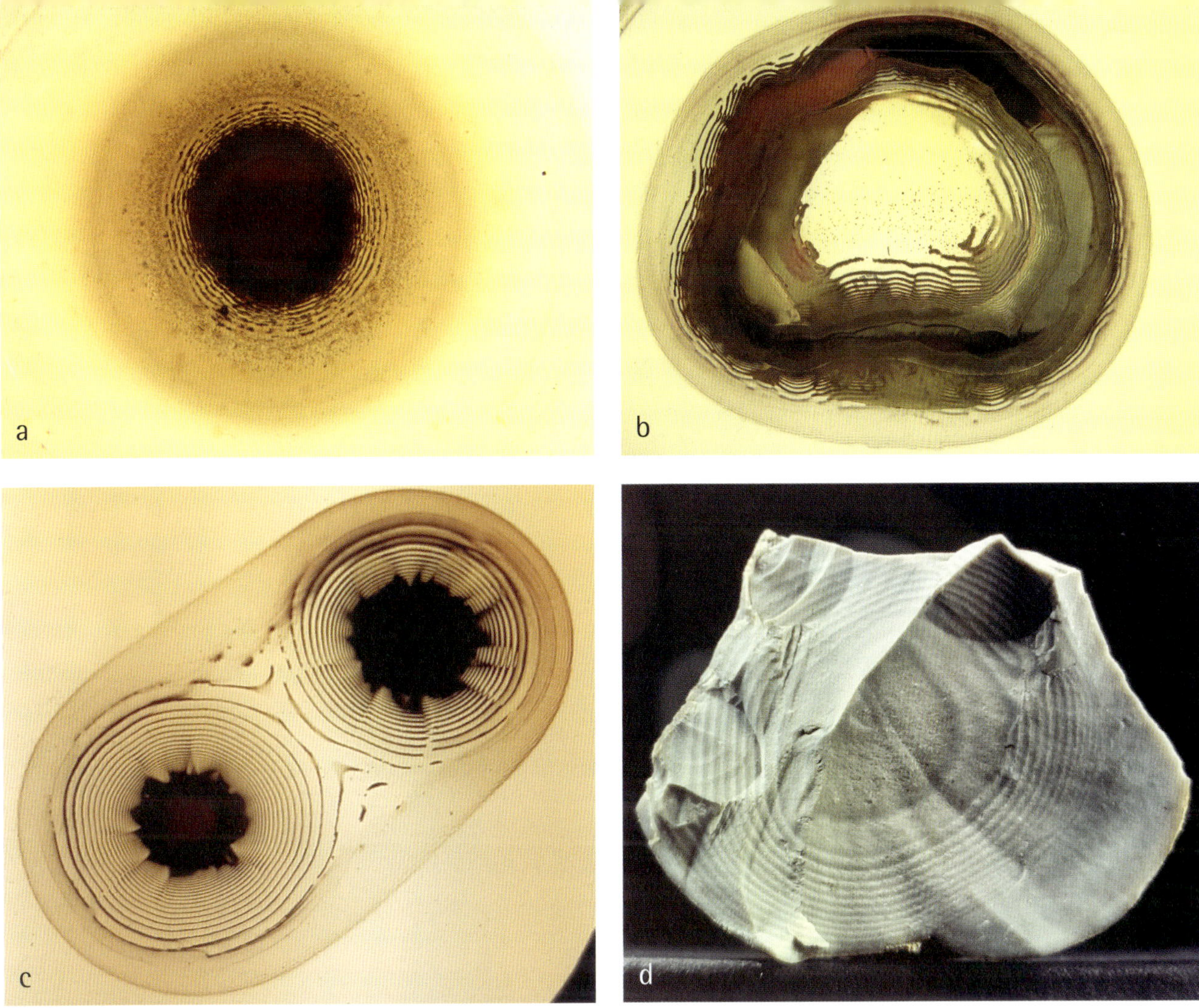

Abb. 5: Liesegangsche Ringe. a) Ein Tropfen Silbernitratlösung wurde auf Chromgelatine aufgebracht, b) dieselbe Lösung in einem breiten Band aufgetragen. Die anschließend entstehenden rhythmisch angeordneten Ringe von Silberchromat erinnern in einem Fall an sich ausbreitende Wasserwellen, im anderen Fall an einen Achat. c) Setzt man zwei Silbernitrat-Tropfen auf eine Platte mit Chromgelatine, so entsteht durch Begegnung der „Silberfelder" eine komplexe, neue Gestalt. d) Rhythmisch in der mineralischen Welt erscheinende Linien wie bei diesem Jaspis können gleichfalls auf den eben geschilderten Substanzwirkungen beruhen.

embryonale Gestaltbildungen auf der Wirkung solcher Konzentrationsfelder – und damit substantiellen Begegnungsphänomenen – beruhen.*

Dennoch lassen sich die komplexen Gestaltbildungen von Lebewesen, die sich ja auf bestimmte Funktionen hin ausbilden, nicht allein aus solchen Feldphänomenen heraus erklären, diese stellen aber vielleicht sensible Mechanismen dar, in die hinein „höhere" Gestaltungsimpulse formend einwirken. Wo aber stammen diese „eigentlich" her?

Hierzu sei noch einmal beobachtend verfolgt, wie an unbelebten, physischen Substanzen neuartige Formqualitäten erscheinen, die nicht allein durch die eigenen Formgesetze bedingt sind.

---

* In der Anthroposophischen Medizin entwickelte sich die *Blutkristallisationsuntersuchung nach Prof. Ehrenfried Pfeiffer* (1899–1961) als diagnostische Methode, bei der eine Lösung anorganischen Kupferchlorids mit einer geringen Menge an Blut (oder anderen organischen Lösungen) zusammen zur Kristallisation kommt. Die Kristallbildung erfolgt dabei anders, als sie sich aus der rein anorganischen Lösung heraus vollziehen würde: Vielfältige, individuelle Formationen entstehen. Auf diese Weise lassen sich beispielsweise Pflanzensäfte verschiedener Herkunft unterscheiden. Ob die Kristallbildungen diagnostische Rückschlüsse auf Krankheitsprozesse und Tendenzen zulassen, ist weiterhin Gegenstand der Diskussion. Dass die Methode geeignet ist, Formkräfte darzustellen und es ermöglicht, sich in diese übend einzufühlen, ist offenkundig.[4]

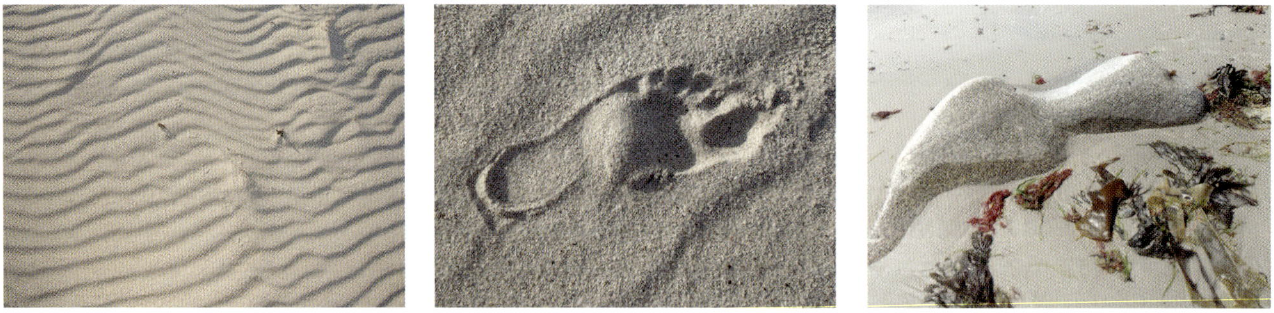

Abb. 6: Formbildungen als Spuren von außen kommender Aktivität

Die auf diesen Bildern erkennbaren Formen bilden sich in Sand und Gestein ab. Die Kräfte, die hier sichtbar werden, entstammen aber nicht in erster Linie der Substanz, an der sie erscheinen. So können Spuren im Sand Wellenphänomene des Wassers, aber auch den Abdruck eines Menschfußes zeigen. Verwitterungsformen können das Wirken des Windes abbilden oder gar – wie in Abb. 7 rechts an geologischen Formen der Lofoten-Inseln – komplexe Wirkungen von Wasser und Wind bei der Verwitterung von Felsen und Gebirgen zeigen. Wind weht Schnee (dessen Kristalle, wie schon erwähnt, aufgrund der Substanzqualitäten des Wassers sämtlich sechsstrahlige, hexagonale Gebilde darstellen) manchmal so zusammen, dass rhythmische Riffelmarken entstehen, wie wir sie auch vom Sand in Ufernähe kennen.

Unter Umständen entstehen sogar Formen, die an Lebewesen erinnern. Fließendes Wasser kann aus Granit weiche Formen „heraus plastizieren", bei denen der menschliche Betrachter z. B. Tierformen (eines Seehundes, eines Wales etc.) assoziiert.

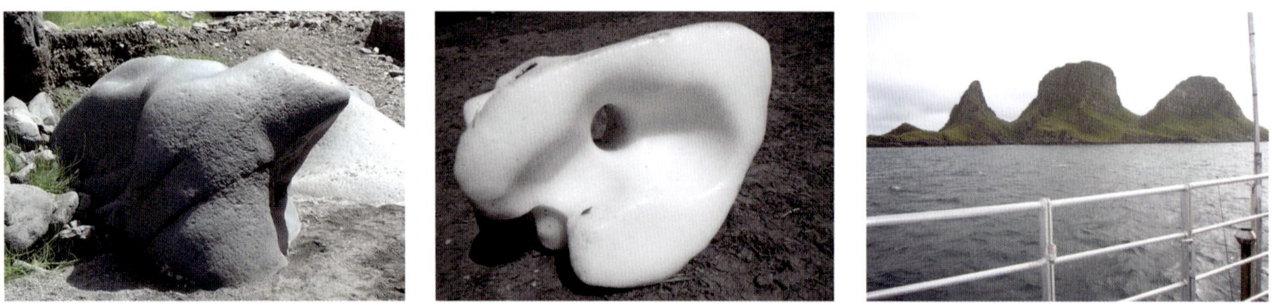

Abb. 7: Geologische Prozesse haben hier weiche Formen an hartem Granit erscheinen lassen. Das zweite Bild zeigt einen Salzblock, aus dem die leckenden Zungen von Kühen Formen heraus plastizierten, die an organische Bildungen oder moderne Plastiken erinnern.

Und schließlich kann ein Mensch physische Substanz wie Ton oder Marmor als Ausdrucksmittel seiner plastischen Impulse nutzen, ihnen den Anschein von Lebendigkeit, ja Beseelung geben oder abstrakte Gedanken in ihnen zur Darstellung bringen. In all diesen Fällen aber sind es von außen an der geformten Substanz wirkende Kräfte, die der physischen Substanz den Anschein von Qualitäten verleihen, deren Ursprung auf einer höheren Ebene liegt. Die Verwitterungsformen entstehen allerdings zufällig und es sind wir selbst, die aus ihrer Unzahl von Formen diejenigen auswählen, die uns an bekannte Gestalten erinnern, während wir beim Plastizieren bewusst oder unbewusst der Substanz bestimmte Formen einprägen. In diesem Fall erleben wir eindeutig, wie eine geistige Intention des Menschen in physische Form gerinnt.

Bei den Formen, die uns in Pflanzen, Tieren und im Menschen selbst begegnen, bleibt es rätselhafter, und man muss zugeben, dass das Geheimnis der Morphogenese, der Gestaltbildung, bis heute nicht vollständig befriedigend gelöst ist. Weiterhin gelingt es uns nicht immer, alle Schritte einer Formbildung zu verstehen und denkend oder experimentell nachzuvollziehen.

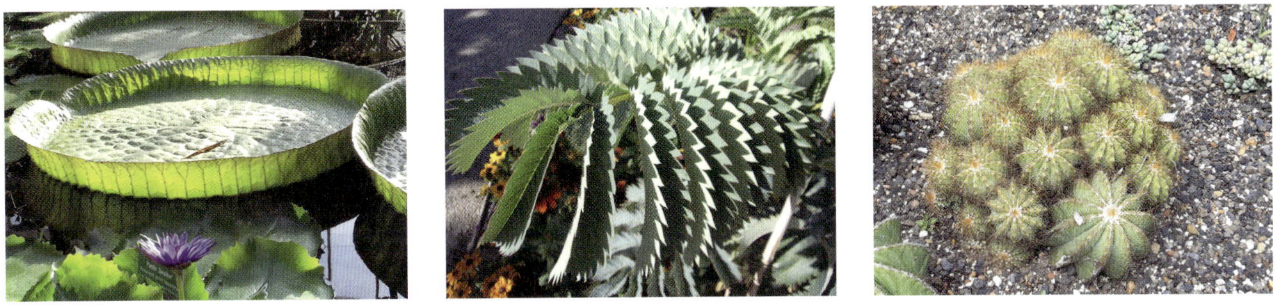

Abb. 8: Unterschiedliche Formen im Pflanzenreich

Es ist bezeichnend, dass seit alters her – entsprechend der Grunderfahrung des plastizierenden Menschen – die Formbildung als Ausdruck von Götterwirken galt. So wird laut Genesis der Menschenleib durch die gestaltende Hand Gottes gebildet und im apokryphen Kindesheitsevangelium des Thomas formt der junge Jesus Vögel aus Ton, die auf sein Händeklatschen hin davonflattern.[5] Ein gewisses Maß an Transzendenz, eines Einwirkens aus einer „entfernten Welt" auf die physische Substanz, scheint sich hier auszusprechen.

Auf eine solche „entfernte Welt" verwies auch Rudolf Steiner, als er von der Gestaltbildung bei den Pflanzen sprach und beispielsweise die Spiralstellung der Blätter am Pflanzenspross auf ein Einwirken von Kräften aus der Planetensphäre zurückführte[6] oder die spezifischen, symmetrischen Blütengestaltungen ebenfalls als Ausdruck von Gesetzmäßigkeiten deutete, die in der Sternenwelt ihren Ursprung haben.[7]

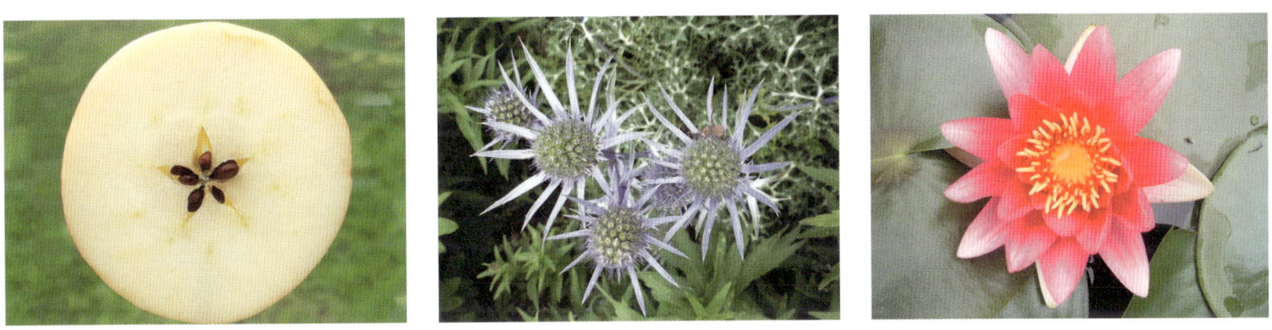

Abb. 9: Mathematische Gesetze, „Sternenprinzipien" in der Pflanzenwelt

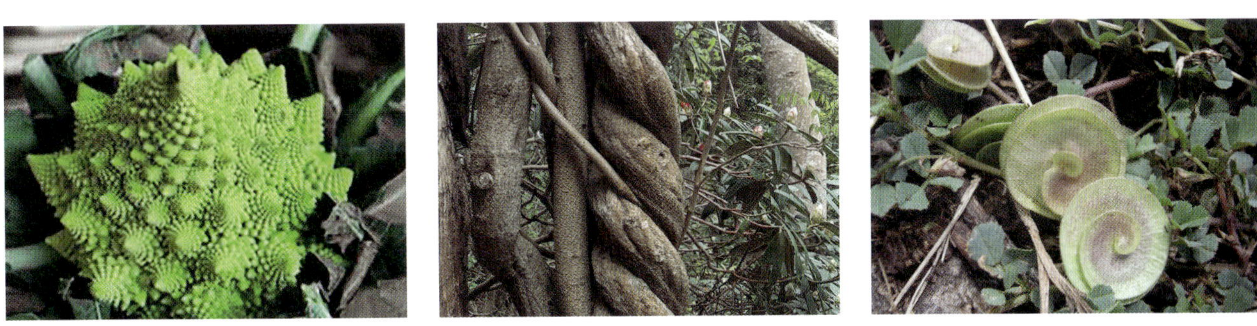

Abb. 10: Spiralprinzip in der Pflanze

Die anthroposophische Naturforschung versuchte, solche Zusammenhänge in einigen Fällen zu konkretisieren und beispielsweise die Blütengestalt der Rosengewächse mit Bewegungsphänomenen der Venus in Zusammenhang zu bringen.[8] Wir können das hier nicht weiter verfolgen, sondern lediglich festhalten, dass Formbildung sich aus Begegnung, Zusammen- und Entgegenwirken verschiedener Kräfte bildet, höhere und tiefere Ebenen miteinander zu verbinden und erstere in letzteren zum Ausdruck zu bringen vermag.*

Bei den Tieren ist die Form Ausdruck bestimmter, durch die Art bedingter Lebensbedingungen und Bewegungsmuster. So ergibt sich die Stromlinienform des Haifisches, der nie ruhen darf, weil die Durchströmung seiner Kiemen mit sauerstoffreichem Wasser nur durch stetes Schwimmen gelingt, oder der Hals der Giraffe aus ihrer Lebensweise. Wir können aber auch auf das „Innere" des Tieres, sein „Wesen" schließen, wenn wir uns in seine Gestalt einleben. So vertrat der Zoologe Adolf Portmann (1897-1982) die Auffassung, dass die Erscheinung der Tiere nicht nur funktionell bedingt, sondern auch Ausdruck ihrer „Innerlichkeit" sei und nicht zuletzt dazu dient – von Artgenossen, aber auch von anderen – wahrgenommen zu werden.[10] Die Gestalt des Menschen wird neben erblichen Aspekten (hinter denen aus anthroposophischer Sicht auch sein Karma steht) von seiner individuellen Lebensweise und Biographie bestimmt. So lässt das menschliche Antlitz auf Geschlecht und Alter schließen, darauf, ob Wind und Sonnenstrahlen lange ungehindert einwirkten, auf manche Krankheiten, vielleicht auch auf innere Wesenseigenschaften, „die Persönlichkeit". Je komplexer die Rückschlüsse sind, desto größer werden allerdings auch die Möglichkeiten von Fehlinterpretationen. Verbrecher geben sich nicht durch ihr Gesicht zu erkennen, und manch genialer Mensch lebt mit einem Äußeren, das andere dazu verführt, ihn für minderbegabt zu halten.

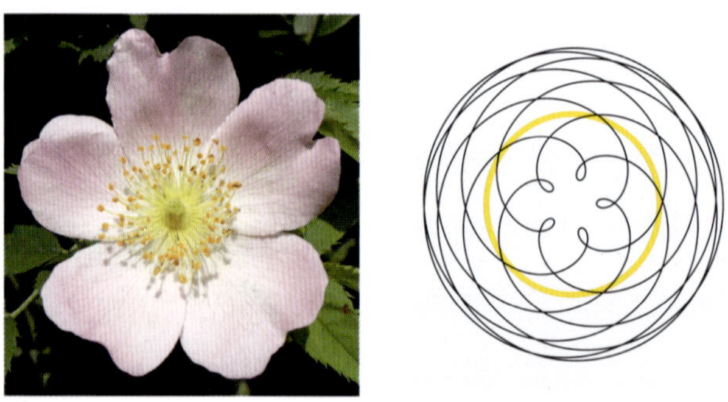

Abb. 11: Die Blätter einer Rosenblüte zeigen dieselbe Stellung eines Fünfsternes wie das „Pentagramma veneris", das am Himmel infolge der Konjunktion von Venus und Sonne erscheint.

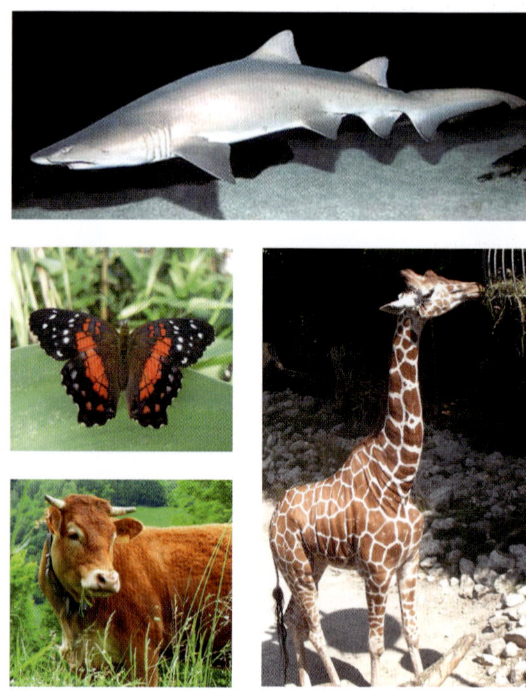

Abb. 12: Verschiedenartige Gestalten im Tierreich. Die Form ist häufig Ausdruck bestimmter, artbedingter Lebensweisen und Bewegungsmuster.

* Wiederholt wies R. Steiner darauf hin, dass die Wesensschicht, die dem menschlichen Ich in vielen Aspekten gleicht, bei Tieren und Pflanzen zwar nicht in diesen Wesen wirksam ist, jedoch aus anderen, „höheren" Bereichen in diese hereinwirkt.[9]

3. Gestaltfragen in vom Menschen geschaffenen Werken

3.1 Gestalt als Spiegel bewusster Impulse und unbewussten Selbstausdruckes

In allem Geschaffenen drücken sich auch Wesenszüge des Schöpfers aus. Bewusste Intention und handwerkliches Können begrenzen diesen Selbstausdruck jedoch, weshalb zu kurz greifende Interpretationen leicht fehlgehen. Hier erfahren Sie einiges darüber, was zu beachten ist, um die Gefahr von Fehleinschätzungen zu verringern.

Die oben erwähnte Schriftstelle der Genesis benannte die Intention der Gottheit beim „Plastizieren der Menschengestalt". Sie geschehe „nach meinem Bilde" (oder anderen Übersetzungen zufolge „in meinem Bilde"), heißt es da. Unbeschadet der Frage, ob zunächst eine rein geistige Gestalt und erst in einem zweiten Schritt ein leiblich-materielles Abbild geschaffen wurde, ist davon auszugehen, dass es sich hier um einen Selbstausdruck des schaffenden Wesens handelt.

Ein solcher Selbstausdruck wohnt jeglichem schöpferisch-gestaltenden Tun inne. Nicht immer ist dieser in vollem Maß bewusst intendiert. Erfahrungsgemäß finden sich in einem Werk auch temperamentsbedingte, konstitutionelle oder seelische Einflüsse.*

Das Verhältnis von bewusst ins Werk gesetzter Intention und vielleicht unbewusst bleibendem Selbstausdruck ist dabei höchst unterschiedlich und hängt nicht zuletzt auch von handwerklichen Fertigkeiten ab. Diese Tatsache kann zum Anknüpfungspunkt diagnostischer Beschreibung werden, wobei es aber verfehlt wäre, solchen Selbstausdruck der eigenen, individuellen Situation generell als Manifestation eines „Richtigen" oder „Falschen", eines „Gesunden" oder „Kranken" anzusehen. Das Bestehen künstlerischer Epochen, in denen sich bestimmte kultur- und menschheitsgeschichtliche Tatsachen ausdrücken, die das Individuum überragen, ist hierfür ein gutes Beispiel. Wir bewundern die lebendige Formvollkommenheit antiker griechischer Plastik und erleben dennoch, dass uns die – in der äußeren Form bei weitem „unvollkommenere" – romanische Plastik in Hinblick auf ihre spirituelle Innerlichkeit tiefer seelisch berühren kann als manche handwerklich vollkommeneren antiken Bildwerke.

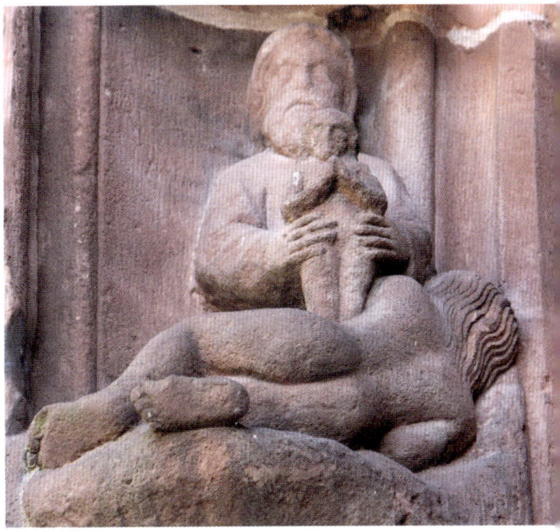

Abb. 13: Erschaffung Evas aus einer Rippe Adams (Plastik am Freiburger Münster)

* Selbstverständlich gilt dies nicht nur für plastische Werke. So entspricht es einer verbreiteten – oft genug allerdings naiven – Annahme, dass beispielsweise ein Schriftsteller in einem Roman seine eigenen seelischen Konflikte und inneren Tendenzen unbewusst zum Ausdruck bringe. Bei aller Irrtumsmöglichkeit, die einer solchen Annahme zugrunde liegt, ist es dennoch nicht zu leugnen, dass der literarische Ausdruck beispielsweise von Seelenstimmungen zumindest eine gewisse Vertrautheit mit diesen erfordert und bevorzugte literarische Themen eines Schriftstellers mit seiner inneren Disposition in Zusammenhang stehen können – dies allerdings nicht müssen. Nicht zuletzt ermöglicht Kunst auch immer, Seinsweisen versuchsweise zu „erproben", die man gerade nicht in seinem realen Leben zum Ausdruck bringt. Ähnlich kann auch der bildnerisch Gestaltende beispielsweise seinem Eigenwesen polare Züge bewusst in sein Werk einbringen.

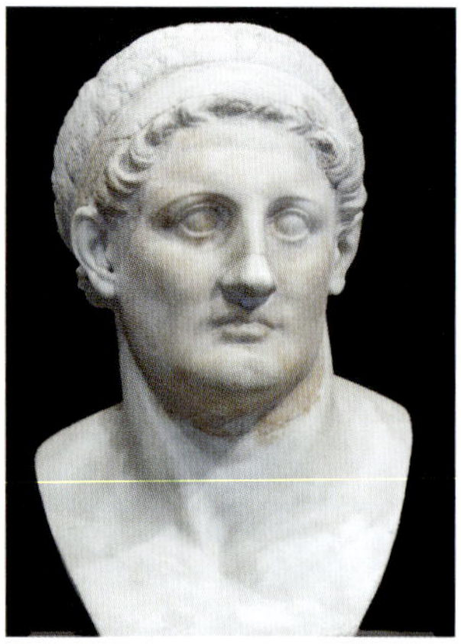
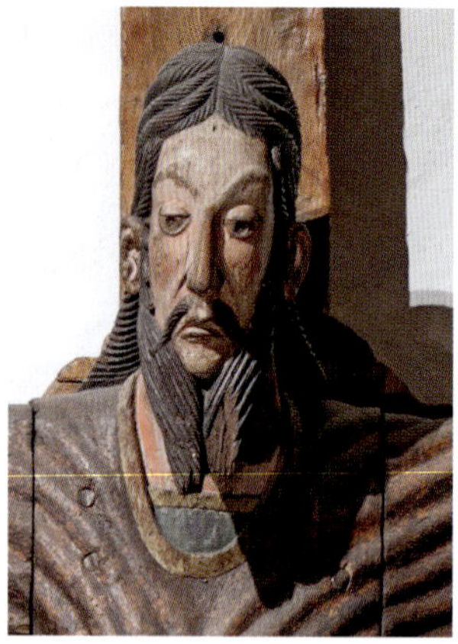

Abb. 14: Links der Kopf von Ptolemäus I. (367–282 v.Chr.), eine durchgearbeitete Form im hellenistischen Stil; rechts Imervard-Kreuz (um 1000 n.Chr.), die gegenüber der griechischen vermeintlich unvollkommenere romanische Plastik hat jedoch einen sehr innerlichen Ausdruck. Nur scheinbar zeigt sich bei diesem Vergleich ein Fähigkeitsverlust im Verlauf von ca. 1200 Jahren.

Keine der beiden abgebildeten Plastiken ist als objektiv richtiger, besser oder gar „gesünder" wahrzunehmen. Wir können sie auf uns wirken lassen, beschreiben, was sie in uns auslösen und im Gespräch zwischen Vertretern verschiedener Disziplinen versuchen, zu ihrem Wesen vorzudringen.*

Und nochmals ganz anders erleben wir beispielsweise die individuell geprägte plastische Gegenwartskunst eines Alberto Giacometti (1901-1966), bei der wir das objektive Abbild einer geistigen Wirklichkeit wie den schöpferischen Ausdruck einer individuellen Persönlichkeit wahrnehmen (auch wenn wir im Sinne diagnostischer Hypothesenbildung darüber nachdenken können, ob neben seiner künstlerischen Intention die asthenisch schmale, „vergeistigte" Konstitution Giacomettis in seiner Plastik zum Ausdruck kommt, ja wir vielleicht sogar seine spätere Magenkrebserkrankung in manchen seiner Plastiken unbewusst „abgebildet" finden und umgekehrt vitale Kraft sowohl in den Plastiken wie auch in der Gestalt Brâncuşis (1876-1957)). Generell darf man annehmen, dass sich im Zuge der künstlerischen Vervollkommnung die Möglichkeiten erhöhen, die Widerständigkeit des Materials zu überwinden und die eigenen Intentionen dadurch besser zum Ausdruck zu bringen. Damit wächst der Freiheitsgrad der Darstellungsmöglichkeit.

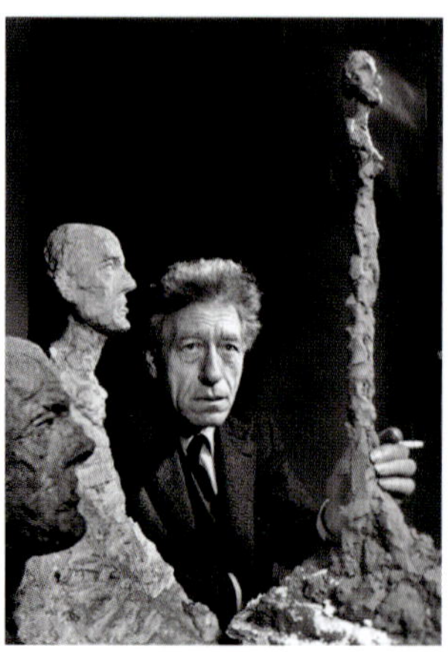
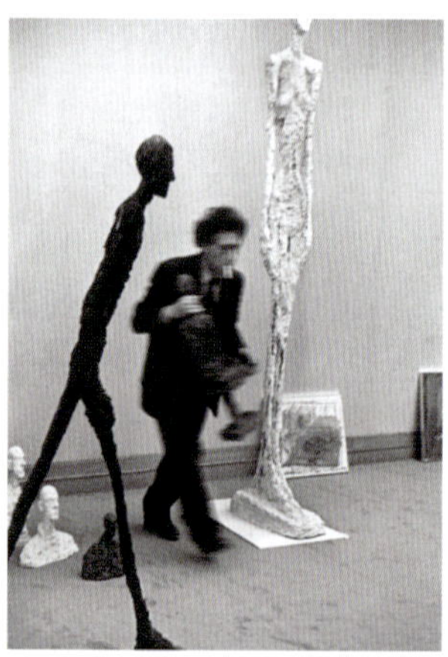

Abb. 15: Alberto Giacometti

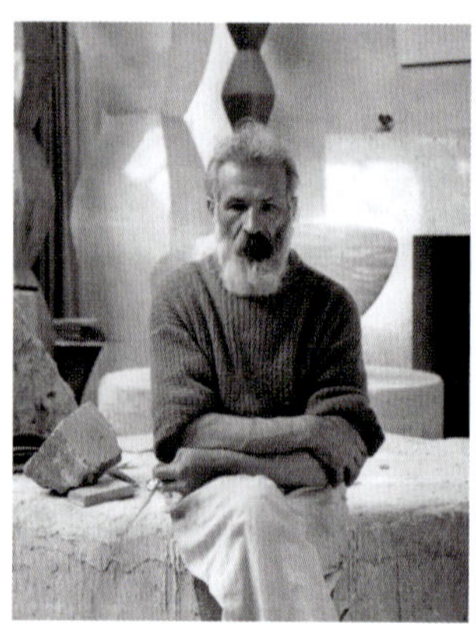
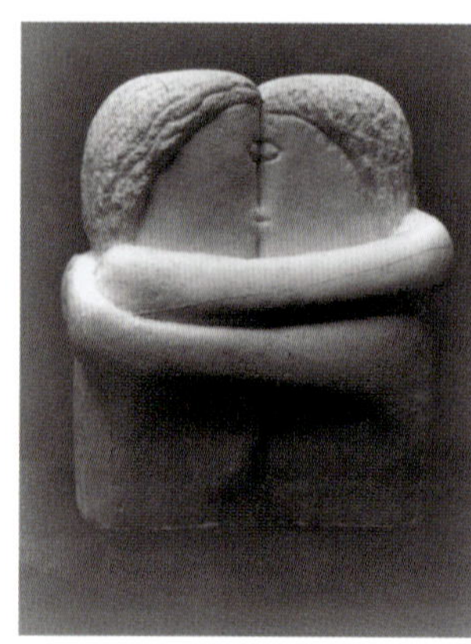

Abb. 16: Constantin Brâncuşi

* In ähnlicher Weise lässt sich in einer Therapeutenkonferenz oder Fallbesprechung versuchen, verschiedene Wahrnehmungsebenen zusammenzuführen und zu einer therapeutisch hilfreichen Erkenntnis eines Patienten vorzudringen.

Was wir betrachten, verändert uns. Indem wir unser eigenes Erleben reflektieren, erfahren wir etwas über den Schöpfer beispielsweise eines plastischen Werkes, dem wir uns widmen. Die dabei entstehenden Erlebnisse haben vielfältige Ursachen, die wir genau verfolgen müssen, um nicht zu Fehlurteilen zu gelangen.

Die letzten Betrachtungen weisen einerseits auf die Möglichkeiten und andererseits auf die Grenzen hin, Ergebnisse plastischer Gestaltungsprozesse zum Ausgangspunkt diagnostischer Bemühungen zu machen. So kann beispielsweise die Neigung einer „schief" wirkenden Skulptur Ausdruck mangelnder innerer Leichte- und Aufrichtekräfte sein (beispielsweise infolge von Ermüdung oder Erkrankung ihres Schöpfers) oder von eingeschränkter räumlicher Orientierungsfähigkeit, ja sogar der Ausdruck einer Skoliose des Plastizierenden, ebenso aber auch bewusster künstlerischer Intention entspringen, die beispielsweise die Dynamik zwischen Schwere und Leichte und ein Unterliegen letzterer zum Ausdruck bringen möchte. Ein Vertrocknen ausgezogener Formanteile an der Oberfläche kann auf mangelnde Lebenskräfte (evtl. besonders in der Peripherie) des Plastizierenden hinweisen, aber auch bewusst gewähltes Mittel der Oberflächengestaltung sein oder auf mangelnder Kenntnis des richtigen Umgangs mit dem Material beruhen. Man tut daher gut daran, plastische Werke zunächst aufmerksam wahrzunehmen und die Beobachtungen sprachlich zu fassen, die Interpretation und gar Bewertung aber möglichst lange zurückzuhalten und ggf. zunächst vor allem den Dialog mit dem Schöpfer des Werkes zu suchen, um die Hintergründe besser einordnen zu können.*

Zu berücksichtigen ist zudem, dass das Befinden des Betrachters immer in seine Wahrnehmung eingeht. Fühlt er sich selbst ermüdet, geschwächt oder seelisch beeinträchtigt, so tingiert nur allzu leicht die eigene Gestimmtheit seine Wahrnehmungen. Ein ähnliches Verzerrungsmoment tritt ein, wenn sich in die Wahrnehmung des Betrachters Sympathie und Antipathie, sein eigenes Wertesystem und seine ästhetischen Vorstellungen mischen. Will er spezifische Aspekte eines Werkes erschließen, so muss er sich der grundsätzlichen und aktuellen Verzerrungen seiner Eindrücke möglichst bewusst sein und sie idealerweise kontrollieren können. Die sogenannten „Nebenübungen" (die man auch „Grundübungen" des anthroposophischen Schulungsweges nennen könnte) dienen dazu, auf dem Gebiet übersinnlichen Wahrnehmens solche subjektiven Wahrnehmungsbeeinträchtigungen zu minimieren, sie verhelfen zudem zur Ausbildung möglichst großer Freiheit und Objektivität in der Bewertung sinnlicher Wahrnehmungen.[12]

* Die Empfehlung solcher Zurückhaltung der Deutung und Betonung der Wichtigkeit des dialogischen Austausches mit dem Schöpfer eines Werkes ist weder neu noch exklusiv. C. G. Jung (1875-1961) äußerte sich ähnlich in Bezug auf die Deutung eines Traumes, den er ebenfalls als „Werk" des Träumers ansah (wobei wir in unserem Zusammenhang statt des Begriffes „Traum" auch „Kunstwerk" einsetzen könnten: *„Auch wenn man eine große Erfahrung auf diesem Gebiete besitzt, so ist man doch immer wieder genötigt, vor jedem Traum sein Nichtwissen sich einzugestehen und, auf alle vorgefaßte Meinungen verzichtend, sich auf etwas gänzlich Unerwartetes einzustellen.*"[11] Und er fuhr fort: *„so ist (...) eine Traumdeutung ohne Befragung des Träumers von vornherein ausgeschlossen*" (ebd. S. 19).

Wie aber kommt es, dass wir überhaupt in der Lage sind, aus einem Werk auf innere Zustände seines Schöpfers zu schließen? Oben sahen wir, dass die Formgebung einer Begegnung von geformter Materie und dem Formenden selbst zugrunde liegt. Die Form kann nun ihrerseits auf uns wirken. Alles von uns Wahrgenommene beeinflusst uns, und je feiner, empathischer wir wahrzunehmen vermögen, desto mehr beginnt das Wahrgenommene, für uns zu „sprechen". Diese Wechselwirkung bildet die Grundlage jeder Kommunikation. Inzwischen ist nachgewiesen, dass eine gelingende sprachliche Kommunikation sogenannte Mikrobewegungen voraussetzt, bei denen der Hörende den Sprechenden ein Stück weit nachahmt.[13] Wir finden dies schon auf der Tierebene, wo Bienen im Stock die Botschaft einer hereingekommenen und von Art und Ort einer reichen Futterquelle „berichtenden" Artgenossin „verstehen", indem sie deren Schwänzeltanz nachahmend mitvollziehen. Beim Betrachten einer Zeichnung vollführen wir mit den Augen gleichsam abtastende Bewegungen, die den Bewegungen ähneln, welche zuvor die zeichnende Hand ausgeführt hat. Auf neuraler Ebene zeigte sich, dass der Nachvollzug beispielsweise lediglich gesehener Bewegungen zur Aktivierung von Neuronengruppen führt, die auch bei der ursprünglichen Bewegung desjenigen, der nur beobachtet wurde, aktiv waren bzw. bei uns aktiv wären, wenn wir solche Bewegungen ausführen würden. Das Konzept der sogenannten Spiegelneuronen beruht auf diesen neurophysiologischen Tatsachen.[14] *Innerlich nachschaffend erleben und deuten wir das Wahrgenommene.*

Lange bevor solche physiologischen Tatsachen experimentell erforscht und konzeptionell durchdrungen wurden, erkannte die psychiatrischen Diagnostik ein Äquivalent dazu in Form der Beachtung von „Übertragungsphänomenen". Im einfachsten Fall kann beispielsweise die Tatsache, dass wir uns in Gegenwart eines bestimmten Menschen unruhig fühlen, darauf hinweisen, dass dieser selbst unruhig ist. Je mehr ich meine eigenen seelischen Dispositionen kenne und diese daher von einer aktuellen Empfindung im Kontakt mit einem anderen Menschen „abzuziehen" vermag, und je sensibler ich für eine solche Wahrnehmung geworden bin, desto genauer kann ich dessen Erlebnisweise an meinem eigenen inneren Erleben abzulesen versuchen. Ähnliches gilt für die Auseinandersetzung mit einem plastischen Werk. Ich kann dieses auf mich wirken lassen, und wenn ich es schaffe, zunächst ein Stück von seiner begrifflichen Deutung (z. B. „das ist ein Bär, ein Haus, ein Baum", „das ist schön" oder „das ist hässlich" etc.) abzusehen, vermag ich mich in seine ihm innewohnende Dynamik einzufühlen. Dabei entsteht eine Empfindung in der eigenen Leiblichkeit, die ein Wahrnehmungsinstrument darstellt: Ähnlich wie ein Beachten meiner eigenen seelischen Reaktion einen Hinweis auf das seelische Erleben meines Gegenübers gibt, ermöglichen Empfindungen, die ich an meiner Leiblichkeit habe, eine Einfühlung in den „Leib" einer Plastik und ggf. Rückschlüsse auf leibliche Konstellationen ihres Schöpfers. Ich kann mich im Betrachten einer Plastik leicht oder schwer, aufgerichtet oder herabgedrückt empfinden. Ich erlebe Spannkraft oder Abgespanntheit, Wärme oder Kühle, Licht oder Dunkel. Eigene plastische und künstlerische Erfahrung vermag diese (Eigen-)Wahrnehmungsebene zu unterstützen. Eine gute Kontrolle meiner Bewusstseinsprozesse (beispielsweise die benannte Zurückhaltung einer zu raschen begrifflichen Fixierung) und ein bewusstes Befragen der anklingenden Sinnesqualitäten vertieft den Wahrnehmungsprozess.

In Kapitel IV greifen wir die Fragen nach der diagnostischen Relevanz der Betrachtung von Bildwerken, der Wahrnehmung des Leibes des Patienten und der zur Krankheit führenden inneren Dynamiken nochmals auf. Zunächst aber soll noch von den Sinnesdimensionen die Rede sein, mit deren Hilfe wir Wahrnehmungen von der Welt erlangen.

4. Der Leib des Menschen als Erkenntnisinstrument

4.1 Welche Sinne setzen wir beim Wahrnehmen einer Plastik und beim Plastizieren ein? – Rudolf Steiners Konzept der 12 Sinne

In diesem Abschnitt lernen Sie das in der Anthroposophischen Medizin verankerte Konzept der zwölf Sinne kennen, insbesondere in Hinblick auf ihren Bezug zum Erfassen und Gestalten von Plastik. Besonders bedeutend sind in diesem Zusammenhang die vier „unteren Sinne". Wenn man diese differenziert kennt und einzusetzen versteht, ergeben sich daraus Ansätze für das Vorgehen beim Plastisch-Therapeutischen Gestalten.

Natürlich nehmen wir eine Plastik zunächst– zumindest solange es uns nicht gestattet ist, diese zu berühren – durch unseren Sehsinn wahr. Damit ist schon einer der bekannten „fünf Sinne" benannt. In Wirklichkeit verfügen wir jedoch über weitaus mehr Sinne. Von den „klassischen" Sinnen beziehen sich vier auf die großen Sinnesorgane, die mit den „Öffnungen" unseres Kopfes verbunden sind. Die meisten (Sehen, Hören, Riechen) sind „Fernsinne", sie sprechen von Qualitäten von Objekten in der Welt, mit denen wir nicht unmittelbar in Kontakt stehen. Beim Riechen findet allerdings bereits eine gewisse Substanzübertragung zwischen dem wahrgenommenen Objekt (z.B. einer Blume) und uns statt. Schmecken erfordert sogar, dass wir uns das wahrgenommene Objekt einverleiben; beim Tasten – für das unsere gesamte Körperoberfläche in Betracht kommt – ist es notwendig, das wahrgenommene Objekt mit unserem Körper in Kontakt zu bringen. Wir bemerken also, dass diese Sinne recht verschiedenen „Kategorien" entstammen.

Eine sehr hilfreiche Ordnung der Sinne unter Hinzunahme weiterer Sinnesqualitäten entwickelte Rudolf Steiner zu Beginn des 20. Jahrhunderts. Im Verlauf der Entwicklung seines Sinneskonzeptes beschrieb er zunächst sieben, später zehn und schließlich zwölf verschiedene Sinne und gliederte diese in Hinblick auf ihre Bedeutung für ein Erfassen der Welt, aber auch für das Erleben des eigenen Leibes. Um das besser verstehen und die Konsequenzen für das Erfassen von Plastiken und von Kunstwerken überhaupt ziehen zu können, seien die Gesichtspunkte Steiners kurz umrissen. Für eine ausführlichere Beschäftigung mit der Gesamtthematik dieser Sinneslehre stehen mehrere vertiefende Werke zur Verfügung.[15]

Betrachten wir nun diese zwölf Sinne und beginnen mit den sogenannten „unteren Sinnen". Diese sind:

- Tastsinn
- Lebenssinn
- Eigenbewegungs- oder Lagesinn
- Gleichgewichtssinn

Sie beziehen sich in besonderer Weise auf unseren Leib selbst und sein Verhältnis zur umgebenden Welt. Man bezeichnet sie auch als „Willenssinne", weil der Wille in ihnen besonders wirksam ist. Unmittelbar einleuchtend ist das beim **Tastsinn**, der nur durch ein aktives, bewusstes, willenshaftes Begegnen mit der Welt aktiviert wird. Ein weiteres, allen Sinneswahrnehmungen mehr oder minder innewohnendes Prinzip ist beim **Tastsinn** besonders deutlich. Physiologisch nehmen wir mit dem Tastsinn eine Veränderung unseres Leibes in der Begegnung mit der Welt wahr, wenn beim Betasten eines Gegenstandes unsere Haut eingedrückt wird. Unser Erleben ist dabei zunächst in erster Linie in der Welt („das Holz fühlt sich kantig an"), wir können aber unser Erleben auch bewusst auf uns selbst – unser inneres Erleben – lenken („die Kante drückt meine Haut ein"). Unsere Erfahrung erfolgt an dem Gegenstand, den wir betasten. Seelisch befinden wir uns „draußen" in der sinnlich erfahrenen Welt und nehmen gleichzeitig an ihrer Grenze uns selbst wahr.

Wenn ich ein Objekt der Außenwelt berühre, nehme ich durch den Tastsinn eigentlich zunächst meine Körperoberfläche an der Berührungsstelle wahr. Die Wahrnehmung ergibt sich aus einem aktiven Geschehen meiner selbst im Verhältnis zum wahrgenommenen Objekt. Drücke ich gegen dieses und gibt es nach, so erlebe ich das Objekt als weich, setzt es Widerstand entgegen, so erscheint es härter. Streiche ich über dieses, so vermag ich seine Glätte oder Rauigkeit wahrzunehmen, ebenso ist seine Größe zu erleben, indem mir die Wirkungen auf meinen Leib (z. B. die Größe der Berührungsfläche etc.) zu Bewusstsein kommen. Oberflächenqualität und Grenzen eines Objektes lassen sich tastend erleben. Ob es kantig oder gerundet, spitz oder stumpf ist usw., ist über den Tastsinn erfahrbar. Ein besonderer Aspekt des Tastsinnes besteht darin, dass er uns intensiv der Realität unseres Erlebens versichert. Dass ich tastend einem Widerstand begegne, ist eine typische Erfahrung der realen Welt, während beispielsweise der Sehsinn diesbezüglich weitaus unzuverlässiger ist. Man braucht hier nur an Träume, optische Täuschungen oder technisch vermittelte „virtuelle Realität" zu denken, die weitaus früher und vollkommener über den Sehsinn eine Scheinrealität aufzubauen vermochte als über Tasterlebnisse. Es ist anzunehmen, dass ein Tasterleben des eigenen Leibes beim Durchtritt durch den Geburtskanal zu den frühesten – und vielleicht intensivsten – Erlebnissen der physischen Welt gehört, die ein Mensch im Lauf seiner Biographie erfährt.*

Wir erleben auch an den anderen Sinnen, dass diese immer aus einem aktiven „Spüren", einer *Aktivität* unserer selbst hervorgehen – zum Tasten gehören sie allerdings notwendig dazu. Darüber hinaus treten die Sinne im Maß der Aufmerksamkeit, die wir ihnen zuwenden, in unser Bewusstsein. So können Sie, während Sie dieses Buch lesen, Ihre Aufmerksamkeit darauf lenken, dass Sie gerade auf einem Stuhl sitzen und ein Tasterlebnis an der Auflagefläche haben, das Ihnen kurz zuvor noch nicht zu Bewusstsein kam.

Wenn Sie den Weg der Selbstbefragung nun weiter gehen, können Sie sich beispielsweise darüber bewusstwerden, ob Sie irgendwo eine Verspannung ihrer Muskulatur wahrnehmen, ob Sie hungrig oder durstig, müde oder wach sind.

Damit treten wir in den Wahrnehmungsbereich des von Rudolf Steiner „**Lebenssinn**" genannten Sinnes ein. Er bezieht sich auf den Zustand unserer „Vitalkräfte" oder des „Ätherischen" in uns. Eine Besonderheit dieses Sinnes ist es, dass er uns im Normalfall eines ausgewogen-gesunden Leibeszustandes keine deutlichen Wahrnehmungen vermittelt bzw. diese lediglich darin bestehen, dass wir uns einfach wohl fühlen. Erst bei „Störungen" unseres Lebensgleichgewichtes (beispielsweise bei Hunger) erwachen wir für die durch diesen Sinn vermittelten Empfindungen in deutlicher Weise. Die heutige Sinnesphysiologie beschreibt zudem einen „Schmerzsinn", der ebenfalls Wahrnehmungen auf der Ebene des Lebenssinnes vermittelt. Auch vielfältige weitere Wahrnehmungsebenen, die sich auf unsere leiblichen Funktionszustände und ihr Gleichgewicht beziehen, lassen sich unter dem Lebenssinn subsummieren. So gibt es Rezeptoren, die den Füllungszustand unseres Magens und Darmes, den Zuckergehalt des Blutes oder den blutdruckbedingten Spannungszustand der Halsschlagadern registrieren – alle diese Einflüsse gehen in das

---

* Die Körpertherapeutin Monika Götz-Wachinger, die freundlicherweise das Manuskript dieses Buches las und uns viele wichtige Hinweise gab, machte uns darauf aufmerksam, dass Dr. Martin Grunwald, der an der Universität Jena einen Forschungsbereich zur Tastsinnforschung betreibt, in seinem Buch „*Homo hapticus. Warum wir ohne Tastsinn nicht leben können*" (Droemer Verlag München 2017), das im Jahr 2018 als „Wissenschaftsbuch des Jahres" ausgezeichnet wurde, ebenfalls diese Annahme vertritt und umfangreiche empirische Forschung dazu leistete.

Gesamterlebnis des Lebenssinnes ein. Ungewohnt an diesem Sinn ist, dass wir Erlebnisse in Hinblick auf die Außenwelt zu deuten pflegen, dieser Sinn aber zunächst nur Innenerlebnisse zu vermitteln scheint. Es wirken jedoch auch Objekte der Außenwelt auf unseren Lebenssinn – besonders deutlich zeigt sich das, wenn ein ekelhafter Anblick Übelkeit verursacht, die sich bis zum Erbrechen steigern kann. Umgekehrt vermag auch ein Wohlgefühl durch das Wahrnehmen von Äußerem ausgelöst werden. Beim Wahrnehmen von gestalteten Formen lässt sich, wie noch auszuführen ist, der Lebenssinn aktiv und fruchtbar einsetzen.

Wir sahen schon beim Tastsinn, dass er sich eigenaktiv und durch Lenkung unserer Aufmerksamkeit zu vermehrter Aktivität anregen lässt. Dies gilt auch für den Lebenssinn. So ist heute häufig ein aus der Gruppe der Achtsamkeitsmeditationen stammender sogenannter „Body scan" oder ein „Körperscreening" Teil der Meditationspraxis. Hierbei lenkt man die Aufmerksamkeit systematisch durch die verschiedenen Körperbereiche und befragt diese auf ihr gegenwärtiges Befinden. Die dabei zu Bewusstsein kommenden Wahrnehmungen lassen sich im Wesentlichen als Äußerung unseres Lebenssinnes begreifen.

Der **Eigenbewegungs- oder Lagesinn** vermittelt uns Erlebnisse unseres Körpers und seiner Teile im Raum. Durch ihn nehmen wir – auch ohne unseren Gesichtssinn – wahr, in welchem Verhältnis sich beispielsweise unsere rechte Hand zu unserem linken Fuß befindet, ob unser Zeigefinger gekrümmt oder gestreckt ist und ob und wie schnell wir uns im Raum bewegen. Ohne diesen Sinn könnten wir uns nicht koordiniert bewegen, gleichwohl sind wir uns seiner selten bewusst. Wir erleben ihn aber beispielsweise, wenn wir in einem dunklen Raum erwachen und uns dabei erst im Verlauf einer aufmerksamen Selbstbefragung klar darüber werden, wie unser Körper im Bett liegt. Wiederum hilft uns eine Eigenaktivität, diesen Sinn voll zu entfalten, indem wir beispielsweise durch Bewegen einer Gliedmaße uns ihrer Lage im Raum bewusst werden. Ein in einer Lawine Verschütteter verschafft sich so beispielsweise einen ersten räumlichen Eindruck seiner Lage.

Bei der neurologischen Untersuchung werden Qualitäten dieses Sinneskomplexes spezifisch untersucht, indem man beispielsweise einem Patienten, der seine Augen geschlossen hält, einen Finger oder Zeh passiv krümmt oder streckt und prüft, ob der Patient diese Bewegung seines Leibes richtig wahrnimmt. Damit die entsprechende Sinnesempfindung aber nicht durch den Tastsinn erfolgt, muss man das jeweilige Körperteil seitlich fassen, weil sonst beispielsweise ein verstärkter Druck auf der Unterseite auf eine Bewegung nach oben deuten würde. Tatsächlich sieht auch die Neurologie Eigenbewegungs- und Raumlageempfindung als miteinander verknüpft an, weshalb die Funktionsfähigkeit beider Sinnesbereiche durch Prüfung der Vibrationsempfindung erfassbar ist, indem man eine Stimmgabel auf bestimmte Körperregionen aufsetzt. Wieder nimmt man die Auflagefläche des Untersuchungsinstrumentes durch den Tastsinn wahr, ob die Schwingung – also ein Versetzen des Leibes in eine ganz feine und schnelle Bewegung – erfasst wird, entspringt dagegen einer Qualität des hier betrachteten Sinnes, den man heute als „Tiefensensibilität" (oder propriozeptive Wahrnehmung) bezeichnet, weil sie uns Wahrnehmungen aus der Tiefe unseres Leibes vermittelt, während der Tastsinn der Oberflächensensibilität zuzurechnen ist.

Der **Gleichgewichtssinn** schließlich vermittelt uns – unabhängig von den oben genannten Wahrnehmungen des Raumlagesinnes, die aus der Tiefe unseres Muskel- und Sehnensystems hervorgehen – die Orientierung unseres Leibes – speziell unseres Kopfes – im dreidimensionalen Raum. Möglich ist das durch das Gleichgewichtsorgan in Form der drei Bogengänge im Innenohr, die ähnlich aufeinander senkrecht stehen wie die drei Achsen des Raumes. Dank dieses Sinnes können wir oben und unten, links und rechts, vorne und hinten eindeutig bestimmen und die Veränderung unserer Lage im Verlauf einer

Bewegung erleben. Darüber hinaus gibt es auch eine Wahrnehmung der Ausrichtung von Objekten im äußeren Raum, die uns ebenfalls als gerade aufgerichtet, im Gleichgewicht zwischen links und rechts, vorn und hinten erscheinen oder eine solche Ausgewogenheit vermissen lassen. Abweichungen der sogenannten subjektiven Vertikalen, Horizontalen oder Sagittalen (das ist die Ebene zwischen vorn und hinten, in der ein Pfeil, lateinisch „Sagitta", sich bewegen würde), lassen sich durch Untersuchungsverfahren prüfen, bei denen man die Korrektur durch Maßlinien der äußeren Welt unmöglich macht und den Probanden darum bittet, beispielsweise in einem verdunkelten Raum die richtige Ausrichtung einer leuchtenden Linie zu beurteilen. In Abhängigkeit von der in der umgebenden irdischen Welt zutreffenden oder von ihr abweichenden Ausrichtung der den Raum beschreibenden Achsen können dann auch beispielsweise plastische Objekte im Gleichgewicht gebildet werden oder ein solches vermissen lassen.

Es ist deutlich geworden, dass die Raumorientierung keineswegs nur durch den eigentlichen Gleichgewichtssinn ermöglicht wird, sondern dass auch der Raumlagesinn die Raumorientierung stützt. Beide können unabhängig voneinander beeinträchtigt sein, es kann jedoch auch die Störung eines der raumorientierenden Sinne durch andere Sinnesebenen zumindest teilweise kompensiert werden. In hohem Grad gilt dies für den Sehsinn, mit dem sich die Raumachsen oft auch durch gerichtete Gegenstände der Außenwelt (Hausmauern, Bäume etc.) erkennen lassen. Auch der Tastsinn trägt zur Orientierung bei, indem man die Auflagefläche auf dem Boden als „unten" registriert. Wir sehen, wie mehrfach stabilisiert unsere Raumorientierung ist. Zu ihrer stabilen Ausbildung bedarf es eines Zusammenwirkens mehrerer Sinne, die sich zwar getrennt prüfen lassen, im Normalfall aber mehr oder minder unbewusst unser Existenzgefühl begründen und kaum differenziert empfunden werden. Noch weniger realisieren wir das beim Lebenssinn, der gleichfalls unser „In-der-Welt-Befinden" wesentlich mitbestimmt und unserem plastischen Wahrnehmen eine wesentliche Qualität hinzufügt. Wie sehr die geschilderten vier unteren Sinne miteinander verbunden sind, zeigt auch die Tatsache, dass eine Schwindelempfindung, die durch ein mangelndes Gleichgewichtsempfinden entsteht, typischerweise oft zu Übelkeit, also einer deutlichen Lebenssinnempfindung führt.

Die hier beschriebenen leibnahen, „unteren" Sinne sind solche, die hinsichtlich der Plastik, also einer leibartig-körperlichen Kunst, sowohl bei deren Bildung als auch bei deren Wahrnehmung besonders bedeutsam sind (während beispielsweise die Musik sich vorwiegend des Hörsinnes, die Malerei vorwiegend des Sehsinnes bedient usw.).

Wegen ihres geringeren Beitrages zum Erleben von Plastik und ihrer größeren Bekanntheit seien die meisten weiteren Sinne hier nur kurz gestreift und bei weitergehendem Interesse auf die schon benannte Literatur verwiesen.

- Geschmackssinn
- Geruchssinn
- Sehsinn
- Wärmesinn

Diese nächsten vier Sinne werden als „mittlere" Sinne bezeichnet. Sie sind relativ „seelennah" und rufen daher schnell Reaktionen auf der Ebene von Sympathie und Antipathie hervor. Besonders gilt das für den **Geschmacks- und Geruchssinn**, die Wahrnehmungen von Substanz ermöglichen, die zuvor mindestens ein Stück weit in unseren Leib aufgenommen wurden. Gerade auf diesem Gebiet gab es in den letzten Jahren eine Fülle faszinierender Forschungsergebnisse, welche die Aussagen Rudolf Steiners bestätigen, dass sich zwar das bewusste Erleben von Geruch und Geschmack in Nase und Mund konzentriert, aber der gesamte Organismus von – unbewusst bleibenden – Geruchs- und Geschmackswahrnehmungen durchzogen ist und diese wichtigen physiologischen Aufgaben haben: *„Der ganze Organismus ist etwas wie ein feines Geschmacksorgan. (...) In unterbewussten Sphären schmeckt der Mensch und erzeugt also dieses Erlebnis von Appetit durch seinen ganzen Organismus.*"[16] So wies man beispielsweise nach, dass die menschliche Eizelle einen Geruchsstoff freisetzt, der auf Spermien mit Rezeptoren reagiert, die in der Nase Maiglöckchenduft wahrnehmen lassen. Dies ermöglicht die Orientierung der Samenfäden auf ihrem Weg zur befruchtungsfähigen Eizelle.[17] Mittlerweile wies man allein in den männlichen Genitalwegen 66 Geruchsrezeptoren nach.[18] Auch im Gehirn gibt es viele Geruchsrezeptoren, und es scheint, dass diese für die Differenzierung und das Wachstum von Nervenzellen und deren Ausläufern von Bedeutung sind. Die lange bekannte Tatsache, dass bei vielen neurodegenerativen Erkrankungen wie dem Parkinson-Syndrom, der Alzheimer-Demenz oder der Chorea Huntington die Riechfähigkeit abnimmt, scheint ebenfalls mit der Beeinträchtigung auch im Gehirn selbst vorhandener Riechrezeptoren einherzugehen, und es besteht die Hoffnung, dass sich diese Erkenntnisse therapeutisch nutzen lassen.[19] Die langjährige Erfahrung, dass aromatische Pflanzen das Gedächtnis beeinflussen und günstige Auswirkungen bei Demenzpatienten zeigen, könnte hierin begründet sein.[20] Inzwischen wies man in nahezu allen Organen auch Geschmacksrezeptoren nach.[21] Es zeigte sich, dass diese Rezeptoren beispielsweise die Barrierefunktion der Haut beeinflussen[22], und diese Beziehung nutzt man therapeutisch in der Anthroposophischen Medizin.[23] Für das Erleben plastischer Werke spielen sie allenfalls eine geringe Rolle, allerdings riecht frischer, zur Bearbeitung geeigneter Ton „erdig", und das mag Assoziationen wecken, die an Erde und Natur erinnern, positiv stimmen und mit einem Gefühl, „geerdet zu sein", einhergehen.

Unerwartet ist die Zuordnung des Sehsinnes zu den mittleren Sinnen. Rudolf Steiner zufolge liegt das Primärerlebnis des Sehsinnes in der Farbe, deren Wahrnehmung recht seelennah mit Sympathie- und Antipathie-Empfindungen verbunden ist. Die Wahrnehmung von Formen erfolge dagegen durch deren inneres Nachschaffen, dem ein deutlicher Willensaspekt innewohnt. Auch das Erleben von Wärme löst unmittelbar seelische Reaktionen aus, was die Einordnung in die „mittleren", seelennahen Sinne begründet. Wenn man mit geschlossenen Augen plastiziert [→ Kapitel VI.1.1], so entstehen oft ausgeprägte Wärmeempfindungen im Leib des Plastizierenden.

Seit der Begründung des Konzeptes der zwölf Sinne durch Steiner wurde eine ganze Reihe der von ihm neu beschriebenen Sinne auch zum Gegenstand der konventionellen Physiologie. Dies ist bei der noch verbleibenden „oberen" Sinnesgruppe mit den Sprach-, Denk- und Ichsinnen bisher nicht der Fall.

- Hörsinn
- Sprachsinn
- Denksinn
- Ichsinn

Diese „oberen" Sinne wenden sich bereits in hohem Maß Erlebnissen zu, die geistige Inhalte vermitteln, sie wurden auch als „Erkenntnissinne" bezeichnet. Unter ihnen ist nur der **Hörsinn** allgemein bekannt. Unabhängig von einem Inhalt ermöglicht er die Wahrnehmung von Lauten und Geräuschen. Sein zentrales Sinnesorgan stellt die Schnecke (Cochlea) des Innenohres dar, in der die unterschiedlichen Tonhöhen akustischer Wahrnehmung an verschiedenen Orten innerhalb der Schnecke räumlich repräsentiert sind und wahrgenommen werden, weil es dort zu Resonanzphänomenen kommt. Letztlich schwingt unser Innenohr, wenn wir einen Klang hören, ähnlich wie ein Instrument oder die Stimmlippen eines Sängers. Da ein natürlicher Ton in der Regel nicht eine einzige (Sinus) Schwingung produziert, sondern in Abhängigkeit von den Materialeigenschaften und der Form des Klangerzeugers Obertöne in unterschiedlichem Maß mitschwingen, können wir durch unsere Gehörwahrnehmung auch auf innere Eigenschaften eines tönenden Gegenstandes schließen und beispielsweise unterscheiden, ob er aus Holz, Metall oder Hartschaum besteht (selbst wenn in allen Fällen ein glänzender Überzug suggerieren sollte, dass er aus Metall sei). Bemerkenswert ist, dass auch beim Hörsinn aktive Bewegungsvorgänge die Voraussetzung der Wahrnehmung schaffen. Entwicklungsgeschichtlich sind nämlich die Rezeptoren der Gehörzellen Kinozilien, also Organellen der Zelloberfläche, die ursprünglich der Zellfortbewegung dienten. Im komplexen Zusammenwirken verschiedener (äußerer und innerer) Haarzellen des Innenohres spielen weiterhin Bewegungen dieser Zilien eine entscheidende Rolle beim Hören. Tatsächlich entstehen durch diese Zilien Töne im Ohr, die in ihrer Frequenz dem Höhenbereich entsprechen, der an diesem Ort der Schnecke wahrgenommen wird. Untersucht man beispielsweise einen Säugling, um so frühzeitig wie möglich seine Hörfähigkeit festzustellen, so bringt man ein empfindliches Mikrophon in seinen Gehörgang ein. Erst wenn dieses „otoakustische Emissionen", also vom Ohr selbst produzierte Töne, registriert, lässt sich auf eine Hörfähigkeit schließen. Nur das tönende Ohr ist in der Lage Töne zu hören! Auf akustischer Ebene finden wir bestätigt, was Johann Wolfgang von Goethe (1749-1832) vom Auge sagte: *„Wär' nicht das Auge sonnenhaft, die Sonne könnt' es nie erblicken!"*[24] Würden wir diese Erkenntnis für das Ohr formulieren, so könnte sie lauten „Nur ein tönendes Ohr kann die Laute der Welt empfinden!" Prinzipiell gilt sinnesphysiologisch, dass nur Ähnliches von Ähnlichem erkannt werden kann. Bei sorgfältiger Analyse lässt sich dies für alle Sinne belegen, im Fall des Hörsinnes ist dies jedoch besonders eindrucksvoll.

Dass es einen eigenständigen **Sprachsinn** geben soll, mag verblüffen, und dennoch kann man selbst feststellen, dass – auch nicht von uns verstandene – Sprache deutlich von nicht sprachlichen Geräuschen unterscheidbar ist bzw. es sofort unsere Aufmerksamkeit weckt, wenn Sprachlaute in Geräuschen auftauchen, weil wir empfinden, dass diesen Sprachlauten ein Sinn innewohnt, der so nicht in den gewöhnlichen Naturgeräuschen liegt. Auch die Tatsache, dass es in allen Sprachen der Welt nur eine begrenzte Zahl von tatsächlich vorkommenden Silben gibt und diese nicht aus beliebigen, zufälligen Lautkombinationen entstehen, hat mit dem Sprachsinn zu tun. Ein weiterer Hinweis auf einen zugrundeliegenden Sinn besteht darin, dass beim Spracherwerb von Kindern – wiederum über die ganze Erde hinweg – keine beliebigen und zufälligen grammatikalischen Fehlkonstruktionen auftreten, was zur Konzeption einer „Universalgrammatik" führte.[25] Es gibt Grundqualitäten von Sprache, die durch den Sprachsinn wahrnehmbar sind. Das gilt auch für Rhythmusaspekte der Sprache; so lässt sich beispielsweise das vertraute Vaterunser in der Regel auch dann identifizieren, wenn es in einer uns unbekannten Sprache wie z.B. Finnisch oder Kisuaheli gesprochen wird. Die hiermit zusammenhängenden Fragestellungen können wir – wie auch bei den weiteren Sinnen – an dieser Stelle nicht weiterverfolgen, da sie für ein Verständnis plastischer Werke von geringer Bedeutung sind. Auch hier sei auf Spezialliteratur verwiesen.

Noch „geistiger" ist der **Denksinn** aufzufassen, der daran beteiligt ist, die Gedanken eines Gegenübers wahrzunehmen. Diese liegen nicht einfach in seinen Worten verschlüsselt vor, sie haben eine unmittelbare Existenz, die wir wahrnehmen können. Daher lassen sich Gedanken bei entsprechender Bereitschaft auch dann erschließen, wenn diese nur unvollkommen in Worte gefasst sind, ja manchmal vermag man diese auch ohne Zuhilfenahme von Worten allein durch Gestik und Mimik eines Gegenübers zu erfassen. Mit dem Denksinn erleben wir das Innere eines Gegenübers in noch tieferer Weise als lediglich durch das Hören seiner Worte. Auch in Werken eines Menschen lassen sich diesen zugrunde liegende Gedanken manchmal deutlich erleben, weshalb dieser Sinn beim Erleben von Plastik in Betracht kommen kann.*

Mit dem **Ich-Sinn** nehmen wir – wiederum durch eine Art Resonanz unseres eigenen Ichs – das Ich eines Gegenübers wahr. Man hat diesen Sinn daher auch als „Du-Sinn" bezeichnet. Es liegt nahe, als Grundlage dieses Sinnes kein einzelnes, physisch auffindbares Sinnesorgan anzunehmen, sondern ein resonantes Zusammenklingen zweier Iche (und ihres gesamten Leibes), wie wir es bei einem gelingenden Gespräch erleben. Insofern wir durch den Ich-Sinn aus Werken eines Ichs auf dieses selbst zurückschließen, sind wir durch den Ich-Sinn in der Lage, solche Werke individuell zu identifizieren. Mit entsprechender Übung können wir – jedenfalls mit einer gewissen Wahrscheinlichkeit – aus einer Gruppe von Bildern beispielsweise solche heraussuchen und unterscheiden, die von Marc Chagall (1887-1985) oder von Paul Klee (1879-1940) stammen oder bei Plastiken identifizieren, ob diese wohl von Alberto Giacometti, Marino Marini (1901-1980) oder Henry Moore (1898-1986) stammen mögen.

Wenn wir den Durchgang durch die drei Vierergruppen der zwölf Sinne rekapitulieren, so wird deutlich, dass die vier unteren Sinne leibzugewandt, die vier mittleren seelenbezogen und die vier oberen auf ein Geistiges verweisend sind. Insofern alles künstlerische Schaffen des Menschen von seinem Ich ausgeht, lässt sich in jedem Werk auch durch den Ich-Sinn eine Spur des schöpferischen Ichs auffinden, das zur Werkentstehung geführt hat. Ansonsten bedienen sich aber – wie bereits angedeutet – die verschiedenen Künste spezifischer Medien, und in Abhängigkeit von diesen sind bevorzugt bestimmte Sinnesebenen bei der Wahrnehmung der entstandenen Werke aktiv. Ein Gedicht spricht eher den Sprachsinn, ein Musikstück den Hörsinn an, und es erscheint durchaus berechtigt, sich auch jenseits der klassischen Künste zu fragen, ob es nicht weiteres menschlich-künstlerisches Schaffen gibt, das spezifische Sinne anspricht. Nicht ohne Grund spricht man ja beispielsweise von „Kochkunst", die Geschmacks- und Geruchssinn anspricht, welche bei anderen Künsten „unterrepräsentiert" bleiben.

Es bleibt festzuhalten, dass plastisches Wirken, das zu einem dreidimensionalen, leibartigen Werk führt, insbesondere die Aktivität der unteren, leibzugewandten Sinne erfordert und diese beim Betrachter ebenfalls anspricht. Dennoch können auch die anderen Sinne aktiv werden.

* Ein weiterer Aspekt des Denksinnes zeigt sich daran, dass z. B. in Sprachen, deren Schrift keine Vokale kennt, geschriebene Lautkombinationen je nach vom Lesenden einzusetzenden Vokalen unterschiedliche Bedeutung haben. Wenn das Lesen dennoch flüssig möglich ist und sich der Sinn unmittelbar erschließt, deutet das auf eine Leistung des Denksinnes hin.

5. Exemplarische Betrachtung zweier antiker Bildwerke

Wir sind uns des „Handwerkszeuges“ unserer Sinne bewusst geworden. Nun wollen wir am Beispiel zweier berühmter Skulpturen der Antike erproben, wie wir aus der entstandenen Form auf die ihr zugrundeliegenden und in ihr zum Ausdruck kommenden Dynamiken schließen können. Dazu werden wir einige der zuvor besprochenen Sinnesebenen nutzen und erleben, wie eine solche Betrachtung dieser beiden Skulpturen dabei hilft, das Zusammenwirken der verschiedenen Kräfte in plastischen Formen noch besser zu verstehen.
Zunächst folgen aber noch einige allgemeine Gesichtspunkte zur Frage, wie es möglich ist, als Betrachter eine tiefere Erkenntnis von dem Betrachteten zu erlangen, und wie wir hierzu eine Resonanzbeziehung mit unserem eigenen Leib einsetzen.

In den Eingangsüberlegungen zu Form und Stoff und zur Morphogenese in der Embryologie [→ Kapitel I.3] sahen wir, dass jeder Formgebung eine Begegnung von geformter Materie und dem Formenden selbst zugrunde liegt. Die Form wirkt nun ihrerseits. Alles Wahrgenommene beeinflusst uns, und je feiner, empathischer wir wahrzunehmen vermögen, desto mehr beginnt das Wahrgenommene zu „sprechen“. Diese Wechselwirkung bildet die Grundlage jeder Kommunikation. Wie bereits dargestellt, setzt eine gelingende sprachliche Kommunikation sogenannte Mikrobewegungen voraus, bei denen der Hörende den Sprechenden ein Stück weit nachahmt. Wir finden dies schon bei den Tieren, wenn Bienen im Stock die Botschaft einer eingeflogenen und von Art und Ort einer reichen Futterquelle „berichtenden“ Biene „verstehen“, indem sie deren Schwänzeltanz nachahmend mitvollziehen. Beim Betrachten eines Bildes oder einer Plastik vollführen wir mit den Augen gleichsam abtastende Bewegungen, die den Bewegungen ähneln, welche zuvor der Pinsel oder die plastizierende Hand ausführte. Auf neuraler Ebene zeigte sich, dass der Nachvollzug lediglich gesehener Bewegungen zur Aktivität von Nervenzellgruppen führt, die auch bei den ursprünglichen Bewegungen des Beobachteten aktiv waren bzw. bei uns aktiv wären, wenn wir solche Bewegungen ausführen würden. Das Konzept der sogenannten Spiegelneuronen beruht auf diesen neurophysiologischen Tatsachen. *Innerlich nachschaffend erleben und deuten wir das Wahrgenommene.*

Wir wollen nun versuchen, einen solchen Weg der Betrachtung von Skulpturen zu gehen, um uns innere Dynamiken gewissermaßen „diagnostisch“ zu erschließen. Dafür wählen wir zwei bekannte antike Bildwerke, die kulturgeschichtlich sehr wirksam waren und vielfach – nicht zuletzt auch von Johann Wolfgang Goethe und Rudolf Steiner – rezipiert wurden.[26] Wir wenden uns ihnen nicht nur deshalb zu, weil sie zu den bedeutendsten Plastiken der Antike gehören, sondern vor allem, weil sie uns gut zu unseren früheren Überlegungen zur Wirksamkeit ätherischer Aufbau- und astralischer Abbaukräfte (und somit zur Polarität von Schlafen und Wachen) zu passen scheinen. Zudem sind wir der Überzeugung, dass wir hier etwas über Gesundheit und Krankheit lernen können.

Die Venus von Milo (2. Jh. v. Chr.)

Wir entscheiden uns zunächst für eine klassische griechische Plastik: die sogenannte Venus von Milo, ein im 2. Jahrhundert vor Christus entstandenes Bildwerk, das heute im Untergeschoss des Louvre in Paris ausgestellt ist. Die Skulptur fand man im Jahr 1820 auf der Kykladen Insel Melos; „Milo“ ist eine Ortsbezeichnung, ihr Schöpfer ist dagegen unbekannt.

Kaum haben wir einen ersten Blick auf die Figur geworfen, so konstatieren wir, dass es sich um eine ebenmäßige, weibliche Menschengestalt handelt, deren Unterleib und Beine von einem Tuch mit reichem Faltenwurf verhüllt sind. Manchem Museumsbesucher genügt ein solcher, in weniger als einer Minute zu gewinnender Eindruck und er schreitet zum nächsten Werk weiter. Ein anderer mag sich wundern, weshalb diese Plastik so berühmt ist. Mancher empfindet sie vielleicht als etwas langweilig, schließlich ist doch keine besondere Dramatik wahrzunehmen, nicht einmal ein besonders dynamischer Ausdruck. Ist dies mehr als das Abbild einer schönen Frau? Wir merken, dass wir auf diese Art eines urteilenden Vergleiches nicht zum Wesen dieser Plastik vordringen.

Nehmen wir uns jetzt etwas länger Zeit und lassen uns ganz neu auf die Betrachtung ein: Stellen wir uns frontal vor die Plastik und lassen sie auf uns wirken. Wir erkennen, dass sie auf dem rechten Fuß steht, während das linke Knie etwas weiter nach vorne zeigt, und wir können vermuten, dass der linke, nicht mehr vorhandene Fuß etwas aufgestellt gewesen sein muss, da die Figur weniger Last auf die linke als auf die rechte Seite bringt. (Bitte lassen Sie sich nicht verwirren, wenn wir hier „rechts" und „links" immer von der Figur und nicht vom Betrachtenden aus benennen).

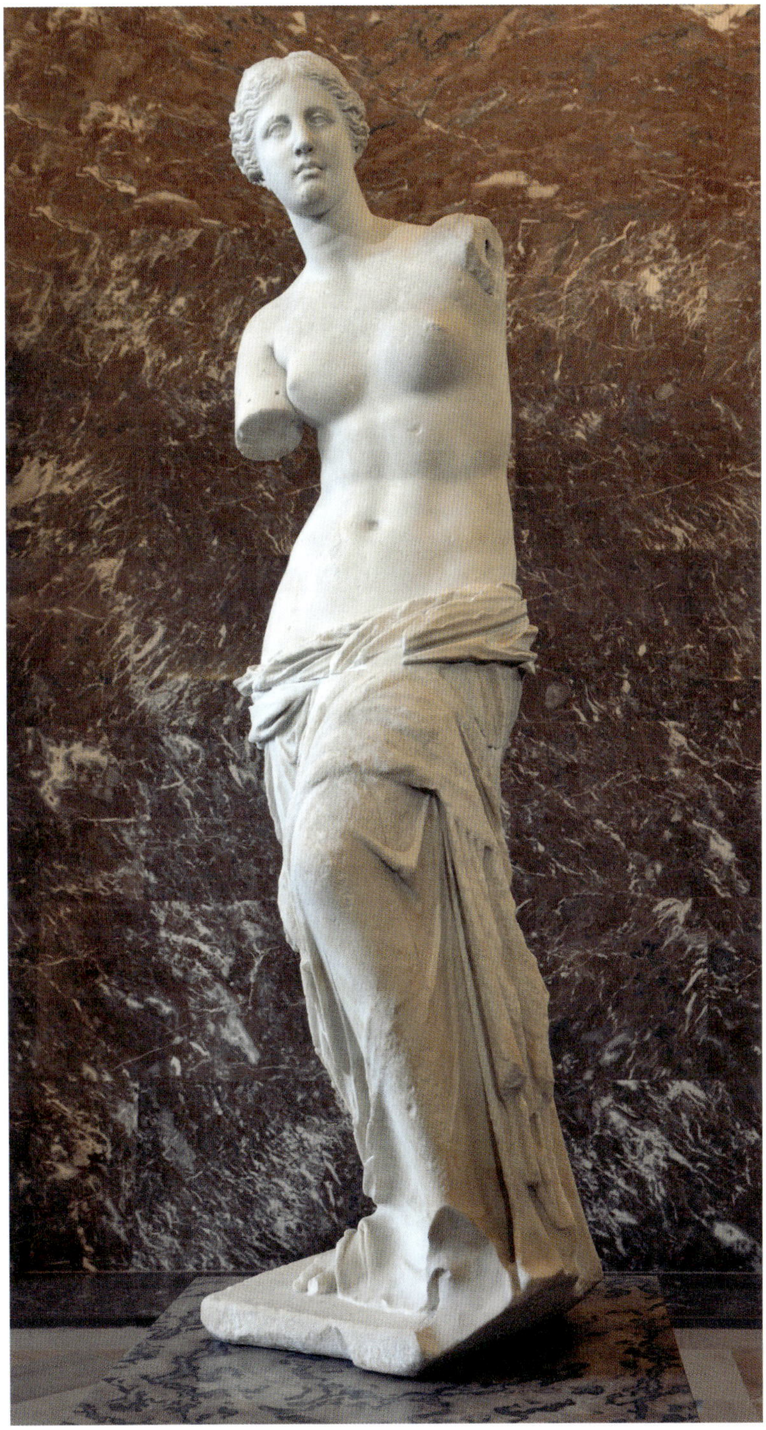

Abb. 17: Venus von Milo

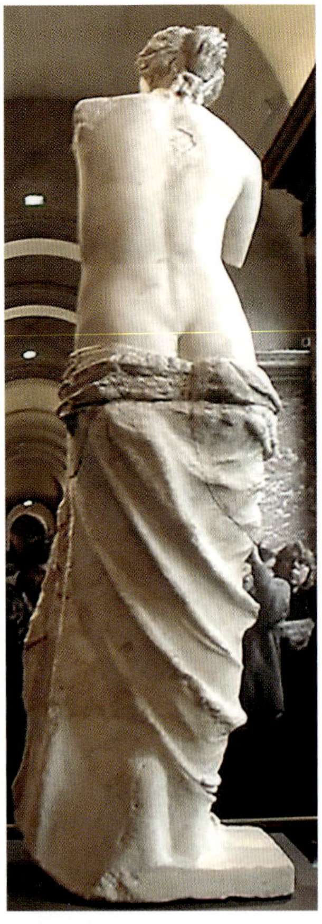

Abb. 18: Rückansicht

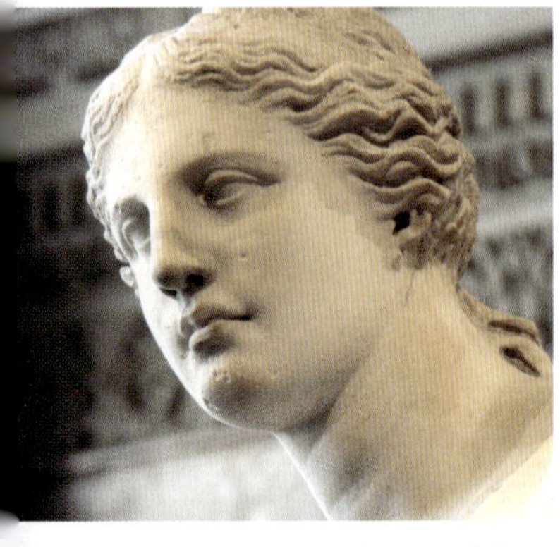

Abb. 19: Kopf der Venus von Milo

Die rechte Hüfte steht ein wenig höher als die linke, während umgekehrt das verhüllende Tuch über der rechten Hüfte tiefer heruntergerutscht ist, weshalb man scharf hinschauen muss, um die eigentliche Körperhaltung zu identifizieren. Insgesamt ergibt sich eine Diagonale der Oberkante des Hüfttuches von links oben nach rechts unten, die darunter zarter von einer umgekehrten Beckenlinie durchkreuzt wird. Die linke Schulter der Figur steht höher als ihre rechte, sodass sich hier eine Umkehrung der Beckenlinie (aber eine Parallele mit dem Tuch) ergibt. Wir wissen nicht, wie der jetzt fehlende linke Arm gehalten wurde, aber der Oberarmstumpf der rechten Seite zeigt nach unten und berührt die rechte Brust, weshalb anzunehmen ist, dass dieser Arm nach vorne und unten wies und vermutlich nicht in den Raum hinausgriff. Möglicherweise hielt die rechte Hand das Tuch fest. Die rechte Schulter weist geringfügig nach vorn, die linke nach hinten, wodurch eine leichte Drehung der Gesamtgestalt entsteht. Auch das eher kleine Haupt wendet sich leicht nach links. Die Gesamtgestalt befindet sich im Gleichgewicht über dem rechten Standbein ruhend, dennoch bildet sich keine gerade Mittelachse, sondern eine pendelnde, zwischen rechts und links schwingende Aufrechte.

Nachdem wir die Stellung von Schultern und Becken betrachtet haben, fällt der Blick auf die sich wölbenden Brüste, die einen jugendlichen, in der Leichte befindlichen Eindruck machen und Spannkraft zeigen (Abb. 17). Der Oberbauch wirkt dagegen insgesamt leicht zurückgenommen und lässt die gerade Bauchmuskulatur in ihrem Rhythmus von Wölbung und „Muldung“ erscheinen, selbst die Mittellinie wird deutlich sichtbar. Unterhalb des Nabels ist dagegen etwas mehr wölbende Fetteinlagerung erahnbar: Während der Oberbauch leicht angespannt wirkt, ist hier eine Entspannung sichtbar. In den ruhigen, sich rhythmisch leicht senkenden und wölbenden Flächen von Brust und Bauch heben sich als prägnante, fast punktförmige Elemente die beiden leicht prominenten Brustwarzen hervor, während sich der Nabel umgekehrt einsenkt, gleichsam die polaren geometrischen Formen von Kegelspitze und -trichter in den Torso einbeziehend.

Die Gesichtszüge wirken weitgehend entspannt, der Blick scheint nach links in die Ferne gerichtet zu sein (Abb. 19). Der Mund ist leicht geöffnet, aber weder lächelt er, noch haben wir den Eindruck, dass die Dargestellte ruft oder spricht; es scheint, als würde sie nur gleichmäßig atmen. Ihr in der Mitte gescheiteltes, nach hinten gebundenes Haar läuft in gleichmäßigen Wellen horizontal zusammen, das ein Band über dem Hinterhaupt zusammenhält. Das Kinn ist gerundet und leicht prominent. Ohne das Haar und den Torso könnte man auch meinen, das Haupt eines jungen Mannes zu sehen (Abb. 19 und 20 oben).

Machen wir nun einen Schritt um die Figur herum und betrachten sie von rechts (Abb. 20 unten), so fällt uns auf, dass sie sich in den Schultern und im Oberteil des Rückens leicht nach vorn neigt. Wir erkennen, dass die aufrechte Stirn deutlich vor der Vorderseite des Körpers getragen wird und der Figur so eine leichte Dynamik nach vorn gibt, die wir in der Frontalansicht noch nicht sicher bemerken konnten. Insgesamt scheint es sie in den vorderen Raum hineinzuziehen, als würde sie im nächsten Moment den Impuls verwirklichen, dorthin auszuschreiten. Auch von hinten nehmen wir eine leichte Drehung nach links und eine bemerkenswerte Entspannung der rechten Schulter nach unten wahr, während die linke Schulter deutlich tonisierter erscheint. Der Lendenbereich ist dagegen sehr gerade und aufrecht, fast etwas männlich oder zumindest androgyn wirkend.

Wenn wir einen Moment unseren Blick von der Skulptur weglenken und uns darauf besinnen, welchen Weg wir bisher betrachtend genommen haben, so fällt auf, dass wir immer wieder von Einzelheiten sprachen, die wir nicht wirklich wahrnehmen konnten, sondern erschlossen oder uns gar ausgedacht haben. Wir könnten nun immer mehr ins Detail gehen, und wenn wir die Plastik zeichneten, so würden wir diese Einzelheiten auch immer feiner zu erfassen suchen. Im Moment ist dies jedoch unnötig.

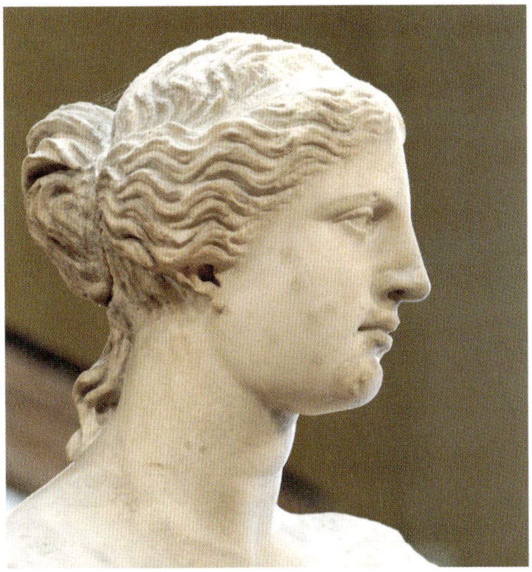

Abb. 20 oben: Kopf der Venus von Milo

Bisher versuchten wir vor allem, die räumliche Orientierung der einzelnen Körperbereiche zueinander zu beschreiben und stützen uns dabei auf unseren Bewegungs- und Lagesinn. Dies können wir steigern, wenn wir die komplexe Haltung der Figur selbst nachahmen, uns wie die Venus-Plastik hinstellen und ihre komplexen und abwechselnden Drehungen selbst ausführen, die eine wechselnde Spannung und Entspannung der Leibesmuskulatur bewirken. Wenn uns das gelingt, fühlen wir nun diese Spannungszustände in uns selbst. Wir stellen fest, dass man so nicht länger stehen möchte, denn es handelt sich nicht um eine statische Haltung, sondern um ein labiles Gleichgewicht, das auf weiteres Bewegen hin zu drängen scheint. Andererseits haben wir den Eindruck einer seelischen Gehaltenheit. Die Figur muss nicht nach vorne schreiten, sie könnte diesen Impuls zurückhalten. Auch in dieser Hinsicht scheint ein Gleichgewichtszustand dargestellt zu sein.

Diese Überlegung mag uns veranlassen, nochmals zur Betrachtung des Gesichtes zurückzukehren. Uns schien, dass sich der Blick in die Ferne richtet, wenn wir uns nun aber in ihn einzufühlen versuchen, so bemerken wir gleichzeitig eine gewisse Zurückgenommenheit wie ein Besinnen. Obwohl die Oberlider leicht das Auge bedecken, liegt keinerlei Müdigkeit im Blick, aber auch keine Erregung oder Begierde. Eine minimale Spannung der Augenbrauen scheint jedoch Aufmerksamkeit zu signalisieren (Abb. 20 oben). Auch wenn wir uns in den Blick der Figur einfühlen, entwickeln wir das Gefühl eines pendelnden Gleichmaßes zwischen Innen und Außen.

Je mehr wir uns in die gesamte Plastik hineinversetzen, desto mehr empfinden wir, wie sie diese Polaritäten in ein Gleichgewicht auspendelt. Aus jeder Blickrichtung heraus erleben wir gegenläufige Dynamiken zwischen rechts und links, oben und unten, Schwere und Leichte, Anspannung und Entspannung, Innen und Außen, Impuls und Zurückhaltung.

Jetzt ist die Figur für uns weit interessanter geworden, als wir sie im ersten Moment des Wahrnehmens empfanden. Wir haben uns Zeit gelassen und uns bemüht, nicht zu schnell zu urteilen und das Bildwerk in Kategorien einzuordnen. Wir haben es langsam mit Hilfe unseres Sehsinnes betrachtet, die räumliche Lage ihrer Teile zueinander mit Hilfe des Eigenbewegungs- und Lagesinnes erfasst und versucht, gewissermaßen mit unserem Leib erlebend, in ihren Leib hineinzuschlüpfen und sie mit Hilfe unseres Lebenssinnes auf uns wirken zu lassen. Als wir entdeckten, dass in dieser Plastik in einer sehr umfassenden Weise das Motiv des Sich-im-Gleichgewicht-Haltens zum Ausdruck kommt, vermochten wir möglicherweise mit Hilfe unseres Denksinnes eine entscheidende Idee ihres Schöpfers zu erfassen, ohne dass diese von ihm in Worten überliefert worden wäre.
Wenn wir dieser Überlegung nun weiter nachgehen, dann kann uns der Gedanke kommen, dass es der Lebens- oder Ätherleib in uns selbst ist, der die schwere Materie in lebendige Leichte bringt. Er verbindet sich in einem atmenden Pendeln mit dem Seelen- oder Astralleib, der höchst dynamisch, impulsiv und den Körper abbauend wirkt, was die Tätigkeit des Ätherleibes abmildert und ausgleicht. Wir erinnern uns, dass wir bei der embryonalen Entwicklung der Menschengestalt auf die zur Wölbung führenden Wachstumsbewegungen, in denen sich Ätherisches

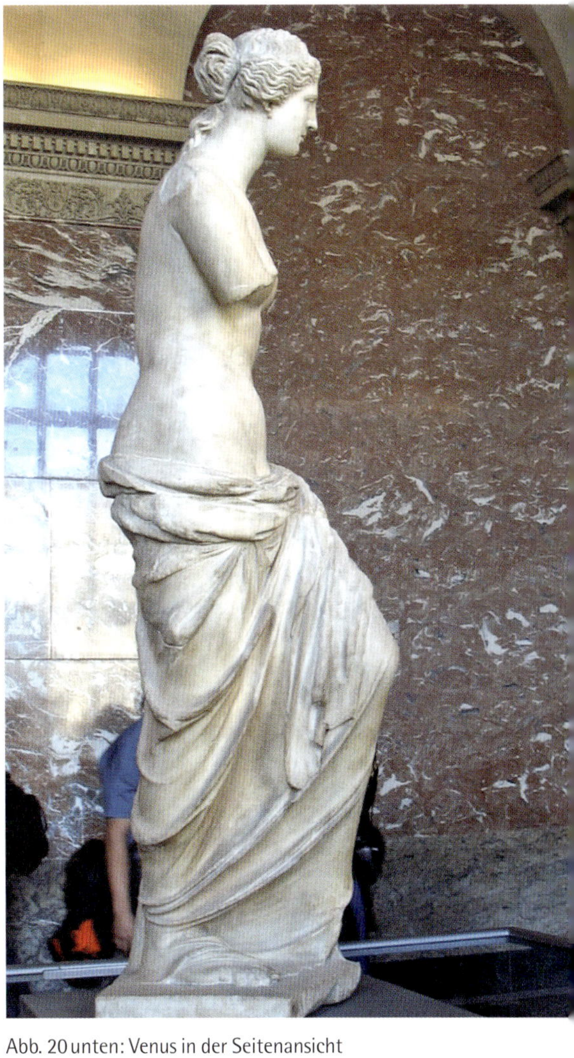

Abb. 20 unten: Venus in der Seitenansicht

ausspricht, stießen, denen die einstülpenden, gliedernden und formenden, Stoff abbauenden astralischen Wirkungen gegenüberstanden. Diese beiden Kräfte müssen miteinander zum Ausgleich gebracht werden. Ein solches harmonisches Gleichgewicht nehmen wir in der Venus von Milo wahr und somit ein gelungenes Beispiel für das ruhige, ausgleichende Wirken des Ätherischen.

Wir haben nun in unserer Betrachtung eine Grundidee aufgefunden, die sich in diesem Bildwerk ausspricht. Damit lässt sich nun gut nachvollziehen, was Rudolf Steiner einmal in einem grundlegenden Vortrag zu den verschiedenen Künsten in mythischen Bildern in Zusammenhang mit diesem Venus-Standbild ausführte. Es geht dabei darum, wie der Mensch die seelische Fähigkeit erlangte, *„plastische Phantasie"* zu entwickeln und *„die Möglichkeit im plastischen Bilde zu schaffen"*. Zunächst wird Bezug auf den Lebenssinn genommen, der es ermöglicht *„die augenblickliche Stimmung,* (...) *das augenblickliche Behagen und das Kräftigende und Festsetzende ihrer eigenen Gestalt"* zu empfinden. Im Erleben dieses Sinnes und in der Begegnung mit dem *„Geist der Persönlichkeit"*, der die Seele ganz ausfüllt, entstand dieser Schilderung zufolge das *„Vorbild der plastischen Kunst"*, das zunächst eine seelische Fähigkeit ist. Unmittelbar darauf wurde Steiner plastisch konkret, als er sagte *„es erschien aus dem sich verwandelnden Gestaltenmeere des Imaginativen"* (bei dem es sich um die Welt des Ätherischen handelt), *„das Vorbild der Venus von Milo"*.[27] In diesem geistigen Urbild drücke sich ein künftiger Zustand des Menschen aus, in dem sein Inneres gereinigt und von Begierden befreit ist.*

Bedeutet dies nun, dass wir künftig nur Bildwerke schaffen sollen, die diesem „Vorbild" ähneln? Wohl kaum, schließlich zeigt Steiners eigenes bildhauerisches Wirken (z. B. in seiner plastischen Gruppe „Der Menschheitsrepräsentant") auch völlig andere Formen. In einer Betrachtung aller Künste formulierte Rudolf Steiner für die Plastik, dass wir *„das, was von dem Astralleib ausfließt in den Ätherleib hinein,* (...) *nicht außer uns hinaustragen, sondern nur in uns hinuntertragen von dem Astralleib aus in den Ätherleib hinein.* (...) *Wenn wir diese Prozedur vollziehen, dann haben wir es im Grunde genommen zu tun mit einem Physischwerden der Gesetze des Ätherleibes, die der Ätherleib vom Astralleib bekommen hat* (...) *Und durch dieses, was so entsteht aus unserem Ätherleib heraus* (...), *entsteht die Plastik oder die Skulptur, sodass wir gleichsam die Gesetze des Ätherleibes eine Stufe hinunterschieben."* Und weiter sagte er: *„so haben wir zu suchen die Skulptur als die Gesetzmäßigkeit unseres Ätherleibes in uns; wir fügen sie dann nur im Bilden in die Bildwerke hinein."* Schließlich resümierte Steiner: *„Daher tritt das Skulpturwerk so vor uns auf, dass es den Schein von Leben erweckt."*[28] Tatsächlich ist es dem Schöpfer der Venus von Milo gelungen, dem Stein in besonderer Weise Qualitäten des Lebendigen einzuprägen. In diesem Sinne können wir tatsächlich die von uns betrachtete hellenistische Plastik als Ausdruck einer gelingenden ätherischen Ausgleichsbewegung erleben, die Seelisches so am Leib erscheinen lässt, dass dieses zu wirken vermag, aber auch sofort wieder Ausgleich erfährt, ohne zu einem überschießenden Abbau zu führen.

Vielleicht erahnen Sie hier bereits, weshalb sowohl das Betrachten solcher Kunstwerke als auch ein im hier skizzierten Sinn sich vollziehendes Plastizieren therapeutisch wirksam sein kann. Wir erahnen, wie eine harmonische Beziehung von Ätherischem und Astralischem in uns heilend zu wirken vermag.

Nachdem wir uns zunächst einer ruhig wirkenden Einzelgestalt gewidmet haben, wollen wir uns nun einer höchst dramatisch wirkenden Figurengruppe zuwenden.

---

* Dieser Zustand wird vollständig und allgemein in der Menschheit erst in einer in weiter Zukunft liegenden Entwicklungsstufe erreicht sein, der in der anthroposophischen Terminologie als „Venuszustand" bezeichnet wird. Im auf Kapitel V bezogenen Anhang ist hiervon ausführlicher die Rede. Der Bezug zur Venus im Namen der Skulptur gewinnt in dieser Hinsicht also eine weitere Bedeutungsebene.

Die Laokoon-Gruppe

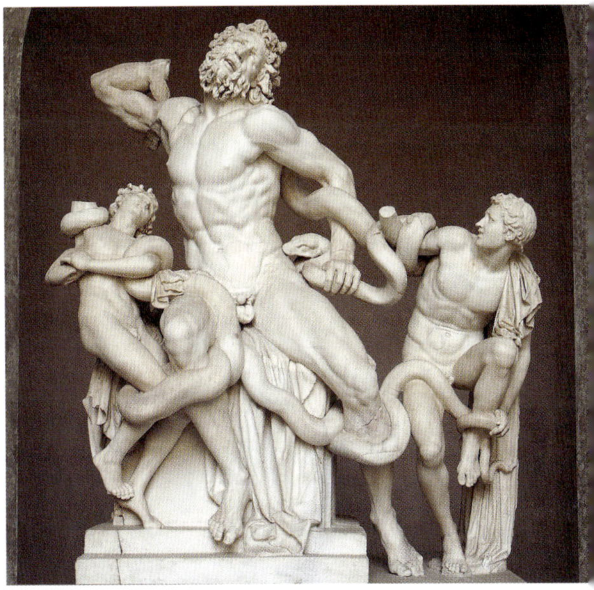

Abb. 21: Laokoon-Gruppe

Auch hier handelt es sich um eine antike Plastik, allerdings um eine römische, um Christi Geburt entstandene Kopie eines griechischen Originals aus dem 2. Jahrhundert vor Christus, die Anfang des 16. Jahrhunderts aufgefunden wurde und sogleich große Aufmerksamkeit erregte. Heute befindet sich die knapp zwei Meter hohe Plastik in den Vatikanischen Museen.

Zur Vorgeschichte der abgebildeten Szene gibt es zwei Varianten: Ältere Texte berichten, dass der trojanische Priester Laokoon sich göttlichen Zorn zuzog, weil er ein Sakrileg begangen hatte, indem er an einem für das ruhige Gebet vorgesehen Ort, im Tempel des Thymbraion bzw. Poseidon mit seiner Frau geschlechtlich verkehrte. In einer anderen, von Vergil (70-19 v.Chr.) in der „Aenaeis" berichteten Version warnte Laokoon die Trojaner vor dem als Kriegslist gedachten Geschenk des hölzernen Pferdes, in dem sich griechische Krieger versteckt hatten, was in diesem Fall die mit den Griechen verbündete Göttin Pallas Athene ergrimmte. In beiden Versionen werden giftige Seeschlangen ausgesandt, um den Priester und seine Söhne am Strand zu töten.

Während wir bei der Venus von Milo ein ruhiges, ausgleichendes Wirken des Ätherischen bildhaft dargestellt fanden, treten wir beim Betrachten dieses Bildwerkes in eine ganz andere Welt ein. Auch über diese Skulptur sprach Rudolf Steiner im oben genannten Vortrag *„Vom Wesen der Künste"*. Hier aber formulierte er, dass die (plastische) Form *„bis hart an die Grenze gebracht"* sei, *„wo die Form verleugnen würde den Zusammenhang mit der Persönlichkeit, wo die Persönlichkeit verloren gehen würde."* Er sprach sogar davon, dass man sich hier an *„der Grenze"* dessen befinde *„was noch als schön, als Kunstwerk möglich ist."*[29] Obwohl es sich um ein unbewegtes, steinernes Abbild handelt, erleben wir doch die Verzweiflung und den Schmerz Laokoons, der sich aufbäumt und mit höchster Anspannung seiner Muskelkraft den Biss der Meeresschlange und den Tod seiner Kinder abzuwenden versucht – und dennoch unterliegen und gerade im dargestellten Moment einen tödlichen Biss in seine empfindliche Seite empfangen und sterben wird.

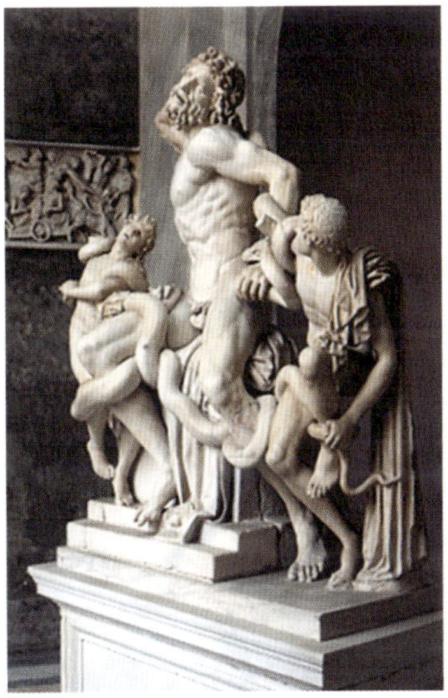

Abb. 22: Laokoon-Gruppe in schräg seitlicher Ansicht

Der Leib des Gepeinigten windet sich fast wie die Schlangen, ebenso schlangenartig treten die geschwollenen Adern des Dargestellten hervor, überall herrscht Spannung in dieser Plastik, alles wirkt wie ein Ausdruck der erregten Seele.

Nicht weniger ergreift uns der angstvolle Blick der ihrem Schicksal entgegenschauenden Kinder Laokoons und das Gewahrwerden der überwältigenden Schlangenkraft. Nichts in dieser Skulpturengruppe ist ruhevoll, die Dargestellten sind buchstäblich außer sich.

Sich in diese Plastik selbst einzufühlen, ist keineswegs angenehm, vielleicht empfinden wir in uns selbst den Anflug einer angstvollen Erregung. Aber die Betrachtung ermöglicht uns die Einfühlung in eine angsterfüllte, todesnahe, traumatisierende Extremsituation.

Man könnte Rudolf Steiners Bewertung, man stünde hier an der Grenze von dem, *„was noch als schön, als Kunstwerk möglich ist"*, so interpretieren, dass die Laokoon-Gruppe ein weniger bedeutsames oder gelungenes Beispiel plastischer Kunst darstelle als die Venusfi-

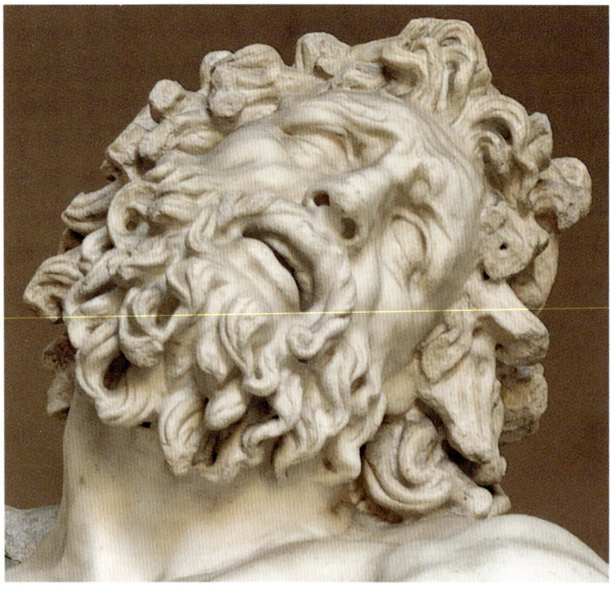

Abb. 23: Detail des Kopfes

gur. Das sagte er jedoch nicht, sondern lediglich, dass man sich hier kurz vor der benannten Grenze befinde. Zudem steht diese Skulptur in ihrer szenischen Darstellung hart am Übergang zur Schauspielkunst und somit an der Grenze zu einer anderen Kunstgattung. Jedenfalls ist die Laokoon-Gruppe ein Abbild astralischer Kräfte, die in den Schlangen symbolisiert sind und im angstvollen, schmerzverzerrten Antlitz der menschlichen Figuren ebenso zum Ausdruck kommen wie in den vielen Gesten der Formung, Durchbrechung und Einbuchtung, die das Standbild zeigt. Astralische Kräfte überwiegen so sehr, dass sie kaum mehr mit dem Leben vereinbar sind, dass (wie Steiner betonte) *„der Zusammenhang der Persönlichkeit* (...) *verloren gehen würde, wenn nur ein Stück weit darüber hinaus gegangen würde"* – und tatsächlich endet die dargestellte Szene ja auch mit dem Tod aller abgebildeten Menschen. Und es schließt sich in Steiners Vortrag der charakteristische Satz an: *„Und aus den Bildern des Astralischen erschien die Gestalt des Laokoons."*[30] So wenig künftige Bildhauer nur in der Weise arbeiten „sollen", wie es der Schöpfer der Venus tat, so wenig ist eine Warnung davor ausgesprochen, so plastisch zu gestalten, wie in diesem anerkannt großartigen Bildwerk. Vielmehr ist die Annahme, eine „Grenze der Bildhauerkunst" vor sich zu haben, die sachliche Einschätzung, dass hier der Ursprungsimpuls der Plastik, Leben im Toten erscheinen zu lassen, gerade noch wirkt, aber schon ein nur leichtes Steigern der hier zum Ausdruck gebrachten Seelenwirkungen zu einem Zerfallen der Plastik ins Tote führen würde. Gerade das Stehen vor einer solchen Grenze kann beabsichtigt und Ausdruck besonderer Kunstfertigkeit sein. Im gegenwärtigen Kunstschaffen, das ja vielfach keineswegs beabsichtigt, primär Schönes zur Erscheinung zu bringen, ist ein Stehen vor solchen Grenzen oft gerade gewollt.

Während wir bei der Betrachtung der Venus von Milo ein Gleichgewicht von ätherischen und astralischen Impulsen empfanden, die unter anderem im Gleichmaß von sich wölbenden und muldenden Flächen erlebbar sind, überwiegen bei der Laokoon-Darstellung mit ihrem starken seelischen Ausdruck die von außen herandringenden, abbauenden Impulse.

Vielleicht führt uns die Skulptur der Venus von Milo in die Welt der Quellen von Gesundheit, während uns die Laokoon-Gruppe mit Kräften bekannt macht, deren Vereinseitigung zu Krankheit führt.

6. Dynamische Gesichtspunkte zu Gesundheit und Krankheit

6.1 Dreigliederung: Nerven-Sinnes-System, Rhythmisches System und Stoffwechsel-Gliedmaßen-System

Im vorherigen Kapitel sind wir an plastischen Beispielen noch einmal konkret der belebenden und aufbauenden Welt des Ätherischen und der beseelenden, formenden und abbauenden Welt des Astralischen begegnet. Nun verlassen wir den Gesichtspunkt der vier Wesensglieder und lernen die anatomischen und funktionellen Polaritäten des Organismus kennen, die wir als Nerven-Sinnes-System und als Stoffwechsel-Gliedmaßen-System bezeichnen. Ihr Wesen zeigt sich unter anderem in der Bewegungsruhe des Hauptes und in der zur Peripherie hin immer mehr zunehmenden Beweglichkeit der Glieder, aber auch in der Substanzbildungs- und -verwandlungstätigkeit der Stoffwechselorgane. Funktionell steht dem die Energie und Wärme freisetzende und dabei Bewusstsein entfaltende Tätigkeit des Nervensystems gegenüber. Das Rhythmische System stellt sich ausgleichend zwischen diese Pole. In seiner immer wieder Einseitigkeiten auflösenden und harmonisierenden Wirksamkeit ist erlebbar, wie sich von hier aus Gesundungskräfte entfalten.*
Die vier Wesensglieder, die wir zuvor kennengelernt haben, wirken in diesen Funktionssystemen, wobei sich durch Schlafen und Wachen Rhythmen unterschiedlicher Wirksamkeit ergeben.

Wir wollen noch einmal auf einen grundlegenden Aspekt der bisherigen Betrachtungen zurückkommen. In plastischer Hinsicht unterschieden wir zwei Pole: einen substanzmehrenden und wachstumsfördernden sowie einen substanzabbauenden, formenden und beseelenden. Als wir embryonale Formbildungsprozesse am Beispiel der Handentwicklung betrachteten, setzten wir zentrifugales Nach-Außen- bzw. zentripetales Nach-Innen-Wirken mit diesen Qualitäten in Beziehung. Im Schlafen und Wachen treten diese beiden Pole, rhythmisch einander abwechselnd, leibgestaltend in Erscheinung. Sie werden repräsentiert durch ein Leiblich-Physisches (das am schlafenden Menschen erlebbar ist) und ein Seelisch-Geistiges (das im Wachen hinzutritt).

Tatsächlich sind die Verhältnisse noch komplexer. So verschwindet unser seelisch-geistiges Wesen im Schlaf nicht einfach, vielmehr ist es nun leibbezogen aufbauend von unserem Stoffwechselbereich aus wirksam. Auch im wachenden Menschen prägt das Seelisch-Geistige die Stoffwechselprozesse mit. Es ist im Bereich des „unteren Menschen“, in der Sphäre des Stoffwechsels, aber unbewusst wirksam. Im „oberen Menschen“, der seine deutlichste Ausprägung im Kopf, dem Zentrum der Sinnesorgane und des Nervenlebens hat, tritt es dagegen zunehmend „leibbefreit“, Bewusstsein schaffend in Aktion.

In plastischer Hinsicht erleben wir beim Anblick des Menschen eine Polarität zwischen „oben“ und „unten“. Einerseits findet sich die gerundete Gestalt des Kopfes, die (abgesehen vom Kiefer) weitgehend unbewegt ist. Andererseits gliedern sich die Extremitäten, die sich durch Streckung auszeichnen, zur Peripherie hin in zunehmend kleinere Knochenabschnitte, die durch Gelenke beweglich miteinander verbunden sind und differenziertes Eingreifen in die Umgebung ermöglichen.

* Rudolf Steiner gebrauchte diese Bezeichnungen erstmals in seinem 1917 erschienenen Werk „Von Seelenrätseln" (GA21), in den Folgejahren erforschte und beschrieb er die Dreigliederung des menschlichen Organismus immer eingehender.

Zwar wirken Stoffwechsel- ebenso wie Nerven- und Sinnesprozesse im gesamten Organismus, sie weisen aber Schwerpunkte im Bereich unterhalb des Zwerchfells einerseits bzw. im Kopf andererseits auf. Der Bauchraum ist weitgehend von Weichteilen umgrenzt, während die knöcherne Schädelkapsel den Kopf bildet. Im Bauchraum dominieren Bewegungsvorgänge des Darmes, der keine festgelegte Gestalt aufweist und sich durch die Fähigkeit zum Stoffaufbau auszeichnet, was sich beispielsweise in einer Erneuerung der Darmschleimhaut innerhalb von ca. drei Tagen zeigt. Dass die Leber als zweites, den Bauchraum dominierendes Organ ebenfalls durch Stoffaufbauvorgänge gekennzeichnet ist, haben wir bereits erwähnt. Innerhalb des Schädels herrscht dagegen scheinbar ein Höchstmaß an Ruhe. Keine Muskelzüge bewegen das Gehirn, das vielmehr flüssig im Liquor unbeweglich und nahezu schwebend gelagert ist. Infolge der Auftriebskräfte des Liquors übt es nach dem archimedischen Gesetz lediglich einen Druck an seiner Basis aus, der dem Gewicht eines einfachen Briefes entspricht. Auch finden im Gehirn nur in geringem Umfang Zellneubildungen statt. Ein Großteil der Gehirnzellen bildete sich bereits embryonal, und die Zahl der Zellverbindungen und Synapsen ist spätembryonal höher als beim Erwachsenen. Die Individualisierung des Gehirns erfolgt nicht durch Wachstum, sondern durch den gestaltenden Abbau vorher bestehender Überschussbildungen. So nimmt die Zahl der Nervenzellen schon vor der Geburt und in der Kindheit wieder ab, während die Verbindungen zwischen ihnen immer individueller ausplastiziert werden.[31] Im Vergleich zu den ständigen Aktivitäten des Aufbaus eigener Substanz im Bauchraum herrscht im Gehirn „kristalline" Ordnung und Ruhe, wenn sich auch in den letzten Jahren gezeigt hat, dass selbst hier Reste einer Neubildung von Zellen während des gesamten Lebens Regeneration ermöglichen. Vor allem aber besteht zeitlebens die Fähigkeit zu Umbauvorgängen, die beispielsweise beim Üben eines Musikinstrumentes, Trainieren einer neuen Sportart oder Lernen einer fremden Sprache zu allmählich sich ausbildenden strukturellen und vor allem funktionellen Veränderungen des Gehirns führen.[32] Auch traumatische Erlebnisse oder Entbehrungen verändern das Gehirn, ebenso wie Erfahrungen von Verbundenheit, Selbstwirksamkeit und Gelingen. Rehabilitationsmaßnahmen nach schädigenden Erkrankungen und Ereignissen nutzen die Fähigkeit der Neuroplastizität, uns selbst (bis in unser Gehirn hinein) plastisch umzugestalten, was Heilungsvorgänge bewirken kann. So spielt die Motivation, verlorengegangene Fähigkeiten übend zurückzugewinnen, eine Rolle für den Rehabilitationserfolg.

In Hinblick auf die Dreigliederung unseres Organismus zeigt sich deutlich eine Polarität zwischen einem weitgehend unbewusst wirkenden, aufbauend-bewegten Stoffwechsel-Gliedmaßen-System und einem mit Bewusstsein verbundenen, abbauenden Nerven-Sinnes-System. Tatsächlich durchdringen sich diese jedoch, indem beispielsweise der Darm nicht ohne beträchtliche, u.a. seine Bewegungsvorgänge ordnende Nervenfunktionen auskommt (die sich im enteralen Nervensystem konzentrieren, das man daher als „brain of the gut"[33] oder „Darmgehirn" bezeichnet), wie auch in den Gehirnzellen ständig aufbauende Stoffwechselvorgänge stattfinden, welche die Voraussetzung für anschließende, Bewusstsein bildende Abbauprozesse schaffen.

Beide Polaritäten treten im Organismus rhythmisch miteinander in Beziehung. Am deutlichsten rhythmisch geprägt ist der Brustraum, der sich zwischen Bauch und Kopf entfaltet. Schon sein Gerüst, das abwechselnd zwischen knöcherner Rippe und muskulärem Zwischenrippenraum gebildet ist, weist einen Rhythmusbezug auf. Noch mehr gilt dies für die im Pulsrhythmus bewegten Organe im Brustraum: das Herz und die großen Blutgefäße sowie die sich im Atemrhythmus vergrößernde und verkleinernde Lunge. In jeder Hinsicht lässt sich beispielsweise das zwischen sich anspannend-verhärtender Zusammenziehung und entspannend-erweichender, den Blutstrom „ansaugender" Weitung lebende Herz als

Rhythmusorgan par excellence erleben. Aber auch die zwischen oben und unten vermittelnde, rhythmisch zwischen kyphotischer Wölbung und lordotischer Kehlung schwingende Wirbelsäule stellt ein Rhythmusorgan dar[34], in dessen Innerem ein rhythmisch bewegter, atemabhängiger Liquorstrom nachweisbar ist, der im Einatmen nach oben brandet und im Ausatmen nach unten sinkt. Wie Wellen an den Strand schlagen, so schlägt ein vom Atemrhythmus regulierter Liquorrhythmus an das Gehirn. Physiologische Einzelheiten, die insbesondere auch die Modulation dieses Liquorstromes beim Singen, Sprechen und Hören verfolgen, legte Armin Husemann in einem sehr schönen Buch dar.[35] Durch diesen rhythmisierten Liquorstrom wirkt das Rhythmusgeschehen unmittelbar in das Nerven-Sinnes- und das Stoffwechsel-Gliedmaßen-System ein und gestaltet diese mit.

Bei allen mit dem Rhythmischen System verbundenen Funktionen erleben wir, dass sie sich, von den Polaritäten ausgehend, ständig dynamisch verwandeln und in eine pendelnde Ausgleichsbewegung führen. Während ein Anhalten der Rhythmen in den Polaritäten Pathologien zur Folge hätte (und schließlich zum Tod führen müsste), ist fühlbar, dass der rhythmische Ausgleich belebend und gesundend wirkt. Die Grundqualität des Rhythmischen Systems besteht darin, Einseitigkeiten aufzulösen und in eine zurückschwingende Pendelbewegung zu überführen.

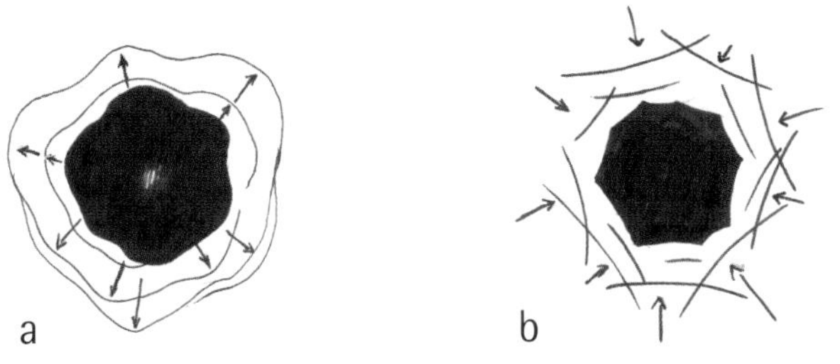

Abb. 24: Polarität von a) Auflösen und b) Verdichten

6.2 Krankheit als dynamischer Prozess

Während wir in den vorausgegangenen Kapiteln die anatomisch-formbezogene und funktionelle Polarität im Menschen sowie deren Vermittlung betrachtet haben, verfolgen wir nun, wie Vereinseitigungen dieser Polaritäten beim Erkranken auftreten. Krankheit lässt sich so als dynamischer Prozess und als Vereinseitigung von Wirksamkeiten auffassen, die auch im Gesunden vorhanden sind, dort aber immer wieder ausgeglichen werden. So lassen sich auch erste Ansätze dafür finden, Krankheiten entgegenzuwirken.
Wir wollen zunächst nochmals kurz darauf zurückkommen, wie wir aus der Betrachtung des Gewordenen auf die Prozesse einer Formbildung schließen können und dies auf grundlegende Abläufe der Krankheitsentstehung anwenden. Die pathologischen Grundprozesse von Entzündung und Sklerose führen wir neu in die Betrachtung ein und verfolgen, wie sie sich plastisch auszuwirken vermögen. So zeigt sich, dass die Wirklichkeit der Krankheitsentstehung sich meist einer dualistischen Betrachtung widersetzt, die zwar für ein Grundverständnis wichtig ist, jedoch kreativ auf die erlebte Wirklichkeit anzuwenden ist. So kann es gelingen, Krankheitsentwicklungen erweitert zu verstehen und daraus auch therapeutische Ideen abzuleiten.

Polaritäten stellen für sich genommen Einseitigkeiten dar, die im Lebendigen immer wieder zum Ausgleich kommen müssen, indem die mit ihnen verbundenen Prozesse zu einer sich zwischen den Extremen befindenden Mitte geführt werden, um dann zum gegenläufigen Pol auszuschlagen und anschließend erneut in die Mitte zu pendeln, in der die Polaritäten für einen Moment ausgeglichen sind.

Tatsächlich schwingen alle Lebensprozesse zwischen Verdichtung und Auflösung (so sind beispielsweise die alle Zellleiber prägenden, gelösten Proteine „kolloidal" in ein rhythmisches Geschehen verdichtender Gel- und auflösender Solbildung eingebunden).* Anschaulich zeigt sich dies am Verhalten des Blutes, das bekanntlich zunächst zwar aus einer Wunde strömt, diese dann aber abdichtet, indem sich ein fest werdendes Blutgerinsel ausbildet. Keinesfalls darf dies jedoch in einer im Inneren unseres Körpers von Blut durchströmten Ader geschehen. Ein Infarkt der nachgeschalteten Gewebsregionen wäre sonst die Folge. Doch selbst wenn dies einmal geschieht, so können thrombolytische Prozesse ein solches Blutgerinnsel (Thrombus) wieder auflösen. Denn im Kreislaufsystem finden ständig zarte Gerinnungsprozesse des Blutes statt, denen der Organismus ebenso rasch entgegengewirkt. Dass ein andauernder Schutz vor Verbluten wie auch vor einem gerinnenden Erstarren des Blutes besteht, liegt an einem fortwährend gebildeten Gleichgewicht, das sich – beständig erneuert – zwischen diesen polaren Prozessen einstellt.

Die Blutgerinnung ist ein – buchstäblich – besonders plastisches Beispiel für ein Prinzip, das den ganzen Organismus lebendig durchzieht und gesund erhält. Solche auf rhythmischen Ausgleich zwischen den Polen zielenden Prozesse bilden die geheimnisvolle Basis unserer Gesundheit. Dieses Grundprinzip findet sich nicht nur in Lebensprozessen, sondern beispielsweise auch in der Körperhaltung und Bewegung, die nur durch ständige ausgleichende Vermittlung zwischen Polaritäten beispielsweise von Schwere und Leichte, von vorn und hinten usw. bestehen. Zwar lassen sich die Pole und auch die zwischen ihnen auftretenden prozessualen Zwischenstadien in vielen biochemischen und physiologischen Aspekten beschreiben, doch der in ihnen wirksame Regulator liegt jenseits der Ebene rein materieller Beschreibbarkeit. Dieser ist es auch, der in dem von Friedrich Schiller so genannten „Spieltrieb" wirkt, den der Dichter als zwischen Form- und Stofftrieb vermittelnd erkannte. Dieser Spieltrieb findet sich Schiller zufolge im Zentrum allen künstlerischen Tuns.[36]

6.3 Kunsttherapie als Quelle von Gesundheitskräften

Krankheitsprozesse lassen sich als Vereinseitigungen von Polaritäten verstehen, bei denen ein Pol zu stark oder zu schwach wirkt. Auch die regulative Ausgleichsfähigkeit kann beeinträchtigt sein. Diese grundsätzlichen Vereinseitigungen, die Krankheiten zugrunde liegen, lassen sich auf verschiedene Weise therapeutisch beeinflussen.

Im Fall einer künstlerischen Therapie geschieht dies durch unmittelbare Aktivität unseres inneren Wesens, das selbst aktiv gestaltend wirkt. Eine Besonderheit des plastischen Gestaltens besteht darin, dass raumerfüllender Stoff die Substanz ist, mit dem dieses arbeitet. Insofern ist es naheliegend, diese Therapieform dort anzuwenden, wo es um das Verhältnis des – auch – leibfrei wirkenden geistig-seelischen Anteils des Menschen zu seiner substanziellen Leiblichkeit geht. Anders gesagt vermag das Plastisch-Therapeutische

* In alchemistischer Terminologie ließe sich statt vom verdichteten Gel- auch von einem Salzustand, statt vom gelösten Sol- auch von einem Sulfurzustand sprechen.[37]

Gestalten eine Verbindung der oberen Wesensglieder mit dem Leib zu fördern, in dem sie durchlebend und gestaltend tätig sind. Schlicht gesagt: *Es geht darum, Leib und Seele auf rechte Weise miteinander zu verbinden.*

Wenn man davon ausgeht, dass leibnahes künstlerisches Tun auf einen selbst zurückwirkt und dieselben Kräfte, die beispielsweise eine Tonmasse durchdringen und zentrieren oder diese aufrichten und ihr stabilen Stand verleihen, auch in unserer eigenen Leiblichkeit tätig sind und sich hier beispielsweise ebenfalls in einem Zentrum verankern oder aufrichtend wirken, so lässt sich ermessen, dass therapeutisches Plastizieren sowohl Leib als auch Seele zu beeinflussen vermag. Denn die oben charakterisierten Grundpolaritäten (und ihr rhythmischer Ausgleich) lassen sich auf verschiedene Ebenen des Menschen beziehen.

6.4 Polaritäten seelischen Erkrankens

Auch im Seelenleben gibt es Krankheitsdynamiken, die sich auf die jetzt gewonnenen Gesichtspunkte beziehen lassen. So ist eine Depression mit Willenshemmung als ein Versinken in der Schwere, als ein sich Verlieren im eigenen Inneren erlebbar. Dem steht nicht nur die Manie mit ihrer überschießenden Dynamik und mangelnden inneren Lenkbarkeit der Impulse gegenüber, sondern beispielsweise auch eine gesteigerte Ängstlichkeit vor möglichen Bedrohungen im Äußeren. Ein angstbehafteter wie auch ein manischer Mensch ist gefährdet, sich mit seiner Seelendynamik in diese Außenwelt hinein aufzulösen. Hier besteht die therapeutische Möglichkeit, ihm zu einer stabilen Zentrumsbildung im eigenen Inneren zu verhelfen, während bei einer adynamen Depression eine Dynamisierung der eigenen leiblich-seelischen Prozesse und zunehmende Lenkung in die Welt hinaus erforderlich sein kann.

Die Tatsache, dass eine Depression gleichermaßen gehemmt wie agitiert erscheinen kann, macht deutlich, dass es für die Wahl der indizierten therapeutischen Prozesse nicht so sehr auf die nosologische Benennung einer Krankheit ankommt. Entscheidend ist ein möglichst gutes Erfassen der Verschiebungen im Verhältnis der Glieder des körperlich-lebendig-seelisch-geistigen Zusammenwirkens einerseits sowie der Dynamik zwischen den verschiedenen Polaritäten und ihrem Ausgleich andererseits. Mit diagnostischem Blick und Einfühlungsvermögen lässt sich dies beispielsweise an Haltung und leiblichem Ausdruck des Patienten, an Anamnese und Untersuchungsbefunden erfassen, aber auch in der Widerspiegelung in seinem plastischen Werk. Der diagnostische Prozess, der nach den Hintergründen der Symptomatik sucht, dient dann auch unmittelbar der Therapie. Mit ihr versuchen wir, die pathologischen Verschiebungen zu überwinden und so eine neue Freiheit der Dynamik von Leib und Seele zu erreichen. Wir verfolgen diesen Gedanken im nächsten Abschnitt weiter.

6.5 Wie kann ich die konkrete Krankheitsdynamik erkennen, um richtig behandeln zu können?

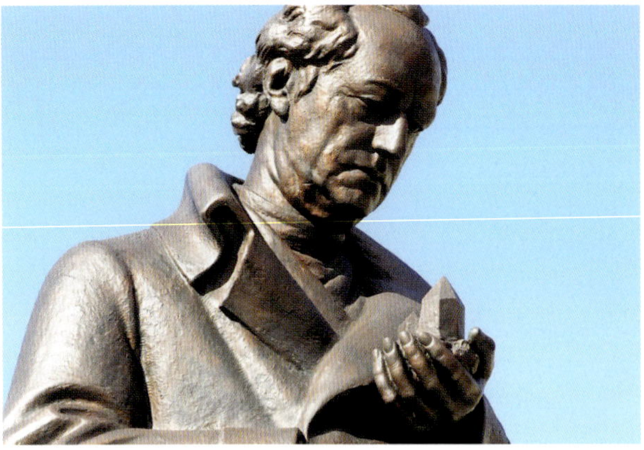

Abb. 25: Goethe-Denkmal in Aš, Tschechische Republik (Ausschnitt)

Eine erste und oft schon ausreichende Grundlage bildet die Analyse des Verhältnisses der seelisch-geistig-individuellen Aspekte des Menschen zu seiner Leiblichkeit. „Versinken diese in Leib und Stoff oder haben sie in diesem zu wenig Halt?" ist eine diagnostische Grundfrage, die unmittelbar ins Therapeutische leitet. Wir wollen verfolgen, wie sich diese Frage beantworten lässt und wie wir dafür von Patientinnen und Patienten geschaffene Plastiken nutzen können.

Wenn wir als Plastiker einer räumlichen Form begegnen, sie betrachten, uns in sie erlebend einfühlen, dann kommt der Moment, wo wir uns mehr oder minder bewusst die Frage stellen „Wie bist Du entstanden, welche Kräfte haben zusammengewirkt, um dich zu bilden?" Diese Frage liegt auch der Naturforschung vielfach zu Grunde – Johann Wolfgang von Goethe scheint sie sich ebenfalls zu stellen, wie er auf dem von Johannes Watzal (1887-1945) geschaffenen Denkmal „Goethe als Mineraloge" im böhmischen Ort Aš dargestellt ist, wo er sinnend einen Bergkristall betrachtet. Tatsächlich ist dies eine „goetheanistische" Frage, die nach Ursprung und Entstehungsdynamik eines Gewordenen sucht.

Dieselbe Frage kann ein Pathologe stellen, der mit dem Mikroskop einen Gewebebefund beurteilt, aber auch ein Hausarzt, wenn er bereits beim ersten Blick auf den Patienten wahrnimmt, ob dieser vital oder geschwächt wirkt, ob Schwere oder Leichte in Haltung und seelischem Ausdruck dominieren, ob seine Gewebe ödematös geschwollen oder ausgetrocknet sind usw. Wenn dieser Arzt außerdem die Biographie des Patienten kennt oder erfragt, so kann die Erkenntnis von den Entstehungsbedingungen des aktuellen Zustandes noch tiefer dringen. Die Anamnese, die beschreibt, wann welche Symptome und Beschwerden erschienen sind, ermöglicht es, die Dynamik der Krankheit rückblickend zu verfolgen. Aber auch die aktuelle Wahrnehmung, der Befund, spricht von der zugrundeliegenden Prozessdynamik. Ob die Haltung des Patienten zusammengesunken, überstreckt oder in einem freien Gleichgewicht ist, nehmen wir selbst dann wahr, wenn wir dies nicht bewusst reflektieren. Eine Wahrnehmung an der Gestalt lässt uns auch auf seelische und geistige Hintergründe schließen. Beziehen wir solche Wahrnehmungen bewusst ein, so tragen sie zu einer ersten Hypothesenbildung in Hinblick auf eine dynamische Krankheitserkenntnis bei, und diese kann – wohlgeprüft – in die Wahl richtiger therapeutischer Schritte einbezogen werden. Selbst ohne bewusste und differenzierte übersinnliche Wahrnehmungen ist eine Annäherung an eine Wesensgliederdiagnose möglich. So riet Rudolf Steiner Medizinstudenten während der Vorlesung zu einer *„doppelten Buchführung"*[38], bei der sie sich neben dem naturwissenschaftlichen Befund, den der Professor vorträgt, die Wesensgliederdynamik notieren sollten. Dann kann beispielsweise neben „Ödem der Unterschenkel" zudem „Flüssigkeitsprozesse sind zu wenig dynamisch und fallen in die Schwere" stehen oder gar „Schwäche des Ätherleibes in den Beinen".

Gehen wir nun davon aus, dass alles, was ein Mensch bildet, ihn und seine innere Dynamik ein Stück weit widerspiegelt, so sind wir berechtigt, nicht nur die Körperformen, sondern auch vom Patienten gestaltete Objekte für die Diagnose seiner Kräftedynamik heranzuziehen. Tatsächlich finden wir oft, dass die seelische Beschwerung und der Verlust seelischer Dynamik in der Depression auch dem Gestus, dem Leibausdruck eines Patienten das Gepräge des (zu) Schweren und Unbewegten verleihen und auch Formen, die dieser Patient plastisch beispielsweise aus Ton fertigt, den Charakter des Sinkenden aufweisen, dass sie ihre Schwere nicht zu überwinden vermögen.

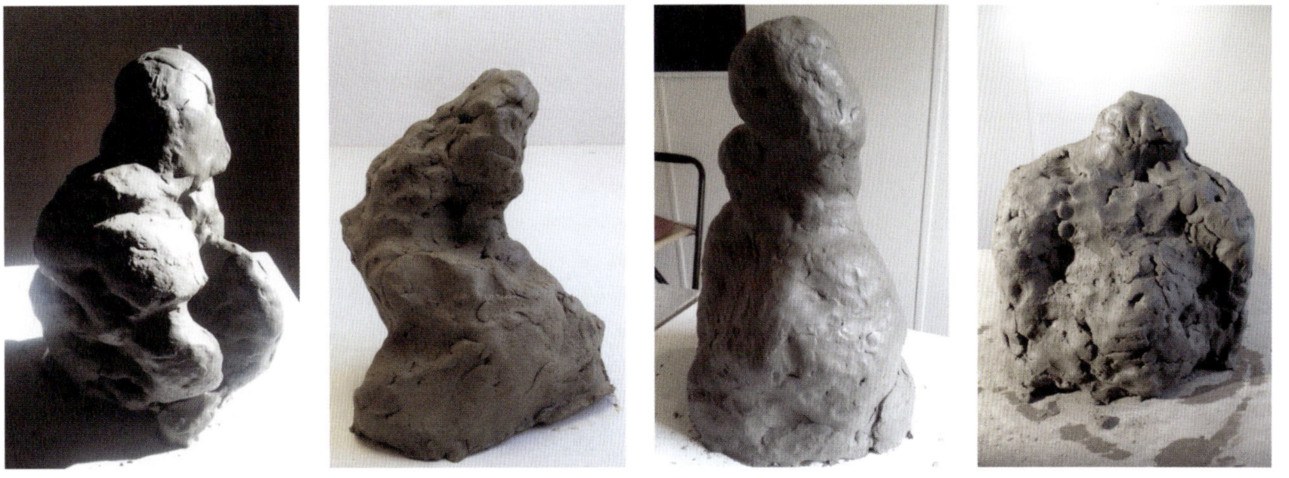

Abb. 26: Beispiele von Plastiken, die Anmutungen der Schwere, des Sinkens und des Lastens spiegeln

Auch Schmerzen, Schonhaltungen, Asymmetrien des Muskeltonus usw. können sich sowohl in der Leibgestalt wie auch in vom Patienten geformten Objekten abbilden. Bei einer interdisziplinären Besprechung zwischen ärztlichen und kunsttherapeutischen Behandlern lassen sich solche Beobachtungen miteinander teilen und reichern das Bild vom Patienten und seiner Krankheit an.

Wie können grundlegende Prozessdynamiken aussehen, und wie lassen sich aus ihnen Diagnosen ableiten? Zunächst müssen wir festhalten, dass es keinen grundsätzlichen Zustand von Gesundheit gibt, der sich anstreben und nach seinem Erreichen festhalten ließe. Gesundheit bildet sich immer aufs Neue, indem immer wieder neu widerstreitende Kräfte in ein labiles Gleichgewicht zueinander gebracht werden, wie wir dies schon in Hinblick auf Schwere und Leichte andeuteten. Komplizierend wirkt, dass der Zustand der Ausgewogenheit, der „Gesundheit", individuell bestimmt ist. So nehmen Konstitution, Temperament, Vorerkrankungen und individuelles Schicksal Einfluss. Schon bei den relativ übersichtlichen Polaritäten von Schwere und Leichte sowie Ruhe und Bewegung ist bei einem 7-jährigen Kind anderes zu erwarten als bei einem 80-jährigen Greis. Würden wir bei ihm ein ähnliches Maß an Beweglichkeit und Leichte wie bei einem Kind im zweiten Lebensjahrsiebt finden, so ließe sich beispielsweise an das Vorliegen einer manischen Störung denken, während umgekehrt die Ruhe und Bewegungsarmut, die im hohen Alter als gesund gelten, bei einem kleinen Kind ggf. den Verdacht auf eine depressive Beschwerung wecken. Auch lebensgeschichtliche Folgen, beispielsweise eines Unfalles, führen mitunter dazu, dass sich die gesunde Gleichgewichtslage anders einstellt als bei einem unbeeinträchtigten Altersgenossen. „Gesundheit" lässt sich somit nicht fix definieren, sondern es gilt, sie jeweils für den Einzelnen zu finden. Insofern stellt „Normalisierung" (womöglich im Sinne eines statistischen Mittelwertes) auch kein sinnvolles therapeutisches Ziel dar, vielmehr kann für jeden Patienten ein Ziel seiner „eigenen" Gesundheit nur individuell gefunden werden.

Die vorausgegangenen allgemeineren Betrachtungen sollen nun durch die Polarität von Entzündung und Sklerose erweitert werden, die viele organische Krankheitsprozesse prägt und deren Verständnis ermöglicht. Der Bezug zu den auch plastisch wirksamen Grundrichtungen von Auflösung und Verdichtung ist dabei unmittelbar erkennbar, und so lassen sich aus diesem Verständnis heraus ebenfalls Therapiewege kreativ erschließen.

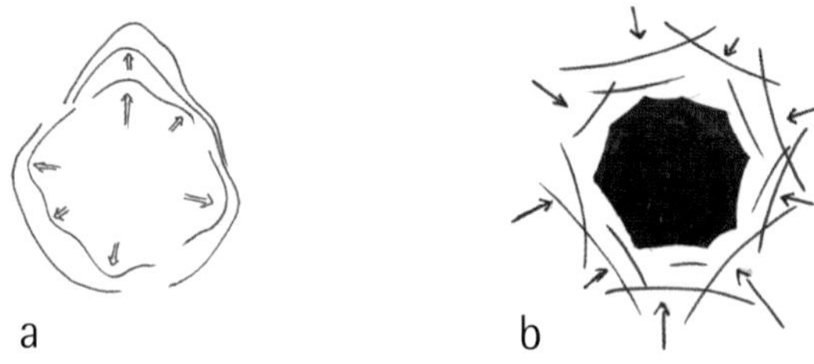

a b

Abb. 27: Gestaltungsdynamiken a) zentrifugal drängend-auflösend, b) zentripetal verdichtend-verhärtend

Verfolgen wir nun polare Grundprozesse von Krankheit, so finden wir ein wesentliches Gegensatzpaar in den grundlegenden Erkrankungstendenzen von Entzündung und Sklerose.

Seit der antiken Medizin gelten als kennzeichnende Symptome von Entzündung Rötung (als Zeichen vermehrter Durchblutung), Überwärmung (die ebenfalls auf ein Herandringen von Blut, aber auch auf verstärkte Stoffwechselprozesse zurückzuführen ist) und Schwellung, die auf einen verstärkten Flüssigkeitseinstrom in das Gewebe zurückgeht. In allen diesen Erscheinungen erleben wir zentrifugal nach außen drängende Dynamiken.

Im Falle einer eitrigen Entzündung bewirken Enzyme weißer Blutkörperchen eine Auflösung von Zellgrenzen und Verflüssigung von Gewebe und – am deutlichsten beim Eröffnen eines Abszesses – ein Ausfließen nach außen, wobei im Optimalfall das eingedrungene Fremde (beispielsweise ein Holzsplitter) entfernt wird. Die zentrifugale, auflösende Geste ist dabei unübersehbar.

Anders ist es bei der Sklerose. Dieser Begriff stammt vom griechischen „σκληρός" (sprich sklerós) für „hart". Er beschreibt einen Prozess von Gewebeverdichtung und Verhärtung, wie er beispielsweise der Narbenbildung zugrunde liegt. Wenn eine Verletzung eine krankhafte Eröffnung des Leibes nach außen bewirkt und Blut hervordringt, kommt es zu Gerinnungsprozessen, durch die aus dem flüssigen Blut ein sich zunehmend verfestigendes und den Blutfluss stoppendes Gerinnsel, ein Thrombus, entsteht. Wird er nicht wieder aufgelöst, so zieht er sich zusammen, härtet aus und wird zunehmend von Bindegewebe ersetzt, wodurch eine verfestigte Narbe entsteht. Auch die Wand von Blutgefäßen, die sich embryonal aus dem flüssigen Blut herausgebildet haben, kann – beispielsweise durch anhaltend hohen Blutdruck – verhärten, es können sich sogar mineralische (Kalk-)Salze einlagern und in der Arteriosklerose ein starres Rohr aus der flexibel pulsierend-bewegten Arterienwand entstehen. Sklerose kann dynamisch als ein zentripetal verhärtender, Struktur intensivierender, aber auch zur Erstarrung führender Prozess erlebt werden.

In der Lebensrealität durchdringen sich diese polaren Prozesse häufig. So führt beispielsweise eine chronische Entzündung von Gelenkinnenhäuten bei der rheumatoiden Arthritis allmählich zu einer Gelenkdeformation, Bindegewebsverhärtung, knöchernen Anbauten und zunehmendem Verlust an Beweglichkeit. Im fortgeschrittenen Stadium kann es zu vollständigem Knorpelverlust und knöcherner Durchbauung des Gelenkspaltes kommen. Wo Beweglichkeit herrschte, entsteht so vollständige Starre. Selbst in der lebenslang dynamisch bewegten Lunge führen andauernde Entzündungsprozesse mitunter zu einer Verhärtung (beispielsweise bei einer Lungenfibrose). Auch bei der angedeuteten Pathogenese der Arteriosklerose üben anhaltende und nicht zu Ende kommende Entzündungsprozesse der Gefäßwand auf die Dauer eine verhärtende Wirkung aus.*

Bei Krebserkrankungen, die für die tastende Hand des Untersuchers oft durch eine verhärtete Geschwulst erkennbar sind, spielen in der Vorgeschichte oft lang anhaltende, nicht zum Abschluss gebrachte Entzündungen eine wichtige Rolle. So steigt beispielsweise mit der Dauer einer durch einen Virus (z.B. der Hepatitis C) bewirkten Leberentzündung das Risiko für die Entwicklung einer Leberkrebserkrankung. Auch bei einer Colitis ulcerosa, die eigentlich durch geschwürige Auflösung der Darmschleimhaut und Blutungen gekennzeichnet ist, tritt im Laufe der Jahre nicht selten ein Darmkrebs auf.

Umgekehrt kommt es immer wieder vor, dass eine akute Entzündung mit ihren auflösenden, zentrifugalen Erscheinungen zur Überwindung von Verhärtungskrankheiten führt. Schon die wohltätige Wirkung einer Wärmepackung auf dem arthrotischen Gelenk eines alten Menschen lässt sich so deuten. In der Vorgeschichte führten oft einseitige Überlastungen zur Zerstörung des saftigen Gelenkknorpels, knöcherne Auswüchse entstanden, die keine reibungslose Bewegung mehr gestatten und die Gelenkflüssigkeit, die eigentlich wie Öl im Getriebe Reibung mindern und ein aneinander Vorbeigleiten der Gelenkflächen ermöglichen sollte, beginnt wie zu „gelieren" und sich zu verfestigen. Wärme und Bewegung vermögen dem positiv entgegenzuwirken; therapeutisch lässt sich Wärme beispielsweise durch Mistelinjektionen an das Gelenk „heranlocken".

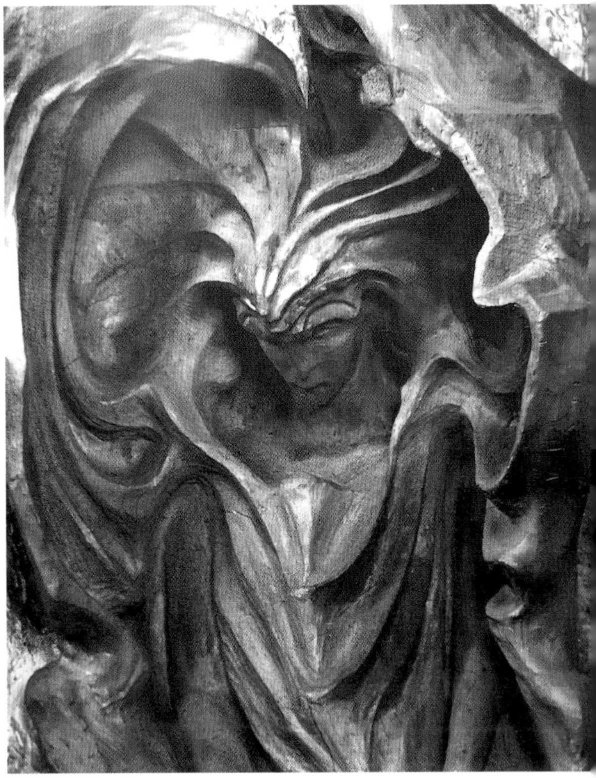

Abb. 28: Luzifer**, Detail der Plastik „Der Menschheitsrepräsentant zwischen Luzifer und Ahriman" von Rudolf Steiner und Edith Maryon (1872-1924). Dieser Teil der Plastik ist von drängender, auflösender und in den Zerfall führender Dynamik geprägt.

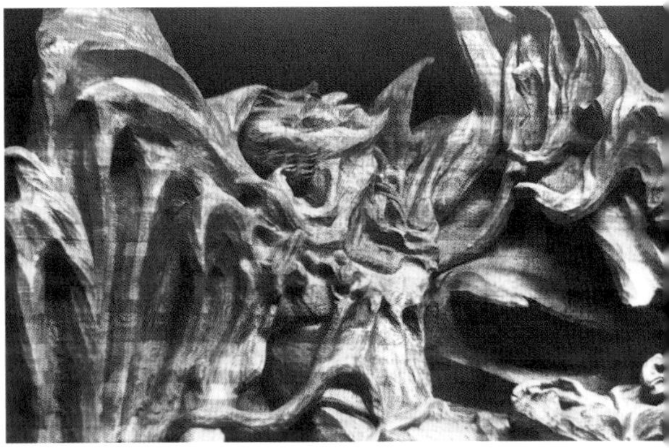

Abb. 29: Ahriman, Detail der Plastik „Der Menschheitsrepräsentant zwischen Luzifer und Ahriman" von Rudolf Steiner und Edith Maryon. Hier zeigen sich zur Verdichtung, Erstarrung und Sklerosierung drängende Formelemente.

* Dies bewirken beispielsweise in der Gefäßwand abgelagerte, spießartige Cholesterinkristalle und oxidiertes Cholesterin.

** Das Böse erscheint in den Darstellungen Rudolf Steiners[39] in zwei polaren Repräsentanten, die mit den traditionellen Begriffen „Luzifer" und „Ahriman" belegt werden. Ersterer ist mit Kräften verbunden, die auflösend wirken, letzterer mit solchen, die in die Verhärtung führen. Das Gute ist in diesem Sinne dasjenige, was eine mittlere Gleichgewichtslage entwickelt. Schon Aristoteles (384-322 v. Chr.) vertrat in seiner „Nikomachischen Ethik" in Zusammenhang mit seiner Tugendlehre die Anschauung, dass das Gute in der Mittellage („Mesotes") zwischen polaren Abirrungsmöglichkeiten, zwischen „Übermaß" und „Mangel" besteht (wie z.B. die Tapferkeit zwischen Feigheit und Tollkühnheit oder die Selbstbeherrschung zwischen Zügellosigkeit und Selbstverkrampfung).[40]

Selbst Krebsgeschwülste wurden immer wieder durch akute und fieberhafte Entzündungskrankheiten aufgelöst. Das ließ sich sowohl bei spontanen Entzündungen, beispielsweise bei Lungenentzündung oder Erysipel (Wundrose), beobachten, als auch durch künstliche Infektionen erzielen.[41]

Nach diesen Betrachtungen erahnen wir, wie komplex Krankheitsdynamiken sind, wir sehen aber auch, dass wir diese in ihren Grunddimensionen erkennen und verstehen können. Krankheit lässt sich so, wie es Gisbert Husemann (1907-1997) einmal formulierte, selbst als „bildschaffender Prozess" deuten, bei dessen Betrachtung die Kräfte, die pathologisch wirken, zu Bewusstsein kommen. Es zeigt sich auch, wie fruchtbar ein Austausch von ärztlich und kunsttherapeutisch Behandelnden sein kann und sich durch das Zusammenführen von Beobachtungsebenen ein lebendiges Bild ergibt, aus dem heraus sich fruchtbare Therapiewege entwickeln lassen.

Literatur

1 Grundlegende Einführungen in ein Verständnis der Wesensglieder finden Sie u.a. in: Steiner, R.: Theosophie (GA 9). Rudolf Steiner Verlag Dornach 2021. S. 20-48. Steiner, R., Wegman, I.: Grundlegendes für eine Erweiterung der Heilkunst nach geisteswissenschaftlichen Erkenntnissen (GA 27). Rudolf Steiner Verlag Dornach 2014. S. 7-19. Girke, M.: Innere Medizin. Grundlagen und therapeutische Konzepte der Anthroposophischen Medizin. Salumed Verlag Berlin 2020. S. 7-24.

2 Steiner, R., Wegman, I.: Grundlegendes zu einer Erweiterung der Heilkunst (GA 27). Rudolf Steiner Verlag Dornach 2014. S. 55.

3 Diese „innerliche" Seite der Wärme und die Möglichkeiten, über die Wärme zu verstehen, wie sinnliche und übersinnliche Aspekte des Menschen zusammenwirken, finden sich ausführlich dargestellt in: Penter, R.: Die menschliche Wärme als Brücke von leiblichen und seelisch-geistigen Prozessen. Der Merkurstab 2021; 74 (4). S. 333-348.

4 Pfeiffer, E.: Empfindliche Kristallisationsvorgänge als Nachweis von Formungskräften im Blut. Emil Weises Buchhandlung Dresden 1935. Kahl, B. J.: Entwicklung, in-house Validierung und Anwendung des ganzheitlichen Verfahrens Biokristallisation für die Unterscheidung von Weizen-, Möhren- und Apfelproben aus unterschiedlichem Anbau und Verarbeitungsschritten. Habilitationsschrift Universität Kassel 2007. Vgl. z.B. Waldburger, B.: Die Blutkristallisation als Schulungsmethode. Der Merkurstab 2013; 66 (5). S. 402-414.

5 Siehe Genesis 2,7 und das Kindheitsevangelium nach Thomas. Auch Sure 5, 110 des Koran berichtet diese Geschichte.

6 Z.B. Steiner, R.: Meditative Betrachtungen und Anleitungen zur Erweiterung der Heilkunst (GA 316). Rudolf Steiner Verlag Dornach 2009. Vortrag vom 6.1.1924; Steiner, R.: Geisteswissenschaft und Medizin (GA 312). Rudolf Steiner Verlag Dornach 2020. Vortrag vom 26.3.1920.

7 Steiner, R.: Das Initiatenbewusstsein (GA 243). Rudolf Steiner Verlag Dornach 2004. Vortrag vom 12.8.1924.

8 Kraul, W.: Erscheinungen am Sternenhimmel. Verlag Freies Geistesleben Stuttgart 2002. S. 104 f. Sommer, M.: Metalle und Mineralien als Heilmittel. Verlag Freies Geistesleben Stuttgart 2022. S. 79 ff.

9 Vgl. Steiner, R.: Natur- und Geistwesen. Ihr Wirken in unserer sichtbaren Welt (GA 98). Rudolf Steiner Verlag Dornach 1996. Vortrag vom 4.12.1907. S. 133; aber auch Steiner, R.: Das Initiaten-Bewusstsein (GA 243). Rudolf Steiner Verlag Dornach 2004. S. 45 ff.

10 Portmann, A.: Die Tiergestalt. Studien über die Bedeutung der tierischen Erscheinung. Herder Verlag Freiburg 1965.

11 Jung, C. G.: Vom Wesen der Träume. Walter Verlag Olten 1990. S. 16 f

12 Ausführlich beschrieb Steiner diesen Weg in: Steiner, R.: Wie erlangt man Erkenntnisse der höheren Welten? (GA 10). Rudolf Steiner Verlag Dornach 2018. Insbesondere S. 42 ff. Siehe auch: Steiner, R.: Theosophie (GA 9). Rudolf Steiner Verlag Dornach 2021. S. 134 ff.

13 Condon, W. S.: Speech and Body Motion Synchrony of the Speaker-Hearer. In: Horton, D. L., Jenkins, J. J. (Hrsg.): Perception of Language. Merrill Ohio 1971. S. 150–173. Condon, W. S., Sander, L. W.: Synchrony Demonstrated between Movements of the Neonate and Adult Speech. Child Development 1974; 45 (2). S. 456-462. Condon, W. S.: An Analysis of Behavioral Organization. Sign Language Studies 1976; 13 (1976). S. 285-318.

14 di Pellegrino, G., Fadiga, L., Fogassi, L. et al: Understanding motor events: a neurophysiological study. Experimental Brain Research 1992; 91 (1). S. 176–180. Kohler, E., Keysers, C., Umiltà, M. A. et al.: Hearing sounds, understanding actions: action representation in mirror neurons. Science 2002; 297 (5582). S. 846-848.

15 Steiner, R.: Das Rätsel des Menschen (GA 170). Rudolf Steiner Verlag Dornach 1992. Vortrag vom 12.8.1916. Steiner, R.: Allgemeine Menschenkunde als Grundlage der Pädagogik (GA 293). Rudolf Steiner Verlag Dornach 2019. Vortrag vom 29.8.1917. Steiner, R.: Anthroposophie, Psychosophie, Pneumatosophie (GA 115). Rudolf Steiner Verlag Dornach 2012. V.a. die ersten vier Vorträge 23.-27.10.1909. Steiner, R.: Anthroposophie. Ein Fragment aus dem Jahre 1910 (GA 45). Rudolf Steiner Verlag Dornach 2021. V.a. Kapitel II. Steiner, R.: Geisteswissenschaft als Erkenntnis der Grundimpulse sozialer Gestaltung (GA 199). Rudolf Steiner Verlag 1985. Vortrag vom 8.9.1920. Steiner, R.: Menschenwerden, Weltenseele und Weltengeist – Zweiter Teil (GA 206). Rudolf Steiner Verlag Dornach 2019. Vortrag vom 22.7.1921. Göbel, T.: Die Quellen der Kunst. Lebendige Sinne und Phantasie als Schlüssel zur Architektur. Verlag am Goetheanum Dornach 1982. S. 25 ff. Scheuerle, H.-J.: Die Gesamtsinnesorganisation. Die Überwindung der Subjekt-Objekt-Spaltung. Thieme Verlag Stuttgart 1993.

16 Steiner, R.: Physiologisch-Therapeutisches auf Grundlage der Geisteswissenschaft. Zur Therapie und Hygiene (GA 314). Rudolf Steiner Verlag Dornach 2011. Ärztebesprechung vom 2.1.1924.

17 Spehr, M., Schwane, K., Riffell, J. A. et al.: Odorant receptors and olfactory-like signaling mechanisms in mammalian sperm. Molecular and Cellular Endocrinology 2006; 250 (1-2). S. 128-136.

18 Milardi, D., Colussi, C., Grande, G. et al.: Olfactory Receptors in Semen and in the Male Tract: From Proteome to Proteins. Frontiers in Endocrinology 2017; 8 (379). doi: 10.3389/fendo.2017.00379.

19 Ferrer, I., Garcia-Esparcia, P., Carmona, M. et al.: Olfactory Receptors in Non-Chemosensory Organs: The Nervous System in Health and Disease. Frontiers in Aging Neuroscience 2016; 8 (163). doi: 10.3389/fnagi.2016.00163.

20 Moss, M., Cook, J., Wesnes, K. et al.: Aromas of rosemary and lavender essential oils differentialy affect cognition and mood in healthy adults. International Journal of Neurosciencce 2003; 113 (1). S. 15–38. Fung, K. M., Tsang, H. W. H., Chung, R. C. K.: A systematic review of the use of aromatherapy in treatment of behavioral problems in dementia. Geriatrics and Gerontology International 2012; 12 (3). S. 372–382.

21 Lu, P., Zhang, C. H., Lifshitz, L. M. et al.: Extraoral bitter taste receptors in health and disease. Journal of General Physiology 2017; 149 (2). S. 181–197. Jaggupilli, A., Singh, N., Upadhyaya, J. et al.: Analysis of the expression of human bitter taste receptors in extraoral tissues. Molecular and Cellular Biochemistry 2017; 426 (1-2). S. 137–147.

22 Wölfle, U., Haarhaus, B., Seiwerth, J. et al.: The herbal bitter drug Gentiana lutea modulates lipid synthesis in human keratinocytes in vitro and in vivo. International Journal of Molecular Sciences 2017; 18 (8). e1814.

23 Kohlhase, M., Wölfle, U., Sommer, M. et al.: Jedes Organ hat sein spezifisches, inneres Geschmackserlebnis. Bitterstoffe im Licht der Anthroposophie und der neuesten Forschung. Der Merkurstab 2018; 71 (1). S. 13-22.

24 Goethe, J. W.: Goethes Werke. Weimarer Ausgabe. I. Abteilung, 3. Bd. Deutscher Taschenbuchverlag München 1987. S. 279.

25 Umfangreiche Forschungen hierzu stellte beispielsweise Noam Chomsky an (Chomsky, N.: Cartesianische Linguistik. Ein Kapitel in der Geschichte des Rationalismus. De Gruyter Berlin 1971), der damit sowohl der Linguistik wie den Kognitionswissenschaften entscheidende Impulse verlieh.

26 Als Beispiele wären zu nennen: Goethe, J. W.: Über Laokoon. Metzler Verlag Stuttgart 1998. Lessing, G. E.: Laokoon oder über die Grenzen der Malerei und Poesie. Reclam Verlag Stuttgart 1994. Winckelmann, J. J.: Gedanken über die Nachahmung der griechischen Werke in der Malerei und Bildhauerkunst. Reclam Verlag Stuttgart 1969. Steiner, R.: Kunstgeschichte als Abbild innerer geistiger Impulse (GA 292). Rudolf Steiner Verlag Dornach 2000. Vortrag vom 24.1.1917. Steiner, R.: Das Wesen der Künste (GA 271). Rudolf Steiner Verlag Dornach 1985. Vortrag vom 28.10.1909. Steiner, R.: Anthroposophische Pädagogik und ihre Voraussetzungen (GA 309). Rudolf Steiner Verlag Dornach 2017. Vortrag vom 15.4.1924. Husemann, F.: Venus und Laokoon. Der Merkurstab 1991; 44 (6). S. 465-473. Sommer-Solheim, A., Sommer, M.: Der Lebenssinn als Werkzeug des Bildhauers. Der Merkurstab 2007; 60 (1). S. 16-20.

27 Steiner, R.: Kunst und Kunsterkenntnis (GA 271). Rudolf Steiner Verlag Dornach 1975. Vortrag vom 28.10.1909. S. 34-36.

28 Steiner, R.: Kunst im Lichte der Mysterienweisheit (GA 275). Rudolf Steiner Verlag Dornach 1980. Vortrag vom 29.12.1914. S. 43 f.

29 Steiner, R.: Kunst und Kunsterkenntnis (GA 271). Rudolf Steiner Verlag Dornach 1985. Vortrag vom 28.10.1909. S. 36.

30 Ebd.

31 Sehr schön wird dies bereits in dem im Jahr 1900 erschienenen, epochalen Werk „Über die Hirnrinde des Menschen" von Santiago Ramón y Cajal (1852-1934) deutlich. Ramón y Cajal, S.: Über die Hirnrinde des Menschen. Heft 1: Die Sehrinde. Verlag Johann Ambrosius Barth Leipzig 1900. S. 30 f.

32 Jäncke, L.: The plastic human brain. Restorative Neurology and Neuroscience 2009; 27 (5). S. 521-538.

33 El Munshid, H. A.: The brain of the gut. Saudi Journal of Gastroenterology 2000; 6 (1). S. 18-26.

34 Sommer, M., Soldner, G.: Die menschliche Wirbelsäule. Gestalt, Bildung und Erkrankungstendenzen der festen Grundlage des Rhythmischen Systems. Der Merkurstab 2003; 56 (5). S. 260-269.

35 Husemann, A.: Der hörende Mensch und die Wirklichkeit der Musik. Verlag Freies Geistesleben Stuttgart 2010.

36 Schiller, F.: Über die ästhetische Erziehung des Menschen in einer Reihe von Briefen. Reclam Verlag Leipzig 2015. Insbesondere 11.-16. Brief.

37 Rozumek M: Anthroposophisch-Pharmazeutische Grundbegriffe. In: Meyer U, Pedersen PA: Anthroposophische Pharmazie. Salumed-Verlag Berlin 2016, 66-68

38 Deventer, M. P.: Die anthroposophisch-medizinische Bewegung in ihren verschiedenen Etappen ihrer Entwicklung. Natura Verlag Arlesheim 1982.

39 z. B. in Steiner, R.: Die Geheimwissenschaft im Umriss (GA 13). Rudolf Steiner Verlag Dornach 2021. S. 185 ff.

40 Aristoteles: Nikomachische Ethik. Reclam Verlag Stuttgart 2017. Eine ausführliche Darstellung findet sich bei: Schröder, H.-W.: Der Mensch und das Böse. Verlag Urachhaus Stuttgart 1984.

41 Kienle, G.: Die Coley´sche Fiebertherapie – historischer Markstein oder heute noch Vorbild? Der Merkurstab 2003; 56 (6). S. 355-364.

KAPITEL III

Grundelemente der Plastik

Wir haben in den vergangenen Kapiteln die anthroposophische Menschenkunde betrachtet und schließlich auch Erkrankungen als dynamische Prozesse zu begreifen versucht. Nun lenken wir den Blick wieder auf die Plastik selbst und verfolgen näher wie die Kräfte zusammenwirken, die diese aufbauen und gestalten.

1. Universelle Kräfte der Formbildung

Welches Kräftewirken spiegelt sich in den Grundformen?

Die beiden exemplarisch betrachteten Plastiken, die Venus von Milo und die Laokoon-Gruppe, machten es uns insofern leicht, als sie menschliche Figuren darstellten, in die wir uns unmittelbar und zum Teil auch aufgrund unserer seelischen Erfahrungen des Selbstempfindens einzufühlen vermochten. Nun gibt es aber auch Plastiken, die keinerlei Bezug zu unserer natürlichen Erfahrungswelt haben. Um auch diese möglichst gut erfassen zu können, möchten wir uns vor der Betrachtung weiterer konkreter Formen die Grundelemente verdeutlichen, die in plastisch gestalteten Objekten auftauchen können.

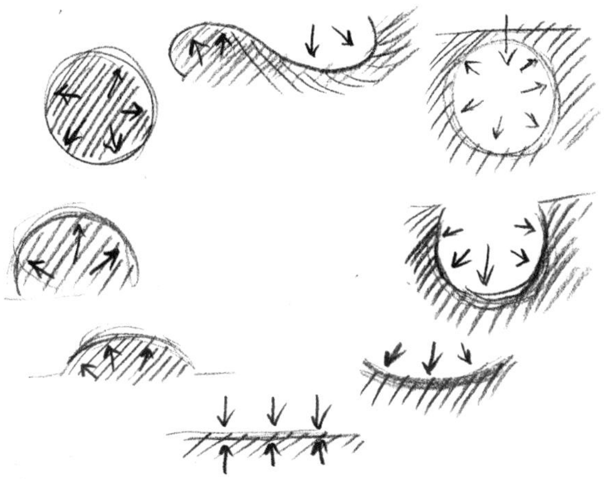

Abb. 1: Skizze Formenwandel

So wie dem Musiker Töne zur Verfügung stehen, die sich, musikalischen Gesetzmäßigkeiten folgend, kombiniert zu einer unendlichen Vielfalt gestalten lassen, oder dem Maler, der durch Mischen von Grundfarben und ihr Aneinanderfügen die Fülle farbiger Darstellungen schafft, so gibt es auch in der Plastik eine begrenzte Zahl von Grundelementen, die im Raum erscheinen und in vielfältigen Kombinationen alle plastischen Darstellungen prägen (Abb. 1).

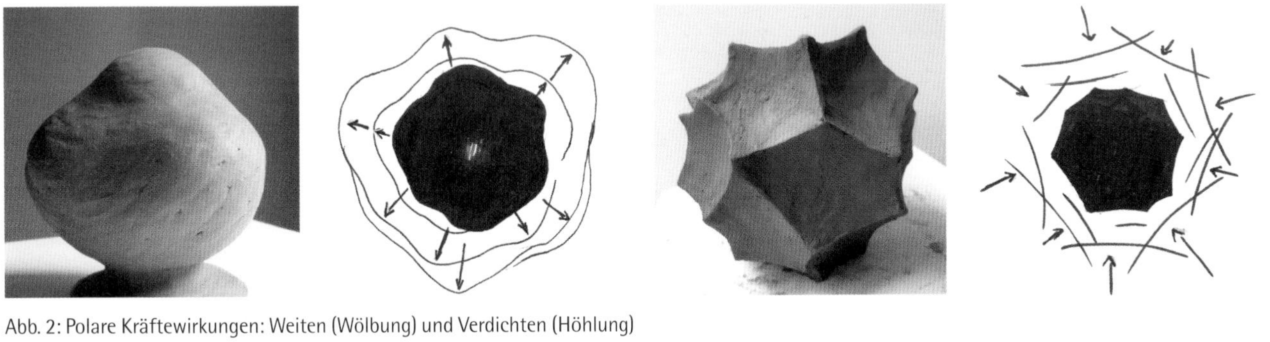

Abb. 2: Polare Kräftewirkungen: Weiten (Wölbung) und Verdichten (Höhlung)

Plastische Formen erscheinen an der Oberfläche von Körpern. Die Grunddynamik ihrer Gestaltung sind die Polaritäten von **Wölbung** und **Höhlung** (Abb. 2).

Mathematisch spricht man im ersten Fall von Konvexität, im zweiten von Konkavität. Beides finden wir vielfältig in der Natur als grundlegende Elemente, die den Formgestaltungen im Bereich des Mineralischen, Pflanzlichen, Tierischen und im Menschen zugrunde liegen. (Abb. 3 und 4)

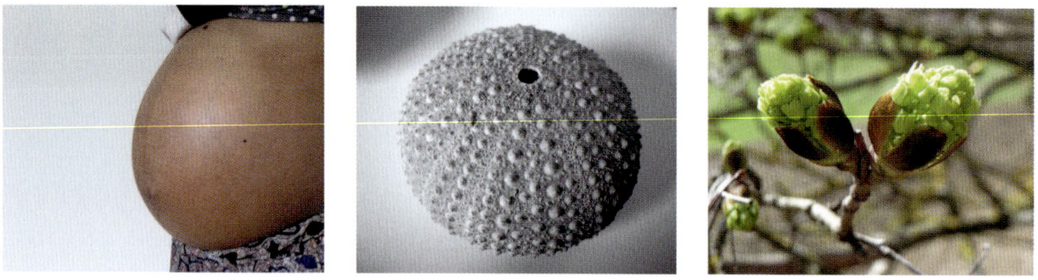

Abb. 3: Konvexitäten bzw. Wölbungen treten vielfältig auf und deuten auf eine von innen drängende Kräftewirksamkeit hin. Bauch einer Schwangeren, Seeigelskelett, Ahornknospen

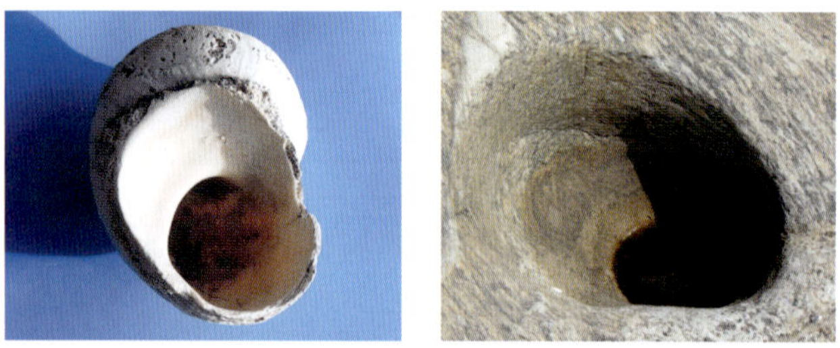

Abb. 4: Konkavitäten bzw. Einsenkungen entstehen durch Eindruck von außen, aus dem Umkreis stammenden, abbauenden, verdichtenden und formenden Kräften. Schneckenhaus (links), Gletschermühle (rechts)

Eine ebene Fläche entsteht plastisch, indem sich Druck und Gegendruck die Waage halten. Es besteht ein Gleichgewicht der Kräfte (Abb. 5 a).

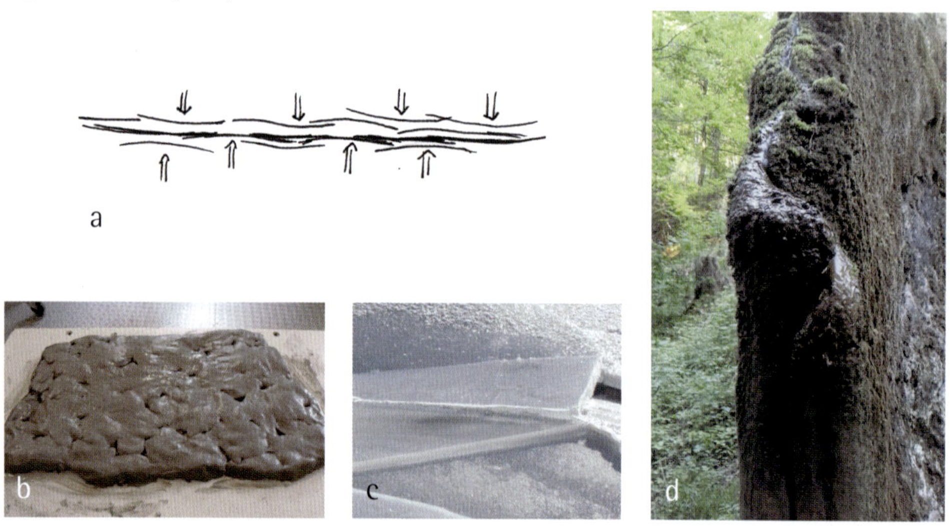

Abb. 5: Vom Menschen geschaffene und von der Natur gebildete ebene Flächen. b) liegende Tonfläche, c) Eisflächen, d) Kalksinterfläche des „Wachsenden Felsen" bei Usterling

Eine ebene Fläche lässt sich dynamisieren (Abb. 6). Wenn durch ein zunehmendes Überwiegen der von einer Seite (z. B. von unten) wirkenden Kraft sich die Fläche gleichmäßig von einer durch ihr Zentrum gehenden linienförmigen Wirkung aus aufzuwölben beginnt, so bildet sich die sogenannte „einfach gekrümmte" Fläche. Wenn diese sich so weit biegt, dass sie mit sich selbst in Berührung kommt, bildet sie eine walzenförmige bzw. rohrartige Raumform.

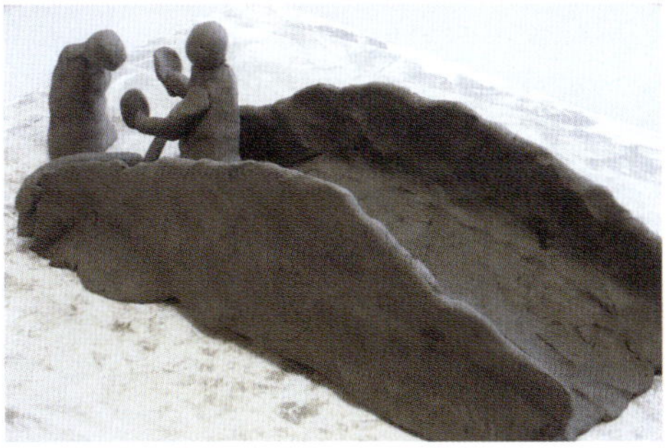
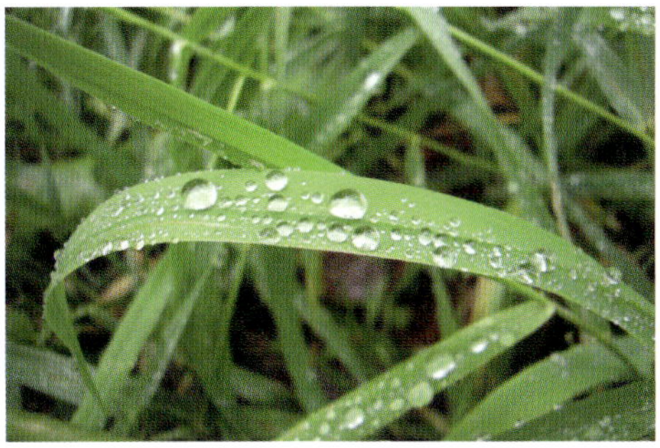

Abb. 6: Einfache Krümmung vom Menschen geschaffen und in der Natur

Dem Prinzip nach weisen die menschlichen Extremitäten diese Grundform auf. Eine einfache Krümmung kann allerdings auch in negativer Richtung erfolgen, dann entsteht eine Rinne und in der weiteren Entwicklung eine hohle Rohrform.

Wird die einfach gekrümmte Fläche in eine zweite Richtung gebogen, so entsteht die doppelt gekrümmte Fläche (Abb. 7). Eine solche sattelförmige Fläche erscheint im Körper beispielsweise am Hals zwischen Kopf und Schulter oder an der Taille.

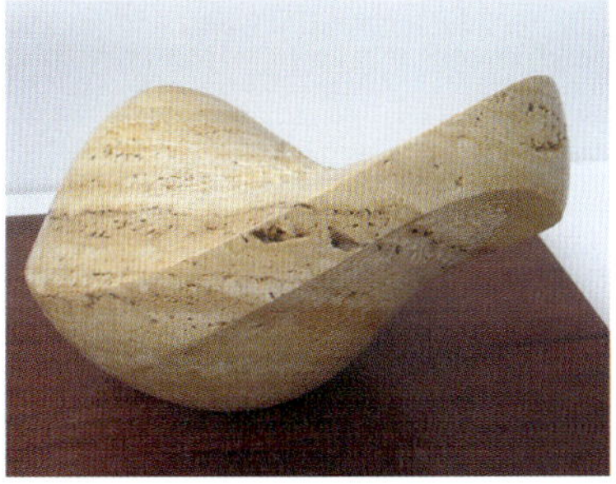
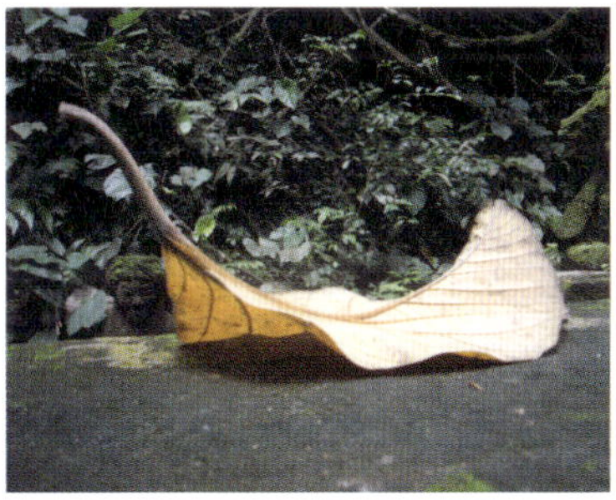
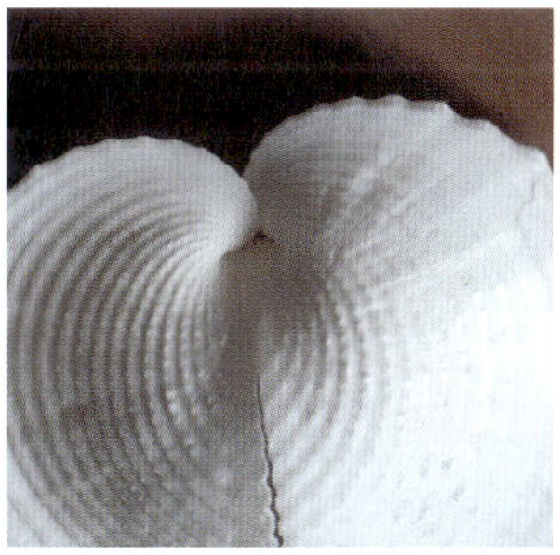

Abb. 7: Zweifache, doppelte Krümmungen vom Menschen geschaffen, bei einem Pflanzenblatt und an einer Muschelschale

Die doppelt gekrümmte Fläche kann in einer dritten Richtung gekrümmt werden, sodass sie verwrungen (torquiert) wird (Abb. 8). An der Körperform erscheint eine solche dreifach gekrümmte Fläche beispielsweise, wenn die zweifach gekrümmte Form der Taille durch eine Drehung des Körpers zusätzliche Dynamik gewinnt. Auch ein Möbiusband zeigt eine solche Torsionsform.

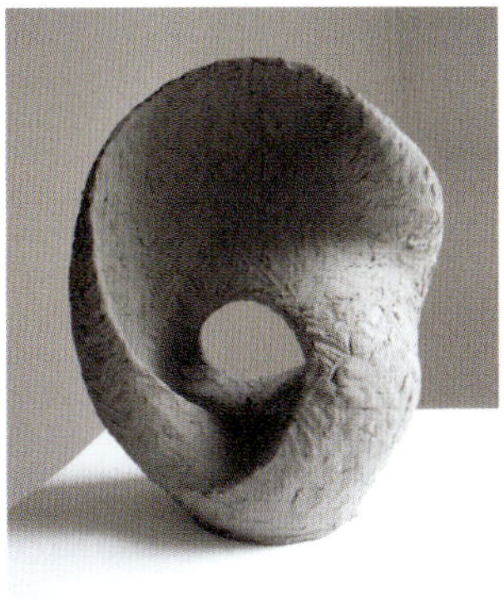
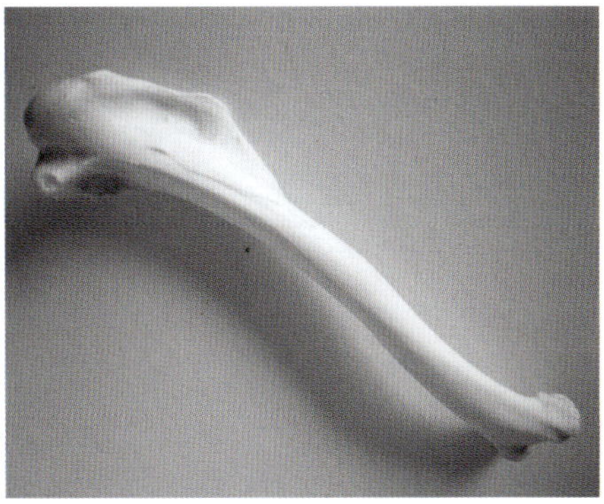
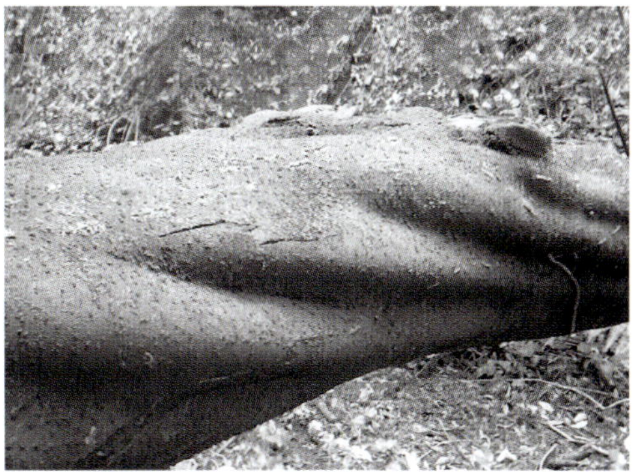

Abb. 8: Eine dreifach gekrümmte Fläche vom Menschen geschaffen, an einem Tierknochen, von einer Pflanze gebildet

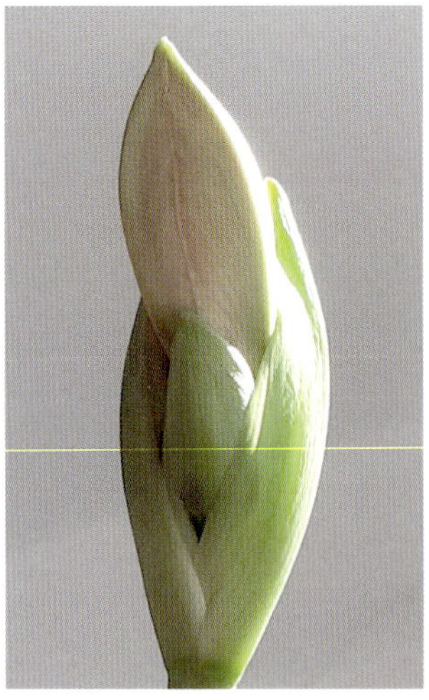

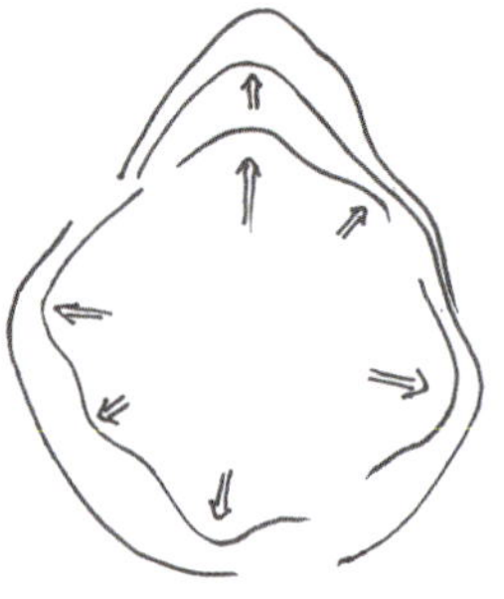

Abb. 9: Knospenendes Drängen von innen

Wirken Kräfte nicht auf die gesamte Fläche, sondern punktuell begrenzt, so kann durch eine vom Zentrum der Form her wirkende Kraft eine lokale Wölbung entstehen. Bei einer dreidimensionalen Raumform entspräche das einer von innen nach außen wirkenden, eine knospenartige Wölbung verursachenden Kraft (Abb. 9). Wir sahen diese bereits embryologisch bei der Ausbildung von Extremitätenknospen, bei dem Stoff von innen her zur Verfügung gestellt wird.

Eine lokal von außen auf das Zentrum hin orientierte Kraft verursacht dagegen eine Einbuchtung, eine Höhlung (Abb. 10). Die gleichmäßig von einem Punkt aus in alle Richtungen nach außen drängende und Substanz zur Verfügung stellende Kraft schafft hingegen eine Kugel, wirkt sie nur in eine Richtung, so entsteht eine Wölbung.

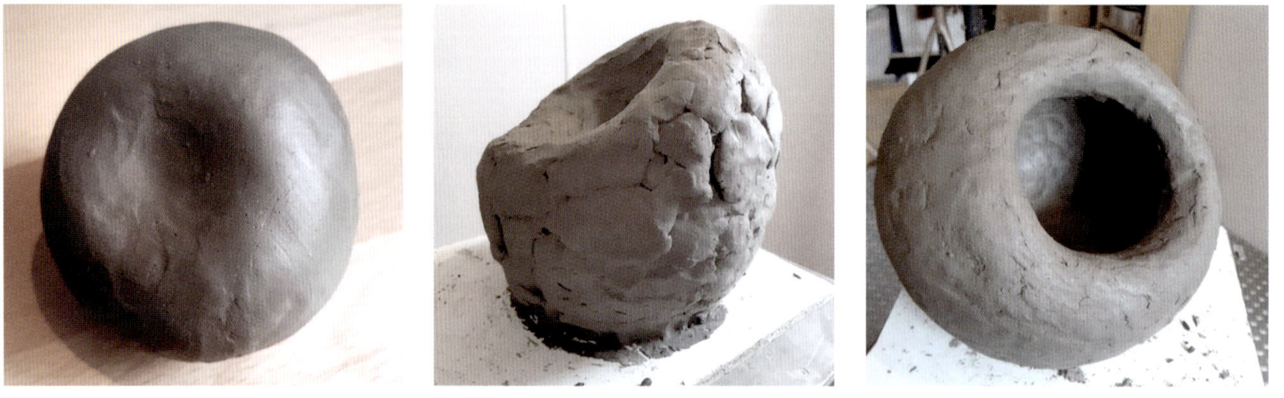

Abb. 10: Allmähliches Eindringen in eine Kugel und Weitung zu einem Innenraum

Eine gleichmäßig in Substanz eindringende und von einem Zentrum in diese hinein wirkende und somit verdrängende bzw. abbauende Kraft schafft eine Hohlform (Abb. 11).

Embryologisch erleben wir das beispielsweise bei der Bildung des Augenbechers, der sich schließlich zur Kugelform des Auges weiterentwickelt, das dann in der Hohlform der Augenhöhle zu liegen kommt (Abb. 11 rechts).

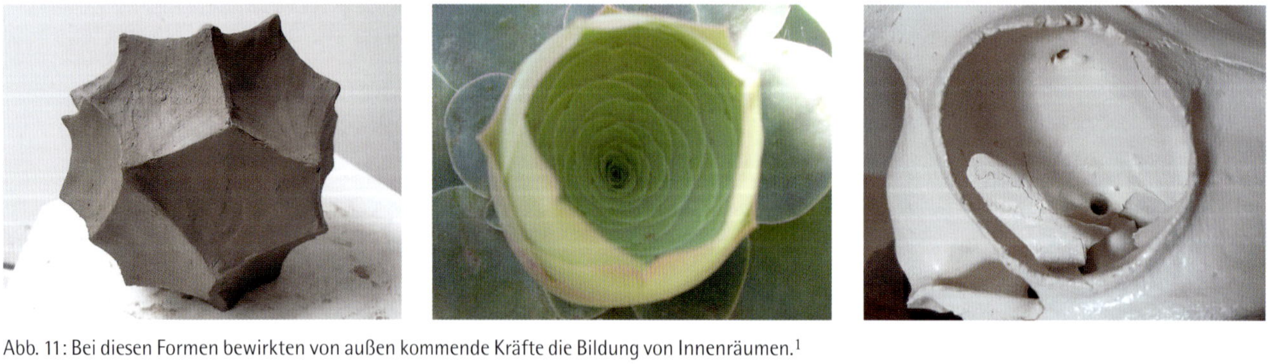

Abb. 11: Bei diesen Formen bewirkten von außen kommende Kräfte die Bildung von Innenräumen.[1]

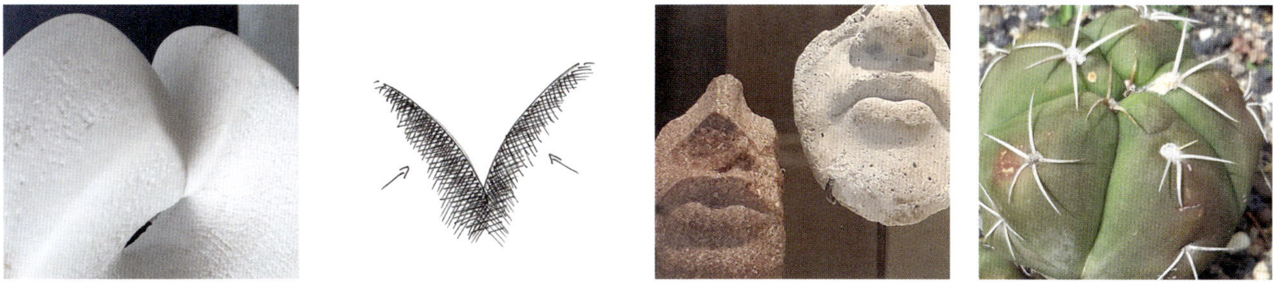

Abb. 12: Kanten und Kerben entstehen durch sich begegnende, gewölbte Flächen.

Ein weiteres Formelement ist die Kerbe (Abb. 12). Diese entsteht auf unterschiedliche Weise, beispielsweise wenn zwei benachbarte Wölbungen aufeinandertreffen. Am Körper ist dies bei der Berührung von Ober- und Unterlippe oder den beiden Gesäßwölbungen der Fall. Eine ganz ähnliche Form bildet sich, wenn von außen eine lineare Kraft in den Stoff eindringt. So kann eine Axtklinge eine Kerbe schlagen.

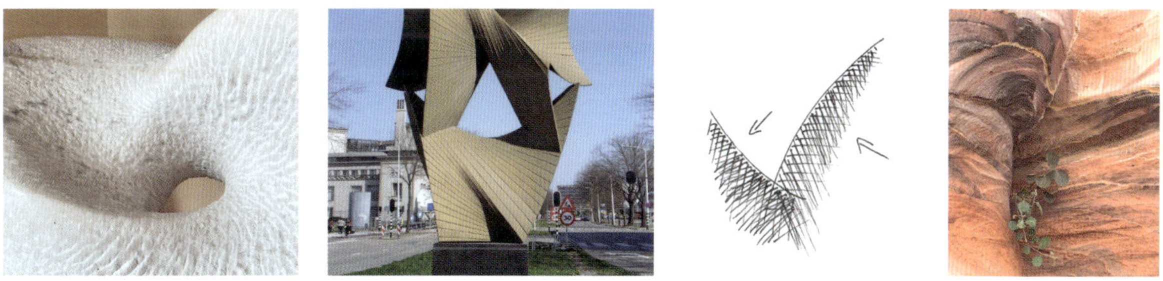

Abb. 13: Auch die Begegnung von konvexen und konkaven Flächen verursacht die Bildung von Kanten.

Schließlich können Wölbung und Höhlung aufeinanderstoßen, wodurch eine Kante entsteht (Abb. 13). Dies ist beispielsweise zwischen gewölbter Lippe und gehöhlter Nasenrinne (Filtrum) der Fall.

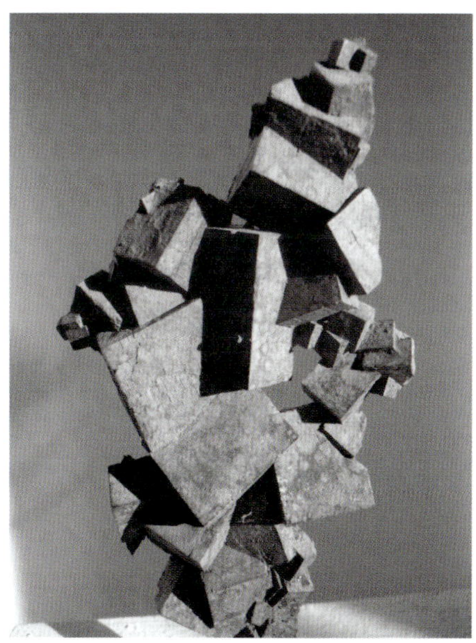

Abb. 14: Nicht zuletzt können auch aufeinander treffende ebene Flächen zu einer Kantenbildung führen.

Ein anderes Beispiel ist die Kante zwischen der gewölbten Außen- und der gehöhlten Innenform der Berandung des Ohres. Auch aufeinanderstoßende ebene Flächen führen zur Kantenbildung (Abb. 14).

Punktuell bildet sich eine Spitze, beispielsweise beim Stachel einer Rose, indem sich eine Substanzausstülpung auf ihr Ende zu immer weiter zusammenzieht (Abb. 15). Die mathematische Grundform dieser Bildungsgeste ist der Kegel, der sich in der physischen Welt allerdings nie bis zu einer vollendeten punktuellen Spitze entwickelt, sondern immer mehr oder minder abgestumpft bleibt. Tendenziell entsprechen beispielsweise die Eckzähne einer solchen Bildung. Umgekehrt senkt sich ein Trichter in eine Form ein (Abb. 16). Deutlich ist dies bei der Fangfalle des Ameisenlöwen erkennbar. Am menschlichen Leib finden wir diese Form nur in Ansätzen, z. B. in der Form von Nabel oder Gehörgang verwirklicht.

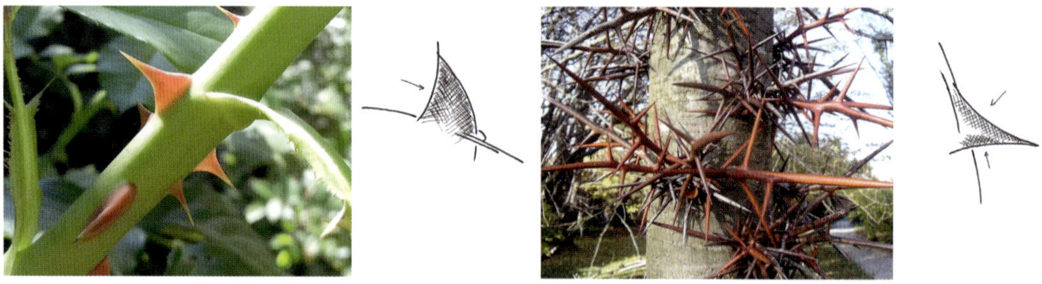

Abb. 15: Spitzen, a–b) Stacheln, c–d) Dornen

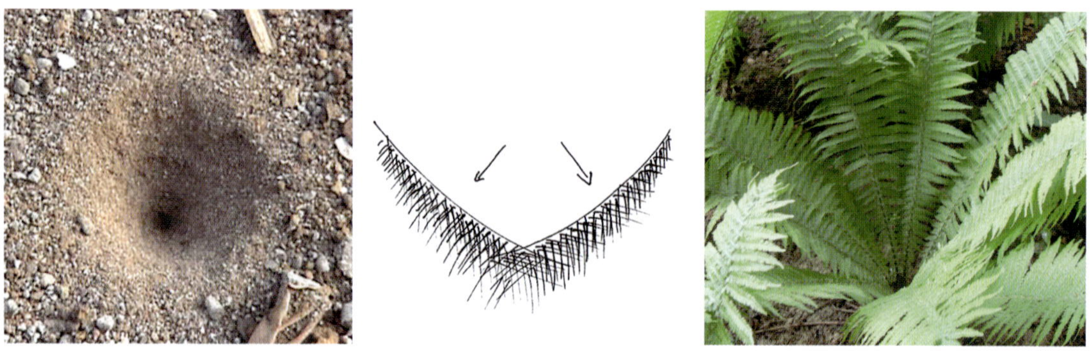

Abb. 16: Trichterformen in der Falle eines Ameisenlöwen, Schemazeichnung zur Trichterbildung, Trichterform eines Farnes

Die bisherige Beschreibung der Formbildungen war vor allem geometrisch abstrakt. Bei den Formen, die wir in der Natur vorfinden, interessiert uns hinsichtlich ihrer Entstehung, ob sie sich durch aufbauend-wachsende oder abbauend-vergehende Prozesse oder deren Durchdringung entwickelten. In allen Naturreichen bilden sich Formen in einem Geschehen, das sich zwischen Entstehen und Vergehen einordnen lässt. So unterschiedlich Stachel und Dorn auch sind, die in Hinblick auf ihren botanischen Ursprung aus der Tiefe des verholzten Sprosses oder lediglich aus der obersten Hüllschicht der Epidermis stammen, entstehen sie doch beide durch zur Spitze strebende Wachstumskräfte, die jeweils unterschiedliche Dynamiken in ihrer Erscheinung zum Ausdruck bringen (siehe Abb. 15).

Indem wir uns für die „Biographie“ einer Formbildung zu schulen beginnen, lernen wir zunehmend, an der Form selbst die hinter ihr stehende Bildungsdynamik und ihr Kräftewirken zu erleben und zu erkennen. Damit schulen wir zudem unseren Blick für die Kräftedynamiken, die in vom Menschen geschaffenen Formen sichtbar sind. Neben der intentionalen Gestaltung haben dabei immer auch unbewusste Dynamiken Einfluss. Wir werden noch sehen, wie neben Fertigkeits- und Materialaspekten beispielsweise auch konstitutionelle Tendenzen zum Ausdruck kommen können. Dadurch – bei aller gebotenen Zurückhaltung – auf zunächst unbewusst gebliebene, seelische oder physiologische Grundtendenzen zu schließen, kann ein wesentliches Element der Betrachtung von Formen sein, die Patienten geschaffen haben. Dies gilt umso mehr, als sich aus einem solchen Erkennen von Dynamiken gegebenenfalls auch bereits therapeutisch hilfreiche plastische Prozessdynamiken ableiten lassen.

Wir haben nun soeben konkrete, in der Natur vorkommende oder vom Menschen geschaffene Formen und ihre Bildung verfolgt. Es gibt jedoch auch Formen, die auf einer rein geistigen Ebene, in der Geometrie selbst ihren Ursprung haben und allenfalls näherungsweise auf der Erde erscheinen. Hierzu zählen die Platonischen Körper, von denen seit Jahrtausenden eine große Faszination ausgeht und die auch plastisch-therapeutisch eingesetzt werden.

2. Idealformen: Platonische Körper

Der griechische Philosoph Platon (428-348 v. Chr.) gab in seinem Dialog „Timaios" ein Gespräch zwischen Sokrates und seinen Schülern wieder. Dabei kam die Frage auf, *„welches wohl die vier schönsten Körper sein mögen"*.[2] Es ging Sokrates (bzw. Platon) allerdings nicht um rein ästhetische Gesichtspunkte, sondern er fragte auch nach der Natur der elementaren Bestandteile der Welt, nach dem, was Feuer, Luft, Wasser und Erde körperlich ausmacht. Es erschien ihm selbstverständlich, dass diese „schönsten" Körper jeweils aus gleichartigen Flächen gebildet und durch ein Höchstmaß an Symmetrie geprägt sein müssen. Auf rein geistigen Wegen fand er dabei zunächst vier geometrische Körper (Abb. 17), die er den Qualitäten der Elemente zuordnete:

Form	bestehend aus	Element
Tetraeder (von griechisch tetra = 4)	4 Dreiecken	Feuer
Hexaeder* (von griechisch hexa = 6)	6 Quadraten	Erde
Oktaeder (von griechisch okta = 8)	8 Dreiecken	Luft
Ikosaeder (von griechisch ikosa = 20)	20 Dreiecken	Wasser

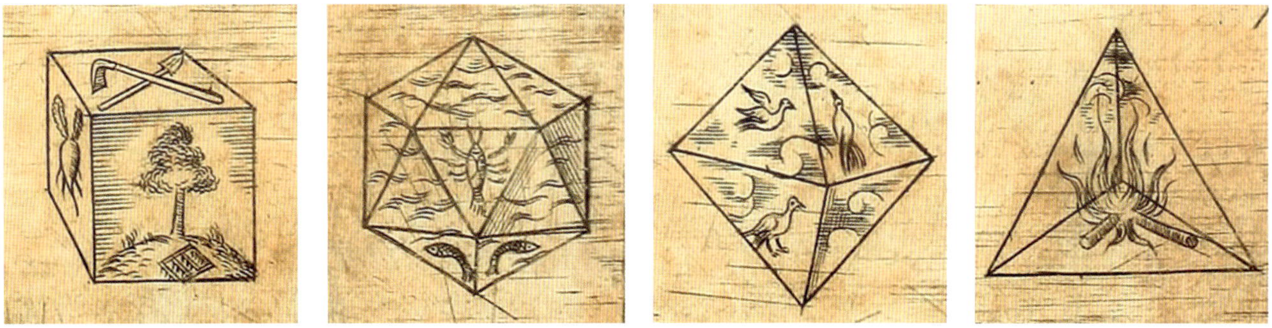

Abb. 17: Hexaeder, Ikosaeder, Oktaeder, Tetraeder als Repräsentanten von Erde, Wasser, Luft und Feuer aus Johannes Keplers „Harmonices Mundi" (1619)

* Für gewöhnlich nennen wir den Hexaeder „Würfel".

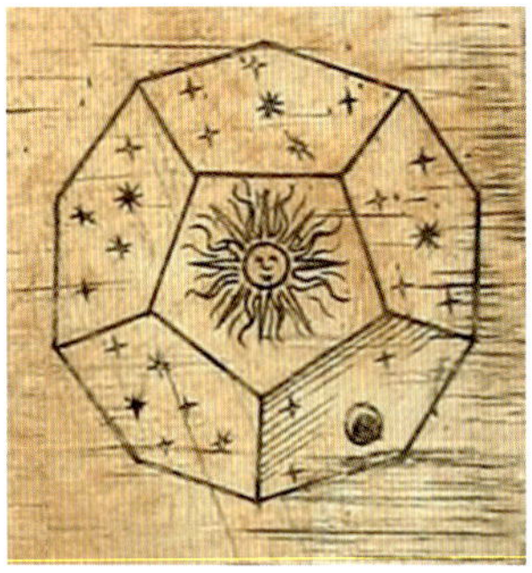

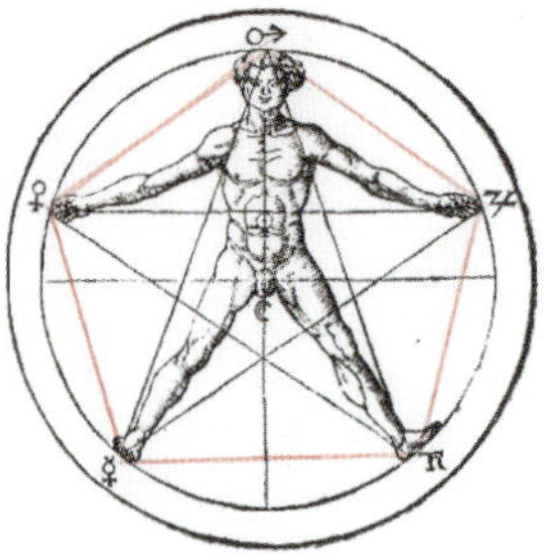

Abb.: 18: In Agrippa von Nettesheims Zeichnung (rechts) erscheinen Fünfstern und -eck als Symbole des Menschen. Diese Grundformen prägen auch den Dodekaeder (links).

Schließlich gibt es noch den Dodekaeder (von dodeka = 12), der sich aus zwölf Fünfecken zusammensetzt und als fünfter Körper die „Quintaessenzia" beschreibt, eine harmonische Mischung aller Elemente. Diese Raumform ist in gewisser Weise als die „ideale" schlechthin anzusehen. So weist schon die Zwölfzahl seiner Flächen auf eine besondere Vollkommenheit und einen kosmischen Bezug hin.* Das regelmäßige Fünfeck, aus dem sich der Dodekaeder bildet, gilt als die Form des Menschen, dessen mit abgespreizten Beinen und erhobenen Armen stehende Gestalt von einem regelmäßigen Fünfeck umschrieben werden kann.**

Tatsächlich zählen diese besonderen Raumformen der Platonischen Körper zu den schönsten geometrischen Gebilden, und so schreibt Renatus Ziegler: *„Sie gehören zu den schönsten und mathematisch betrachtet zu den reichhaltigsten Raumgebilden. Ihnen liegt eine Fülle harmonischer Eigenschaften zugrunde, wie sie bei keinen anderen geometrischen Körpern zusammen vorkommen"*.[3] Unter anderem findet sich in vielfacher Weise der „Goldene Schnitt" als Relation in den Platonischen Körpern, und im 16. Jahrhundert glaubte der bedeutende Astronom Johannes Kepler (1571–1630), die mathematischen Verhältnisse dieser Polyeder in den Abstandsverhältnissen der Planeten unseres Sonnensystems entdeckt zu haben. Letztlich sind die Platonischen Körper jedoch geistige Gebilde, die sich in der Realität der Natur immer nur unvollkommen finden, allerdings können sich manche Mineralien diesen Idealformen erstaunlich annähern. Dies finden wir beispielsweise beim Pyrit.[4] Auch in den Architekturformen des ersten und zweiten Goetheanums lassen sich Elemente der Platonischen Körper aufspüren. Ein wunderbares, in die Welt der Platonischen Körper mathematisch und praktisch einführendes Buch verfasste Walter Kraul.[5]

* Die zwölf Sternbilder, die den Tierkreis bilden, die zwölf Stämme Israels, die zwölf Apostel und viele andere Zwölfer-Gruppen gelten als besonders vollkommen und vollständig. Geometrisch lässt sich dies sehr anschaulich darstellen, da man zwölf gleichgroße Kugeln so um eine ebenso große Kugel legen kann, dass alle diese berühren und es zu keinen Überschneidungen kommt. Algebraisch ist die Zahl 12 durch viele Besonderheiten gekennzeichnet. Eine besteht in der Tatsache, dass sie als „vollkommene Zahl" gilt, weil sie gleich der Summe aller ihrer Teiler (außer sich selbst) ist. Darüber hinaus ist sie eine „erhabene Zahl", bei der die Anzahl ihrer Teiler und deren Summe eine vollkommene Zahl bilden. Neben der Zahl 12 ist nur eine einzige weitere (78-stellige) Zahl bekannt, für die dies ebenfalls zutrifft.

** Agrippa von Nettesheim (1486-1539) veranschaulichte dies graphisch. In der Heileurythmie kommt dem Fünfstern (beispielsweise in der Übung „Ich denke die Rede") eine besondere Bedeutung zu.

In der Kunsttherapie besteht die Möglichkeit, Platonische Körper als Idealformen nachzuschaffen, um damit ganz bestimmte Wirkungen auf das Wesensgliedergefüge auszuüben. Dazu gibt es bereits ein umfassendes Werk von Rita Baumgart.[6] Darin wird auf die Gesamtthematik umfassend eingegangen und grundsätzliche therapeutische Überlegungen werden dort vorgestellt. Dort – sowie in einer zusammenfassenden Veröffentlichung der Autorin[7] – finden sich zudem grundsätzliche und sehr differenzierte Überlegungen tabellarisch dargestellt, die erläutern, welche Wirkungen vom Plastizieren der einzelnen Platonischen Körper ausgehen.*

Wie sich die geistigen Idealformen der Platonischen Körper in der mineralischen Welt näherungsweise verstofflichen, zeigen die nachfolgenden Beispielbilder von Pyriten, die chemisch aus Eisensulfid (FeS) bestehen.

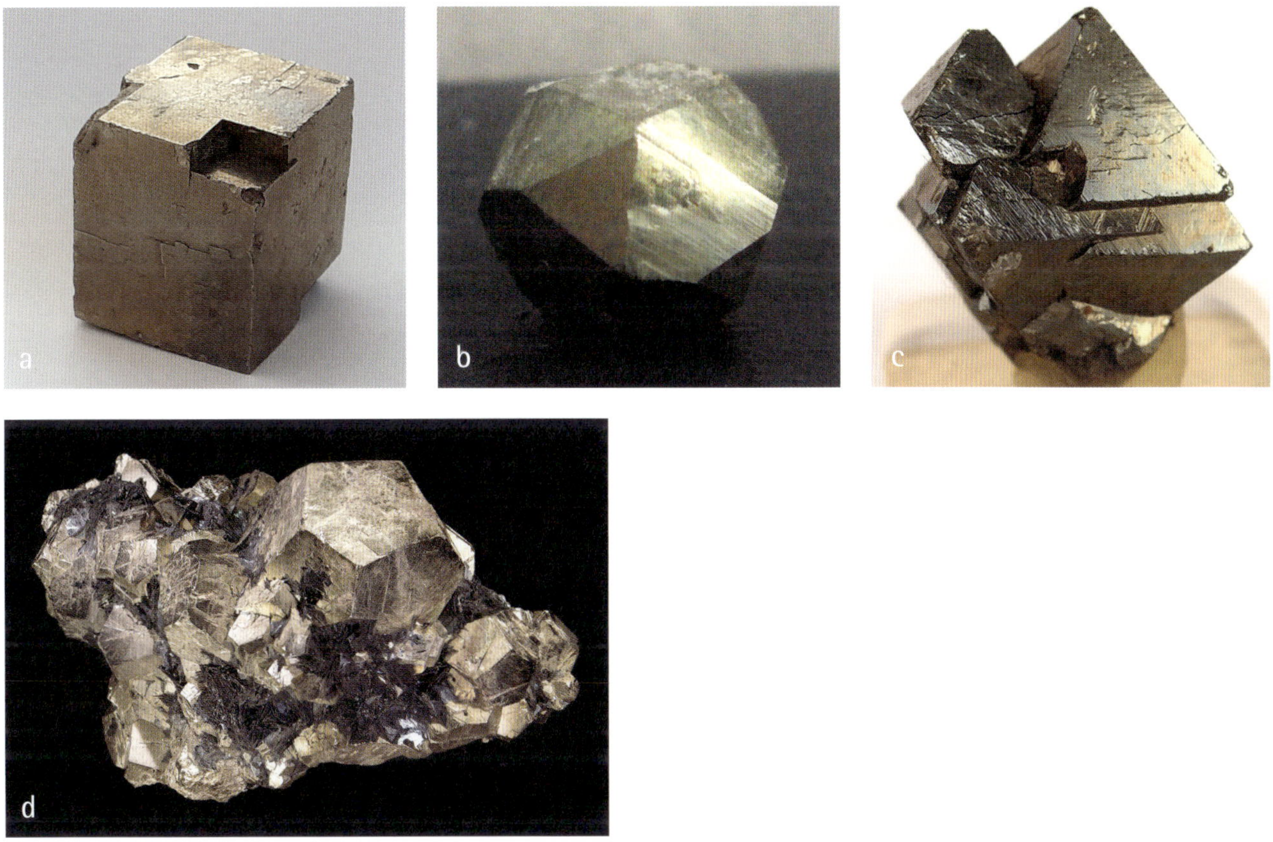

Abb. 19: Pyrite in unterschiedlichen Formen, a) Würfel oder Hexaeder b) Annäherung an einen Ikosaeder c) Oktaeder d) Dodekaeder

* Wir hätten in dieses Buch sehr gerne einen spezifischen Beitrag zu dieser besonderen Form therapeutischen Plastizierens mit Platonischen Körpern aufgenommen und wären vor allem für konkrete Darstellungen von Kasuistiken dankbar gewesen. Leider ist Rita Baumgart im September 2020 verstorben, und wir konnten keine anderen Fachleute für diese Aufgabe gewinnen, weshalb wir hier auf die genannten Publikationen verweisen.

Literatur und Anmerkungen

1 Dass die Augenhöhle tatsächlich durch eine von außen kommende, einbuchtende Wirkung zustande kommt, wird in der Embryonalentwicklung des Auges deutlich. Sehr plastisch ist dies beispielsweise zu finden in: Rohen, J. W.: Morphologie des menschlichen Organismus. Verlag Freies Geistesleben Stuttgart 2001. S. 278 ff.

2 Platon: Sämtliche Dialoge, Bd. VI. Felix Meiner Verlag Hamburg 1993. S. 81.

3 Ziegler, R.: Platonische Körper: Verwandtschaften, Metamorphosen, Umstülpungen. Verlag am Goetheanum Dornach 2012.

4 Sommer, M.: Metalle und Mineralien als Heilmittel. Verlag Urachhaus Stuttgart 2021. S. 136 ff.

5 Kraul, W.: Platonische Körper und ihre Verwandlungen. Verlag Freies Geistesleben Stuttgart 2014.

6 Baumgart, R.: Die Platonischen Körper in der Kunsttherapie. Verlag Urachhaus Stuttgart 2018.

7 Baumgart, R.: Heilfaktoren des Therapeutischen Plastizierens mit Platonischen Körpern. Der Merkurstab 2015; 68 (1). S. 20-28.

KAPITEL IV

Ansätze zu einer Betrachtungsmethodik plastischer Formen

In diesem Abschnitt lernen Sie Kriterien kennen, nach denen sich Formen betrachten lassen. Die hier aufgeführten Aspekte sollen in der therapeutischen Arbeit helfen, die vielschichtigen Kräftedynamiken in den plastizierten Formen unserer Patienten erkennen zu lernen. Krankheitsdispositionen und Einseitigkeiten der Patienten können sich in den Formen spiegeln, Bewusstes und Unbewusstes gleichermaßen zum Ausdruck kommen. Wir zeigen aber auch auf, dass wir uns vor Überinterpretationen hüten müssen.

1. Wie können wir lernen Formkräfte wahrzunehmen?

Wir haben bei der Betrachtung von Naturformen kennengelernt, welche Kräfte bei der Erscheinung der Formen wirksam sind. Rekapitulieren wir noch einmal:

Mineralische, anorganische Substanzen sind durch ihre chemischen und physikalischen Eigenschaften geprägt. Formen entstehen und vergehen infolge von Ablagerung, Verwitterung und anderen mechanischen Einwirkungen entsprechend den physikalischen Gesetzmäßigkeiten.

Die vielfältigen Formen im Pflanzenreich zeichnen sich im Entstehen und Vergehen durch ihre zu- und abnehmenden Lebenskräfte aus. Lebendige Organismen sind eingespannt in die Polarität von Leben und Sterben. Darüber hinaus wirken an ihnen die Naturkräfte (wie Licht, Wasserzufuhr etc.). Aus dem Lebendigen entstehende Formen zeigen meist eine zentrifugale Dynamik.

In der beseelten Welt der Tiere stellt jedes Wesen eine in sich abgeschlossene Welt dar. Jede Tierart ist durch die eigene Lebensweise, ihre spezifischen Bewegungen und Empfindungsgesten geprägt, und in ihrer äußeren Form bringt sie etwas von ihrem Inneren zur Erscheinung, das wir in unserer Seele nachempfinden können.

Die menschliche Form mit ihrer individuellen Gestalt ist von dem persönlichen Ich geprägt und seiner individuellen Art zu leben, zu fühlen und zu denken. Die Gestalt des Menschen wird wesentlich auch durch die jeweilige Biographie bestimmt. Was er aus der Vielfalt seiner Entfaltungsmöglichkeiten verwirklicht, prägt schließlich sein Äußeres. Die Haut eines Bergbauern sieht anders aus als die eines Bibliothekars, das Relief der Körperoberfläche eines Pianisten ist anders als das eines Athleten. Bei Tieren lässt sich dagegen kaum von einer Biographie sprechen. Sie sind in hohem Grad durch den Typus ihrer Art geprägt.

Schließlich müssen wir auch erkennen, dass die jeweils „unteren" Wesensschichten verwandelt werden, wenn eine höhere diese ergreift und durchdringt. Auch das Physische einer Pflanze ist nach dessen belebter Gestaltung durch die pflanzlichen Bildekräfte nicht mehr so aufzufassen, wie es in der Mineralwelt der Fall war. Die belebte Substanz der Pflanze unterliegt nicht mehr rein physischen Gesetzen. So reagieren Salze oder Metallionen, die sich aus der Asche von Pflanzen wieder in ihrer anorganischen Form abscheiden lassen, in der lebendigen Pflanze selbst anders als im Reagenzglas eines Labors, beispielsweise, weil sie von Proteinen des Zytoplasmas komplexiert oder kolloidal eingebettet werden.* Ebenso wirkt die Seelendurchdringung verwandelnd auf das Lebendige in Tier und Mensch und der ichgeprägte Mensch modifiziert seine „unteren" Wesensglieder.** In gewisser Weise lässt sich das auch von der vom menschlichen Tun verwandelten physischen Substanz sagen, die eine Plastik ausmacht. Sie wurde von den Kräften der „höheren" Wesensglieder ihres Schöpfers ergriffen und verwandelt und zeigt deren Spuren. Das schöpferische, wollende Ich des Gestalters (oder der Gestalterin) hat sie geprägt – ebenso wie dessen (bzw. deren) eigene Wesensschichten, auf denen dieses Ich ruht. Je souveräner ein Plastiker sein Handwerk beherrscht, desto mehr vermag auch sein Werk Ausdruck dieses Wollens zu sein. Eigene leiblich-seelische Besonderheiten wie auch schlicht handwerkliche Unzulänglichkeiten stellen sich diesem Ausdruck mitunter entgegen und sind dann selbst an der Wirkung des Werkes beteiligt. Dies lässt sich gegebenenfalls wahrnehmen und beschreiben. Wie wir dabei vorgehen können, wollen wir nun verfolgen.

Wenn wir eine Form betrachten, um uns die in ihr zum Ausdruck kommenden Dynamiken zu erschließen, müssen wir uns dafür Zeit lassen, sie genau und unvoreingenommen ansehen und sie in Ruhe auf uns wirken lassen. Erst dann sollten wir versuchen, uns klare Urteile zu bilden und womöglich Handlungsintentionen entwickeln. Bei einer Formbetrachtung können wir uns schrittweise auf die jetzt nochmals angeführten Aspekte konzentrieren. Dabei steigt man von der äußeren Erscheinung einer Form auf zu den vital wirkenden Elementen, dem Eindruck der Lebenskraft, welche den Stoff zu durchströmen scheint. Dann können wir uns bewusst machen, welcher „seelische Ausdruck" sich in ihr auszusprechen scheint, welche Empfindungen wir an ihr entwickeln und kommen dabei immer mehr zu einem Erfassen der inneren Dynamik der Form, um so schließlich einen Gesamteindruck davon zu gewinnen, wie das Ich des Gestalters die verschiedenen plastischen Elemente bewusst und unbewusst gestaltet und ergriffen hat.

Unschwer entdecken Sie in diesen Gesichtspunkten Bezüge zu den vier Wesensgliedern des Menschen [→ Kapitel II.1 Menschenkunde]. Diese sind natürlich nicht unmittelbar in einer physischen Werkform wirksam. Allerdings entspricht es dem Wesen der Plastik, dass sie den Schein des Lebendigen im Physischen abbildet und auch Abdrücke des Seelischen und Geistigen erscheinen können. In Kapitel II.4 haben wir dies bereits anhand antiker Skulpturen von Menschen gezeigt, die großartige Meister der Bildhauerkunst schufen.

Qualitäten des Lebendigen, Seelischen und individuell geistig Gestalteten lassen sich aber auch unabhängig vom plastischen Thema bei nicht gegenständlichen Plastiken aufspüren. So wirkt häufig in einer Plastik der sonst den Schwerekräften unterliegende Stoff ähnlich in eine Leichte geführt, wie dies allen belebten Wesen mit ihrer Substanz gelingt. Der Eindruck von Vitalität kann zudem durch Wölbung von Flächen und Spannung der Oberfläche entstehen, während umgekehrt das Erleben von Schwere, Schlaffheit und mangelnder Oberflächenspannung den Eindruck reduzierter Lebendigkeit macht. Auch seelisch vermag uns die Gestik einer Plastik zu berühren oder den Eindruck einer geistigen Botschaft zu vermitteln und auch Ausdruck der Individualität dessen sein, der sie geschaffen hat.

---

* In der Labordiagnostik spricht man in diesem Zusammenhang von „Matrixeffekten", die eine „korrekte" Analyse beeinträchtigen können, letztlich aber darauf verweisen, dass sich im Lebendigen selbst eigene Gesetzmäßigkeiten durchsetzen.

** Diese werden dadurch sogar zu Quellen künftiger, bisher allenfalls keimhaft angelegter weiterer und noch zu entwickelnder Wesensglieder des Menschen. Siehe u.a. Steiners „Theosophie".[1]

Man kann Plastiken so ansehen, dass wir Bezüge zu den Wesensschichten des Schöpfers suchen, also die physischen, ätherischen, astralischen und Ich-haften Aspekte der Form aufsuchen und „diagnostisch" beschreiben.*

Wir können aber die Betrachtung auch unmittelbar aus der Wahrnehmung hervorgehen lassen und neben dem plastischen Objekt denjenigen einbeziehen, der dieses Werk geschaffen hat. Dabei versuchen wir, anhand verschiedener Kriterien darauf zu schließen, wie ihr Schöpfer mit seiner Plastik verbunden war. So erkennen wir, ob sich der Schaffende mit dem Stoff verbunden und aus diesem heraus bildend geschaffen hat oder sich aus dem Umkreis der Form auf sie einwirkend erlebte. Wir schauen darauf hin, ob die Form für sich steht oder mit ihrem Schöpfer eine gemeinsame Einheit bildet, ob sie „wach" oder „schlafend" erscheint und so weiter. Der in den vorangegangenen Kapiteln angesprochene zweigliedrige Zusammenhang von Schlafen und Wachen, von Leibverbindung und Geistbefreiung steht hierbei im Hintergrund.

Wenn wir uns nachempfindend in eine plastische Form hineinversetzen, so drängt sich uns die Frage auf: *Welche Kräfte haben bei ihrer Gestaltung zusammengewirkt?*

Es waren aufbauende und abbauende stoffformende Kräfte – Kräfte von innen und von außen.

Wiederholt haben wir geschildert, dass es zwei plastische Grundkräfte gibt: das Wirken von „innen", die den Körper aufbauenden Kräfte, und die von „außen", die Form gestaltenden, abbauenden Kräfte (Abb. 1). Ihr Zusammenspiel bildet die Voraussetzung einer jeden erscheinenden Form, indem sie um einen Ausgleich ringen.

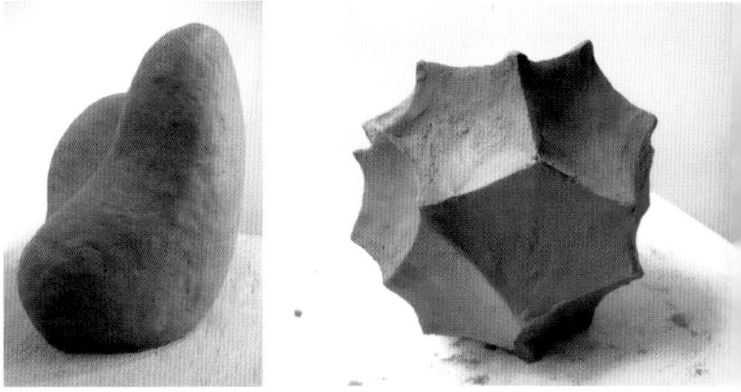

Abb. 1: Formbeispiele des Kräftewirkens von innen und von außen

Auch die Gesundheit eines Menschen hängt davon ab, dass ständig ein Ausgleich zwischen den aufbauenden Kräften, die in und durch unseren Stoffwechsel tätig sind, und den formgebenden abbauenden Kräften stattfindet, die gleichsam wie aus dem Umkreis kommend wirken. Letztere führen auch zur Bewusstseinsbildung und sind in besonderer Weise im oberen Menschen und im Nerven-Sinnes-System tätig. Wir leben tagsüber wachend, denkend und bauen unsere Lebenskräfte dadurch ab, dass unser Seelenleben und unser bewusst handelndes Ich die Kräfte unseres Stoffwechsels verwenden und verbrauchen. Nachts, schlafend, werden die Kräfte in unserm Organismus wieder aufgebaut. *Die Kräfte des Aufbauens und des Abbauens sind plastische Grundkräfte, die unsere weitere Betrachtung bestimmen werden.*

Betrachten wir die plastischen Formen, die unsere Patienten geschaffen haben, so geht es nicht darum, ob uns etwa eine Form „schön" oder „hässlich", „gesund" oder „krank" vorkommt. Es gilt wahrzunehmen, wie ein Mensch in seiner Organisation lebt und dies in die durch ihn gebildete Formgestalt einfließt. Die Formen spiegeln wider, wie sie vom Bewusstsein der Plastizierenden ergriffen und durchdrungen sind und welche Beziehung zur Um-, Mit- und Innenwelt in ihnen zum Ausdruck kommt. Die Form bildet ab, wie die Gestalter mit ihrem Körper bewusst und unbewusst verbunden sind. Diese Erkenntnisse ermöglichen es uns, unsere Wahrnehmungen mit Patienten zu teilen, ihre Aufmerksamkeit darauf zu lenken sowie Ansätze und Impulse für plastische Prozessschritte zu entwickeln, durch die sie an ihren Einseitigkeiten üben, aktiv arbeiten und gestalten können.

* Dies findet sich beispielsweise eingehend dargestellt in.[2]

Wenn wir diesen Weg der Betrachtung nehmen, so setzen wir vor allem unsere auf den Leib bezogenen unteren Sinne ein [→ Kapitel II.4.2] und beziehen diese einerseits auf die Plastik selbst, andererseits darauf, wie sie auf uns zurückwirkt. Wir rekapitulieren noch einmal: Durch den **Tastsinn** nehmen wir mittels der Hände, aber auch mithilfe unserer geführten Blickbewegung die Außengrenzen der Formen wahr. Indem wir tasten, erleben wir unsere eigene Grenze und zugleich die der Form. Die Berührung ist die Grenzfläche zwischen unserer Innenwelt und der Welt der Dinge.

Der **Lebenssinn** ist der Sinn, mit dem wir unser Befinden im eigenen Körper wahrnehmen. Mit diesem Sinn können wir uns aber auch in eine vor uns stehende Plastik einleben und uns in ihre Kräftedynamik einfühlen. Dabei bringen wir uns zu Bewusstsein, „wie sie auf uns wirkt".

Unser **Bewegungssinn** macht uns die räumliche Ausdehnung und innere Dynamik einer Form in sich und in ihrer Beziehung zu ihrem Umkreis erlebbar.

Unser **Gleichgewichtssinn** sagt uns in diesem Wahrnehmungsprozess, ob sich die betrachtete Plastik im Gleichgewicht befindet oder in welcher Weise dieses unausgeglichen ist.

2. Plastische Gesichtspunkte*

Die verschiedenen Gesichtspunkte, die bei einer Formbetrachtung wichtig sind, sollten wir nicht wie eine Checkliste abarbeiten. Vielmehr empfiehlt es sich, die Form zunächst unvoreingenommen auf sich wirken und die markanten Formelemente selbst die Reihenfolge ihrer Beachtung bestimmen zu lassen. Was als Erstes ins Auge springt, bildet den Einstieg. Dann aber ist es sinnvoll, sich an die verschiedenen, hier dargestellten Gesichtspunkte zu erinnern, um zu einer möglichst vollständigen Erfassung des Werkes zu kommen.

2.1 Das Gleichgewicht und seine Bezugspunkte innerhalb und außerhalb einer Form

Ein sehr grundlegender Gesichtspunkt ist die Frage nach dem Gleichgewicht einer Form. Dabei stellt sich die Frage: Was hält die Form? Gibt es ein einheitliches Zentrum, auf das sich jeder Teil der Masse bezieht? Wenn wir ein solches Zentrum finden, so merken wir, dass sich dieses innerhalb des Stoffes befinden kann, was aber nicht zwingend ist. Der Bezugspunkt kann auch im Nicht-Stofflichen liegen. Ob das eine oder das andere der Fall ist, vermittelt uns auch, wie sich der Schöpfer gegenüber seiner Form erlebte. Es zeigt uns, ob er ganz mit dem Stoff verbunden war und ihn gewissermaßen von innen her gestaltete, oder ob er sich im Umraum fühlte und von dort aus auf die Masse gewirkt hat. Das mag zunächst abstrakt klingen, lässt sich aber ganz konkret nachvollziehen:

* Diese Gesichtspunkte verdanken wir überwiegend Karl-Hermann Lieberknecht, der sie in über 40-jähriger plastisch-therapeutischer Tätigkeit entwickelte.

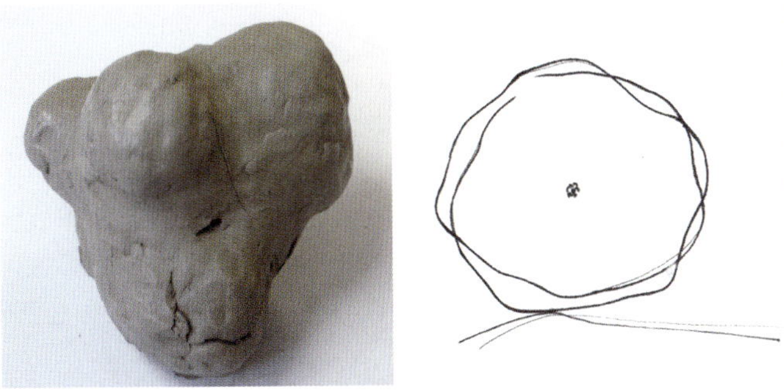

Abb. 2: Das Zentrum der Form liegt **innerhalb der Tonmasse** als Quellpunkt der Gestaltung.

Das Zentrum kann ein dynamischer Ausgangspunkt im Stoff und als Quellpunkt der Gestaltung erlebbar sein (Abb. 2).

Der Quellpunkt der Gestaltung, auf den sich die Formteile beziehen und der sie als Einheit erleben lässt, kann jedoch auch außerhalb der Tonmasse liegen und gleichwohl von ihr umgriffen sein – außerhalb des Stoffes und dennoch innerhalb der Form (Abb. 3).

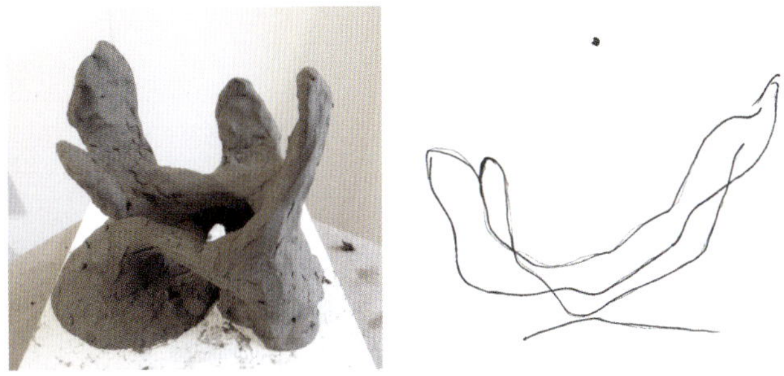

Abb. 3: Das Zentrum, auf das sich diese Formen beziehen, liegt **außerhalb der Tonmasse.**

Mitunter sind mehrere Gestaltimpulse vorhanden, die aus dem Umkreis kommen und zusammen ein Zentrum im Stoff bilden (Abb. 4). Diese im Umkreis vom Schöpfer verschieden eingenommenen Standpunkte bilden in ihrem Zusammenwirken im Stoff einen Quellpunkt, lassen ein Zentrum in der Form entstehen.

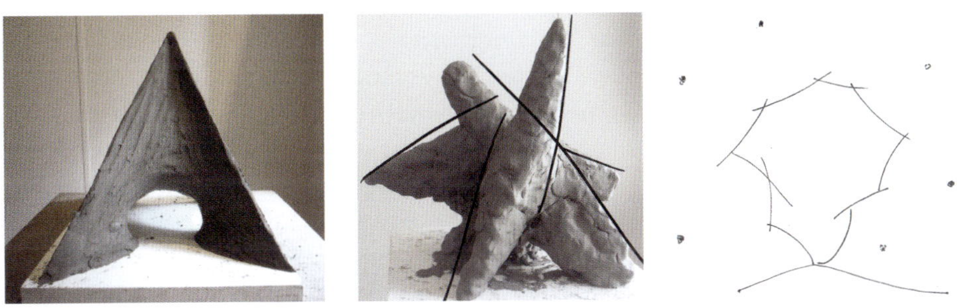

Abb. 4: Das in der Form erscheinende Zentrum der Form ist **aus dem Umkreis gebildet**.

Der Quellpunkt, auf den sich die Gesamtform bezieht, kann auch nichtstofflich sein und dennoch innerhalb der Form liegen.
So kann sich ein Hohlkörper bzw. eine Hohlform umhüllend auf einen Punkt beziehen, der sich in ihr im Nichtstofflichen befindet und hier das Zentrum der Gestaltung bildet (Abb. 5).

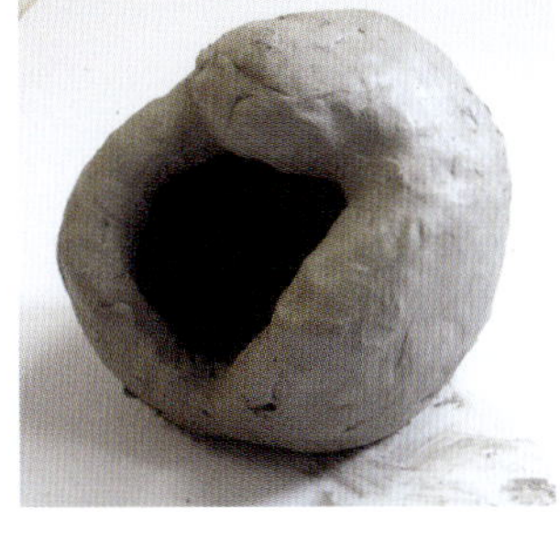

Abb. 5: Das Zentrum als der Quellpunkt der Form befindet sich im stofffreien Raum des Hohlkörpers.

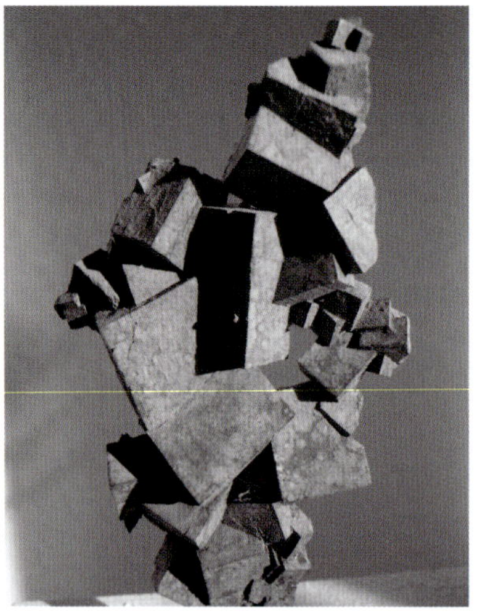

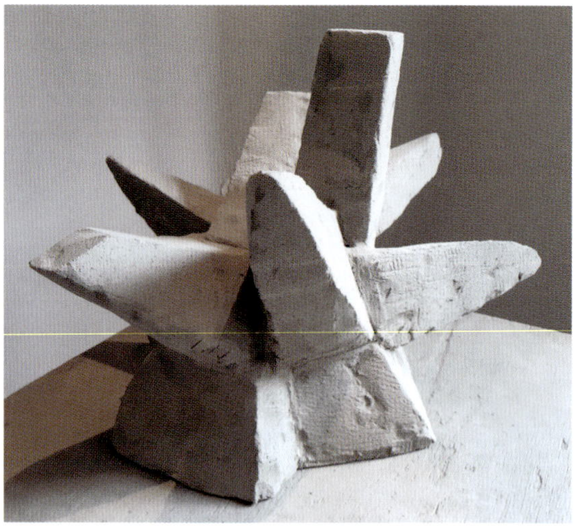

Abb. 6 a: Statisches Gleichgewicht – durch Massenbalance

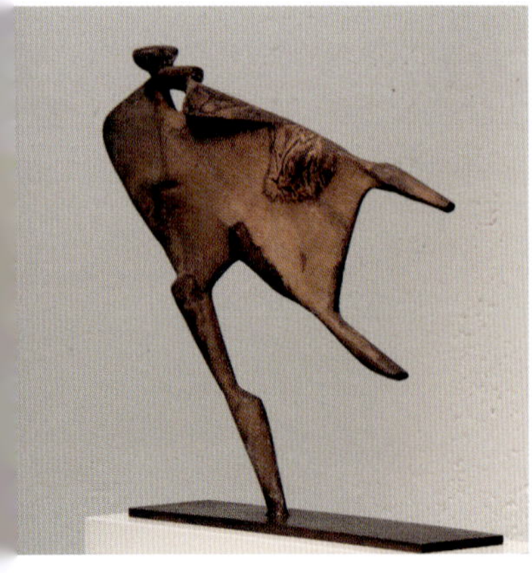

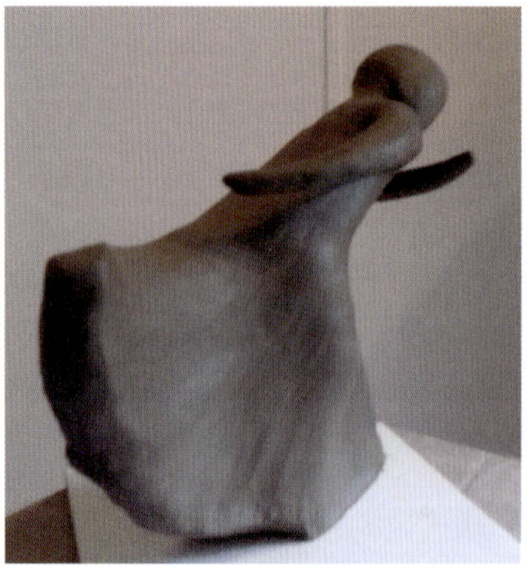

Abb. 6 b: Bewegungsdynamisches Gleichgewicht durch die Balance der Bewegungen zueinander

Hat man die Frage nach dem Zentrum geklärt, so lässt sich nach dem Gleichgewicht der Form fragen. Hierfür gibt es unterschiedliche Ansätze. Einerseits stellt sich die statische Frage, wie sich die Massengewichte wechselseitig ausgleichen (Abb. 6 a), andererseits, ob die Qualitäten der Formen und Formteile sich dynamisch zueinander im Gleichgewicht befinden und so eine zusammengehörende Gesamtgestalt bilden, die eine Strebensrichtung erkennen lässt (Abb. 6 b).

Was wir als Betrachter an der fertigen Form aufsuchen, muss der Gestalter während seiner Tätigkeit stets neu bilden. Immer aufs Neue hat er das Gleichgewicht in der Form zu suchen und auszutarieren. Das Zentrum, auf das sich die Form bezieht, wird im Fortschreiten des Gestaltungsprozesses immer wieder neu erlebt und ausgebildet. Wie es dem Schöpfer einer Form damit ergangen ist, können wir bei der Betrachtung nachempfinden. Manchmal können wir auch allgemeine Tendenzen wahrnehmen, die ihn selbst prägen.

Ungleichgewichte der Stoffmassen, qualitativ-dynamische wie statische, können auf die Leibempfindung wie auch das Befinden des Gestalters hinweisen, auf sein Verhältnis zu sich selbst.

Indem der Gestaltende sein aus der Eigenwahrnehmung gewonnenes Maß einsetzt, spiegelt er sich in diesem Gleichgewicht suchenden Prozess.

Ungleichgewichte der Form in **Beziehung zum Raum und zum Umkreis** der Form weisen mitunter auf die seelische Verfassung des Patienten hin und darauf, wie er seine menschlich-sozialen Beziehungen gestaltet. (Im ersten der später beschriebenen Falldarstellungen machen wir das eingehender sichtbar [→ Kapitel VIII].)

Eine fehlende Ausgewogenheit der Massen in der Form in Bezug zu ihrem Umkreis (Abb. 7 c und d) kann darauf hindeuten, dass es ihrem Gestalter schwerfällt, zu einem Ausgleich zu kommen zwischen seinen inneren Intentionen und den aus dem Umkreis, der Welt auf ihn einstürmenden Eindrücken, Erwartungen und Forderungen. An der Frage, ob die von innen oder die von außen kommenden Kräfte sich gestaltbildend, dominant oder gar überwältigend in der Form durchsetzen, zeigen sich Anknüpfungspunkte für eine unterstützende Intervention des Therapeuten.

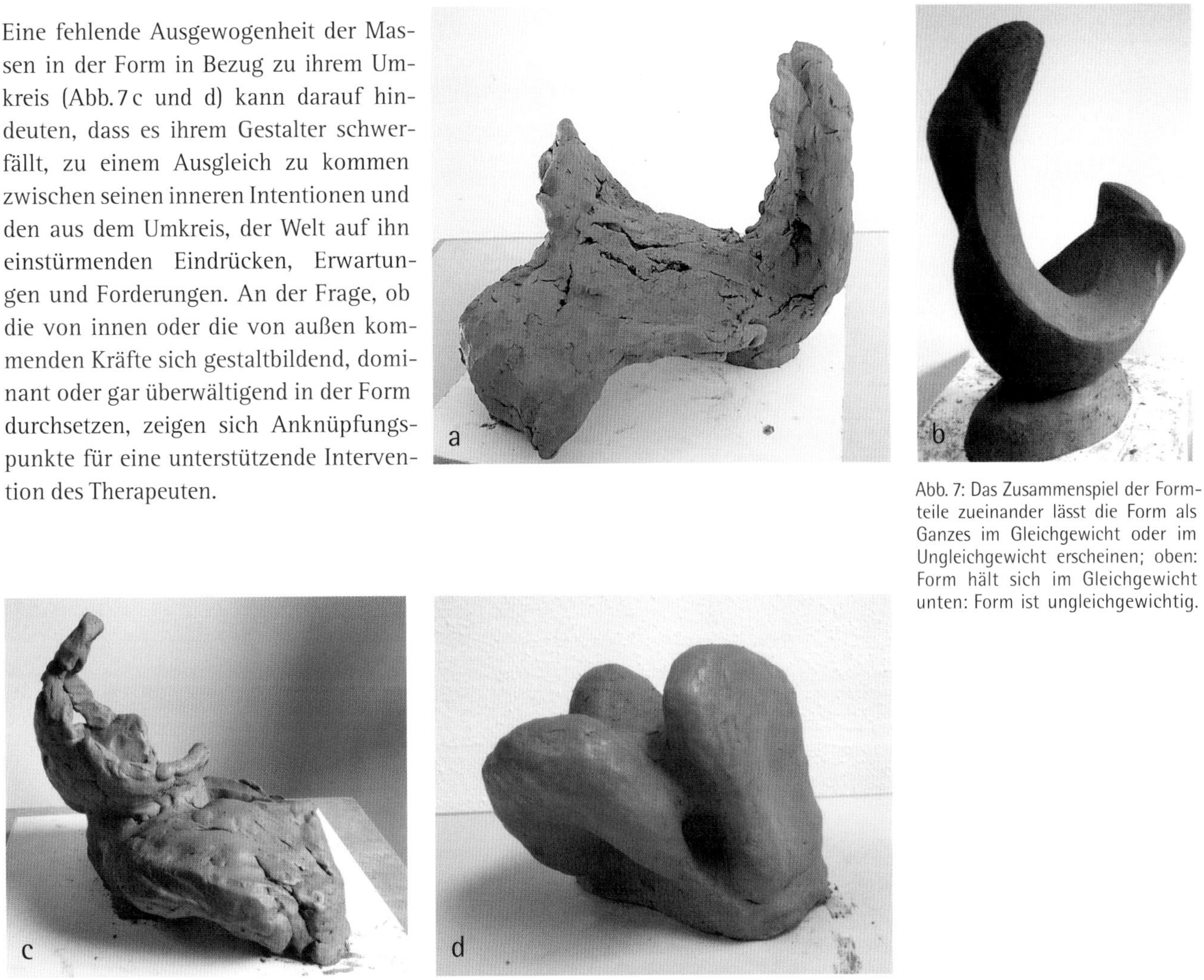

Abb. 7: Das Zusammenspiel der Formteile zueinander lässt die Form als Ganzes im Gleichgewicht oder im Ungleichgewicht erscheinen; oben: Form hält sich im Gleichgewicht unten: Form ist ungleichgewichtig.

Wie lässt sich Gleichgewicht erreichen?

Im eigenen Körper wissen wir in der Regel, wo sich unsere Gliedmaßen und Körperteile im Verhältnis zueinander befinden. In extremen körperlichen Positionen können wir unser Gleichgewicht halten, wenn wir die verschiedenen Körperteile in ein ausgleichendes Verhältnis zueinander setzen. Ungleichgewichte bringen wir durch Gegenhalten zum Ausgleich, z. B. indem wir ein Bein oder einen Arm herausstrecken. Gelingt uns dies, so sind wir gewiss, dass unsere Glieder Teile einer zusammengehörenden Ganzheit sind. Wir vermögen so unseren Körper, aber auch eine von uns gestaltete Plastik durch **dynamischen Ausgleich** ins Gleichgewicht zu bringen. Unser Ichbewusstsein kann ein Einheitserlebnis schaffen. Das ruhende Zentrum, dem es gelingt, alle Teile unseres Körpers in einen organischen Gesamtzusammenhang miteinander zu setzen, ist unser Ich.

Von diesem Zentrum oder Ich-Punkt aus vermögen wir die räumliche Ausdehnung, die Bewegung, die Spannung unseres Körpers trotz seiner differenzierten Gestalt und Ausdehnung als ein Ganzes zu empfinden und zu erkennen. Das ist auch bei den von uns betrachteten Formen möglich. Unser Bewegungssinn hilft uns hierbei, im innerlichen Nachvollziehen, vermittels der seelischen Beobachtung, uns selbst erlebend mit der Plastik zu identifizieren, die Plastik als eine Ganzheit wahrzunehmen.

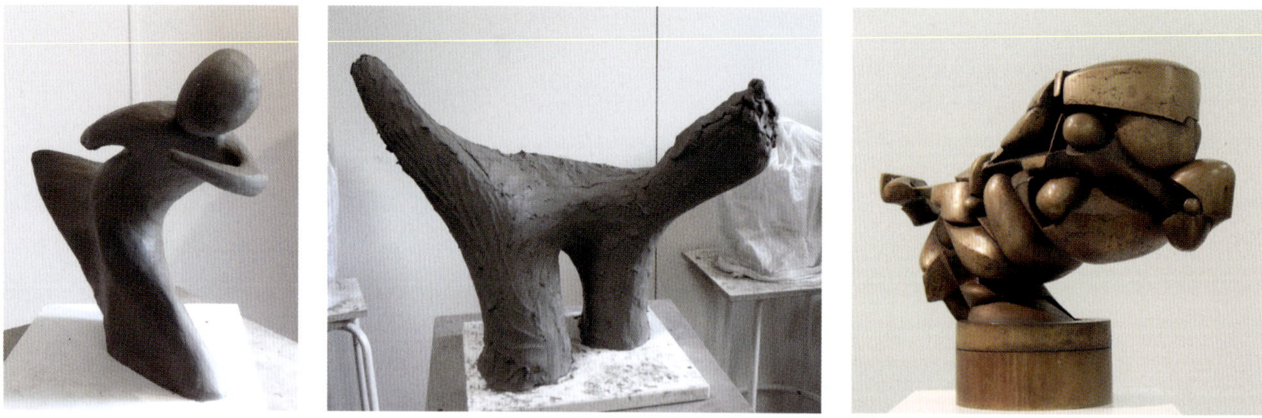

Abb. 8: In diesen Formen entsteht im Zusammenspiel der Formteile das Gleichgewicht durch die Verteilung der Masse oder durch deren Dynamik.

2.2 Die Raumbeziehung der Form

Eine weitere grundlegende Frage lautet, in welche Beziehung die Form zu ihrem Umkreis tritt.

Betrachten wir eine Form, wie sie sich zum Umraum hin öffnet, so lässt sich wahrnehmen, ob diese Geste des Öffnens passiv empfangend erscheint oder aus sich herausgehend, aktiv verströmend und Raum ergreifend ist. Nicht immer gelingt es dem Gestaltenden, die bewusste Absicht in der entstehenden Form zu verwirklichen. Wenn er eine Form bilden möchte, die sich mit offenen „Armen" an die Welt hingibt, so kann es vorkommen, dass sich unbewusst das Gegenteil der eigentlichen Intention im Stoff abbildet und eher ein abschließender Raum mit einer kleinen Öffnung entsteht. Die Form spiegelt dann mehr wie die Welt in sie eindringt, Raum beansprucht und zeigt weniger die Kraft, die der Gestaltende in der Form zum Ausdruck bringen wollte (Abb. 9).

Die Beziehung einer Form drückt manchmal unbewusst, im Kontrast zur ursprünglichen Absicht, eine sich eher zurückziehende, ängstliche Beziehung zum Raum aus, auch wenn der Schöpfer der Meinung ist, über sich hinaus zu greifen. Solche Dynamiken kommen öfter bei Werken depressiver und erschöpfter Patienten vor.*

Wir können an der Beziehung der Form zum Raum etwas vom Verhältnis des Gestalters zur Eigen-, Mit- und Umwelt erfahren.

* In Fall 6 der in Kapitel VIII geschilderten Beispiele lässt sich nachvollziehen, wie die bewusste Intention und die tatsächlich geschaffene Gestalt einander in ähnlicher Weise widersprechen, indem nicht der intendierte schützende Innenraum entstand, sondern eine offene, sich ausliefernde Schale.

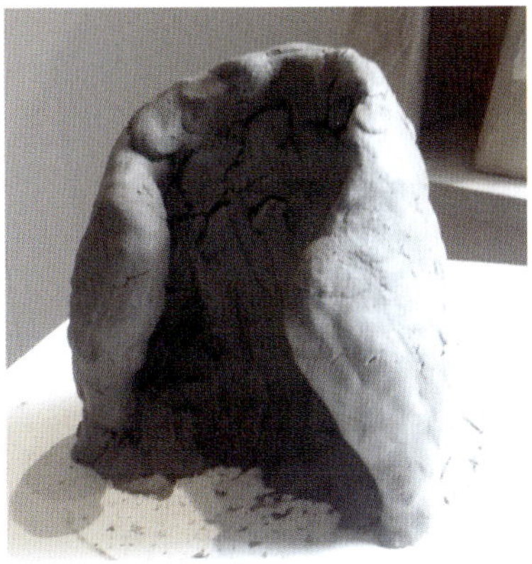

Abb. 9: **Eigenwelt**. Der Gestalter glaubte, mit dieser Form über sich herauszugreifen, in den Umkreis; es erscheint das Werk jedoch **passiv auf sich bezogen**.

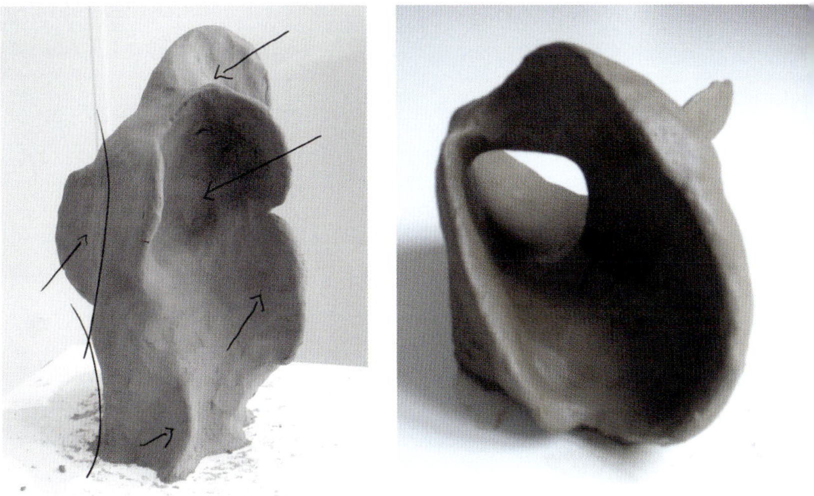

Abb. 10: **Mitwelt.** Formen, die gleichermaßen auf **sich und den Umkreis bezogen** sind

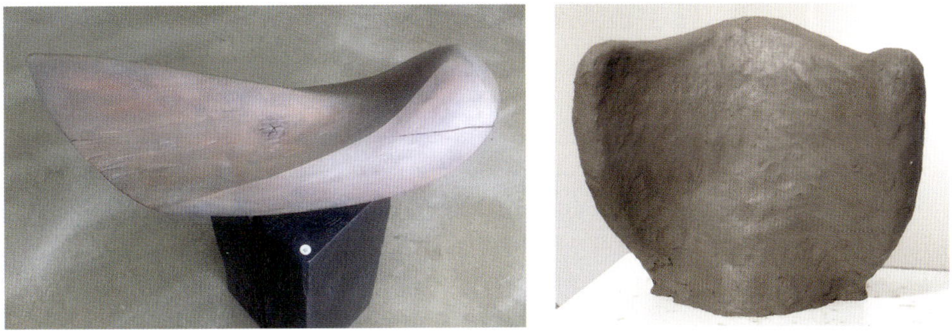

Abb. 11: **Umwelt.** Formen die sich **aktiv zum Umkreis öffnen**, auf diesen beziehen

Ähnliche Formaspekte haben mitunter recht unterschiedliche Hintergründe. So können der Beobachtung, dass die Form „schief" erscheint, ganz verschiedene Ursachen zugrunde liegen. Wenn wir eine Formbetrachtung als Teil eines diagnostischen Prozesses durchführen, müssen wir diese Hintergründe klären.

Manchmal ist erkennbar, dass eine von außerhalb kommende Kraft eine Form bestimmt.

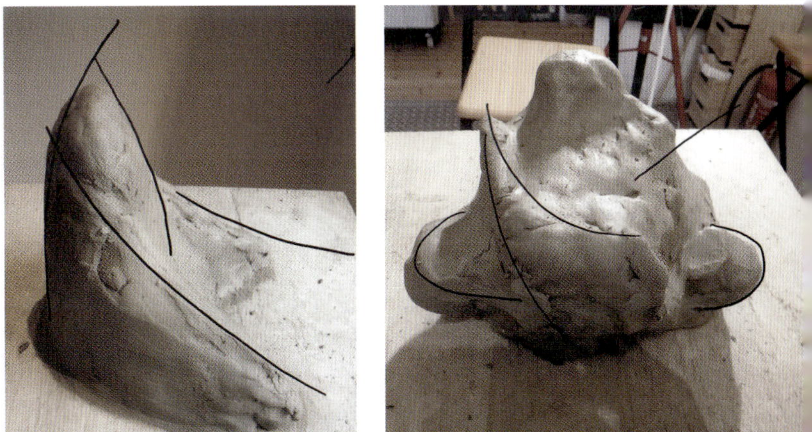

Abb. 12: Diese Formen erscheinen vorwiegend **empfangend passiv, nicht aktiv.** Die von außerhalb der Form, aus dem Umkreis wirkenden Kräfte, sind hier gestaltbildend.

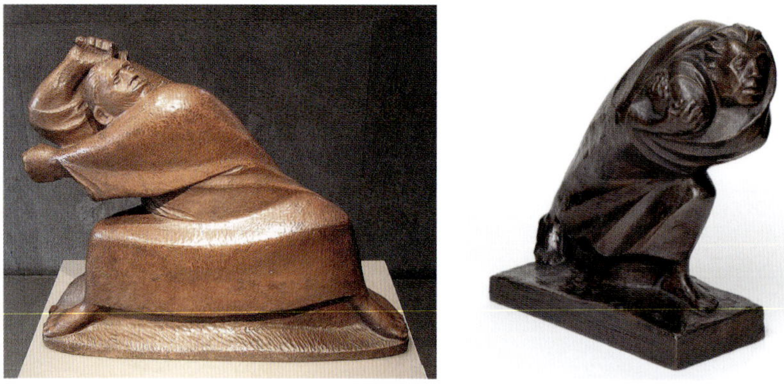

Ein Beispiel finden wir in der Plastik der „Der Rächer“ (Abb. 13 (links)) Ernst Barlachs (1870-1938). Hier bezieht sich eine kämpfende Form auf etwas außerhalb ihrer selbst, auf das sie aktiv von innen her zu wirken sucht. Eine Form kann aber auch sichtbar machen, dass sie von einer Kraft gehalten wird, gegenüber der sie sich bewähren muss, wie in der Skulptur „Der Flüchtling“ (Abb. 13 (rechts)) Ernst Barlachs.

Abb. 13: Bei diesen Skulpturen Ernst Barlachs nehmen wir wahr, wie „Der Rächer“ (links) eine maximale Spannung in sich aufgebaut hat, die er im Begriff steht, im nächsten Moment nach außen zu wenden. „Der Flüchtling“ (rechts) stemmt sich indes gegen eine äußere Kraft, die ihn von außen zu halten scheint.

Die bisher verfolgten Fragen nach dem Gleichgewicht und nach der Raumbeziehung beleuchten sich mitunter auch gegenseitig. Manche Besonderheit einer Plastik erklärt sich uns erst, nachdem wir beide Aspekte wahrgenommen und aufeinander bezogen haben.

Wenn ein Patient während des Gestaltungsprozesses mit geschlossenen Augen arbeitet – eine besondere Technik, die später eingehend geschildert wird – erscheint dem Betrachter, der von außerhalb blickt, die entstehende Form unter Umständen schief (Abb. 14 (links)). Der Gestalter hat hingegen womöglich – mit gutem Recht – eine ganz andere Empfindung. Gezieltes Nachfragen kann ergeben, dass er sich als zugehörig zur Form erlebt und von seiner Position aus zusammen mit der gestalteten Form eine gleichgewichtige Einheit bildet. Nur dem Betrachter, der die Form isoliert anschaut und ohne Bezug zu ihrem mit geschlossenen Augen plastizierenden Schöpfer, erscheint das Werk „schief“. Da der blind gestaltende Schöpfer der Form bei dieser Arbeitsweise dazu angehalten wird, die Form nicht zu drehen, sondern sie in ihrer Positionierung zu sich selbst und zum Raum konstant zu lassen und seine eigene Leiblichkeit als Maßstab und Ausgangspunkt zu nehmen, ist es ganz natürlich, dass er sich mit der Form zusammen als Einheit erlebt (Abb. 14 mittig).

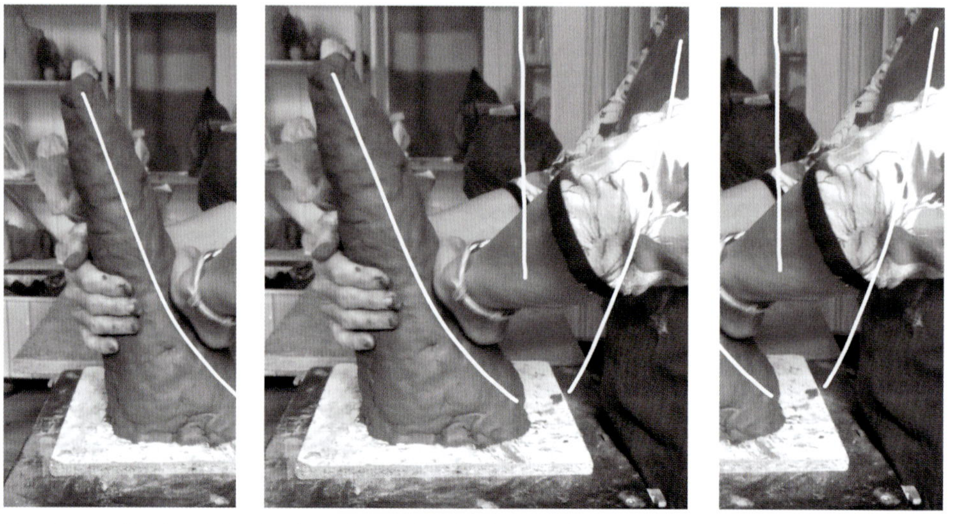

Abb. 14: Form (links) und Gestalter (rechts) erscheinen jeweils für sich genommen in Schieflage. Sie bilden jedoch gemeinsam eine gleichgewichtige Einheit (mittig).

Wenn der Betrachter diese Zusammengehörigkeit wahrnimmt, vermag er in der Form die tatsächlichen Kräftedynamiken und Gleichgewichte angemessen zu beurteilen. Mitunter bildet sie zusammen mit ihrem Schöpfer, seiner Haltung und Gestik, unbewusst gestaltet eine vollkommene gemeinsame, formale Einheit.*

Allerdings kommt es durchaus vor, dass sich latente Ungleichgewichte im Gestalter, innerhalb seines Leibes, in der Beziehung zu sich selbst oder zu seiner Umgebung in der Form spiegeln (Abb. 15 links). Auch wenn diese beim Plastizieren selbst unbewusst sind, lassen sie sich (meist durch behutsames Erfragen der eigenen Empfindung von der Form) vorsichtig zu Bewusstsein bringen und dann in weiteren Schritten therapeutisch bearbeiten.

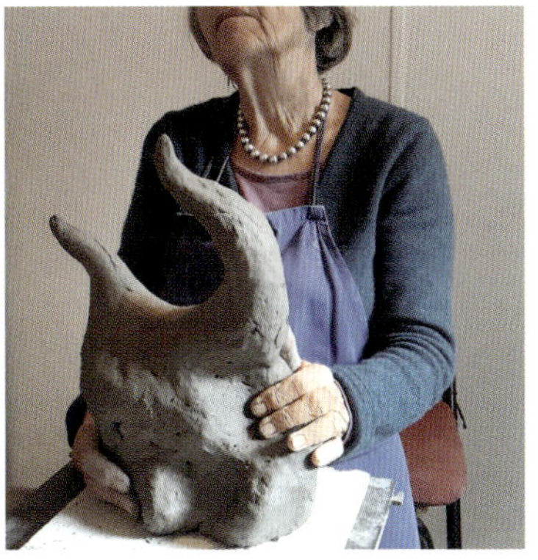

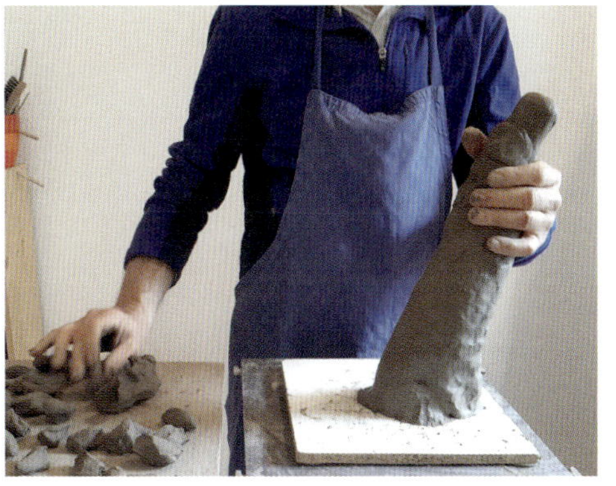

Abb. 15: Die Körperhaltung der Gestaltenden spiegelt sich in ihrer Form (links). Rechts kommt es bei einem neurologisch halbseitig beeinträchtigten Gestalter zu einer deutlichen Seitabweichung der von ihm gestalteten Form.

Wenn sich die Formen seitwärts nach rechts oder links neigen, so kann dies Ausdruck einer leiblichen Imbalance sein, wie sie beispielsweise bei neurologischen Störungen (z. B. Pusher-Sy.) oder organischen Schwächen auftritt. Hierauf sollte man achten und die Beobachtung gegebenenfalls ins Gespräch mit den ärztlich Begleitenden bringen. Auch Schmerzen und durch diese bedingte Schonhaltungen führen mitunter zu Ungleichgewichten in der Links-/Rechts-Ebene.

Wenn die Form sich stark zu dem Gestalter hin oder von ihm weg neigt, spielt häufig dessen Befindlichkeit eine Rolle, und oft spiegelt sich dabei seine seelische Verfasstheit. So ist ein trauernder, ein in sich gekehrter Mensch eher nach vorne gebeugt, ein schallend lachender, ein überheblich auftretender oder exaltierter Mensch dagegen neigt eher dazu, sich nach hinten zu überstrecken (Abb. 16).

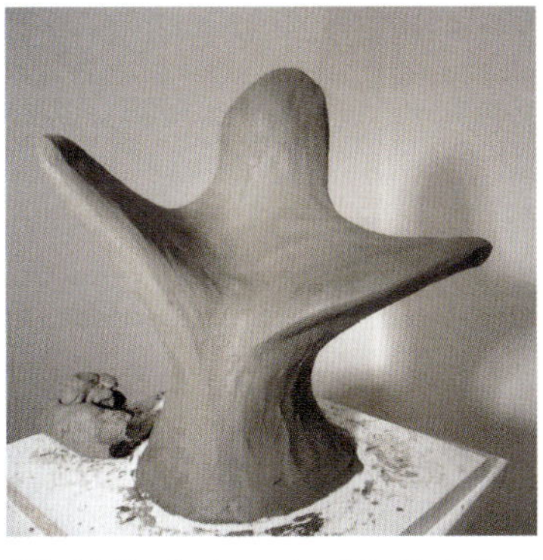

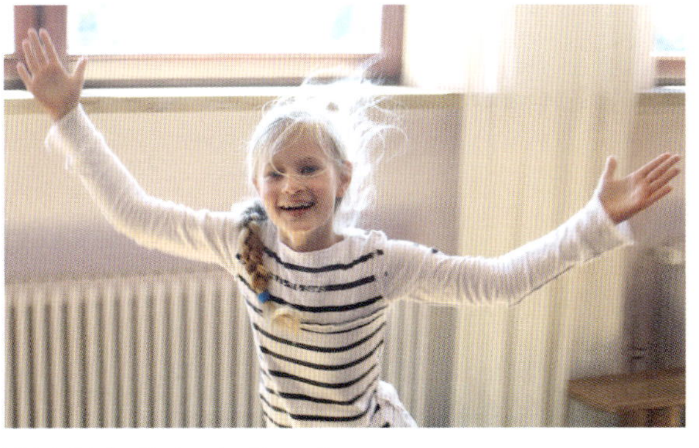

Abb. 16: Der Seelenzustand des Gestaltenden bildet sich im Gestus der Form ab.

* Eine solche Einheit finden wir beispielsweise in der Beziehung zwischen Erde und Mond. Sie bilden – astronomisch gesehen – ein „Doppelplanetensystem“, dessen Schwer- und Drehpunkt nicht in der Mitte der Erde liegt, sondern sich aus der Beziehung beider Himmelskörper zwischen ihnen ergibt.

Wenn mit geschlossenen Augen plastiziert wird, so werden alle derartigen Schiefstellungen im Raum den Gestaltenden meist erst auf behutsame Nachfrage der Therapeuten bewusst. Im Fluss des Arbeitens selbst bleibt in der Regel unbemerkt, wie tief die Verbindung zur eigenen Form ist und wie sehr man im Schaffensprozess mit dieser zu einer Einheit verschmilzt. Solche Formen zeigen, dass sie, für sich betrachtet, kaum Halt oder Standhaftigkeit in sich selbst besitzen, da sie keinen eigenen Bezugspunkt im Stoff, kein verbindendes Zentrum in der Tonmasse haben. Der Gestaltende empfindet sie innerlich als Teil seiner selbst. Tonform und Gestalter beziehen sich dabei auf ein gemeinsames Zentrum, das sich zwischen dem Gestalter und seinem Werk außerhalb der gestalteten Masse befindet.

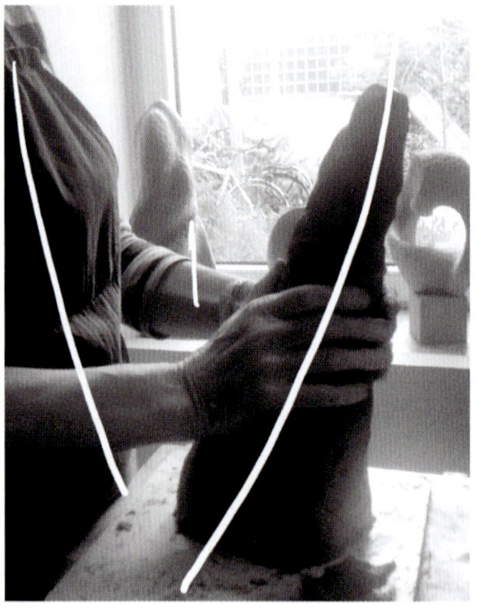

Abb. 17: Form und Schöpfer bilden eine Einheit. Eine Form erscheint oft erst dann stimmig und ausgeglichen, wenn man sie zugleich mit dem Schaffenden betrachtet, der sie zur Einheit ergänzt.

Wenn durch das erwähnte Nachfragen Bewusstsein für die tatsächlich gebildete, äußerlich womöglich „schiefe" Form entsteht, so ergeben sich daraus Möglichkeiten zur Veränderung. Jetzt besteht für den Gestalter die Gelegenheit, bewusst in die Gestaltung einzugreifen, und es zeigt sich dabei, ob nur Unachtsamkeit und mangelndes Bewusstsein für die Lage der Form im Raum zum Ungleichgewicht führten, oder ob doch eine tiefer verwurzelte Fragestellung vorliegt, die diagnostisch durchdrungen und gegebenenfalls (möglicherweise nach einem Austausch zwischen therapeutisch und ärztlich Tätigen) weiter und tiefergehend bearbeitet werden muss.

Nicht immer haben wir es mit nur einer Form zu tun. Mancher Gestalter formt mehrere Plastiken, deren Lage zueinander er fest bestimmt. Mehrere freistehende Formelemente lassen sich dann gegebenenfalls als Einheit, als ein zusammengehörendes Ganzes, als **eine** Skulptur erleben. Das Verhältnis, die Beziehung der Formteile zueinander ist dabei bestimmend. Sie können sich aufeinander beziehen (Abb.18 links) oder dies gerade nicht tun. Womöglich ist eine sich „freundlich" aufeinander zubewegende Geste erlebbar (Abb. 18 mittig), oder es dominiert eine antipathische Haltung (Abb. 18 rechts), die andere Form erscheint unterlegen usw.

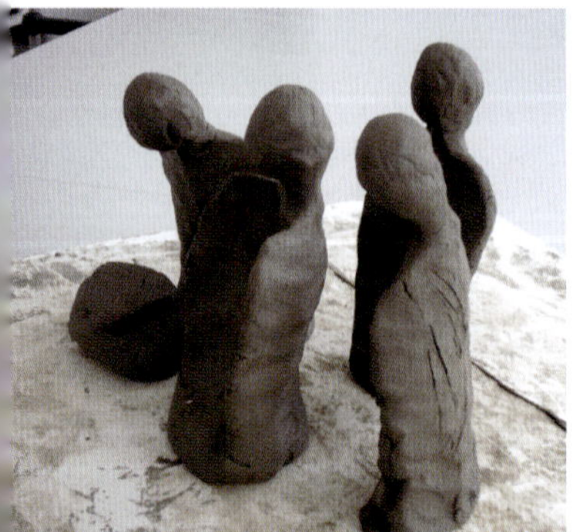

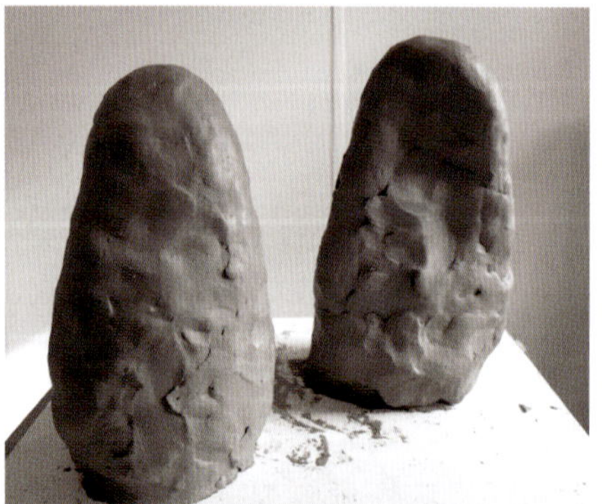

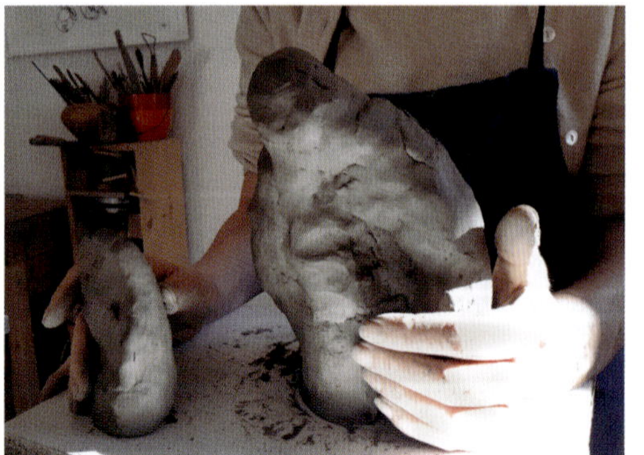

Abb. 18: Mehrere einzelne Formen bilden durch ihr Zusammenspiel eine Einheit.

Die Formbeziehung, in der die Gestaltteile gleichsam miteinander „sprechen", hebt die Bedeutung der Zwischenräume hervor. Der Zwischenraum verbindet die einzelnen, auf sich selbst und aufeinander bezogenen Gestalten zu einer gemeinsamen Gesamtgestalt. Die Zusammengehörigkeit wird durch den dynamisch wirksamen Zwischenraum geschaffen. Der Gestalter setzt diesen ebenso wie die plastisch ausgeführten Formen (Abb. 19).

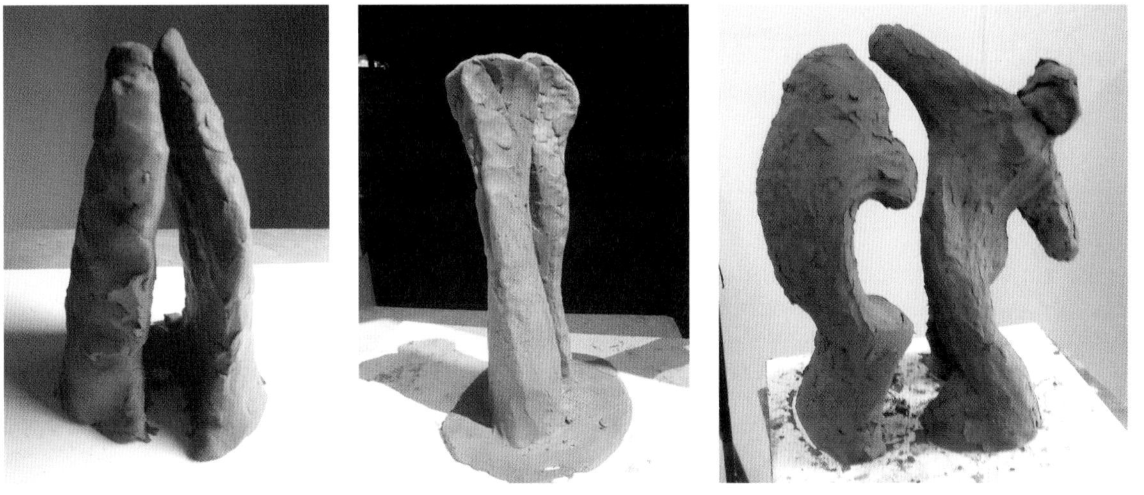

Abb. 19: Der Zwischenraum macht die Beziehung zwischen den Formen sichtbar: Aufeinander-Bezogensein, Sich-Anschmiegen oder ringendes Miteinander der Formen.

In der Art der Gestaltung des Zwischenraumes und damit der Beziehung zwischen den Formen spiegelt sich häufig wider, wie das Ich des Plastizierenden im Alltag seine sozialen Interaktionen zu gestalten vermag, mit welcher Achtsamkeit ihm das möglich ist. Auch im sozialen Leben ist die Fähigkeit wichtig, Verschiedenes im Zusammenhang bzw. als Einheit zu sehen, um den Charakter des Einzelnen im Gesamten zu erfassen.

2.3 Bildet die Form eine Ganzheit?

Die Fragen nach dem Zentrum und seiner Lage im Verhältnis zur Form sowie nach Gleichgewicht und Raumbeziehung verknüpfen sich mit jener, ob die Form eine Ganzheit bildet, ob es gelungen ist die gesamte Stoffmasse zu integrieren, ob es Bereiche gibt, die aus dem Ganzen herausfallen oder gar insgesamt der Eindruck von Geschlossenheit und Ganzheit fehlt. Wiederum können uns die Erlebnisse, die wir an der Form haben, nach dem Befinden ihres Schöpfers fragen lassen und wir uns dabei bewusst machen, ob wir selbst Erlebnisse kennen, die dabei anklingen. Zugleich soll uns diese Betrachtung verdeutlichen, wie behutsam wir bei der Interpretation sein müssen.

Wenn ich meine Selbständigkeit nicht ausreichend erlebe oder gar den Eindruck habe, dass die Umgebung zu stark auf mich wirkt, so beruht das oft darauf, dass ich mich gegenüber der Welt nicht als Einheit oder Ganzheit zu begreifen vermag. Vielleicht gibt es Teile des Körpers, die empfindungsmäßig nicht integrierbar sind, oder die Grenzen lassen sich nach außen nicht als sicher geschlossen erleben. Ersteres kann beispielsweise bei organischen neurologischen Krankheiten auftreten, wenn einzelne Bereiche des Körpers infolge einer Sensibilitätsstörung oder mangelnder muskulärer Lenkbarkeit als fremd oder empfindungslos erscheinen. Wir erleben das, wenn uns ein Bein „einschläft" oder noch radikaler bei einer länger dauernden Lähmung.* Auch bei einer grundlegenden Unsicherheit gegenüber der Welt und den Mitmenschen tritt mitunter ein unzureichendes Geschlossenheitsgefühl der Persönlichkeit auf, ebenso bei schweren psychiatrischen Problemen bis hin zum Erleben von Fremdbeeinflussung im Rahmen psychotischer Zustände.

In einer seelischen Ausnahmesituation kann es auch ohne vorausgehende tiefgreifende psychiatrische Erkrankung zu Dissoziationserscheinungen kommen, bei denen der Mensch sich nicht mehr mit seinem Körper in gewohnter Weise verbunden fühlt und wie neben sich zu stehen scheint. Das kommt beispielsweise bei schweren traumatischen Erfahrungen oder neurologischen Störungen vor.** Diese sehr verschiedenen Ursachenkomplexe führen wir deshalb hier an, weil sie zeigen, dass eine Auffälligkeit einer Plastik (z.B. wenn die einzelnen Teile kein organisches Ganzes ergeben, siehe Abb. 21) zwar auf eine Problematik im Erleben des Gestalters der Plastik zurückgehen kann, aber die Betrachtung der Plastik für sich allein allenfalls Hypothesen zur zugrundeliegenden Ursache zulässt. Diese selbst ist nur in einem sorgfältigen diagnostischen Prozess erschließbar. Die genaue Wahrnehmung der Plastik vermag allerdings ein Mosaikstein eines solchen Prozesses zu sein, durch den sich schließlich – gegebenenfalls auf der Grundlage eines multiprofessionellen Dialogs über den Patienten – eine „Gestalt" erschließt, die zu einer Diagnose führt.

Wenn wir in der Betrachtung einer Form nach ihrer Einheit, der Ganzheit der Form fragen, danach wo sich das schaffende, intendierende Zentrum befindet und ob dieses sich womöglich an mehreren Orten immer neu zentriert oder auseinanderfällt, suchen wir den sammelnden Ich-Punkt in der Form, welcher den Bezugspunkt aller Teile zueinander bildet.

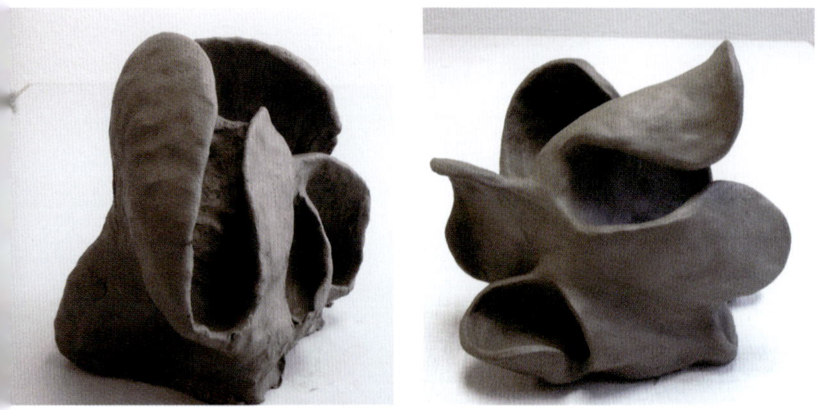

Abb. 20: Die Teile der Formen sind so zueinander geordnet, dass die **Formen als eine Ganzheit**, als Einheit erlebbar sind.

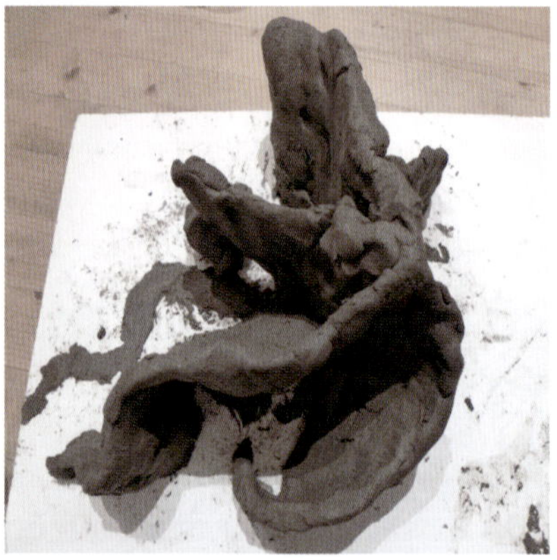

Abb. 21: Bei dieser zergliederten Form fällt es schwer, sie als eine Gesamtgestalt wahrzunehmen. Die **Form ohne inneren Zusammenhang** erscheint vielmehr amorph, zerfallend.

* So berichtete Mario Paulig über eine halbseitig gelähmt Patientin, die ihre gelähmte Körperseite wahlweise als „ungeschickte Katze" oder als ihren körperbehinderten Neffen identifizierte.[3] Auch periphere neurologische Störungen können ein solches Fremdheitserleben hervorrufen, worüber Oliver Sacks (1933-2015) schrieb.[4]

** Das kann sich bis zur Heautoskopie steigern, d.h. zu einem scheinbar von außen kommenden Blick auf sich selbst, wie er bei schweren traumatischen Erlebnissen vorkommt, der aber auch als charakteristisch für Nahtodeserfahrungen gilt, bei denen ja tatsächlich eine zunehmende Lösung der oberen Wesensglieder vom Leib stattfindet.[5]

Wenn wir eine körperhafte Tonform betrachten, entsteht mitunter der Eindruck, dass Teile der gestalteten Massen wie nicht mitgestaltet und nicht durchdrungen erscheinen, als wären sie wie aus der Wahrnehmung des Gestaltenden im Schaffensprozess herausgefallen (Abb. 22). Unfertiges besteht neben Fertigem, obwohl der Gestalter die Form als abgeschlossen erachtet. Dies kann natürlich auch ein bewusstes Gestaltungselement sein – ob das der Fall ist, versucht der Therapeut mit dem Patienten gemeinsam zu erkunden.

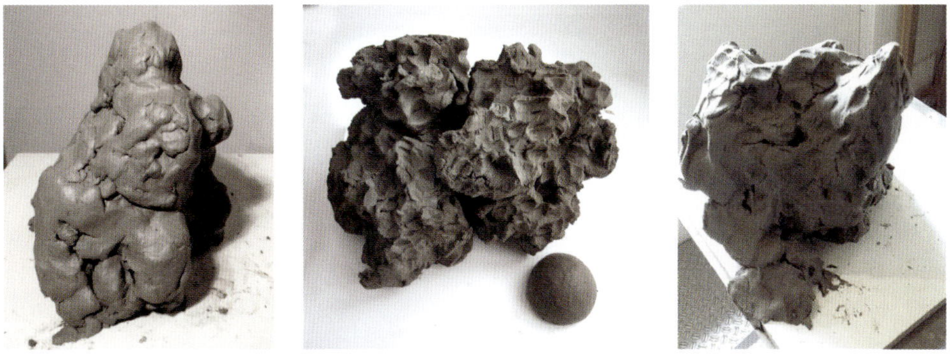

Abb. 22: An der Tonmasse zeigt sich die Intensität, in der der Gestaltende den Stoff ergreift und in die Formgestalt einbezieht. Links: die gesamte Tonmasse ist in die Gestaltung einbezogen, die Gesamtgestalt ist ergriffen, während die Stofflichkeit im Einzelnen noch nicht gestaltet wirkt; mittig: der Stoff ist nicht ergriffen, die Oberfläche ist in die Gestaltung einbezogen, jedoch nicht die gesamte Tonmasse; rechts: Teile der Tonmasse sind nicht bzw. noch nicht gestaltet.

Möglich ist ebenfalls, dass eine dem Patienten nicht bewusste „Hinderung" vorliegt, die ihn in seinem Gestaltungsbemühen einschränkt. Scheinbar bringt er nicht die innere Kraft auf, um seine Form bis in alle Teile, bis in ihre Peripherie hinein durchzugestalten. Die von ihm selbst angelegte Formgrenze wird nicht so mit Kraft erfüllt, dass die Substanz seiner Form vollständig mit einbezogen ist (Abb. 23). Unbewusst nimmt sich der Gestalter scheinbar selbst zurück; er vermag den notwendigen Mut nicht aufzubringen, die empfundene und die sichtbare Form in Einklang zu bringen. Bei depressiven Episoden oder beim Vorliegen von Kindheitstraumata sind solche Phänomene häufig wahrzunehmen.

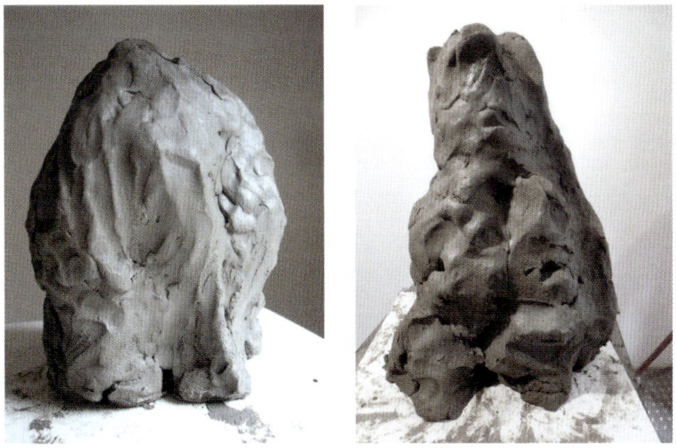

Abb. 23: Formen in zurückgehaltener vorläufiger Gestaltung; die möglichen Formgrenzen sind viel weiter angelegt als sichtbar ausgeführt.

2.4 Die Oberfläche als Grenze zwischen Innen- und Umwelt

Die Oberfläche einer Form stellt die Grenze zu ihrer Umwelt dar. Sie ist gleichsam die „Haut" der Form. Ihre Struktur kann „locker", „verdichtet", glatt, rau etc. sein. An der Oberfläche einer Plastik ist erkennbar, wie der Gestalter seine nach außen in die Welt drängenden Impulse formal verwirklicht. Dabei offenbart sich die Intensität seines Wirkens am gestalteten Stoff an der Flächenstruktur. Gleichzeitig kann sich aber auch die Empfindlichkeit und Befindlichkeit des Gestalters darin ausdrücken.

Die Oberfläche zeigt in ihrer Spannung, ob sich die Form von dem Umraum abschließt oder zu ihm hin offen ist (Abb. 24). Lockerheit und Offenheit in der Oberfläche können eine „transparente" Grenze zum Umraum anzeigen.

Oberflächen

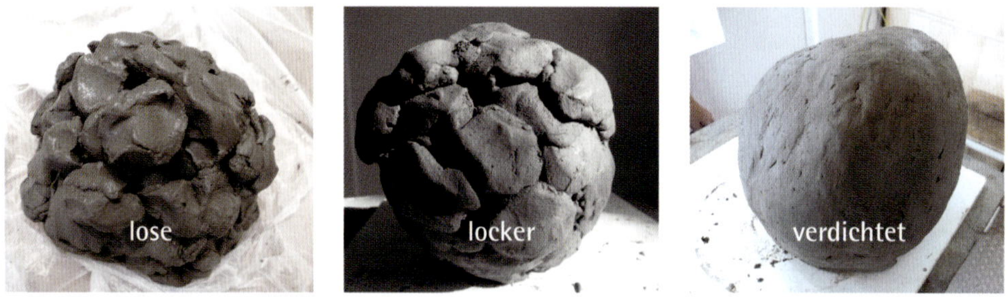

Abb. 24: Die mehr oder minder geschlossene Oberfläche einer Form zur umgebenden Welt macht ihr Gestaltungspotenzial sichtbar.

Die Spannung in den Wölbungen, den Oberflächen der Gestaltungen kann sichtbar machen, mit welcher Kraft, mit welcher Vitalität der Schaffende sich momentan in seinem eigenen Körper erlebt.

Das sehen wir auch an der menschlichen Leibesgestalt, bei der beispielsweise pralle Rundungen der Körperform eines Säuglings „Werde-Kraft" zum Ausdruck bringen (Abb. 25 links). Bei einem greisen Menschen sieht man dagegen an der Haut, seiner Körpergrenze, eher Falten und Runzeln. Ist der Turgor herabgesetzt, lässt sich die Haut in Falten anheben. Das weist darauf hin, dass sich die Vitalität aus der Körperperipherie zurückzieht, die Neubildungskräfte sich im Abnehmen befinden (Abb. 25 rechts).

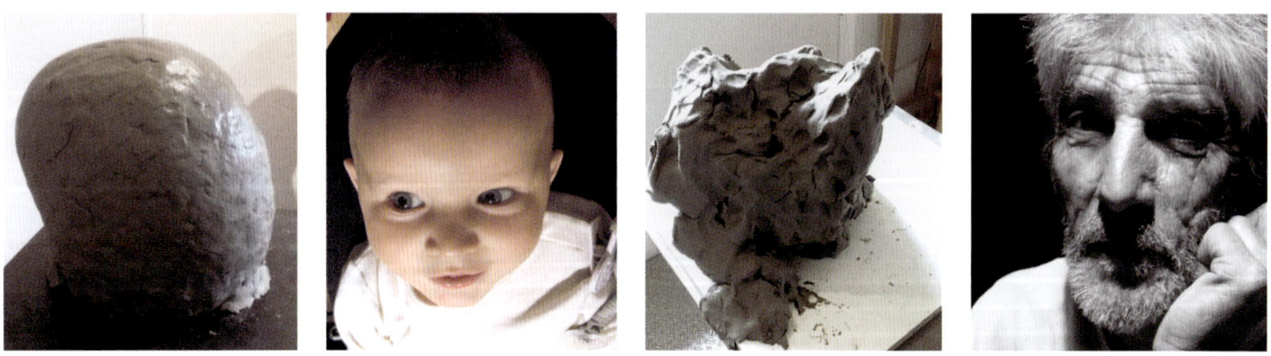

Abb. 25: Ton- und Leibesformen als Ausdruck der Selbstgestaltung und des ätherischen Kräftezustandes (Kind = Schwellen – Werdekraft; Greis = Verdichten – Zurückziehen).

Die Belebung der Haut als Leibesbegrenzung, als Peripherie, weist auf die ätherische Beschaffenheit hin. Auch die Fähigkeit der Seele, ihren ätherischen Lebensleib zu befeuern und zu vitalisieren kommt dabei zum Ausdruck. Bei Menschen, die sich in tiefer Trauer oder in einer Depression befinden, ist oft wahrzunehmen, dass die Haut an Spannung und Lebendigkeit verliert. Wenn die Durchblutung geschwächt ist, nimmt der Muskeltonus an Spannkraft ab. Oft findet sich bei einem hiervon betroffenen Menschen, dass die Oberflächen seiner Tonformen stärker von Vertiefungen als von Wölbungen, gewissermaßen mehr vom „minus" als vom „plus" geprägt sind.

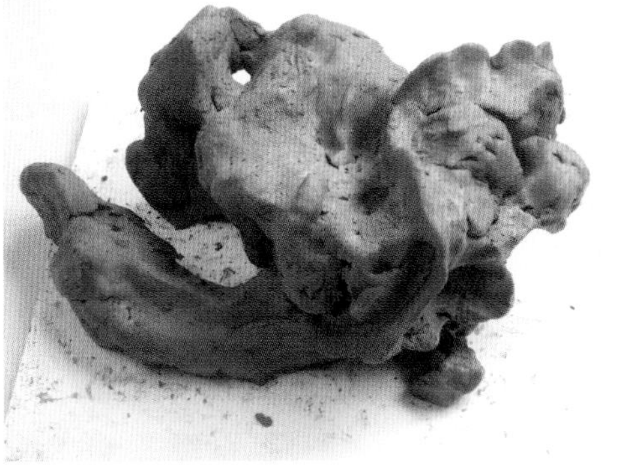

Abb. 26: Diese Form zeigt die Tendenz zur Auflösung ihrer Formgrenze. Das ausgleichende Zentrum – als Gegenkraft, als Ich-Kraft – gebietet den formauflösenden Kräften hier kaum Einhalt.

Bei einem Menschen der seine Leibesgrenze, seine Begrenztheit nicht erlebend wahrnimmt, nicht bei sich bleiben und sich nicht begrenzen kann, gestalten sich die Tonformen anders. Die Oberflächen zeigen eher einen lockeren Zusammenhalt, eine Neigung zur Auflösung der Formgrenzen, was sich in der feinen Flächenstruktur wahrnehmen lässt (Abb. 26).

Erkrankungen mit „expansivem" Charakter (beispielsweise aus dem manischen oder histrionischen Formenkreis) zeigen sich gegebenenfalls in einer sich wölbenden oder sich gar auflösenden Oberfläche (Abb. 27 links), was das Überwiegen der von innen kommenden Dynamik anzeigt.

Bei Patienten mit depressiven Störungen finden wir dagegen häufiger Vertiefungen und „muldige" Strukturen (Abb. 27 rechts), was auf relativ überhandnehmende Außenkräfte hindeutet.

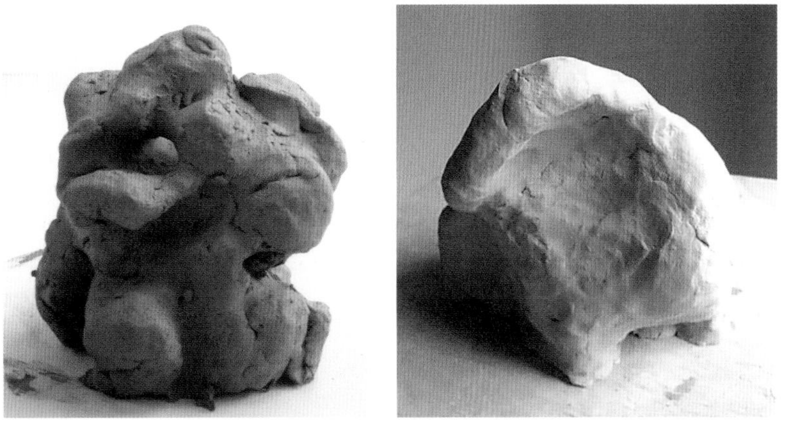

Abb. 27: Gestalterscheinungen in den Oberflächen der Formen weisen auf Dynamiken im Befinden des Patienten hin: auflösendes Wölben (links), muldige Schwere, sich zusammenziehend (rechts).

Mitunter ist das Erleben der Körpergrenzen gestört. Bei Hauterkrankungen kommt es beispielsweise vor, dass sich die Wahrnehmung der eigenen Leibesgrenze verändert, das ist z. B. bei Neurodermitis der Fall. Auch pathophysiologisch ist die Abgrenzungsfunktion der Haut hier gestört. Infolge Juckreiz und Überempfindlichkeit erlebt der Patient Berührungen mit der Umwelt oft als seelisch belastend und tendiert zum Rückzug. Auch seelisch besteht häufig ein erhöhtes Distanzbedürfnis, es fällt aber oft schwer, dieses adäquat deutlich zu machen.

Andererseits gibt es auch Patienten, denen es primär schwerfällt, mit ihrem Erleben bis zur eigenen Peripherie vorzudringen, was man auch an ihren Plastiken erleben kann. Unbewusst stellen sie sich oft Fragen wie: Was gehört zu mir? Was ist außerhalb von mir? Wer bin ich? Wo bin ich?

Aber auch die innere Dynamik des Seelischen und des dieses führenden Wesenskernes, des Ichs im Verhältnis zum Leib und zur Umgebung, zeigt sich mitunter daran, ob die innere Dynamik bis an die Formgrenze heranreicht, diese überschreitet oder eigentlich gar nicht ganz erreicht.

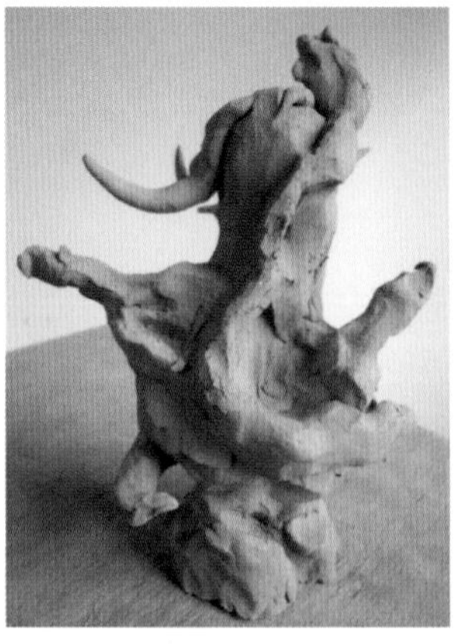

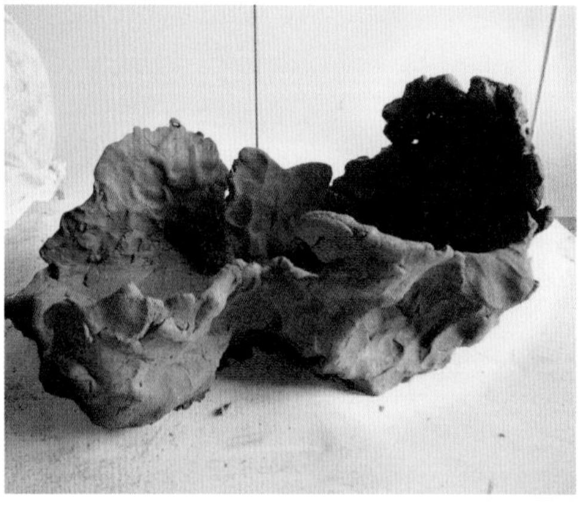

Abb. 28: Verschiedene Dynamiken in der Peripherie der Formen

Im linken Bild von Abb. 28 erleben wir eine zentrifugale Dynamik, der die Lebenskaft nicht bis in die Peripherie folgen kann, sodass sie dort zu verdorren scheint. Die rechte Form weitet sich dagegen nach oben, wobei sich Stofflichkeit und Formgrenzen zunehmend auflösen.

Eine Antwort im Gestaltungsprozess könnte darin bestehen, die periphere Gestaltgrenze aktiv auf das Formzentrum zu beziehen und bewusst die Form zu begrenzen.

Aus Sicht der Anthroposophischen Medizin entsprechen Schwierigkeiten, sich im Stoffwechsel zu begrenzen und dessen Dynamik vom (unbewusst wirksamen) Ich her zu gestalten, der „hysterischen Konstitution".* Hier überwiegen also die (aufbauenden) Kräfte des unteren Menschen, während die „neurasthenische Konstitution" von einem Überwiegen der abbauenden Kopfkräfte geprägt ist. In der beschriebenen „hysterischen" Situation liegt die Schwierigkeit vor, die eigenen leiblichen, seelischen und geistigen Gestaltgrenzen ausreichend wahrzunehmen und zu gestalten.

Auffällig verhüllte, kleine Formen entstehen mitunter bei einer Unsicherheit des Patienten und können seinen Wunsch sichtbar machen, sich zurückzunehmen. Dieser Patient nimmt sich häufig gegenüber seiner Gestaltwirklichkeit als weniger, kleiner und schwächer wahr als die Umgebung ihn empfindet. Im geringeren Ergreifen und Durchpulsen seiner Form und der Neigung, sie vor allem von Kräften, die von seinem Umkreis ausgehen, bestimmen zu lassen, prägen seine Formerscheinung. Seine übersteigerte Ängstlichkeit, fehlender Mut und die mangelnde Fähigkeit, sich behaupten zu können, werden oft in einer zurückgenommenen plastischen Ausdrucksfähigkeit sichtbar. Auch die Formgestaltungen eines depressiv-ängstlichen Menschen bleiben oft gewissermaßen „zu klein" und füllen ihre Formmöglichkeiten nicht aus, so spiegeln die Einschränkungen im Stoff oft das verminderte Selbstwertgefühl.

---

* Die Begriffe „Hysterie" und „Neurasthenie" entsprechen hier in ihrer Bedeutung nicht denjenigen, die man namensgleich in der Psychiatrie verwendet, vielmehr ist bei ersterer von einem Überwiegen der Kräfte des unteren Menschen, bei letzterer von einem des oberen Menschen zu sprechen.[6]

Schließlich lassen sich auch elementare Qualitäten wie die von **Licht und Wärme** an der Oberfläche der Plastik erleben. Wärme entspringt immer einer Quelle und strahlt aus dieser heraus. In der Plastik erscheint sie dann wie von innen kommend und zeigt sich in der Peripherie der Gestaltung, in der Wölbungsintensität, als Qualität (Abb. 29 links). Eine gerundete Form erleben wir im Allgemeinen wärmer als eine, die aus geraden Flächen und Kanten besteht (Abb. 29 rechts).

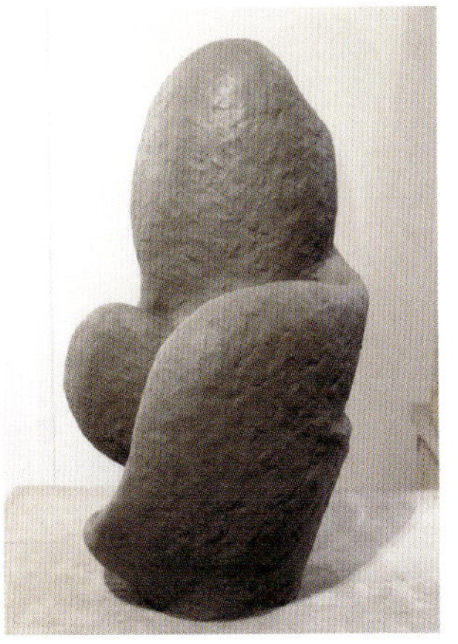

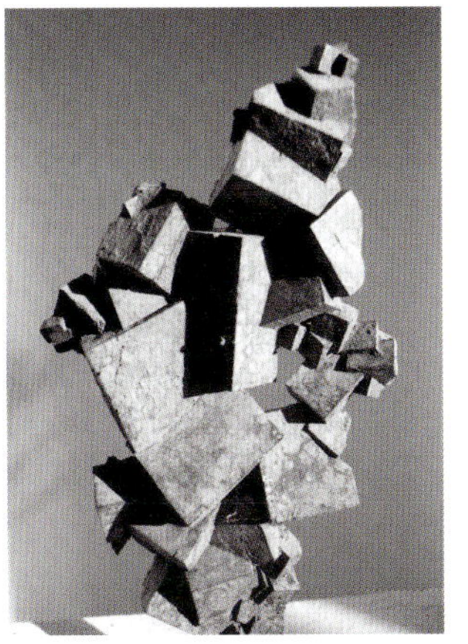

Abb. 29: von innen wölbend, gerundet = Wärme (links), von außen verdichtet, kristallin = Licht (rechts)

Die Spannung einer Wölbung lässt eine Form manchmal wie von innen durchwärmt erscheinen und vermittelt, bei der seelischen Beobachtung*, in unserer Gefühlswelt Erlebnisse von Sympathie, Kraft und Wärmequalität. Seelische Wärme kann sich in der Plastik auch in den Beziehungen der Formen zueinander zeigen. Neigen sich Einzelformen einander sowie auf ein gemeinsames Zentrum hin zu, so erleben wir den zwischen den Einzelformen entstehenden Innenraum als von seelischer Wärme erfüllt (Abb. 30).

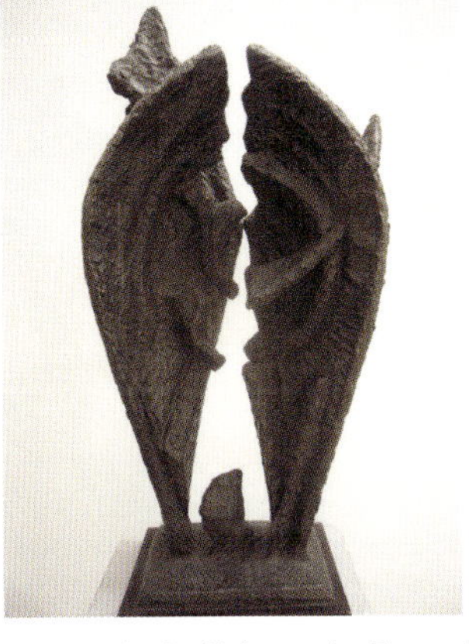

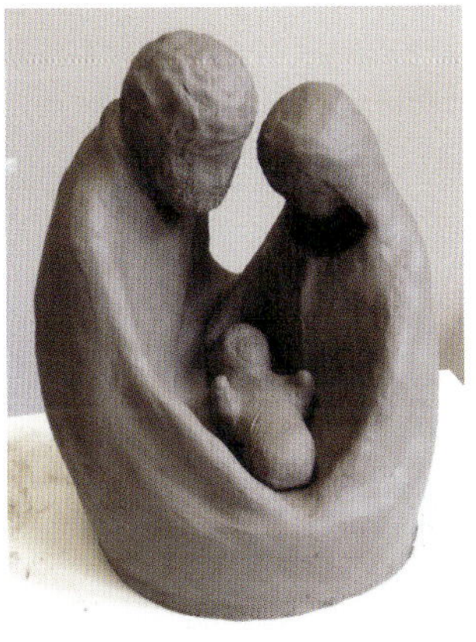

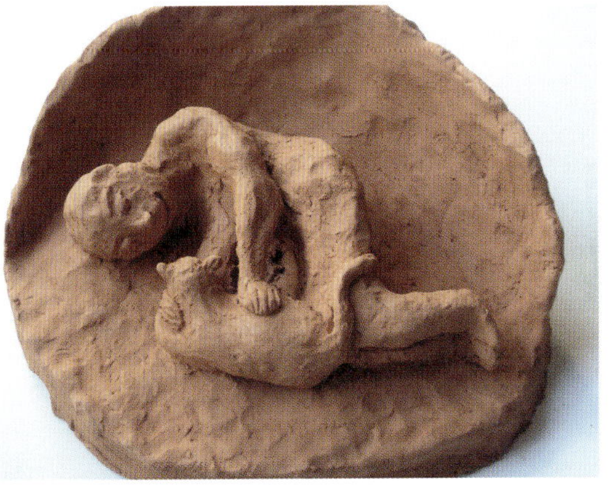

Abb. 30: In der Neigung der Formteile zueinander erleben wir den Schein von Wärme.

Im Schein der Wärme lässt sich erleben, mit welcher Intensität der Gestaltende sich mit den Tätigkeiten und den Dingen verbindet.

---

* Mit dem Begriff „seelische Beobachtung" meinen wir hier ein Vorgehen, bei dem wir darauf achten, was ein Objekt der äußeren Welt (hier die zu betrachtende Form) in unserem Inneren für seelische Reaktionen hervorruft. Diese erfasse ich ebenso sorgfältig wie zuvor das äußere Objekt in physischer Hinsicht. Die Reaktion in meinem Inneren teilt mir nicht nur etwas über mich selbst, sondern auch über das Objekt mit.

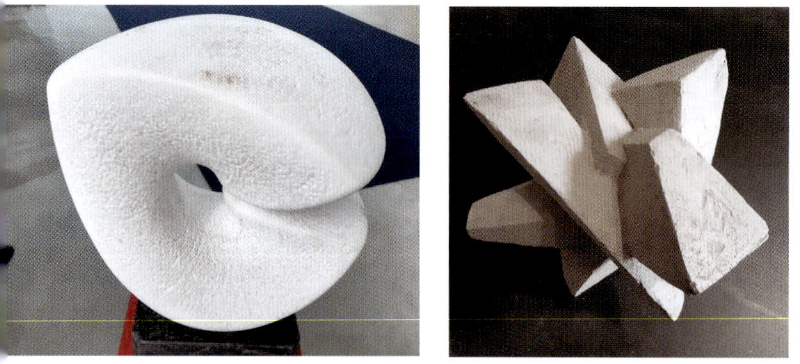

Abb. 31: Die Gestaltung der Oberfläche lässt die Form lichthaft erscheinen; Licht/Leuchten von innen (links), Licht/Verdichten von außen (rechts).

Licht ist vor allem ein Oberflächenphänomen an der Plastik. Die Grenzfläche der Form zeigt dabei eine Straffheit und Dichte, die eine gewisse Klarheit des Bewusstseins zur Darstellung bringt. In ihrer Form lichthaft erleben wir einen Bergkristall oder einen Antimonit, bei denen alle Gestaltungen durch Flächen und strahlige Raumrichtungen bestimmt sind. In der plastischen Gestaltung empfinden wir gradlinige oder strahlige Formen lichthafter geprägt als gerundete (Abb. 31).

Zugleich tritt auch eine Lichthaftigkeit – wie ein inneres Leuchten – auf, wenn sich eine Form zunehmend verdichtet und so einer kristallinen Erscheinungsform annähert. Licht nehmen wir dann in der seelischen Beobachtung als eine von außen kommende Kraftwirkung wahr.

2.5 Bewegung in und an einer Form – Wandlungswille und Kräftewirken

Eine plastische Form kann in ihrer Spannung durchströmt und durchkraftet wirken, als würde Lebenssaft in ihr fließen und sie bereit sein aufzubrechen wie ein zum Keimen bereiter Same oder eine sich öffnende Knospe, die leicht von dem Samen, der Knospe im Ruhezustand zu unterscheiden ist (Abb. 32). Ein Wachstumsstreben vermag fühlbar anzuzeigen, dass der Formzustand die Möglichkeit zur Verwandlung hat. Die innewohnenden Kräfte wirken gestaltend auf die Formbildung ein.

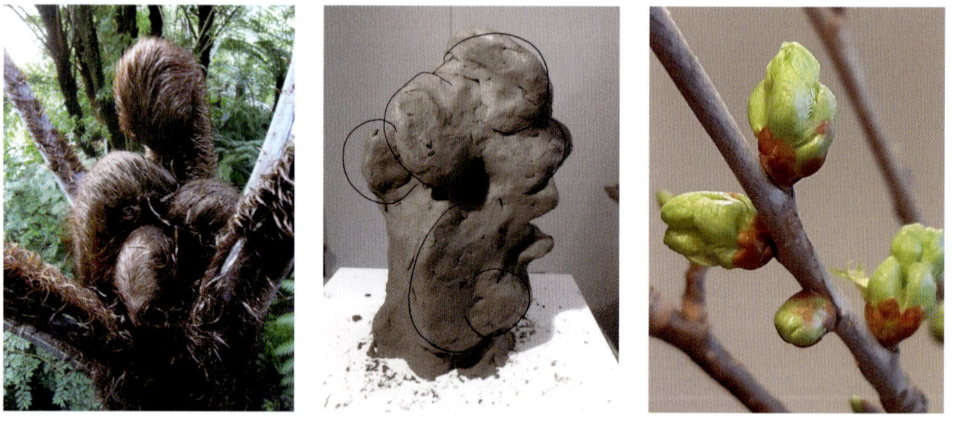

Abb. 32: Werdekraft und Wandlungswillen in Natur und Kultur. Die innewohnenden Zukunftskräfte einer Form sind sicht- und erlebbar in einer Pflanze wie auch in einer Tonform.

Eine Tonform kann auch insgesamt selbständig bewegt erscheinen. Selbst wenn die Skulptur sich unbewegt im Raum befindet, lenkt sie die Blickführung des Betrachters in eine gerichtete Bewegung, die ein Streben nach einer Bewegung einer Form suggeriert. Verfolgen wir die verschiedenen Teile einer Form, das drängende Wölben, das Ausweiten und sich Zusammenziehen, folgt unser Blick den verschiedenen Formelementen und ihren Proportionen zueinander, so erleben wir bereits in der abtastenden Blickführung eine Bewegung, die von der Form gelenkt ist. In unserem Bewusstsein erscheint dieses aktive Nacheinander des Formerlebens als „Bewegung“ der Form.

Andererseits zeigt die Form mitunter eine Dynamik, die so auf ein Davor und Danach verweist, dass sie in Bewegung zu sein scheint.* Wir haben das beispielsweise an der Venus von Milo erlebt. Auch die gesamte Komposition einer Gestaltung erscheint manchmal so, als wären die Komponenten in dramatischer Bewegung beseelt, wie das Beispiel der Laokoon Gruppe zeigte. [→ Kapitel II.5]

Möglicherweise möchte ein Gestalter seiner Form den Eindruck der Bewegung verleihen, doch die genauere Beobachtung lässt erkennen, dass nur Spuren der Oberflächenstrukturen den Schein der Bewegtheit suggerieren, die Masse des Tones aber nicht von der Bewegung ergriffen wird (Abb. 33). Was wir oberflächlich als Bewegung in der Form wahrzunehmen meinen, ist manchmal nur der Abdruck der arbeitenden Hände bzw. der Spuren, welche die Finger des Gestalters auf dem Ton hinterlassen haben. So erscheint die Form oberflächlich gesehen als bewegt, ist in ihrer Gesamtheit, ihrer Gestaltung im Raum, in ihrer inneren Stofflichkeit jedoch unbewegt.

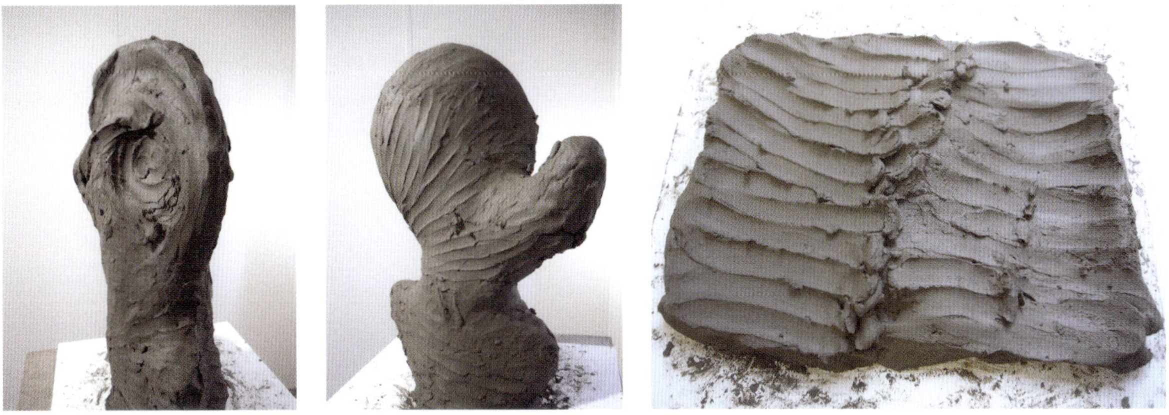

Abb. 33: Oberflächenstrukturen vermitteln den Anschein einer Bewegtheit, ohne dass die Form in ihrer inneren Stofflichkeit die Bewegung mitvollzieht.

* Sehr schön führte das Adalbert Stifter (1805-1868) in einer Betrachtung zur plastischen Kunst in seinem 1857 erschienenen Roman „Der Nachsommer“ aus: „*Dafür zeigt die Schwingung der Gliederflächen in ihren Teilen und Unterabteilungen eine solche Ausbildung und Durchführung, daß die Zustände von jetzt und von unmittelbar vorher und nachher sichtbar werden, daß die Glieder wie ich vorher von der Gewandung sagte die Vorstellung der Beweglichkeit geben, und daß sie leben.*“[7]

Der Art der Bewegung in einer Tonform kann ein Spiegel der inneren Bewegtheit eines Patienten sein, seiner Fähigkeit, in sich selbst mit seiner Um- und Mitwelt mitzuschwingen und zu agieren. Bewegung in der Gestaltung (Abb. 34) setzt auch im Leben eine Wandlungsfähigkeit voraus.

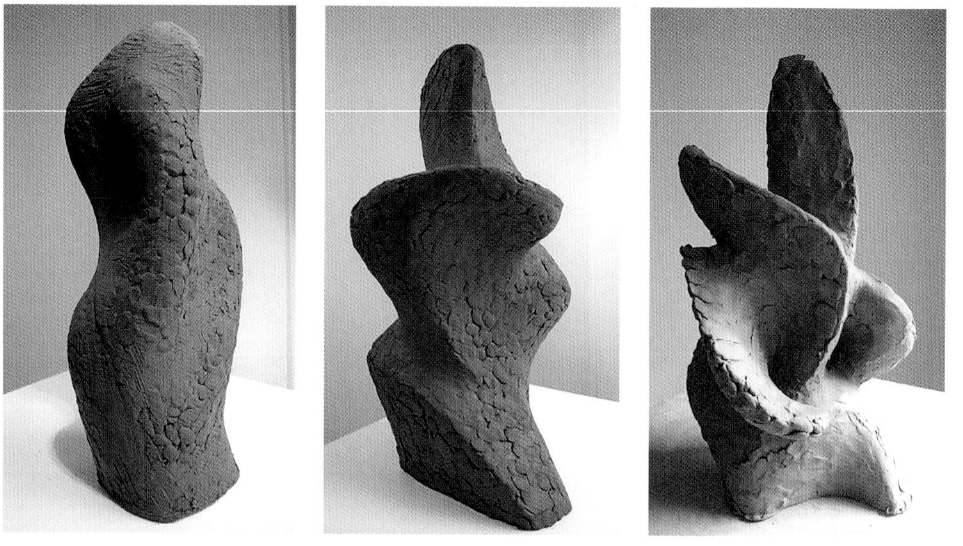

Abb. 34: Die bewegte Formgestalt zeigt sich in und an allen Elementen der Gesamtkomposition, gleichermaßen Stoff und Raum ergreifend.

Wir sehen an diesen Beispielen, dass von Patienten gestaltete Plastiken sich als fruchtbarer Ausgangspunkt für einen diagnostischen Prozess nutzen lassen. Es bleibt aber erforderlich, die Ursachen der Auffälligkeiten in der Formbildung sorgsam zu klären, um keinen Fehlinterpretationen zu unterliegen. Im Austausch mit dem Patienten kann ihm dies Selbsterkenntnis vermitteln und gleichzeitig einen Therapieprozess anstoßen.

3. Betrachtung einer von einer Patientin geschaffenen Form

In den vorherigen Kapiteln haben wir verfolgt, wie Formen in den verschiedenen Naturreichen erscheinen, einige solcher Phänomene näher betrachtet und versucht, die ihnen innewohnenden Kräfte zu erschließen. Zuletzt haben wir eine Formbetrachtungsmethode vorgestellt und möchten diese an einer konkreten Form, die eine Patientin gestaltet hat, anwenden.

Da sich in einem Buch die dreidimensionale Form nicht unmittelbar darstellen lässt, sehen wir die Form, die eine Patientin geschaffen hat, hier aus einer Reihe unterschiedlicher Blickwinkel.

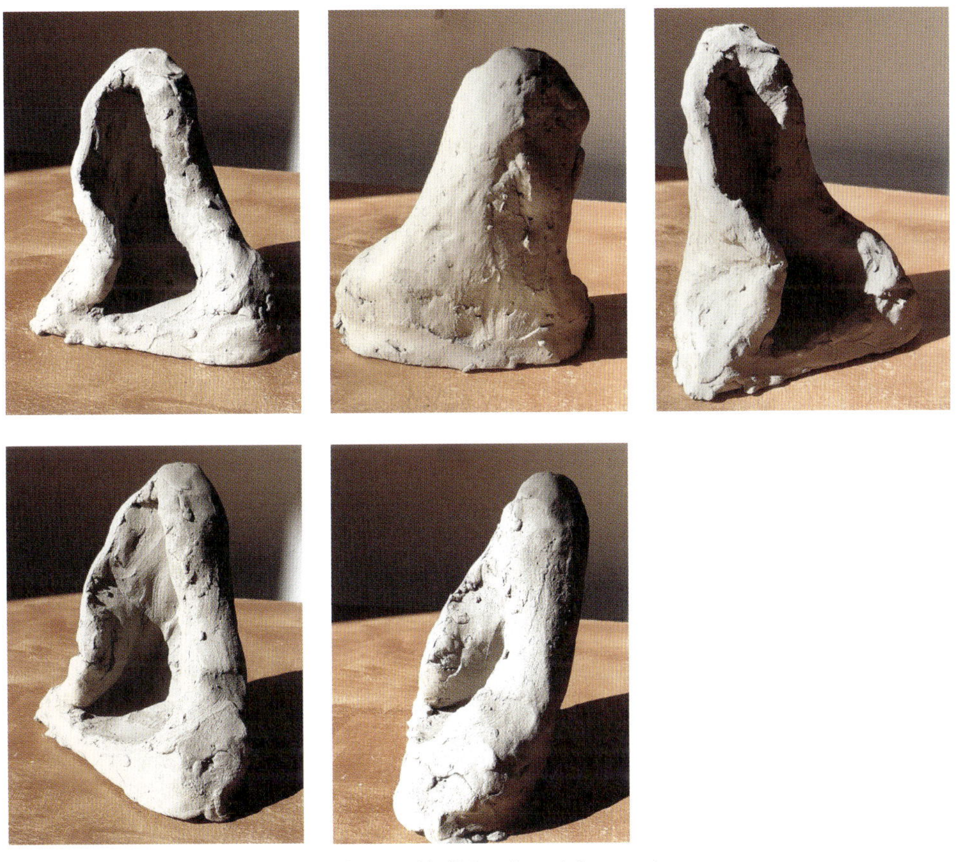

Abb. 35: Tonform einer Patientin aus fünf unterschiedlichen Perspektiven gesehen

Die plastisch gestaltete Tonform ist etwa 15 Zentimeter hoch, im unteren Bereich gut 15 cm breit und verjüngt sich nach oben. Sie zeigt an der gesamten Oberfläche kleine Risse und Unebenheiten sowie eine krümelige Struktur, die auf den Entstehungsprozess hinweist. Man erkennt, dass hier und da Tonstückchen lose aufgesetzt und anschließend geglättet wurden, da sie noch die Fingerspuren tragen.

Die Form erscheint in ihrer Gesamtgestalt wie ein aufgerichtetes Dreieck, das am oberen Ende abgerundet ist. Blickt man von vorn auf die kleine Plastik (Abb. 35 links oben), so sieht man eine tonumwallte Vertiefung, einen Innenraum, der allseits von einer Umhüllung aus Ton umfasst wird und eine Gliederung aufweist, die ihn im oberen Bereich aufrecht, im unteren eher liegend erscheinen lässt.

Auf der gegenüberliegenden Seite (Abb. 36) ist die Form geschlossen und ihre Oberfläche grob geglättet. An der rechten Seite weist sie mehrere Unebenheiten und Einbuchtungen auf. Sie ist in ihrer gesamten Ausrichtung nicht an der Senkrechten orientiert und neigt sich nach rechts.

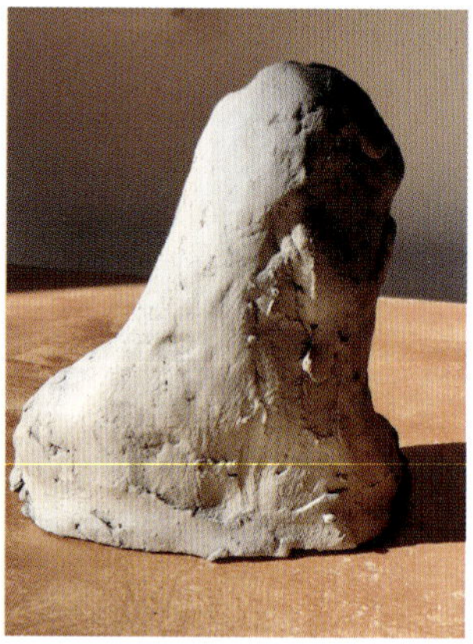

Abb. 36: Rückseite der Form

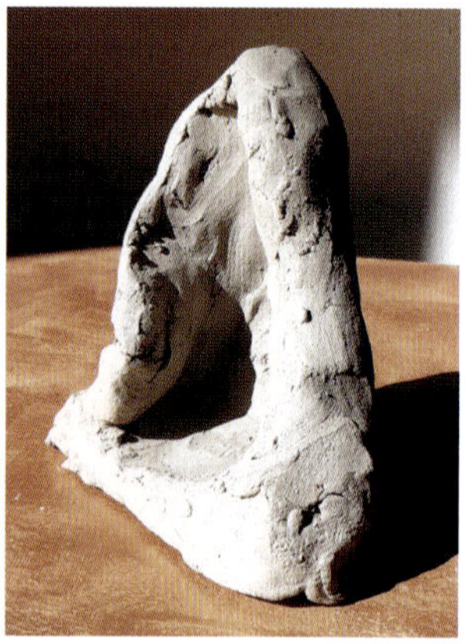

Abb. 37: Blick in die Form hinein von schräg rechts vorne

Wenn wir die Form wiederum von vorne anschauen (Abb. 37), so sehen wir, dass die (vom Betrachter aus gesehen) linke Seite offener wirkt, sich zur Umgebung hin weitet und hier insgesamt dünner und zierlicher erscheint. Im oberen Bereich findet sie einen bogenförmigen Abschluss.

Die rechte Seite ist kräftiger gestaltet als die linke und wirkt wie eingerollt. Sie ist im unteren Bereich massiger, mit leicht nach rückwärts gerichteter Neigung.

Wenn man versucht, der vitalen Dynamik oder dem „Fluss" in der Form nachzuspüren, lässt sich miterlebend fühlen, wie die linke Seite in ihrer Umrandung, die den Innenraum umfasst, bewegt wirkt, nach oben strebt (Abb. 38). Sie wendet sich nach innen, um dann mit einem nochmaligen Richtungswechsel schließlich nach außen zu streben. Während die linke Seite der Gestaltung aufsteigt, wirkt die andere Seite eher nach unten in die Fülle sinkend.

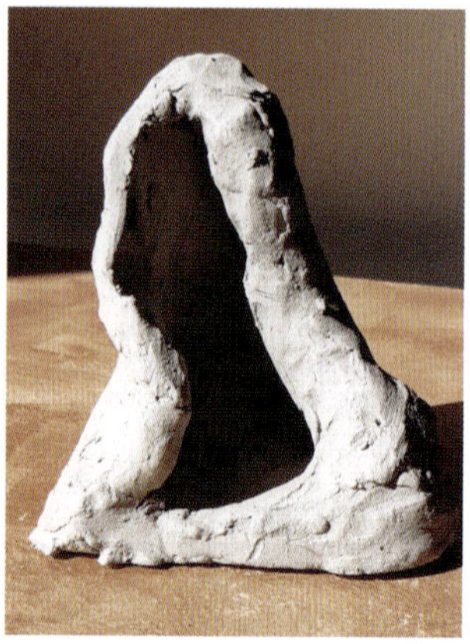

Abb. 38: Form von vorne

Betrachtet man die Form schräg von der linken Seite der Form aus (Abb. 39), so wirkt die nach oben strebende, dünnere Fläche links wie herabsinkend, und die zuvor hereingerollte, sinkende Seite rechts erscheint jetzt kraftvoll aufsteigend. Der Gesamteindruck der Form vermittelt wenig von innen lebendige, jugendliche Werdekräfte, sie wirkt eher müde, sinkend, und sie erscheint in ihrer Vitalität zäh, etwas trocken.

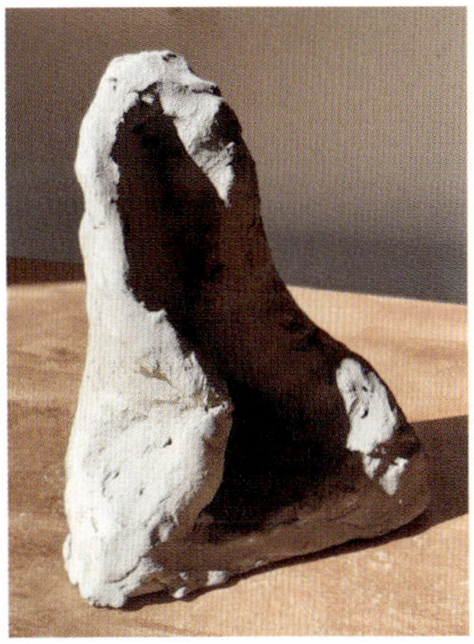

Abb. 39: Form von der linken Seite aus gesehen

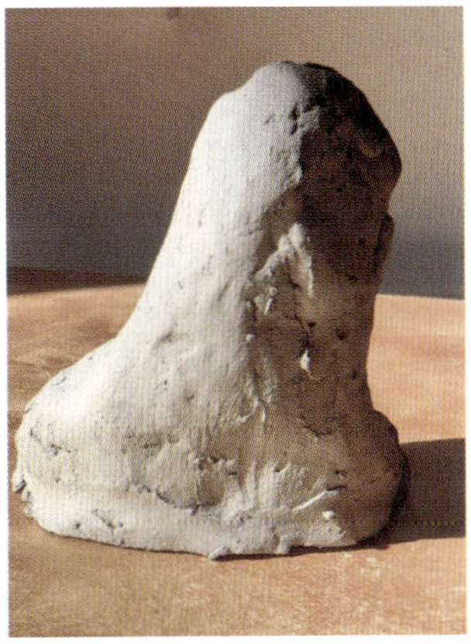

Abb. 40: Rückseite der Form

Von der Rückseite aus gesehen (Abb. 40) zeigt die Form eine geschlossene Fläche, und man gewinnt durch das breite Aufsitzen der Grundfläche wiederum den Eindruck, dass sie unten in die Schwere sinkt, während sie im oberen Bereich versucht, sich aufrecht zu halten.

In der ganzen Form zeigen sich Asymmetrien und Spannungen. Zwischen der (von hinten gesehen) rechten und linken Seite entsteht so der Eindruck einer Dynamik der Form, die nach rechts einzuknicken droht und sich nach links mühevoll aufrecht zu halten scheint.

Die Form macht in Hinblick auf die seelische Empfindung den Eindruck einer sich aufrichtenden und zur Umgebung hin öffnenden Gestaltung, die im Öffnen zugleich versucht, sich nicht zu verströmen, sondern sich zusammenzuhalten. Während der obere Teil der Form in die Aufrichte strebt, scheint der untere Teil davon dominiert zu sein, sich niederzulassen.

Wenn man sich in die Geste zwischen Sich-Öffnen und Sich-Zusammenhalten, sich mit Mühe gegen die Schwerkraft halten und sich auch von außen halten lassen, seelisch einlebt, so macht die Form einen anrührenden Eindruck. Die Ausdauer, mit der die Form trotz der Kargheit der sich in ihr ausdrückenden Lebenskraft gegen die Zähigkeit der Materie kämpft und diese zu überwinden versucht, geschieht mit starker Willenskraft im oberen Bereich. Trotz der geringen Vitalität scheint sich die Form darum zu mühen, sich aufrecht in den Raum zu stellen.

Im Arbeitsprozess wurde die Form von ihrer Gestalterin offenbar immer wieder mit den Händen wahrgenommen und ertastet, was sich der Form einprägte und sie wesentlich mitgestaltete. Es lässt sich erahnen, wie die Hände sie umfassten (Abb. 36) und ihre rechte und linke Seite dadurch unbewusst mitgestalteten. Ebenso ist nachvollziehbar, wie die Rückseite der Form von einer Geste des hüllenden Haltens mitgeprägt wurde.

Aufgreifen der Gesichtspunkte zur Formbetrachtung

Wir fragen nach dem Gleichgewicht und den Zentren in der Form und im Umkreis.

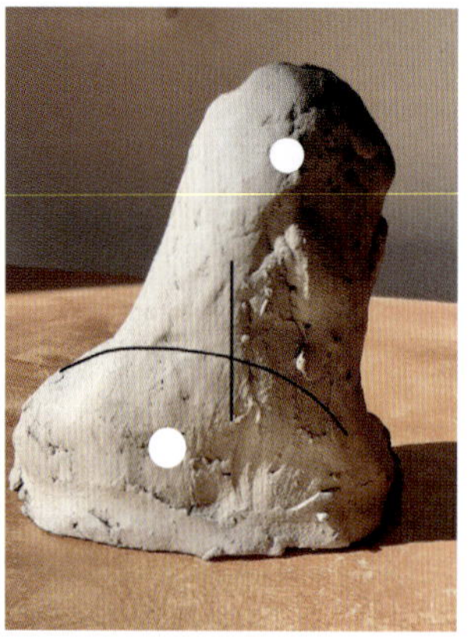

Abb. 41: Form von hinten aus gesehen, die Zentren sind durch Punkte markiert.

In der Form sind mehrere Zentren ausgebildet, zwischen denen die Patientin offenbar ein Gleichgewicht herzustellen versucht hat (Abb. 41).

Wir finden solche Zentren sowohl im oberen als auch im unteren Bereich der Form. Die Balance zwischen ihnen wird durch eine imaginäre Senkrechte gehalten, auf die sie sich beziehen.

Dieses Bild (Abb. 42) zeigt den die Plastik haltenden und beeindruckenden Bezugspunkt. Die Plastizierende bildet selbst, mit ihrer gegenüberstehenden Leiblichkeit für die Form den Halt von außen, damit diese nicht nach hinten fällt, und wird so zu dem aus dem Umkreis wirkende Zentrum.

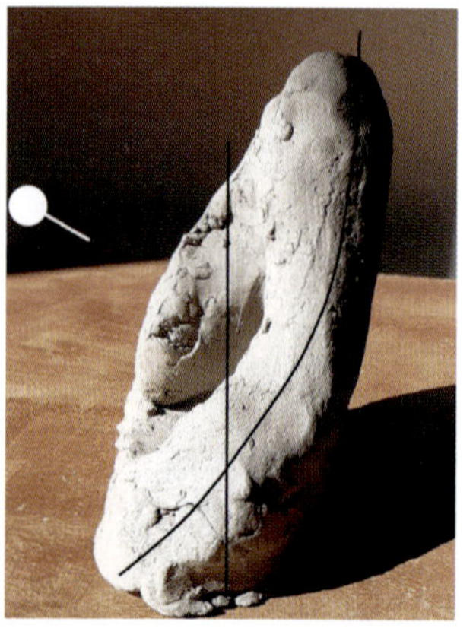

Abb. 42: Neben den innerhalb der Form sich befindenden Zentren ist auch eines im Umkreis zu finden (weißer Punkt), der die Form im Gleichgewicht hält.

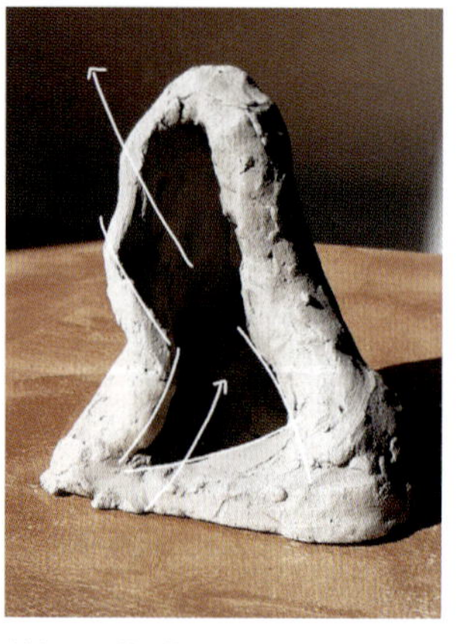

Abb. 43: Die Form droht links einzuknicken. Die erkennbare Dynamik ist mit weißen Pfeilen angedeutet.

Die Plastik kämpft um ihr Gleichgewicht, da es einen Knick an der einen Seite zwischen oben und unten gibt (Abb. 43), als ob sie niedersänke, wenn die Form nicht aus dem Umkreis von einer Gegenkraft (dem Ich des Gestalters) gehalten würde. Wir erleben, dass das Werk aus dem Zusammenklingen der sichtbaren Form mit dem gestaltenden Menschen besteht.

Wir fragen nach der Beziehung der Form zu ihrer Eigenwelt, Mitwelt und Umwelt* und allgemein nach ihrer Raumbeziehung.

Das Innere der Form zeigt sich als eine eigene Welt, einen Raum, der sich teilweise zur Mitwelt hin öffnet und so in Beziehung zur Mit- und Umwelt tritt (Abb. 44). Die Linien verdeutlichen, dass diese Öffnung im oberen Teil der Form stärker stattfindet als im unteren.

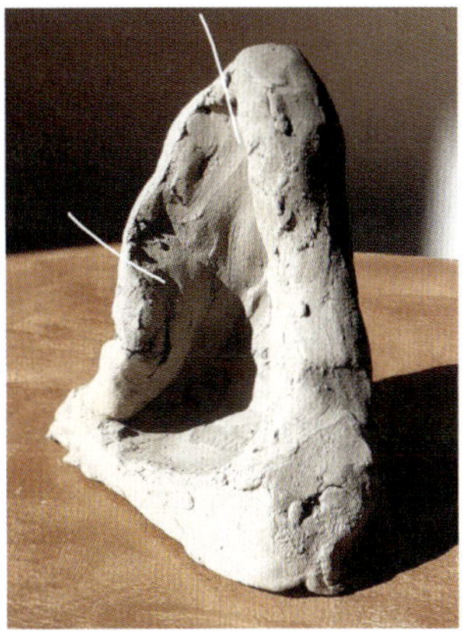

Abb. 44: Öffnungsdynamik der Form zur Mitwelt, deren unterschiedliches Maß durch weiße Striche angedeutet ist.

Von einem leicht veränderten Blickwinkel des Betrachters aus (Abb. 45) wird erkennbar, dass der Innenraum einen Ansatz zu einer rhythmischen Gliederung aufweist und sich im oberen Bereich zur Umwelt aktiv hin öffnet, im unteren eher die Um- und Mitwelt zulässt, sie mehr passiv empfängt.

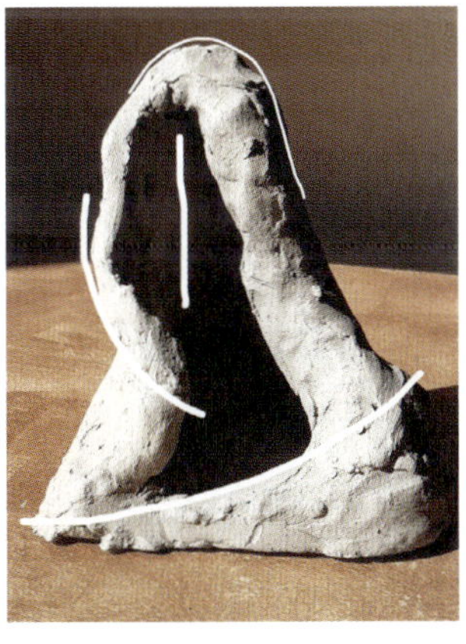

Abb. 45: Eine rhythmische Gliederung ist erkennbar.

Wir spüren hier, dass die Gestalterin die Form sowohl von vorn bedrängt als auch von hinten gehalten hat und so ein Gleichgewicht zu schaffen suchte (Abb. 46). Als Teil der Gestaltung ist die Schöpferin mit der Form verwoben, und sie verursacht und hält zugleich die auffällige Rückenlage.

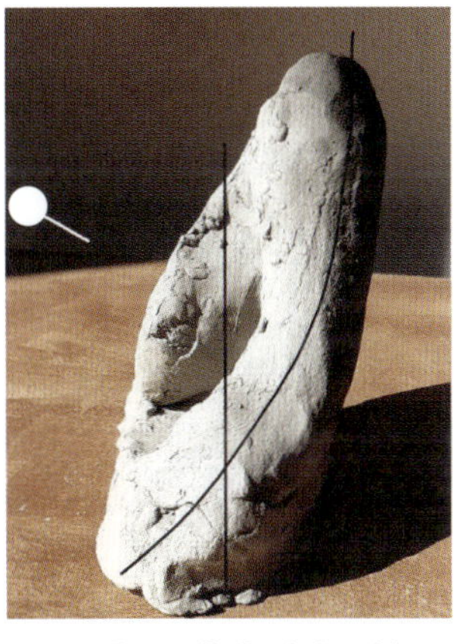

Abb. 46: Der weiße Punkt bezeichnet ein vor der Form gelegenes Zentrum. Hier befand sich die Gestalterin, die offenbar die Form mit ihren Händen umhüllte, was zur Ausbildung der Schräglage führte.

* Als Eigenwelt sei hier alles bezeichnet, was sich ausschließlich auf mich bezieht, also beispielsweise alle eigenen Leibesbezüge. Mitwelt umfasst somit, was außerhalb meines Leibes unmittelbar auf mich Bezug nimmt, also insbesondere alle meine sozialen Interaktionen. Die Umwelt schließlich ist meine gesamte Umgebung (also auch alle Pflanzen, Tiere, die geologische und kosmische Umgebung etc.), unabhängig davon, ob diese sich aktuell unmittelbar auf mich bezieht.

Wir fragen nach der Bewegung.

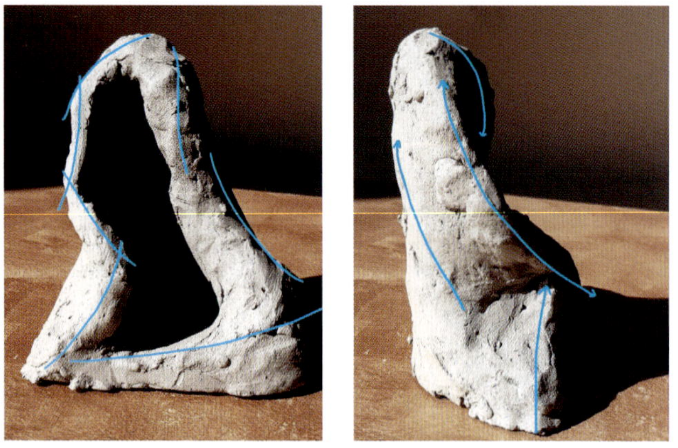

Abb. 47: Die Form zeigt eine komplexe Dynamik von Richtungswechseln.

Die gesamte Form überrascht den Betrachtenden durch ihre zahlreichen Wendungen von rechts nach links, vorn nach hinten und oben nach unten (Abb. 47) und zeugt trotz der abrupten Richtungswechsel von einer ihr innewohnenden und sie bewegenden Dynamik. Die Gestaltung zeigt, dass es Kraft braucht, sie in die Aufrechte zu bringen und zu halten.*

Welche Oberflächenqualitäten finden wir?

Die Form zeigt in ihren Oberflächen ebenso wie in ihren Wölbungen an der Rückseite (Abb. 48 links) Ansätze des Erlebens von Wärme, an der Vorderseite (Abb. 48 mittig) mit ihren Gliederungen, Vertiefungen und Tendenzen zur Kantenbildung dagegen eher Kühle und Lichthaftes.

Die Stofflichkeit der Form ist in manchen Teilsegmenten (Abb. 48 rechts) stärker von innen mit Werdekraft und Leben erfüllt, was in anderen Formteilen weniger erkennbar ist.

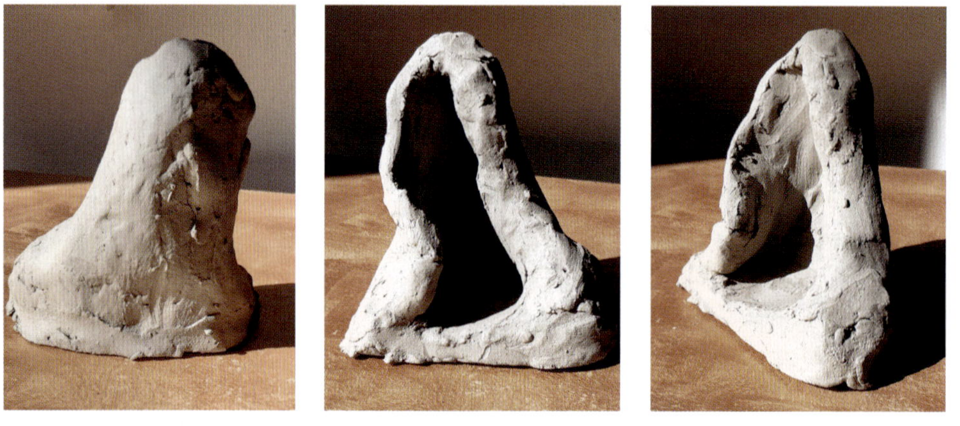

Abb. 48: Oberflächenqualitäten in unterschiedlichen Bereichen der Form

* Die Gestalterin der Form leidet unter einer ungewöhnlich schweren Skoliose in Verbindung mit einer Osteoporose, daher gewinnt man den Eindruck, dass diese Erkrankungen womöglich Einfluss auf diese besondere Formgestaltung haben.

Einige Erkenntnisansätze für die therapeutische Intervention

Können wir aus diesen Beobachtungen an der Form Impulse für die weitere Therapie ableiten? Wenn wir die Qualitäten, die wir in der Skulptur gefunden haben, ebenso auf uns wirken lassen wie die seelische Anmutung, die sie in uns erzeugt, dann lassen sich Entwicklungsmöglichkeiten erkennen, die Anregungen geben, aus denen sich mit der Patientin zusammen ein Therapieweg entwickeln lässt.

In der Form zeigt sich deutlich ein Ringen um die Aufrechte, dem ein starkes Wirken der Schwere entgegensteht. Die Plastik scheint sich dieser Schwerewirkung entwinden zu wollen. Die Form ringt gleichsam mit der Senkrechten, wodurch an der Seite eine Spannung entsteht (Abb. 45).

Therapeutisch kann die Patientin dazu angeregt werden, ihre Aufrichtekraft intensiver zu erleben, ihre Ich-Kraft und somit zugleich ihr Selbstbewusstsein zu stärken. Die Erstarkung des Selbstbewusstseins geht immer einher mit einem intensiven Selbsterleben. Das Selbstbewusstsein der Patientin könnte mit Elementen aus den plastischen **Marsübungen** Kräftigung erfahren [zu den Übungen → Kapitel VI.2.4]. Das gilt auch für einen weiteren wichtigen Schritt, bei dem die Schöpferin lernt, ihre Form zunehmend als von sich getrennt und als eigenständig zu erleben.

Wir haben gesehen, dass die Gestalterin die Beziehung zu ihrer Form empfindet, indem sie sich selbst als Gegenüber mit einbindet (Abb. 42). Die abrupten Wendungen (Abb. 47 links) wie auch das deutliche Einsinken, die Einknickungen in der Form können uns darauf hinweisen, dass wir die Patientin bei ihrer Suche nach einem Zentrum unterstützen sollten. Dadurch könnte sie einen Bezugspunkt in ihrer Form finden und lernen, sich schließlich stärker den von außen aus dem Umkreis wirkenden Kräften gegenüber zu behaupten (Abb. 44). Bei diesem Themenkreis haben sich Elemente aus den **Merkurübungen** als hilfreich erwiesen. [zu den Übungen → Kapitel VI.2.3]

Die Wölbungen im Stoff vermitteln immer wieder, wie die Patientin mit aus den von innen kommenden Kräften, den zukunftsweisenden Werde-Kräften, zu gestalten versucht (Abb. 48 rechts). Die Form zeigt einen Wechsel von Fülle und Zurücknahme. Hierin kommt eine Spannung zwischen dem kühlen Kopf- und dem Stoffwechselpol zum Ausdruck, in dem sich auch das von Wärme durchdrungene Wollen ausprägt (Abb. 43). Fruchtbar kann hier eine Anregung zum Harmonisieren dieser Pole, zur Ausbildung einer rhythmischen Dynamik sein, wie sie sich beispielsweise in den Übungen zur **Sonnenqualität** findet. [→ Kapitel VI.2.2] Hier geht es darum, eine atmende Qualität im Stoff zu entwickeln sowie Spannungen lebendig zu vermitteln und auszugleichen.

Es wurde deutlich, dass es bei der Patientin ein Ringen um Selbständigkeit in Hinblick auf ein Gegenüber gibt. Wir würden sie gerne dazu anregen, in Austausch mit dem Umkreis zu kommen, ohne sich in diesem zu verlieren. Einen solchen dynamischen Wechsel zwischen Innen- und Umwelt stärken die bereits erwähnten Merkurübungen. Die erforderliche Belebung der eigenen Vitalkräfte gelingt dagegen vor allem durch Variationen der Sonnenübungen.

Wir hoffen, dass Sie bei diesen Betrachtungen mitvollziehen konnten, wie uns eine von der Patientin gestaltete Form Phänomene an die Hand gibt, die es uns möglich machen, der Patientin Anregungen zu geben, Gleichgewicht in ihre Form zu bringen. Da jede Gestaltung auch ein Spiegel des Gestaltenden ist und das Gestalten wiederum auf ihn zurückwirkt, ist es möglich, so auch Heilungsimpulse zu entdecken. Allerdings entsteht aus der Formbetrachtung natürlich kein bindender Therapieweg. Vielmehr gilt es, mögliche Therapieimpulse zu entdecken, die sich der Patientin anbieten lassen, damit diese in Zusammenhang mit ihren Motiven *ihren* Weg finden kann. Wir sind dabei ihre Begleiter und dürfen Mit-Entdecker auf einem Weg sein, der die Patientin zu sich selbst führt.

Literatur

1 Steiner, R.: Theosophie (GA 9). Rudolf Steiner Verlag Dornach 2021.

2 Golombek, E.: Plastisch-Therapeutisches Gestalten. In: Arbeitsgruppe der Kunsttherapeuten in der Medizinischen Sektion am Goetheanum (Hrsg.): Anthroposophische Kunsttherapie, Wissenschaftliche Grundlagen, Arbeitsansätze, Therapeutische Möglichkeiten, Bd. 1. Verlag Urachhaus Stuttgart 2000. S. 18 ff und 62 ff. Dieses Buch steht auch zum kostenlosen Download zur Verfügung: www.salumed-verlag.de/kostenlose-downloads/anthroposophische-kunsttherapie.html (Abfrage Mai 2022).

3 Paulig, M., Weber, M., Garbelotto, S.: Somatoparaphrenia. A positive variant of anosognosia for hemiplegia. Der Nervenarzt 2000; 71. 123-129.

4 Sachs, O.: Der Tag, an dem mein Bein fortging. Rowohlt Verlag Hamburg 2021.

5 Anzellotti, F., Onofrj, V., Maruotti, V. et al.: Autoscopic phenomena: case report and review of literature. Behavorial and Brain Functions 2011; 7 (1). doi: 10.1186/1744-9081-7-2.

6 Rißmann, W.: Hysterie und Neurasthenie als typologischer therapeutischer Ansatz bei seelischen Erkrankungen. Der Merkurstab 2013; 66 (3). S. 196-211.

7 Stifter, A.: Der Nachsommer. Patmos Verlag Düsseldorf 2007. S. 341.

KAPITEL V

Metamorphosen einer Entwicklungsreihe – die sieben Kapitelle des ersten Goetheanums

In diesem Kapitel betrachten wir eine Metamorphosenreihe plastischer Gestaltungen, die in den Kapitellen des ersten Goetheanums zu finden waren. Sie repräsentieren in Form plastischer Gesten grundlegende Entwicklungsstufen, die wir dynamisch nachvollziehen können. Wenn wir uns als Therapeuten in diese einleben, lassen sich daraus sowohl therapeutische Prinzipien ableiten wie auch Elemente der Beziehungsgestaltung entwickeln.

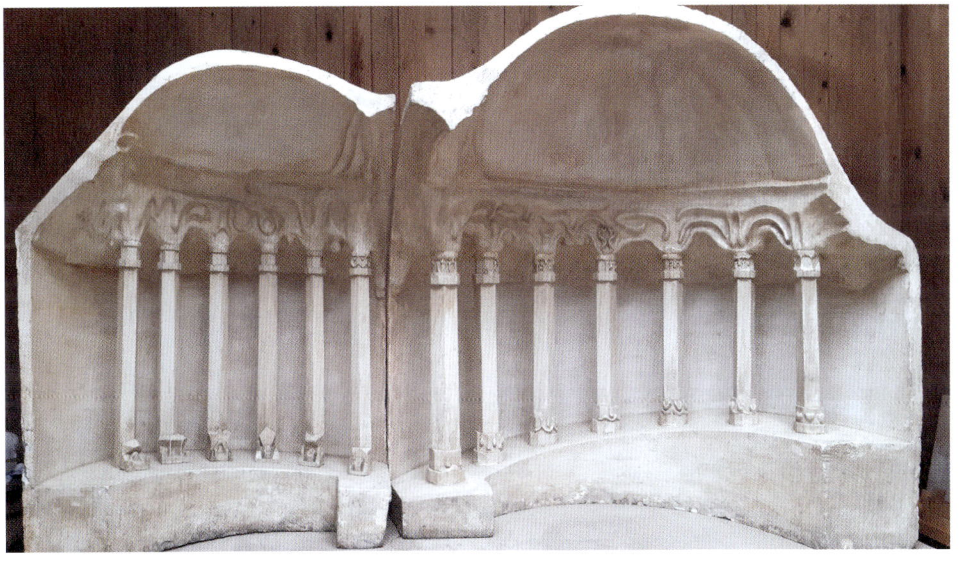

Abb. 1: Modell des ersten Goetheanums von Rudolf Steiner

1. Einführung

1.1 Was sind die Kapitelle?

Eine ganz wesentliche Inspirationsquelle unserer plastisch-therapeutischen Tätigkeit bilden für uns die Kapitelle des ersten Goetheanums in Dornach (Schweiz)*, die wir im Weiteren in diesem Kapitel mit Ihnen zusammen betrachten wollen. Dass sich aus diesen Kapitellen zuverlässig wirksame Übungen ableiten lassen, klingt vielleicht zunächst unerwartet, wird jedoch im nächsten Kapitel konkretisiert.

Im griechischen Tempelbau stellten Kapitelle (von lat. Caput = Kopf) mehr oder minder gestaltete Enden von Säulen dar, die gemeinsam einen Balken (den Architrav) trugen, auf dem das Tempeldach lastete. Somit bilden die Kapitelle Berührungsbereiche

* Das erste Goetheanum wurde von Rudolf Steiner entworfen, von einer international zusammengesetzten Gemeinschaft von Handwerkern und Künstlern erbaut und am 26.9.1920 eingeweiht. Es diente unter anderem als Theaterbau, Tagungsort, sowie als Sitz der Allgemeinen Anthroposophischen Gesellschaft und zum Teil der anthroposophischen Sektionen. In der Silvesternacht 1922 fiel es einem Brand zum Opfer.

einer oberen („himmlischen") und einer unteren („irdischen") Welt. Damit repräsentieren sie anschaulich in der einzelnen Form ein Verhältnis, das dem Zweck ihres Standortes insgesamt entspricht, da Tempel- und später Kirchenbauten der kultischen Pflege einer Berührung von materiell-irdischer und transzendent-geistiger Welt dienen.* An diese plastisch-architektonische Tradition knüpfte in gewisser Weise der Bau des ersten Goetheanums an. Die dort verwirklichten Formen dienten nicht in erster Linie ästhetischen Bedürfnissen, sondern zeigten grundlegende Entwicklungsdynamiken auf.

Während die Kapitelle einer griechischen Säulenreihe aber weitgehend gleichförmig waren, bilden die Kapitelle des Goetheanums eine Metamorphosenreihe, welche die Entwicklung plastischer Grundkräfte erleben lässt.

Die Namen der Säulen (Saturn-, Sonnen-, Mond-Säule etc.), die wir auch nachfolgend verwenden, beziehen sich nicht auf die gleichnamigen heutigen Planeten, sondern bezeichnen Entwicklungsstufen des Weltganzen, die in der Anthroposophie beschrieben werden. Auch wenn die Kenntnis davon das Verständnis der Zusammenhänge bereichern kann, ist sie für ein Erleben der plastischen Metamorphoseschritte nicht unbedingt erforderlich, weshalb wir weitere Informationen hierzu für daran Interessierte in einem Anhang dieses Buches (s. S. 325 ff.) darstellen. Rudolf Steiner gab den Säulen „Säulenworte" bei, die dazu beitragen, die qualitativen Entwicklungsdynamiken besser zu verstehen. In Abschnitt 3 dieses Kapitels gehen wir näher darauf ein.

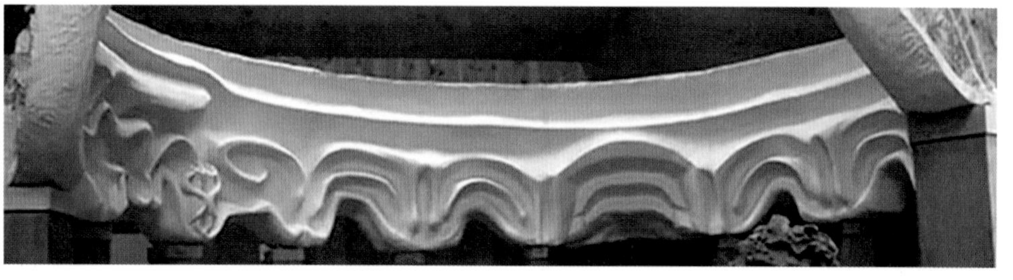

Abb. 2: Der Architrav verband die Säulen der großen Kuppel des ersten Goetheanums (Ausarbeitung der „Plastikschule am Goetheanum").

Die Säulen und Kapitelle des ersten Goetheanums bestanden aus verschiedenen Holzarten und umrahmten den Zuschauerraum des Baus. Mehrere Bildhauer und weitere Helfer haben diese nach Entwürfen Rudolf Steiners und im Zusammenwirken mit ihm angefertigt. Die Wahl der Hölzer folgte komplexen Gesichtspunkten, die wir ebenfalls im Anhang erläutern.

Unser Ziel ist es, Ihnen als Leser dieses Buches die Möglichkeit zu eröffnen, sich selbst mit den Kapitellen und ihren Qualitäten auseinandersetzen. Da die originalen Kapitelle von dem erwähnten Brand zerstört wurden (vgl. Fußnote auf S. 99), sind wir auf Abgüsse der plastischen Modelle und fotografische Wiedergaben der geschnitzten Formen als Studienmaterial angewiesen. Wer sich eine Weile mit diesen „Schriftzeichen" beschäftigt und dabei versucht, sie nicht nur als Gewordenes, sondern als Ausdruck lebendiger Prozesse zu erleben, kann durch das plastische Medium und übendes Nachvollziehen zu einem

* Was in Tempel- und Kirchenbauten äußerlich sichtbar erscheint und diese zu Orten regelmäßig kultisch vollzogener Geschehnisse macht, ist letztlich die bewusste Gestaltung eines geistigen Sachverhaltes in der irdischen Welt, in der ein transzendentes Geschehen sichtbar vor Augen tritt. Wir selbst sind gleichermaßen irdisch-stoffliche und geistig-spirituelle Wesen. Die genannten Welten sind in uns gegenwärtig, durchdringen einander, wirken aufeinander und lassen uns als Mensch erscheinen.

tieferen Verständnis gelangen. Die durch das Studium der Kapitelle erlebbaren plastischen Gestaltungskräfte geben uns ein Werkzeug an die Hand, das elementare Grundkräfte und plastische Prinzipien für die Therapie vermittelt.

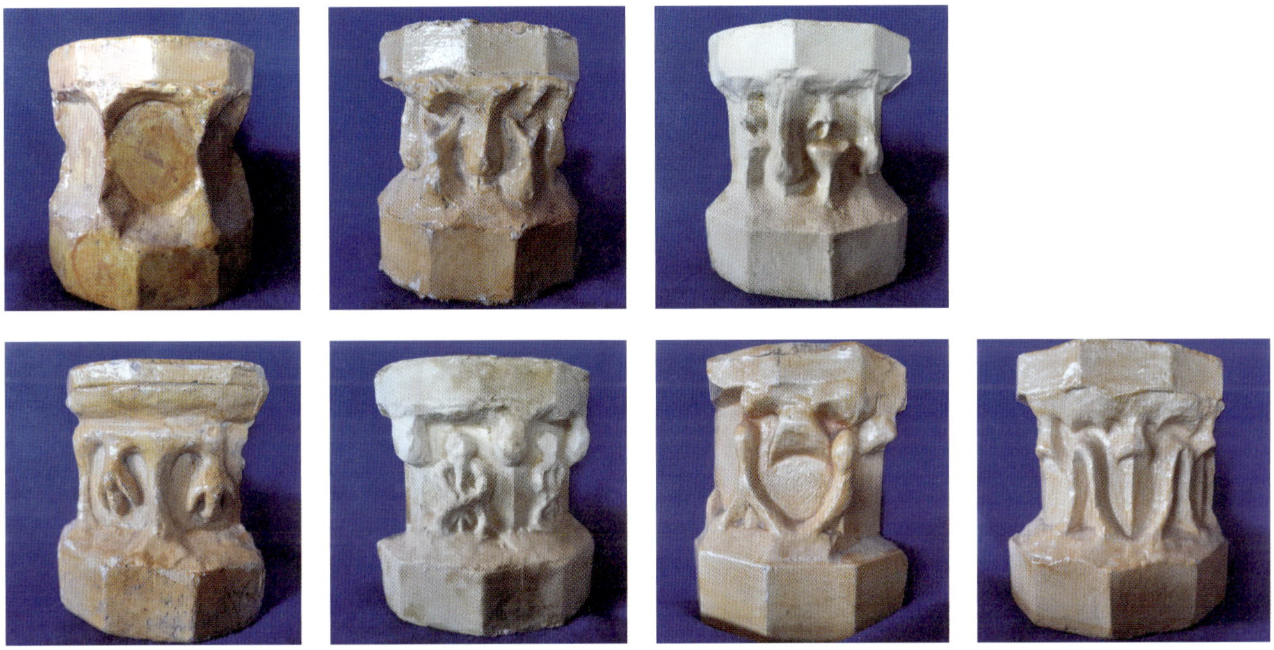

Abb. 3: Gipsabgüsse der von Rudolf Steiner entworfenen Kapitellformen

1.2 Was ermöglicht uns die Beschäftigung mit den Kapitellen?

Die Entwicklungsreihe vom Saturn- bis zum Venuskapitell* stellt einen Metamorphoseprozess dar, der uns viele Anregungen für die plastische Arbeit und ihren Bezug zur Therapie gibt. Dabei geht es therapeutisch nicht darum, die Kapitelle als solche plastisch nachzubilden, sondern die ihnen innewohnenden Kräfte- und Prozessdynamiken in Übungen zu verwandeln, durch welche die spezifischen Qualitäten der jeweiligen Entwicklungsstufen wirksam werden. Sie lassen sich auf diese Weise gezielt für therapeutische Impulse einsetzen und können der Selbstgestaltung dienen.

Die Auseinandersetzung mit der Reihe der Kapitelle bildet einen Schulungsweg für uns Therapeuten, durch den wir Erfahrungen mit den spezifischen Qualitäten der Welt- und Menschenentwicklung machen.

* Die Hintergründe dieser Benennungen finden sich ausführlich im Anhang des Buches (S. 325 ff) dargestellt.

2. Eine plastisch-dynamische Betrachtung der Kapitelle und wie wir sie therapeutisch nutzen können

In den folgenden Abschnitten stellen wir eine Metamorphosenreihe der Kapitelle vor und zeigen auf, welche Qualitäten wir wahrgenommen haben und wie diese in der therapeutischen Arbeit bis in die Beziehungsgestaltung einsetzbar sind.

2.1 Saturnkapitell

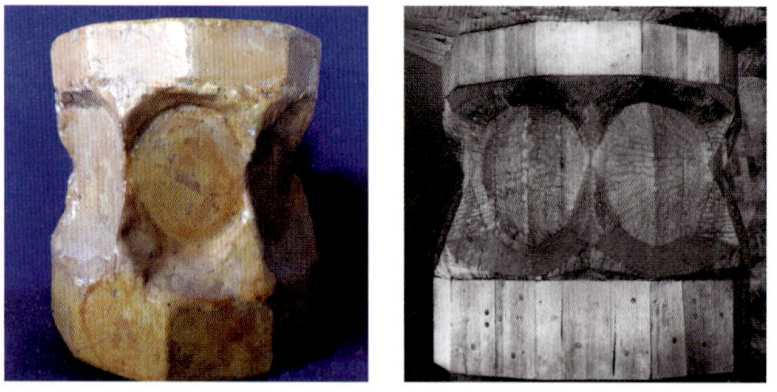

Abb. 4: Gipsmodell des Kapitells der Saturnsäule (links), Umsetzung in Weißbuchenholz (rechts)

Schauen wir uns dieses Kapitell an, so sehen wir eine Form, innerhalb derer sich eine ebene Vertiefung mit gerundeter Umgrenzung findet. Spitze Formbildungen stehen sich von oben und unten kommend gegenüber, berühren sich fast und umschließen seitlich diese annähernd kreisförmigen, ebenen Flächen. Wie könnte diese Form gebildet worden sein? Denken wir uns zwei Kugelsphären, die sich einander annähern, sich schließlich berühren und bei weiterer Annäherung zu durchdringen beginnen (Abb. 5). In der Schnittebene entsteht dadurch eine runde Form, die wir im runden Innenelement des Kapitells wiederfinden. Die sich hier an den Rändern im Kapitell heraushebenden Elemente (die auch zu den Spitzen führen, die von oben und unten kommen) sind tatsächlich so geformt, dass ihre Erweiterung zu einer Kugel führen würde, die der Materie des Holzes begegnet. Nur dort, wo diese Sphäre in das Holz dringt, können wir ihre Auswirkung unmittelbar sehen, aber ihre Fortsetzung als unsichtbare Kraftsphäre, die der Materie begegnet, denkend nachvollziehen.

Die vorausgegangenen Kapitel haben uns mit dem Gesichtspunkt der Formentstehung aus Umkreiskräften vertraut gemacht, der uns hier in der sich einsenkenden Sphäre wiederbegegnet. Eine immaterielle Umkreiswirkung drückt sich in diesem Kapitell also in der Materie aus.

Als Resultat dieser Begegnung erscheint in der physischen Form ein Abbild einer aus dem immateriellen Umkreis stammenden Wirkung. Diese Form steht den Umkreiswirkungen gegenüber und lässt sie konkret erscheinen. Sie kann einen Anknüpfungspunkt für ein Selbsterleben des Formenden bilden.

Im Anhang (s. S. 325 ff.) werden diese Dynamiken in den grundlegenden Zusammenhang der Weltentwicklung gestellt und als erste maßgebliche Differenzierung und Scheidung zweier Welten gedeutet. Die ersten Worte des ersten Buches der Bibel, des Buches Genesis, lauten „Im Anfang schuf Gott Himmel und Erde“, womit vergleichbar die Ausbildung einer ersten Gliederung und einer Grenze (zwischen Himmel und Erde, einer stofflichen und einer nicht-stofflichen Welt) entsteht.

Die nachfolgenden Zeichnungen mögen anschaulich machen, wie Kraftzentren gleichende Gestalten in ihrer Berührung und Durchdringung zu Raumformen führen, wie sie bei der Entwicklung des Saturnkapitells erkennbar sind (Abb. 5).

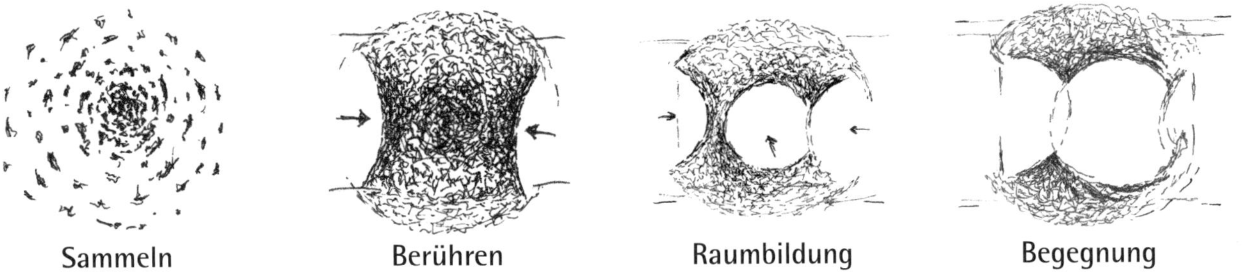

Abb. 5: Dynamische Betrachtung zur Entstehung des Saturnkapitells

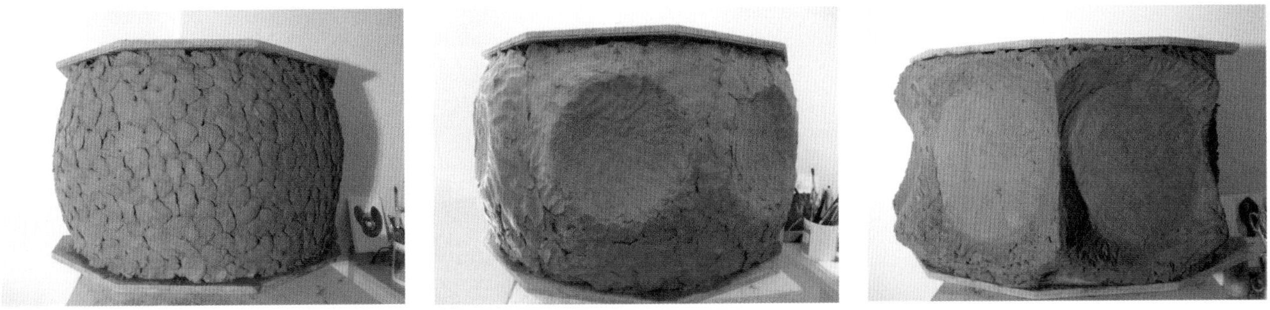

Abb. 6: Entwicklungsschritte, Beispiel am Nachbilden der Qualitäten des Saturnkapitells

Impulse für die Therapie

Der so zum Erleben gebrachte Kapitellprozess bildet ein erstes Thema für den Plastiker und Therapeuten. Es ist das Urerlebnis, da zu sein und der Welt gegenüberzustehen. Dies geschieht noch ohne Aktion und Reaktion in vollkommener Ruhe. Wenn man beim Plastizieren diese „Saturn-Qualität" entwickelt, so breitet sich meist ein intensives Wärmegefühl aus und ein anfängliches Selbsterlebnis wird induziert, ein Erlebnis eines in sich zentrierten, abgeschlossenen Daseins.

Wir schaffen uns im Gestaltungsprozess im Stoff ein Gegenüber. Im Nachklang dieses Schaffens erleben wir uns als ein eigenständiges Zentrum, als ein Quellpunkt gestalterischer Impulse.

Dieses Urerlebnis, das mit dem Schaffen einer eigenständigen Form aus dem Umkreis heraus verbunden ist, lässt sich auf vielfältige Weise plastisch-therapeutisch anregen. Auch die architektonische Welt, geometrische Grundformen und aus ebenen Flächen entwickelte Gestaltbildungen können dieses Ur-Erlebnis erzeugen. Aus der ruhenden Kräftewelt entstandene Formen ermöglichen mir, mich meiner selbst zu vergewissern, sie vermitteln Orientierung, Sicherheit und klare Grenzen. Mein Erleben objektiviert sich an einer von mir gebildeten, auf ihre eigene Mitte bezogenen architektonischen oder plastischen Grundform.

Das gestaltende Ich erlebt durch den Tastsinn seine eigene Grenze. Im Bewusstwerden dieser Grenze erfahre ich mich selbst. In einem späteren Kapitel [→ Kap. VIII, Fall 2] dieses Buches sehen Sie, wie eine Saturnübung bei einer akuten Panikattacke eine unmittelbare therapeutische Wirkung entfaltete. In Kapitel VI.2.1 lernen Sie vielfältige Möglichkeiten kennen, wie sich die hier geschilderten grundlegenden Erlebnisse in therapeutische Übungen verwandeln lassen.

2.2 Sonnenkapitell

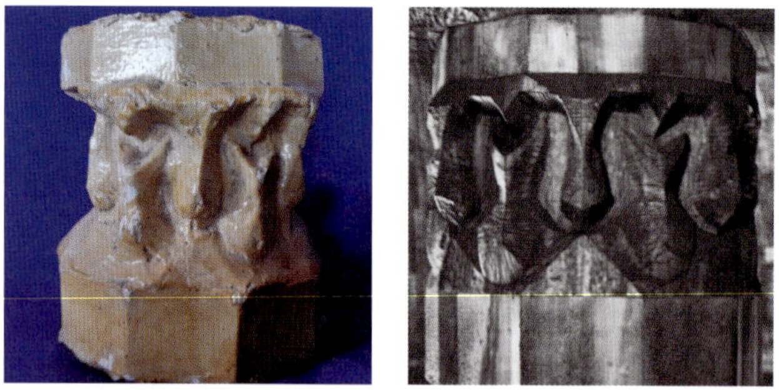

Abb. 7: Gipsmodell des Kapitells der Sonnensäule (links), Umsetzung in Eschenholz (rechts)

Während wir uns beim Saturnkapitell erschlossen haben, dass das Einsenken einer Kraftwirkung von außen in der Substanz eine ruhige Begegnungsfläche und Grenzbildung geschaffen hat, begegnen im Sonnenkapitell sich nun von oben herabsenkende und von unten aufsteigende Formelemente.

Jetzt erleben wir im Betrachten des Sonnenkapitells neue Qualitäten. Plastische Gebilde, die an Tropfenformen erinnern, senken sich wie tastend herab. Gleichzeitig heben sich von unten her sprossende Formen empor, die Quellpunkte impulsierender Kräfte in sich zu tragen scheinen. Diese Quellpunkte scheinen nach und nach zum Leben zu erwachen, Kraft zu entwickeln. Ihre Oberfläche wird zu einer lebendigen Begegnungsfläche zwischen dem inneren Leben der Form und dem sie belebenden Umkreis. Es entsteht ein lebendiges Organ, an dem die kommunikative Begegnung zweier Welten sichtbar wird.

Die sich empor hebenden Formen ziehen sich nach oben hin zunächst zusammen, um sich dann in zwei Aussprossungen zu gliedern. Ihre umgreifende Gebärde bildet einen vertieften Raum, der wiederum in Beziehung zu einer von oben kommenden, schmalen, drängenden Bildung steht, die sich in diese Gliederung der unteren Form einzusenken scheint. Von oben sich Senkendes und von unten nach oben Strebendes korrespondiert miteinander, ohne dass sich sagen lässt, wovon die primäre Aktivität ausgeht. Ein miteinander korrespondierendes Aufeinanderwirken zweier Welten bildet sich aus.

Die erste Formgestalt der Saturnstufe wird in der Sonnenstufe vom Umkreis aus dynamisiert, es entstehen Rhythmus, Austausch und Wechselwirkung zwischen den Impulsen des Umkreises und dem im Stoff ausgebildeten Inneren mit seinen eigenen, drängenden Entwicklungsimpulsen. Diese innere Eigenaktivität der nach oben strebenden Formen ist als „Werdelust“, als „Bildelust“ erlebbar.*

Wir sehen im Sonnenkapitell ein Zusammenklingen mit dem Umkreis, ein Erwachen an der Oberfläche, die zu einer Begegnungsfläche wird.

Impulse für die Therapie

Wenn wir Qualitäten des Sonnenkapitells therapeutisch aufgreifen, dann ändert sich nicht nur das plastische Arbeiten, sondern auch die Interaktion zwischen Patient und Therapeut. Jetzt gibt dieser nicht nur Impulse, die der Patient aufgreift, und der Therapeut strebt auch nicht einfach an, dass der Patient zu sich und zur Ruhe kommt, sondern es entsteht ein Austausch zwischen zwei Gestaltungspartnern. Die Beziehung zwischen beiden gewinnt an Lebendigkeit. Austausch und Beziehung werden wichtiger, die Stimmung zwischen beiden gewinnt an Tiefe. Auch die entstehenden Formen ändern sich. Eine innere Kraft beginnt sie zunehmend zu erfüllen, drängende Vitalität quellenden Lebens tritt hervor, die der Umkreis der Form hervorlockt, indem er der Substanz innewohnende Qualitäten wachruft.

* Solche „Bildelust“ erleben wir auch, wenn wir die Veränderungen beobachten, die in der Pflanzenwelt im Frühling anheben. Das Anschwellen einer Knospe, in der sich drängendes Leben offenbart und das eine Antwort auf die stärker werdende Sonnenwirkung darstellt, lässt sich so empfinden. Hier sehen wir unmittelbar eine von unten kommende Antwort auf eine Sonnenwirkung, die aus dem Umkreis stammt.

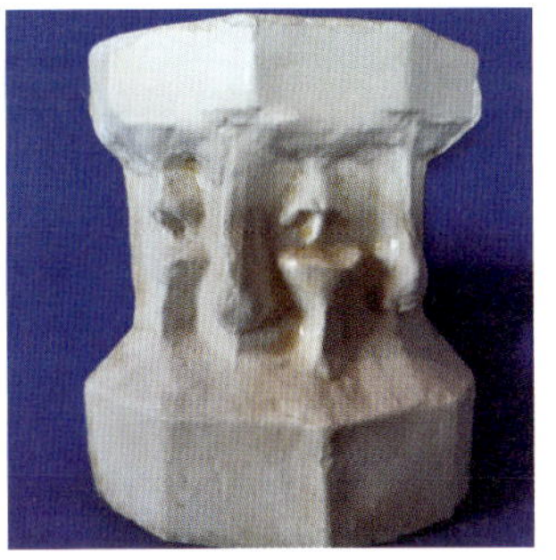

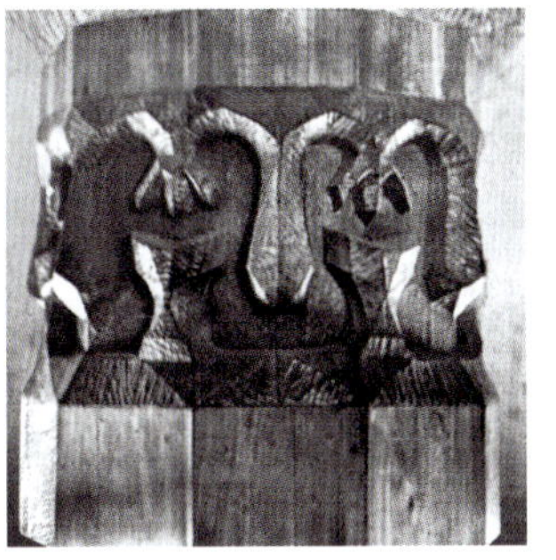

Abb. 8: Gipsmodell des Kapitells der Mondsäule (links), Umsetzung in Kirschholz (rechts)

Betrachten wir nun das Mondkapitell und versuchen, seine plastische Gestaltung mitzuerleben. Wir nehmen eine intensive Beziehung zwischen den von oben gestaltenden, schaffenden Kräften und dem wahr, was sich von unten her gebildet hat. Es zeigen sich Formen, die sich emporheben und aktiv empfangend dem gegenüberstellen, was ihnen von oben an Gestaltungen entgegenkommt. Es entsteht der Eindruck, dass hier ein „Befruchtungsvorgang" stattfindet, der vom umgebenden Raum mitgestaltend umgriffen wird.

Während das von oben kommende plastische Element befruchtend wirkt, entsteht in der von unten sich nach oben öffnenden Form eine eigene Innerlichkeit, ein Innenraum. Gegenüber den vorausgegangenen quellenden Formtendenzen finden wir jetzt erstmals eine auf eine Innenraumbildung zielende Bildungsgeste. Diese sich einsenkende und nach oben hin öffnende Gestaltung nimmt aktiv Beziehung zur sich ihr von oben her zuwendenden Formwelt auf. Die oberen Flächenformen umziehen rhythmisch-schwingend das ganze Kapitell, es entstehen Vertiefungen, Räume. Formen und Räume berühren und durchdringen sich.

Wir erleben Prozesse, die zur Verinnerlichung und Ausbildung von Eigenständigkeit führen, zur Abtrennung der von oben kommenden Formelemente. Die von unten aufsteigende Mittelform entwickelt ein eigenständiges Dasein, eine eigene Innenwelt. Das dynamische Zentrum der sich ausbildenden mittleren Gestaltung liegt nicht mehr – wie beim vorausgehenden Kapitell – „unten", von wo aus eine empor führende und sich schließlich differenzierende Wachstumsbewegung ihre Kraft nach oben schickt. Es beginnt sich anzuheben und zu verselbständigen. Aus dem Mittelbereich zieht es von unten kommende Kräfte zu sich heran und trägt sie den oberen Formprozessen entgegen. Ein gegenüber der Umgebung andersartiges, von dieser teilweise emanzipiertes Eigensein grenzt sich ab. Die umgebenden plastischen Formen, die sich weiter nach unten senken, fördern diesen Prozess, lassen Verselbständigung zu. Sie nehmen diesen Prozess wahr und stellen sich der eigenständigen Gestaltung selbst gegenüber.

Die untere Form lässt sich als Keim auffassen, der dabei ist, sich aufzurichten und von seinem Grund abzunabeln, der ein selbständiges Wesen zu werden beginnt. In ihm bildet sich als Folge eines Befruchtungsvorganges von oben eine eigene, neue Gestalt, die sich zwischen die von oben herabsenkende und die von unten empfangende Formgestalt stellt.

Impulse für die Therapie

Innerlichkeit entsteht. Durch ein bewährtes Vertrauensverhältnis, das sich allmählich ausgebildet hat, kommt es zu einer Vertiefung der therapeutischen Beziehung. In der Therapie werden auf dieser Stufe immer mehr eigenständige Impulse des Patienten wahrnehmend begleitet und gefördert. In einem aufmerksamen, geschützten Raum können sich zunehmend selbständige Impulse entfalten. In der plastisch-therapeutischen Arbeit erlebt der Patient sich zunehmend als sein eigenes Gegenüber. Nach und nach übt er einen Perspektivwechsel, ein Sich-Selbst-Gegenübertreten ein, indem er seinem Agieren und dem Reagieren auf die Entwicklung seiner plastischen Form nachspürt. Er erlebt, dass er beides sein kann, aktiv Handelnder und passiv Erleidender.

2.4 Marskapitell

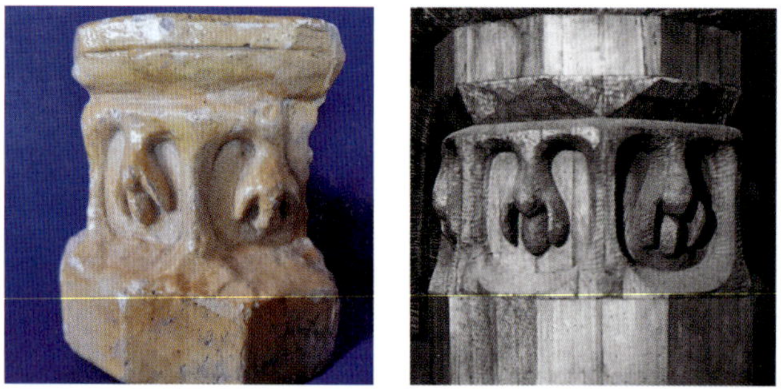

Abb. 9: Gipsmodell des Kapitells der Marssäule (links), Umsetzung in Eichenholz (rechts)

In diesem Kapitell bildet sich – mit der oberen Kräftewelt verbunden – ein mächtiges Formelement im Mittelbereich des Kapitells aus. Es scheint einen Moment sich konzentrierend, Kraft und Substanz sammelnd innezuhalten, um dann in drei kraftvoll gewölbte Formen überzugehen. Die beiden äußeren Elemente, die sich hier bilden, umgreifen – Keimblättern ähnelnd – eine mittlere, sich wölbende Gestaltung. In diesem ist eine samenartige Keimqualität erspürbar; es deutet auf eine zukünftige Entwicklung, deren Ausformung sich nur erahnen lässt. Das dreigliedrige Kapitellelement scheint sich ganz auf sich zu beziehen und im oberen Bereich von seinem Ursprung abzunabeln. Es wird jedoch auch stark von seiner Umgebung, die seine Bildung ermöglicht hat, wahrgenommen. Ein die Innenform umschließender Raum umgibt und behütet das kraftvolle Zentrumsgebilde und nimmt dieses wahr. Das neue Selbstbewusstsein in dieser sich selbst behauptenden Form zeigt sich in seinen prallen, kraftvollen Formgrenzen, die sein Eigensein bilden.

Der umgebende Beziehungsraum in den einzelnen Facetten des Kapitells, der Umkreis des Zentralelementes ist so gebildet, dass sich in ihm eine abgegrenzte Formgestalt bildet. Die oberen und unteren, das Kapitell rundum umgebenden, rhythmisch umlaufenden Formen (die in den vorausgegangenen Stufen noch getrennte von oben und unten stammende Elemente zeigten), haben sich jetzt zu säulenartigen Formelementen verbunden. Sie umschließen die Innenform und wirken gleichfalls stark und ausgeglichen zwischen oben und unten.

Die neu gewonnene und im Mittelbereich der Kapitellform erkennbar werdende Eigenständigkeit ermöglicht Freiheit, indem sich eine gewisse Unabhängigkeit von einer Beziehung zum Geistigen ausbildet. Das ist aber auch mit der Gefahr verbunden, den geistigen Ursprung völlig zu negieren.

Der Mittelpunkt dieser Kapitellform bekundet eine kraftvolle, entschiedene Eigenständigkeit. Sie macht gleichsam sichtbar: „Hier bin ich".

Impulse für die Therapie

Der Patient übt, sich ganz auf sich selbst zu beziehen, seinen eigenen Mittelpunkt dem Therapeuten als gleichwertig gegenüberzustellen. Er lernt, sich abzugrenzen und Disput und Diskurs haben ihren Platz. Das „Nein" kann eine eigenständige, berechtigte Qualität werden. Das Kraftempfinden des Patienten sowie das Erleben der Eigenständigkeit ohne Aggression gegen den Umkreis werden gestärkt.

2.5 Merkurkapitell

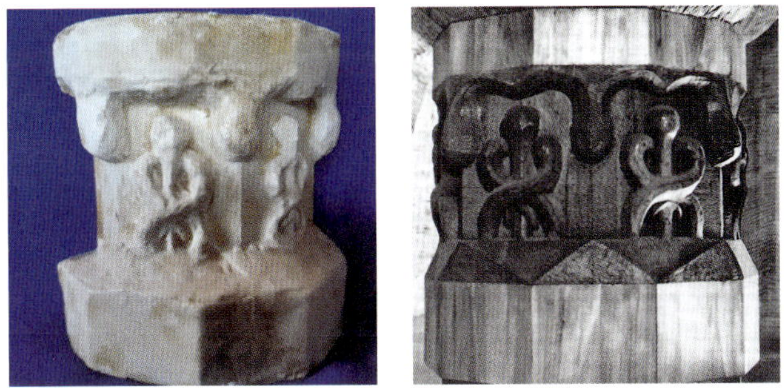

Abb. 10: Gipsmodell des Kapitells der Merkursäule (links), Umsetzung in Ulmenholz (rechts)

Das Merkurkapitell ist von intensivster Dynamik und Bewegung gekennzeichnet. Im Mittelbereich spielen bewegte, sich kreuzende und durchdringende Bogenformen, die sich im unteren Bereich einwärts wenden und einen vergleichsweise ruhigen Raum abgrenzen; nach oben hin schlägt die sich krümmende Bewegung um und formt einen von Dynamik und Aufwärtsbezug geprägten Raum, der auch tief in den rückwärtigen Bereich hineingreift und die Substanz der gesamten Säule zu durchdringen scheint. Dynamik und Bewegung leben auch in den oberen Kapitellformen, die wie mitgenommen von der Dynamik der schwingenden Bewegungen des Innenmotivs wirken. Ein ruhiges, aufgerichtetes Zentrum im bewegten Innenraum bildet ein in die Ich-Achse gestelltes Stabmotiv, das den Gegenpol zur Bewegungsdynamik darstellt, die durch dieses Zentrum gehalten und ermöglicht wird. Sein oberes Ende ist kopfartig verdickt, sein unterer Pol zeigt eine keimartige, dreifach gegliederte Form, an der man Potential für zukünftige Entwicklung erahnt. So bewegt die Umgebung der stabartigen Mittelgestaltung ist, so gesammelt wirkt dieser Bereich des Kapitells, der Ursprung und Zentrum aller Dynamik zu sein scheint.

Waren die sieben Einzelflächen beim Marskapitell durch kräftige, säulenartige Bildungen gegeneinander abgegrenzt, so heben sich diese Gliederungselemente nunmehr an und geben so Begegnungsmöglichkeiten zwischen den Motivflächen frei. Der untere Bereich der einem Merkurstab ähnelnden Innenbildung ist nun nicht mehr begrenzt, während sich zwischen den auf den einzelnen Säulenflächen entwickelten Innenformen im oberen Bereich nun eine kräftige, mit dem oberen Bereich verbundene, knospenartige Formbildung ausprägt. Abb. 11 zeigt, wie diese Bildungen dynamisch mit der Innenform verbunden sind, auch wenn keine substantielle Berührung besteht.

Impulse für die Therapie

Auf der Merkurstufe geht es therapeutisch darum, Bewegung, Dynamik im Ergreifen des Umkreises mit besonnener Verbundenheit mit dem eigenen Wesenskern zu verknüpfen. Das Verbundensein mit der Ruhe und Überblicksfähigkeit schafft die Voraussetzung für lebendigen Austausch und Kommunikation mit dem Umkreis. Wer in sich ein stabiles Zentrum erlebt, kann sich für die Umgebung öffnen, ja ein Stück weit mit ihr verschmelzen, ohne den Bezug zu sich selbst zu verlieren. Die Fähigkeit, sich in andere Standpunkte einzufühlen, „in den Schuhen des anderen einige Schritte zu gehen", lässt sich durch die Ausbildung merkurieller Qualitäten erwerben. Wer kraftvolle Standfestigkeit gewinnt, kann Offenheit und Flexibilität entfalten, ohne sich untreu zu werden.

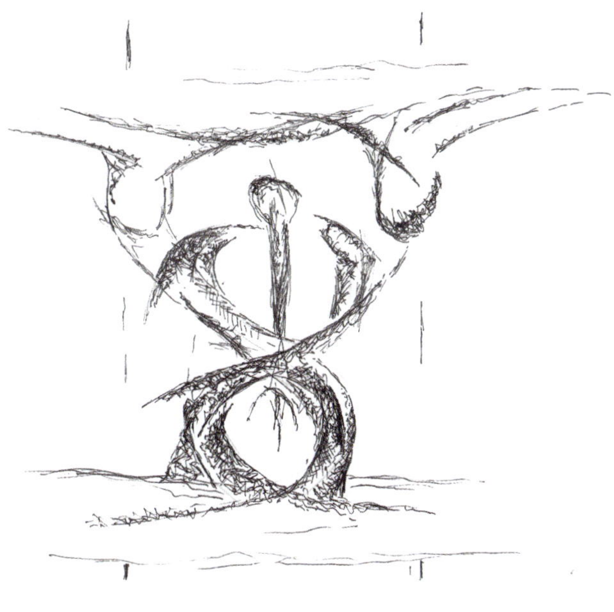

Abb. 11: Merkur – dynamische Beziehungen im Kapitell

2.6 Jupiterkapitell

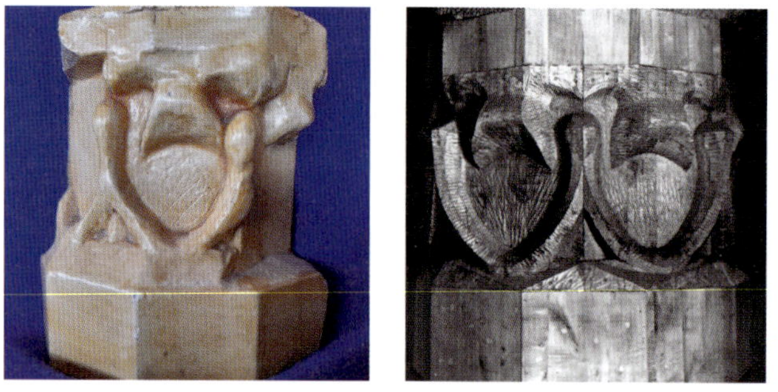

Abb. 12: Gipsmodell des Kapitells der Jupitersäule (links), Umsetzung in Ahornholz (rechts)

In der Aufeinanderfolge der bisher betrachteten Kapitelle entwickelte sich innerhalb der sieben Ebenen der Kapitelle der polygonalen Säulen jeweils ein immer komplexeres plastisches Gebilde, das schließlich frei, aufrecht in der Mitte stand. Jetzt wird im Jupiterkapitell eine neue Dynamik sichtbar. Ein rhythmisches Schwingen übergreift und verbindet die Säulenflächen miteinander. An den Begegnungspunkten bildet sich eine kopfartige Verdichtung, die ruhig und gehalten wirkt. Große Stille scheint zu herrschen, und doch ist zu spüren, dass hier der Quellort für die weiteren Bewegungen liegt. Von oben her senkt sich in den Innenraum, den die Bögen bilden, ein blütenartiges Gebilde herab. Dessen untere Fläche zeigt eine Form, welche die schwungvolle Bewegung der von unten aufsteigenden rhythmischen Bogenlinie dynamisch aufgreift und fortführt, die in der kopfartigen Bildung zur Ruhe gekommen ist. Diese bildet auch den Berührungspunkt zweier Bogenschwünge, so wie zum Gebet gefaltete Hände einen Ruheraum, einen Keimraum zwischen sonst tätigen Händen formen. Wenn wir die in den oberen und unteren Formbildungen bestehenden Grenzlinien verfolgen, sehen wir, wie vollkommen diese aufeinander bezogen sind und wie sie dynamisch ineinander übergehen. Auch wenn zwischen ihnen ein Ruhepunkt wirkt und sie nicht durch eine durchgehende Form miteinander sichtbar verbunden sind, spürt man doch, wie sie durch einen plastischen Kraftstrom aufeinander bezogen sind. Folgen wir den gedrehten Flächen des Bogenschwunges mit dem Blick, so erkennen wir, dass die zunächst (beispielsweise im Vergleich zum Merkurkapitell) einfach wirkenden Formen des Jupiterkapitells eine komplexe Weiterentwicklung darstellen, die über eine selbständige Einzelform hinausführt. Ein ausgewogenes Aufeinander-Bezogensein von Oberem und Unterem und ein gemeinschaftliches Verbundensein hat sich über die ganze Säule hinweg ausgebildet.

Eine äußere Einfachheit verbindet sich mit innerer Komplexität und Regsamkeit. Physisches Zurückgenommensein lässt gleichermaßen innere Stille wie Aufmerksamkeit und Gelassenheit in der geistigen Entwicklung erleben. Was sich im unteren Bereich des Kapitells entwickelt hat, kann ruhig und verbunden bei sich sein, während ihm die obere Welt mit der unteren korrespondierend entgegenkommt.

Impulse für die Therapie

Beseelte, zielstrebige Bewegung und erfülltes Innehalten wechseln sich in Ruhe ab. Im Innehalten im plastischen Prozess des Sammelns ist zugleich erfahrbar, dass sich Neues, bisher nicht Erkanntes, samenartig formt. Eine aktive Stille durchzieht den Gestaltenden, ohne dass er sich zu etwas genötigt oder gedrängt fühlt. Er kann Nichtvollendetes in sich abschließen, in Ruhe vor sich stehen lassen. In der beseelten Bewegung in der rhythmischen Wiederholung der schwingenden Formen entsteht Werdekraft, die als dauerhaft erlebbar ist.

Dieses Arbeiten hilft insbesondere schwer Erkrankten, die sich mit noch Unerledigtem in ihrer Biographie auseinandersetzen. Menschen, die sich in Schwellensituationen erleben, ohne selbst in der Alltagswelt zielvoll handeln zu können, hilft es, wenn sie Jupiterqualitäten erüben. Dadurch kann sich Klarheit über den eigenen inneren Zustand entwickeln. Konflikte werden stellvertretend in plastischen Prozessen handelnd aufgelöst, oder es gelingt, diese in erworbener geistiger Gelassenheit stehenzulassen.

So lässt sich im plastischen Prozess eine innere Entwicklung vorwegnehmen, die sich im Alltag noch nicht als Fähigkeit ausgebildet hat. Stellvertretend können zur Klärung notwendige Aspekte, wie zum Beispiel eine Begegnung oder eine Zwiesprache mit einem anderen Menschen, die sich im Alltagsbezug nicht verwirklichen lässt, durchlebt werden, die in der plastischen Prozessdynamik ihre Erfüllung finden.

2.7 Venuskapitell

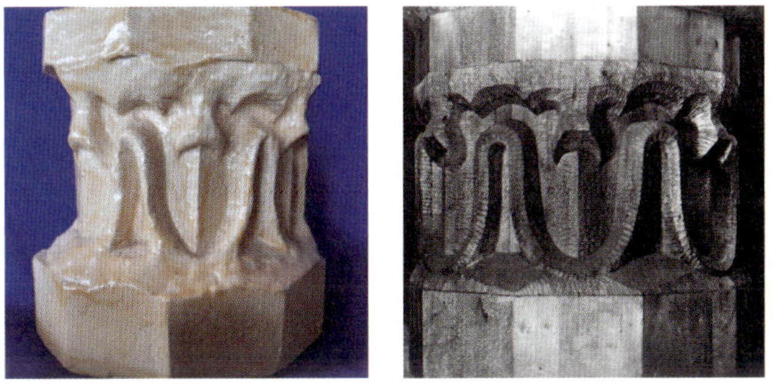

Abb. 13: Gipsmodell des Kapitells der Venussäule (links), Ausführung in Birkenholz (rechts)

Wir sehen hier eine rhythmisch auf und ab strömende, umlaufende Gestaltung, die sich über die sieben Flächen des Kapitells hinwegzieht. Gegenüber der Jupitersäule erfolgte ein weiterer Schritt zu scheinbarer Vereinfachung, zu Konzentration und Innerlichkeit. Das sich emporhebende, schwingende Formelement empfängt seinen dynamischen Impuls von unten und hebt sich weit in den oberen Bereich hinein, um kraftvoll und ruhig, in sich gehalten, wieder nach unten zu streben, wie sie das zuvor nach oben tat. Ein gleichmäßiges, ausgewogenes Schwingen, in dem Oben und Unten im Gleichgewicht stehen, zieht sich um die gesamte Säule. Das von oben sich einsenkende, blütenhafte Element ist nun kleiner als das der Jupitersäule, und doch wirkt es so, als ob die rhythmisierende, strukturierende Wirkung von ihm ausgeht. Es bezieht sich jetzt nicht mehr auf die Mitte der motivtragenden Flächen, sondern auf den Übergang der Säulenflächen zueinander. Es scheint jetzt nicht mehr die Entwicklung der sich von unten hebenden Gestaltung zu impulsieren, sondern die Beziehung der Flächen zueinander. Insgesamt ist bei diesem Kapitell ein Gleichgewicht zu verspüren: Der Stoff ist vom Geistigen aus dynamisiert, lebendig pulsierend und doch in sich ruhend. Es ist, als stünden Erde und Sterne in stiller, aufmerksamer, harmonischer Beziehung zueinander. Von hier aus ist kein weiterer Metamorphoseschritt denkbar, als nächstes müsste ganz Neues entstehen.

Impulse für die Therapie

Mit den im Venuskapitell aufleuchtenden Qualitäten ist es möglich, schwerst Erkrankte bis in das finale Stadium zu begleiten. Was sich zwischen den oberen und den unteren Formelementen des Venuskapitells abspielt, ist wie ein ruhiges Atmen, in dem „himmlische" und „irdische" Aspekte in eine innige Beziehung zueinander finden. Die äußere Einfachheit dieser Formen, die sich mit innerem Erfülltsein verbinden, ermöglichen immer mehr ein Loslassen. Kein starkes Eingreifen ist erforderlich, sondern nur konzentrierte innerliche Anwesenheit.

3. Die Säulenworte

Zu jeder der Säulen, deren Kapitelle wir besprochen haben, stellte Rudolf Steiner ein sogenanntes „Säulenwort". Diese können uns helfen, zusammenfassend die jeweilige Bildungsdynamik zu begreifen.

Beim Kapitell der Saturnsäule ging es darum, dass ein Gegenüber, eine Welt, entsteht, ein „Es".

Das Säulenwort lautet: D A S E S

Im Sonnenkapitell erleben wir die Begegnung zweier Welten. An der Begegnungs- oder Grenzfläche zwischen Schöpfer (obere Welt) und Geschaffenem (untere Welt) entsteht eine Kommunikation. Zwei Welten begegnen sich in einfachster Form, es bildet sich etwas wie ein Atmungsvorgang zwischen beiden.

Das Säulenwort lautet: A N E S

Nun beginnt sich auf der Stufe des Mondkapitells ein Innenraum zu bilden, eine eigene Innenwelt, die Impulse aufnehmen, in sich bergen kann.

Das Säulenwort lautet: I N E S

Beim Marskapitell erleben wir kraftvolles Sich-Verselbständigen. Entstandenes nabelt sich von seinem Ursprung ab und gewinnt abgegrenztes Eigensein.

Das Säulenwort lautet: I C H

Das Merkurkapitell ist von großer Dynamik geprägt. Das entstandene Zentrumswesen wird eigenaktiv. Es steht in Austausch mit seiner Umgebung, greift in diese hinein, verliert sich nicht und hat eine ruhende Aufrechte in sich selbst.

Das Säulenwort lautet: V O M I C H

Das Zentralmotiv scheint sich bei der Jupitersäule zu vereinfachen. Anders als in der vorangegangenen Stufe steht jetzt aber weniger das eigene ruhende Zentrum im Mittelpunkt, vielmehr wird deutlich, dass nun ein dynamischer Bezug zum Ganzen erforderlich ist. Die eigene Dynamik bezieht Mit- und Umwelt ein, findet rhythmisch immer wieder zu verdichtender Sammlung.

Das Säulenwort lautet: A U S M I R

Beim Venuskapitell schließlich verbindet ein unaufhörlich fließender Strom, gleichsam in Geben und Nehmen, obere und untere Welt. Was früher einzeln stand, ist nun dynamisch verbunden. Man erlebt ein Zusammenwirken von Oberem und Unterem, Geschöpf und Schöpfer wirken gemeinschaftlich, neues Schaffen kann vom Geschaffenen ausgehen.

Das Säulenwort lautet: I C H I N S E S

KAPITEL VI

Plastisch-Therapeutische Grundübungen

In diesem Kapitel schildern wir den Aufbau und die Wirkungen von Übungen, die sich an Qualitäten anlehnen, wie sie im Kapitel V in Zusammenhang mit den Kapitellen erläutert wurden.

Wer Plastisch-Therapeutisches Gestalten verordnet, erhält durch dieses Kapitel einen Eindruck von einigen Möglichkeiten und Wirkungsrichtungen dieses Therapieverfahrens. Wer sich als Verordnender aus diesem Blickwinkel mit den dargestellten Übungen beschäftigt, gewinnt eine breitere Verständigungsebene für den Austausch mit Therapeuten. Am hilfreichsten ist es jedoch selbst zu erleben, wie es sich anfühlt und was es bewirkt, wenn man – von einem erfahrenen Begleiter angeleitet – die eine oder andere dieser Übungen ausführt.

In erster Linie wendet sich die Darstellung aber an diejenigen, die diese Übungen anwenden wollen. Die Schilderungen sind nicht so gemeint, dass man sie liest und anschließend ohne weitere Ausbildung dann Patienten auf diese Weise behandeln sollte. Immer ist es erforderlich, sich selbst zunächst gründlich mit diesen Übungen zu verbinden, ihre Wirkung am eigenen Leib und der eigenen Seele zu erfahren, bevor man Patienten so begleiten kann, dass die Übungen bei ihnen in richtiger Weise therapeutisch wirksam werden. Wer sie therapeutisch nutzt, muss zudem erst eine eigene Ausbildung durchlaufen, um seine plastischen Grundfähigkeiten zu entwickeln, angemessene Fachkenntnisse zu erwerben und therapeutische Fähigkeiten auszubilden.

Plastisch-Therapeutisches Gestalten ist handlungsorientiert, und so wenig ein Chirurg seine Fähigkeiten allein durch Lesen von Büchern entwickeln kann, so wenig kann dies ein angehender Kunsttherapeut. Beide benötigen Erfahrene an ihrer Seite, die sie in ihrer Ausbildung Stück für Stück anleiten und so helfen, eine selbständige Befähigung auszubilden. Dennoch brauchen auch angehende Chirurgen neben ihren anatomischen Kenntnissen und nach dem Erüben der Grundlagentechniken ihres Faches außer ihren Mentoren auch Bücher zur chirurgischen Operationslehre, die übersichtlich die einzelnen Schritte eines Eingriffs aufzeigen, auf Gefahren hinweisen und individuelle Variationsmöglichkeiten schildern. So ähnlich sind die folgenden Darstellungen zu verstehen. Wer dann umfassend ausgebildet ist und wem die Therapieprozesse, die durch die geschilderten Wege angeregt werden sollen, frei zur Verfügung stehen, der kann dann in Korrespondenz mit seinen Patientinnen und Patienten diese individuell so begleiten, dass die angestrebten Erlebnisse auftauchen und therapeutische Ergebnisse erzielt werden.

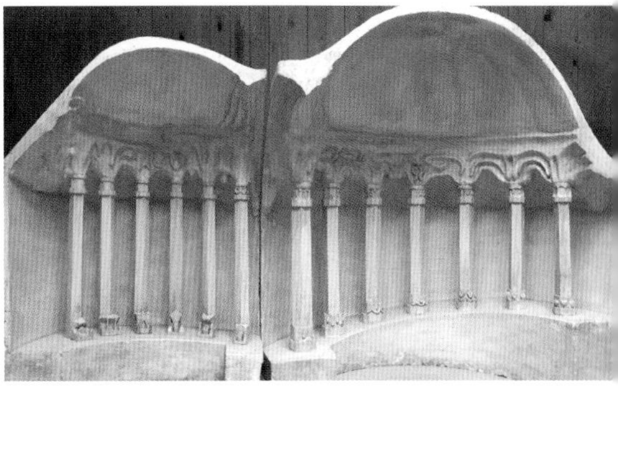

Abb. 1: Von Rudolf Steiner gestaltetes Modell des ersten Goetheanums: Grundgerüst aus Gips, Formgestaltungen in Plastilin

1. Grundsätzliche Prinzipien des therapeutischen Vorgehens

Die Metamorphosenreihe vom Saturn- über Sonnen-, Mond- bis hin zum Mars- und Merkur- und schließlich zum Jupiter- und Venuskapitell bietet zahlreiche Anregungen für die plastische Arbeit und Therapie. Dabei geht es im therapeutischen Prozess nicht darum, die Kapitelle als solche plastisch nachzubilden, sondern die ihnen innewohnenden Kräfte- und Prozessdynamiken in Übungen zu verwandeln, durch welche die spezifischen Qualitäten der jeweiligen Entwicklungsstufen wirksam werden. Sie lassen sich auf diese Weise gezielt für therapeutische Impulse einsetzen.

Wir können durch solche Übungen die Entwicklung von Fähigkeiten anregen, die bisher unzureichend zur Verfügung stehen. Ungleichgewichte im seelischen oder vitalen Gefüge eines Menschen versuchen wir im plastisch-therapeutischen Übungsprozess nie durch Schwächung des zu Starken oder der dominanten Neigungen, sondern immer nur durch Aufbau und Stärkung des vermeintlich Schwächeren auszugleichen, damit sich ein neues, gesundes Gleichgewicht einstellen kann.

Die nachfolgenden Übungen sind keine Rezepte für eine obligat so „richtige" Vorgehensweise, sondern unsere Darstellungen sollen Impulse und Anregungen zu eigenem therapeutischen Handeln geben, das immer auf den jeweiligen Patienten zu beziehen und abzuwandeln ist. Die jeweiligen Dynamiken und Grundkräfte der Kapitelle können und sollen vom Erfahrenen in individualisierten Übungen weiter verwandelt werden.

1.1 Grundsätzliches zum Setting – blind oder sehend plastisch arbeiten?

Bevor wir die Übungen selbst schildern oder diese einsetzen, müssen wir uns einer wichtigen grundsätzlichen Frage widmen: Soll mit geschlossenen Augen oder sehend plastiziert werden?

Im Sinne unseres schon mehrfach geschilderten, zweigliedrigen Gesichtspunktes lässt sich sagen: Wenn man mit offenen Augen plastiziert, befindet man sich seelisch gewissermaßen „außen", während man mit geschlossenen Augen „von innen", aus der unmittelbaren Verbundenheit mit dem eigenen Leib und der gestalteten Form heraus tätig ist.

Wer bei der Arbeit sein plastiziertes Werk sieht, erlebt sich selbst als Gegenüber des geschaffenen Werkes und es besteht die Gefahr, dass er dieses ästhetisch einordnet und beurteilt und sich weniger mit dem eigenen Werk fühlend verbindet.

Wer dagegen mit geschlossenen Augen plastiziert, ist sowohl von äußeren Eindrücken weniger abgelenkt als auch ganz auf sein tastendes Wahrnehmen angewiesen. Ganz unmittelbar entsteht eine intensive Verbundenheit mit dem eigenen Tun, das einem buchstäblich „nah ist". Man erlebt sich hierbei als ganz bei sich, und oft werden die Hände dabei warm, was ein Zeichen dafür ist, dass das mit der Wärme verbundene Ich des Menschen ganz im Tätigsein engagiert ist.

Andererseits kann eine Intensivierung der seelischen Verbindung mit dem eigenen Leib, die hier entsteht, auch dazu führen, dass leibliche Missempfindungen verstärkt zu Bewusstsein kommen. Bei Patienten mit Taubheitsgefühlen in den Händen kann das „blinde" Plastizieren helfen, die Taubheit zu überwinden, da man sich im tastenden Fühlen intensiver mit dem Tun und mit der Tonform verbindet. Wenn dagegen Patienten an Schmerzen leiden, kann diese Art des Plastizierens mitunter eine Verstärkung ihrer Beschwerden hervorrufen, wenn sie ihre Aufmerksamkeit zu sehr auf das eigene Befinden und nicht ausreichend auf die Form richten. Auch Schwindelgefühle oder Übelkeit verstärken sich ab und an. Aus diesem Grund arbeitet man bei derartigen Beschwerden eher mit geöffneten Augen.

Da beim blinden Arbeiten innere Bilder verstärkt auftauchen können und bestehende Traumatisierungen, die zur Reaktivierung traumatischer Erlebnisbilder führen oder gar psychotisches Erleben aufrufen, ist diese Vorgehensweise bei entsprechender Vorgeschichte kontraindiziert. In diesem Fall kann man anregen, das plastizierte Objekt nicht direkt anzuschauen, sondern den entspannten Blick in den Raum auszulenken, während sich das Bewusstsein mit den Händen im Tun verbindet. Auf diese Weise lässt sich meist ein zu starkes Auftauchen durch die Tätigkeit induzierter, aber dem Prozess fremder Bilder vermeiden, andererseits aber eine Steigerung des tastenden Prozesserlebens ermöglichen.

2. Übungen abgeleitet aus den Kräftedynamiken der Kapitelle

2.1 Saturnübungen

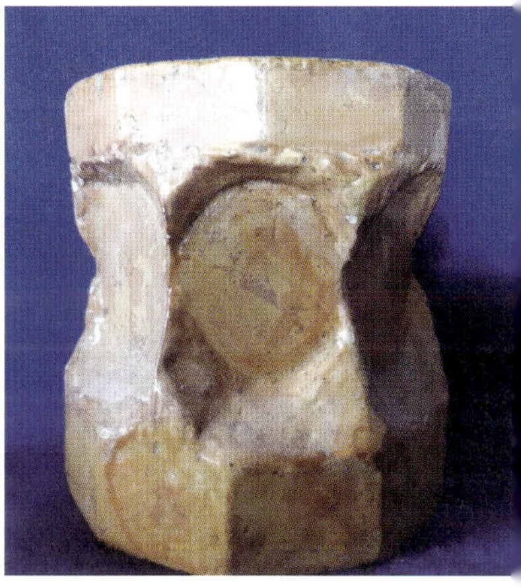

Abb. 2: Saturnkapitell

Zunächst stellen wir beispielhafte Grundübungen vor, die sich an die Saturnqualitäten anlehnen. Bei diesen Übungen entsteht die Form als ein plastisches Gegenüber, und ein ruhiges, „warmes" Daseinsgefühl taucht auf, wie eine Selbstbejahung des Plastizierenden. Wir erinnern an das Säulenwort „DAS ES". Es geht hier vorerst darum, dass ich ein Gegenüber schaffe und mich ihm gegenüber als seiend erlebe. Indem das Gegenüber ein Zentrum und eine Grenze hat, erlebe auch ich mich als ein ihm gegenüber abgeschlossenes, zentriertes Wesen.

Die Saturnübungen

- wirken zentrierend
- führen zur Ruhe
- stärken ein Daseinserleben
- fördern die Orientierung im Raum.

Erste Übung: Eine konstant bleibende, handgerechte Menge Ton wird in beiden Händen zum Rund, zu einer Einheit geformt.

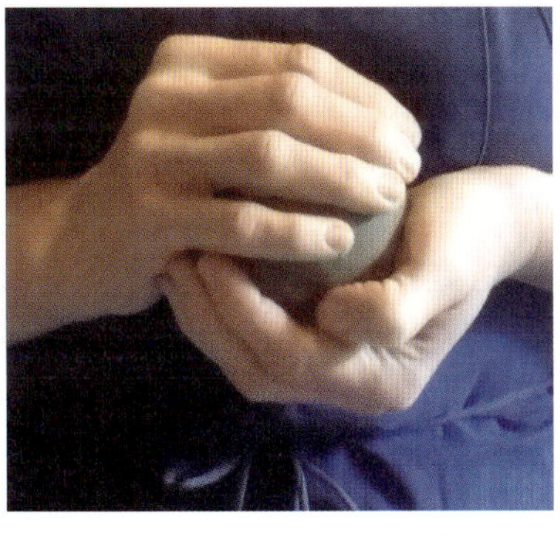

Abb. 3: Die Hände formen eine Tonmenge durch sammelndes Zentrieren zu einer Einheit.

Sie wundern sich möglicherweise, weshalb wir von einem „Rund" und nicht von einer „Kugel" sprechen. Würden wir einen geometrischen Terminus als plastisches Ziel wählen, wäre der Patient eher kognitiv angesprochen und seine Vorstellung würde mehr aktiviert als sein Erleben. Womöglich würden wir dabei sogar das Gefühl erzeugen, dass eine Leistung erbracht werden muss.

Bei diesem Übungsweg ist der gewählte Tonklumpen so groß, dass die Hände und die Finger ihn gerade noch umschließen. Beide Hände umfassen den Ton, ohne sich von ihm zu lösen, um weder Stoff hinzuzufügen noch wegzunehmen.
Beide Hände nehmen zusammen die Ganzheit wahr. Während der Plastizierende die Form erfühlt und ihr Zentrum innerlich aufsucht, drücken seine Hände im Wechsel den sich im Tätigkeitsverlauf allmählich bildenden Tonkörper von allen Seiten leicht zusammen und gestalten so die Tonmasse zu einer Einheit.

Nach und nach bildet sich für den Gestaltenden klar erlebbar ein Zentrum heraus. Die gewölbte Oberfläche spannt sich zu einer ruhigen, harmonisch gerundeten Fläche, die eine Grenze nach außen bildet und zugleich überall mit dem Zentrum verbunden ist.

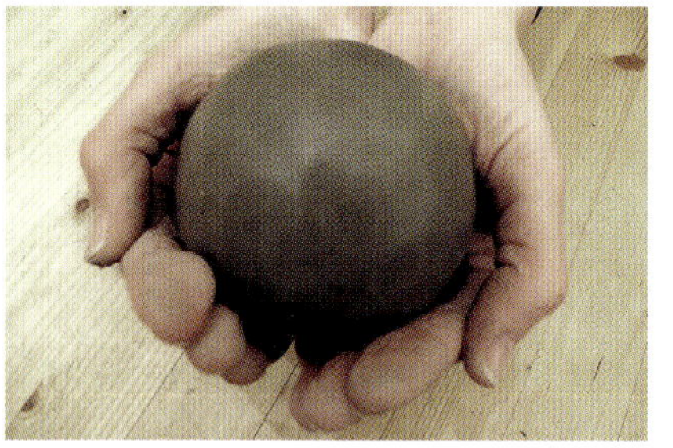

Abb. 4: Form in ruhendem Gleichgewicht

Bei dieser Übung ist das Ziel, die Masse in ein ruhendes Gleichgewicht zu bringen. Hier bedarf es weniger Krafteinsatz als bei den nachfolgend geschilderten Übungen.

Fragen wir die Patienten, wo sie in diesem Moment ihr eigenes körperlichen Zentrum fühlen, so antworten manche, es im Kopf zu erleben. Um einem Patienten zu einer stärkeren Verbindung mit dem ganzen Körper zu verhelfen, bitten wir ihn, die Schultern zu lockern, sich bequem hinzusetzen, bis in den Bauch zu atmen, gut seine Hände zu spüren und bewusst zu erleben, was sie tun, und diese schließlich mit Wärme zu durchströmen.

Häufig spürt der Patient dann leichter seine eigene Wärme im Leib. Bei der entspannend wirkenden, geführten Übung zur Körperwahrnehmung weitet sich die Brust allmählich. Im Herzen, im Zwerchfell, im Oberbauch und auch im Becken entsteht bei der Tiefenentspannung ein Gefühl der Wärme, Ruhe und Zentrierung. Je mehr die Aufmerksamkeit zwischen dem eigenen Leib und dem Gestaltungsprozess pendelt, desto besser kann sich die Verbindung zwischen dem Leib und dem sich bildendem Objekt steigern. Ruhe entsteht, sie ergreift das Zentrum der Tonform, und diese zur Ruhe gebrachte Form wirkt ihrerseits auf den Gestalter zurück.

Zweite Übung: Das Rund wird durch Zufügen von Material zunehmend größer.

Ein Zentrum bzw. ein Quellpunkt entsteht in der Form.

Vor der eigentlichen Übung bereitet der Patient kleine, vielleicht etwa haselnussgroße Tonstückchen vor. Dann bitten wir ihn, nacheinander und möglichst ohne hinzublicken, die einzelnen Stückchen so zusammenzufügen, dass sie „verschmelzen" und eine gerundete Form entsteht.

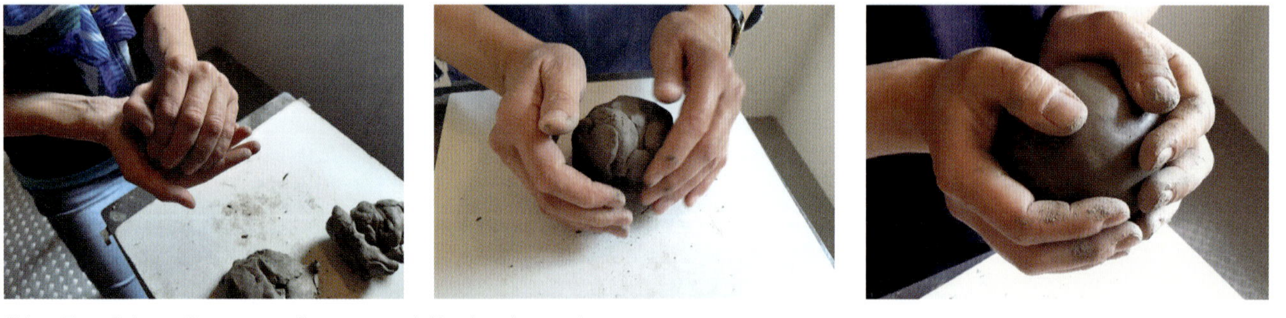

Abb. 5: Ton wird zugefügt, um vom Zentrum aus ein Rund wachsen zu lassen.

Während nach und nach die Masse in der Hand an Größe zunimmt, bitten wir den Patienten, die Form auf ihr inneres Zentrum zu beziehen. Das Hinzunehmen von Substanz soll wach und bewusst geschehen, so dass der Gestaltende dieses Zentrum immer deutlicher als Quellpunkt seiner Form erlebt. Dieser Prozess lässt sich in der Hand durchführen, die Masse kann jedoch auch so auf dem Tisch abgelegt werden, dass die Hände das Gewicht nicht halten müssen und die Form damit etwas mehr Abstand zum Gestalter hat.

Anfangs tasten die Fingerspitzen und fühlen, ob es Löcher oder Vertiefungen gibt, die ausgefüllt werden sollten.

Je mehr das Gebilde wächst, desto mehr füllt es die Handflächen aus. Schließlich lässt sich das Rund mit beiden Händen umfassen. Der Patient fühlt dadurch besser, wo noch Ungleichgewichte bestehen, die durch Hinzunehmen von Stoff auszugleichen sind, damit die Sphäre sich auf einen Mittelpunkt orientiert und das Ganze sich als eine Einheit herausbildet.

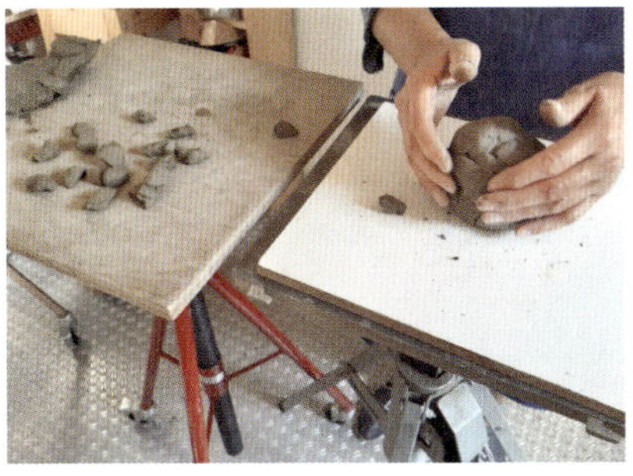

Abb. 6: Allmähliches Aufbauen und Hinzufügen von Ton führt zu einer sich weitenden, wachsenden Form.

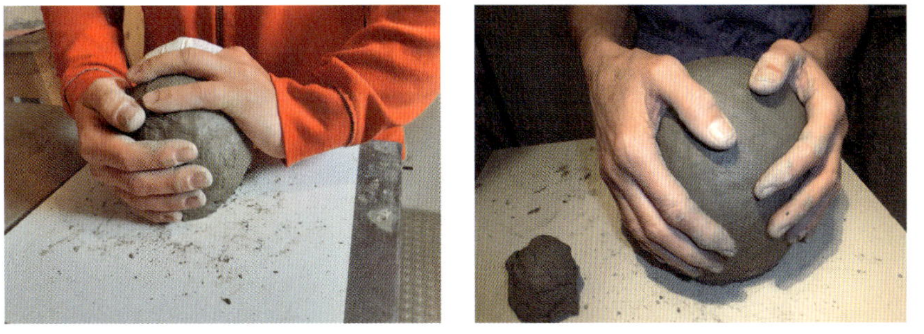

Abb. 7: Umgreifendes Tasten und verdichtendes Drücken verleihen dem Rund aus Ton einen gleichmäßigen Bezug von der Peripherie zum Zentrum bzw. dem Quellpunkt.

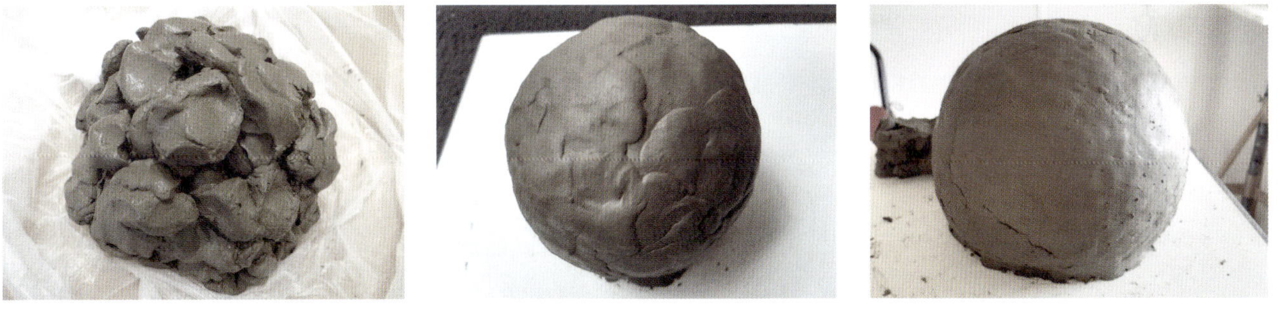

Abb. 8: Sich steigernd entsteht ein kosmisches Rund.

Tastend erfassen die Hände während des Gestaltungsvorganges die sich bildende Form. Sobald diese so groß ist, dass die Hände sie nicht mehr zu umschließen vermögen, ist sie nicht mehr unmittelbar als ein Ganzes erlebbar. Jetzt wird das erinnernde Bewusstsein, das die verschiedenen Tasteindrücke beider Hände zu einer Ganzheit integriert, immer wichtiger. Je größer die Form, desto herausfordernder ist es für das wache Bewusstsein, sie als Einheit zu erfassen. So kommt der Moment, an dem der Patient erlebt, dass seine Form nicht mehr größer werden soll. Nun bringt er sie zum Abschluss, fügt keinen weiteren Ton hinzu und vereinheitlicht sie rundend.

Dritte Übung

Aus großer Weite, wie aus dem Umraum, wird in dieser Übung die Tonmasse zusammendrängt. Die drückende, drängende Bewegung erfolgt auf das Zentrum oder den Kern zu. Es entsteht gewissermaßen ein verdichtender Kristallisationsprozess. Der Gestaltende bleibt erlebnismäßig „außen“, seinem Rund gegenüber.

Der Patient bekommt ein nicht weiter vorbereitetes Tonstück in einer Größe, die er mit beiden Händen gerade noch zu umfassen vermag, so dass die Finger sich nicht mehr berühren. Nun löst sich eine Hand und geht ganz in die Weite, sodass der Arm fast gestreckt ist.

Aus dieser Weite nähert sich die Hand wieder dem Tonklumpen. Der Gestaltende wird aufgefordert zu spüren, wie es zur Tonform hin immer „dichter" zu werden beginnt.

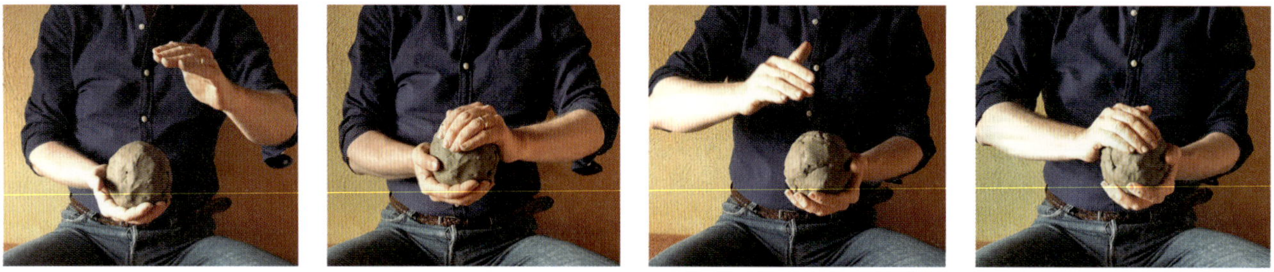

Abb. 9: Der Stoff wird mit einer aus der Weite des Umkreises kommenden Kraft zum Zentrum hin zunehmend verdichtet.

Während die Hand sich der Form nähert, kommt es darauf an, das Gefühl zunehmender Verdichtung auf das Zentrum hin immer mehr zu steigern, bis die Hand die Form tatsächlich berührt und sie ein wenig komprimiert. Jetzt wechseln sich die Hände ab, die andere geht in die Weite, nähert sich dem Rund und verdichtet wiederum die Tonmasse zum Zentrum hin. Im steten Wechsel, aus der Weite der Peripherie auf das sich bildende Zentrum hin, nimmt der Tonklumpen immer mehr Gestalt an. Die Dynamik aus der Peripherie auf das Zentrum zu verdichtet das Ganze so, dass es gleichsam „kristallisiert", während die Oberfläche immer mehr zu einer ruhigen Ganzheit verschmilzt.

Während in der zweiten Übung die Form allmählich von innen nach außen, also weitend „heranwuchs", gestaltet sich die Form jetzt durch ein sammelndes Verdichten und Zentrieren aus der Peripherie heraus von außen nach innen.

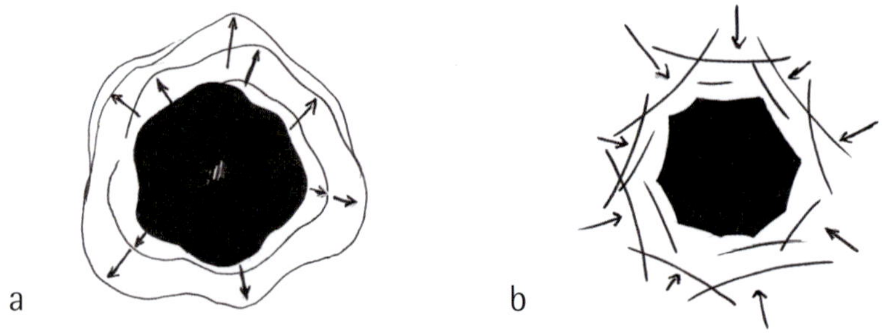

Abb. 10: Schematische Darstellung der polaren Gestaltprozesse:
a) Wachsen zum Rund, b) Verdichten zum Rund

Vierte Übung: Ein Rund durch Abtragen von Material gestalten

Hierbei muss Werkzeug eingesetzt werden, da die zu bearbeitenden Substanzen härter sind, beispielsweise Stein, Holz oder trockener Ton. Die gerundete Form entsteht, indem überflüssiges Material von außen weggenommen wird. Kraft wird von außen eingesetzt, schleifend, schabend, raspelnd, um ein Rund zu bilden.

Diese Übung ist dynamisch und erfordert Wachheit und Konzentration. Das kraftvolle, motorisch gezielte Arbeiten macht Freude, und man erlebt dabei seine eigene Kraft. Am besten arbeitet man im Stehen, da man hierbei die eigene Aufrechte intensiv wahrnimmt.

Auch aggressive Impulse lassen sich hier konstruktiv und kreativ einsetzen. Im ringenden Schaffen ist es eine Herausforderung, die Form nicht durch die eigene ungezügelte Bearbeitung zu zerstören.

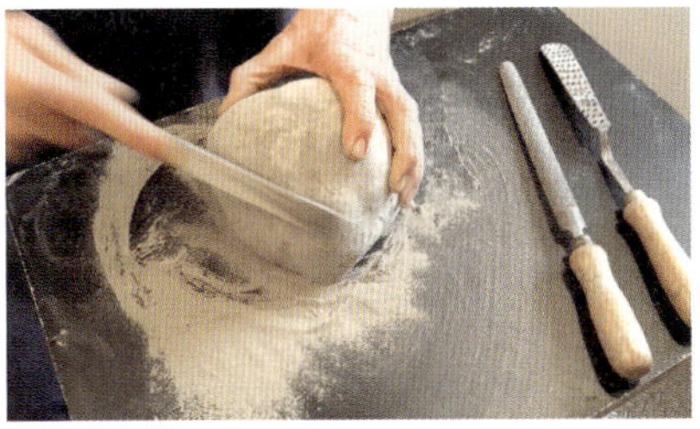

Abb. 11: Formgestaltung durch Abtragen von Material

Kräftige Menschen, die Widerstand benötigen, haben oft Freude an dieser Übung. Das Arbeiten an der Zentrumsbildung führt sie zunehmend zur Ruhe und Selbstfindung, zur Stärkung des eigenen Daseinserlebens – zu einem Sich-stellen-müssen in der Begegnung mit einem härteren Gegenüber.

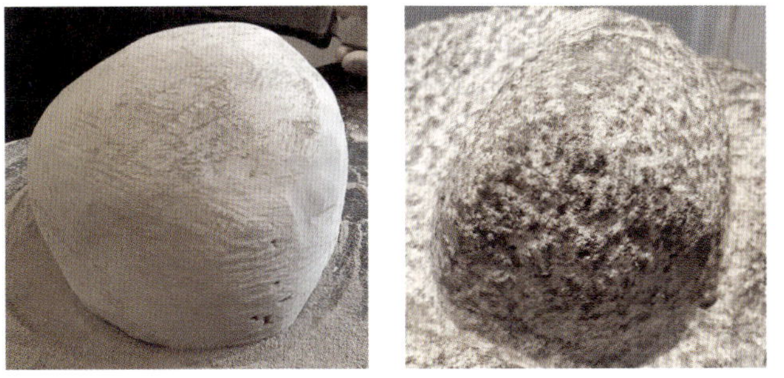

Abb. 12: Zentrumsbildung in hartem Material, in trockenem Ton und in Stein

Das intensive Erarbeiten der Grenzfläche fördert auch die Erkenntnis, dass die sichtbaren Gestaltungen die Konsequenzen der eigenen Taten sind, dass die entstehenden Formen das eigene Tun abbilden. Die eigene Unachtsamkeit oder Übergriffigkeit führt zum sichtbaren Ungleichgewicht, mitunter sogar zur Zerstörung der eigenen Form.

Fünfte Übung: Aus dem Inneren eines Tonrunds wird nach außen drängend, schaffend gearbeitet und ein zentrierter nicht-stofflicher Raum gebildet.

Diesmal gehen wir schon von einer bereits gerundeten Tonmasse aus, die sich noch von beiden Händen umschließen lässt. Sie liegt locker in der einen Hand, während die Kuppen von Zeige- und Mittelfinger der anderen Hand an einer Stelle der kugeligen Form in das Innere vorzutasten und vorzudringen beginnen.

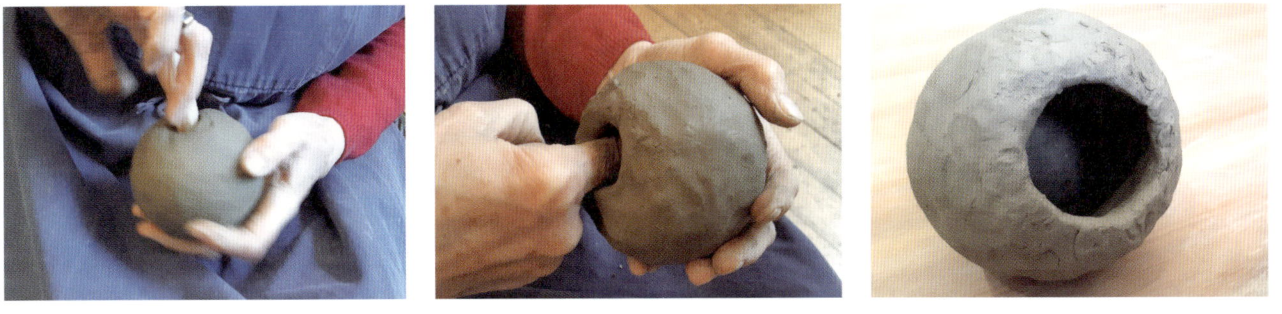

Abb. 13: Ein sphärischer Hohlraum im Zentrum der Tonkugel bildet sich durch das Eindringen in die Tonmasse und anschließendes Weiten von innen nach außen.

In der Mitte der Tonmasse angekommen, beginnt man, den entstandenen Innenraum zu weiten. Der Daumen der arbeitenden Hand sollte möglichst nicht zum Einsatz kommen, denn sonst würde zwischen den innen arbeitenden Fingern und dem außen liegenden Daumen vor allem die Dicke der Wandung, ihre Materialität zu Bewusstsein kommen. Die Wahrnehmung des raumschaffenden Prozesses träte dagegen in den Hintergrund.

Die Tonmasse wird im Verlauf der Tätigkeit immer mehr von einem sich weitenden Innenraum erfüllt. Das immaterielle Zentrum befindet sich in dem von Substanz befreiten inneren Hohlraum.

Der auf sich selbst bezogene innere Raum wird Ausdruck des eigenen Schaffens, ein Eigenraum. Mich zugleich umhüllend, schützend und Halt gebend, erlebe ich, dass ich Schöpfer meiner eigenen Welt bin, in der ich mich frei nach meinen Kräften entfalten kann.

Weitere an die Saturnkräfte angelehnte Übungsvarianten

Auch an vielen anderen Formen lässt sich das Zentrum oder ein Quellpunkt ins Erleben heben, beispielsweise bei der Erarbeitung einer Fläche. Wenn man diese leicht wölbend anlegt, kann eine zunehmend bewusstere Ausrichtung auf einen sammelnden Punkt erfolgen, der das Zentrum bildet und die Fläche zugleich als Teil eines sehr großen kosmischen Runds erleben lässt.

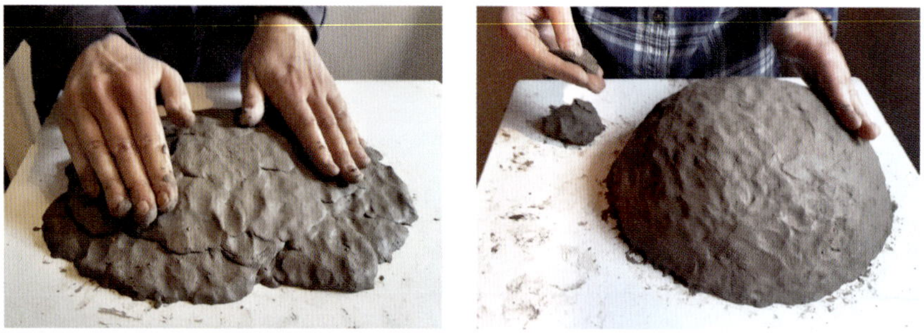

Abb. 14: Durch die Zentrumsbildung in einer Fläche wird diese eine auf sich selbst bezogene Welt, eine vom Umkreis abgegrenzte Form.

Ein Beispiel aus der Praxis

Wir möchten hier zeigen, wie aufmerksam ich (Anne Sommer-Solheim) als Therapeutin bei dieser Übungen sein musste, um nicht unerwünschte Wirkungen zu erreichen, die der eigentlichen Intention polar gegenüberstehen.

Eine Patientin hatte sich in der ersten Therapiestunde das allgemeine Ziel gesetzt, zur Ruhe zu kommen und sich zentrieren zu wollen. So beschlossen wir, in der nächsten Therapiestunde gemeinsam eine Übung zu wählen, bei der eine handgroße Menge Ton durch sammelndes, zentrierendes Drücken mit beiden Händen zu einem Zentrum geformt werden sollte. Während die Frau arbeitete, wurde sie immer unruhiger, weshalb wir die Übung unterbrachen, um die Erlebnisse zu besprechen. Die Patientin berichtete, dass sie vor der Therapiestunde zuhause eine stressreiche Auseinandersetzung mit einem Handwerker gehabt habe und sich furchtbar geärgert hätte. Auf einmal fühlte sie beim Plastizieren und Verdichten der Kugel starke Aggressionen in sich aufsteigen, und so hielt sie es nicht mehr aus, die Übung fortzusetzen. Nachdem sie erkannt hatte, was sich in ihr abspielte, konnten wir die zentrierende in eine unterstützende Übung umwandeln, in der die Patientin ihr gegenwärtiges, geballtes, zu stark angespanntes Befinden auszudrücken vermochte. Damit kehrte sich die Übung um: Nicht das Zentrieren war nun das Thema, sondern die geballte Kraft wollte jetzt nach außen geführt werden. Es entstand – jetzt im Stehen statt im Sitzen – eine aktive, selbstbewusste, freistehende Form im Raum. Die Patientin fühlte sich danach wie erlöst, zufrieden und ruhig.

Aktuelle Themen des Alltages, individuelle Belastungen und Befindlichkeiten können immer wieder den Zugang zu einer Übung versperren bzw. haben zur Folge, dass das ursprünglich gefasste Ziel nicht erreicht wird, ja entgegengesetzte Wirkungen entstehen. Verständlicherweise kann dies zu Irritationen bis hin zum Abbruch der Übung führen. Eine solche Situation sollte man bemerken und verwandeln, bevor es zu einem Abbruch und den sich damit verbindenden frustrierenden Erlebnissen kommt. Es ist dann sinnvoll, dem Gestaltungsprozess eine neue Richtung zu geben: durch Änderung der Tätigkeitsdynamik, durch Variieren des Übungsaufbaus, aber ohne das implizite Ziel des gewollten therapeutischen Prozesses aufzugeben.

Einsatzmöglichkeiten und Wirkungen der Saturnübungen

Erste Übung

Diese Übung lässt sich auch dann gut ausführen, wenn man nicht viel Kraft hat. Sie bringt einen zur Ruhe, und es entwickelt sich eine innere Achtsamkeit, hierbei tritt meist eine deutliche Wärmeempfindung auf. Man wendet sich ganz dem Tun zu, fühlt sich in der Gegenwart und wird dabei still. Ich erlebe mich als Tätiger und meine Form als Resultat gelungener Tat.

Zweite Übung

Diese Übung erfordert wache, aktive Geistesgegenwart. Immer wieder muss ich das Zentrum der Form innerlich aufspüren und entscheiden, an welcher Stelle Material zum Wachstum der Form hinzuzufügen ist. Die Beziehung von innen und außen tritt stärker in den Vordergrund als bei der vorherigen Übung. Das Wachsen von innen und die Formkraft von außen werden gleichermaßen bewusst, ich fühle mich dabei als Gestaltender sowohl von innen als auch von außen.

Dritte Übung

Hier ist aktiv eine Beziehung zwischen den Händen aufzubauen, die sich zunächst in weitem Abstand zueinander befinden. Es erfordert große Willensanstrengung und Bewusstheit, den Begegnungspunkt der Hände immer wacher zu erleben und dabei intensiv und gezielt zur Mitte der Form hin im Ton zu verdichten.

Vierte Übung

Die Dynamik des handwerklich fordernden Arbeitens verleiht Schwung und Energie. Durch den sachgerechten Umgang mit Werkzeug und Material kann der Plastizierende die eigene Willenskraft aufmerksam beobachten und dabei erlernen und erüben, sie zu lenken und zu zügeln. Diese Übung eignet sich gut für willensbetonte Menschen, die von Ungeduld, Rastlosigkeit und Unruhe getrieben sind und sich in ihrer Kraft erleben wollen. Das Enthüllen der im Inneren des Materials verborgenen Form ist als Lichtprozess erlebbar, der das eigene Denken und Vorstellungsvermögen fördert. So kann diese Übung beispielsweise bei einer leichten kognitiven Dysfunktion räumlich konstruktive Fähigkeiten fördern, die zu entgleiten beginnen.

Fünfte Übung

Es erfordert Mut und meditative Konzentration bis in die Fingerspitzen hinein, in den Ton einzutauchen und bis zum Mittelpunkt der Masse vorzudringen. Bei geschlossenen Augen muss man im Inneren der Tonmasse einen Quellpunkt finden, von dem aus eine gleichmäßige Ausdehnung beginnen kann. Geschicklichkeit ist nötig, räumliches Vorstellungsvermögen, Geduld und die Fähigkeit, sich im nichtstofflichen Raum zu halten. All diese Fähigkeiten werden erübt, und dabei entsteht eine Eigenwelt, mein eigener Raum – ein sicherer Ort, an dem ich geborgen bin, der eine Empfindung der Unverletzlichkeit wachruft.

2.2 Sonnenübungen

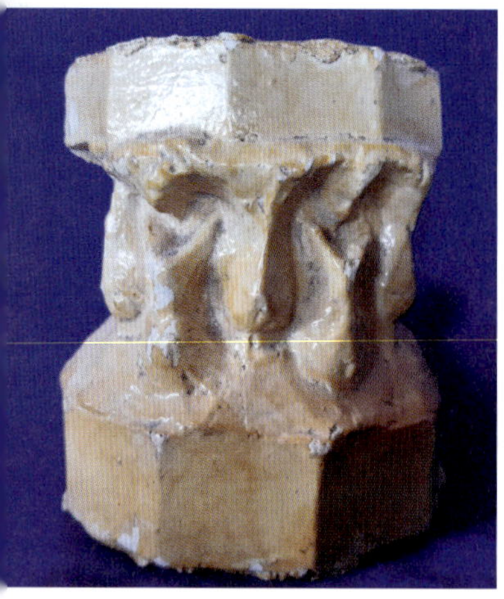

Abb. 15: Sonnenkapitell

Jetzt stellen wir einige Grundübungen vor, die an die in Kapitel V beschriebenen „Sonnenqualitäten" anschließen. Hier geht es um Belebung und Dynamisierung des Stoffes, indem ein Impuls von außen wirkt und aus dem Inneren der Form beantwortet wird. Entsprechend dem Säulenwort „AN ES" kommt es zu einer Begegnung mit dem plastischen Gegenüber.

Die Sonnenübungen

- stärken die Lebenskräfte
- wirken aufbauend
- regen Rhythmus und Atmung an.

Die Belebung der Masse wird plastisch an der Oberflächengestaltung sichtbar.

Es ist oft einfacher, die Aufmerksamkeit des Patienten auf die atmende Beziehung von Stoff und Umkreis zu lenken, wenn man an einem Relief arbeitet (was mit einer liegenden oder aufrecht gestellten Fläche möglich ist) als bei einer Vollplastik, weshalb wir die nachfolgenden Übungen an solchen Flächen darstellen.

Erste Übung: Eine liegende Fläche wird aufgebaut, belebt und zum „Atmen" gebracht.

Erneut bereitet man kleine Tonstücke vor. Ohne genau hinzublicken, nimmt der Plastizierende Stück für Stück (gegebenenfalls mit geschlossenen Augen) und drückt diese leicht auf eine vor ihm liegende Arbeitsfläche. Während die eine Hand mit dieser Tätigkeit beschäftigt ist, erfühlt die andere im Verlauf der Arbeit, wie die Tonstücke allmählich miteinander verschmelzen. Dabei bemerkt der Gestaltende mitunter bestehende Lücken und schließt diese durch Hinzufügen von Ton, bis sich eine zusammenhängende Fläche bildet. Der Umriss und die Begrenzung der Gesamtfläche sind zunächst nicht wichtig. Die Fläche kann vorerst wie eine weite, unendlich zu erlebende Ebene oder Meeresfläche betrachtet werden.

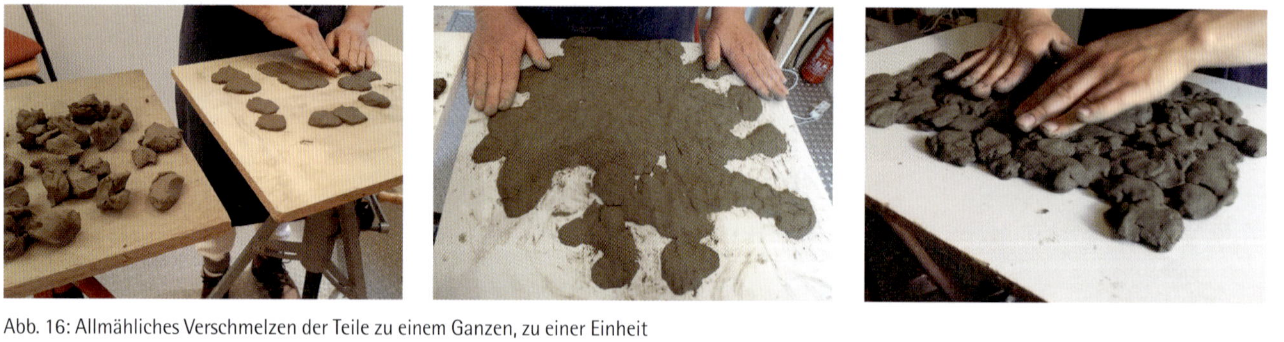

Abb. 16: Allmähliches Verschmelzen der Teile zu einem Ganzen, zu einer Einheit

Die beiden Hände versuchen danach, aus der im Erleben unbegrenzten Fläche durch Hinzufügen von weiteren Tonstücken zur Mitte hin eine leichte Wölbung zu bilden. Zwischen den arbeitenden Händen entsteht zunehmend das Gefühl einer zusammengehörigen, belebten Einheit und einer kraftvoll gewölbten Fläche. Ihr innerer Bezugspunkt befindet sich weit unterhalb der Fläche, wie bei der Krümmung der Erdoberfläche mit Bezug zu ihrem Zentrum.

Im fühlenden Tasten erlebt man, dass sich die Fläche an manchen Stellen einem entgegen zu drängen scheint. Dieses Erleben kann in verschiedenen Bereichen der Fläche unterschiedlich stark sein und durch Hinzufügen weiterer Tonstückchen lässt sich die Oberfläche dort steigern, wo ein Fehlen zu spüren ist. Die bisher ruhende Fläche beginnt so in einem Auf und Ab gleichsam „zu atmen".

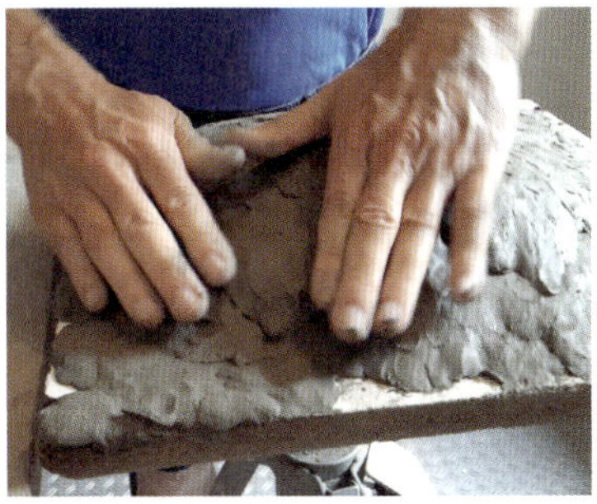

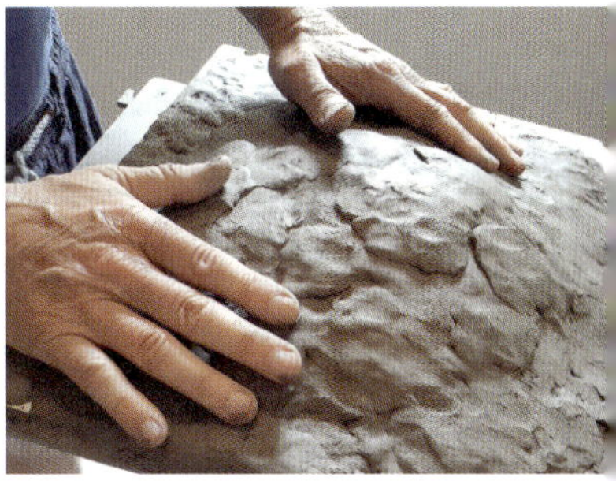

Abb. 17: Durch Hinzufügen von Ton wölbt sich allmählich die Fläche. Der Bezugspunkt, das Zentrum, befindet sich unterhalb von ihr, sie ist Teil eines größeren Ganzen.

Nach und nach beginnt der Gestalter, an manchen Stellen in die entstandene gewölbte Fläche Vertiefungen, wie von außen kommend, hinein zu senken, hinein zu mulden. Es bilden sich „Wellentäler" in der Fläche aus, denen in anderen Bereichen auf der Fläche entgegenkommende, sich erhebende „Wellenhügel" oder Wölbungen „antworten". Ein Wechsel von Vertiefen und Wölben bildet sich aus – einem rhythmischen Atemvorgang gleich – und wird immer mehr formgebend.

Abwechselnd erlebt sich der Gestaltende mal aus dem Umkreis kommend und vertiefend in die Fläche eindringend, mal fühlt er sich gewissermaßen im Inneren des Stoffes und schafft wölbend aus ihm heraus. Zwei Welt-Gestaltungskräfte befinden sich im Dialog und werden miteinander verbunden wirksam. Die Oberfläche zeigt sich in ihrer Gestaltung als fließender Übergang zwischen beiden „Gesprächspartnern". Ein Kräftewirken von innen und außen wird sichtbar.

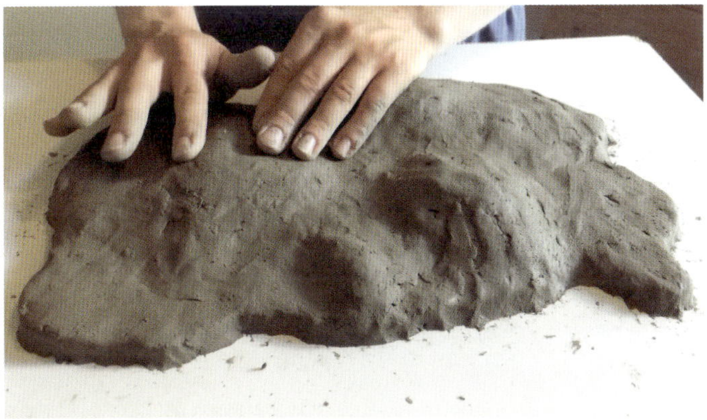

Abb. 18: Formbildung durch drängendes Wölben und Vertiefen

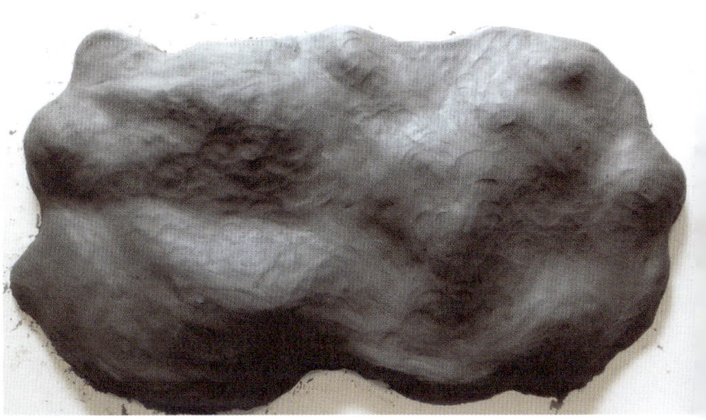

Abb. 19: Vertiefen und Wölben schwingen wie bei einem Atemvorgang.

Zweite Übung: In einer Fläche dem impulsierenden Atemrhythmus gestaltend nachspüren

Bei dieser Übung benötigen wir einen recht weichen, fast schlammigen Ton. So muss zur Vorbereitung die Tonmasse zunächst gewässert und intensiv durchgeknetet werden. Das aktive vorbereitende Tun hilft der Patientin oder dem Patienten dabei, sich von dem, was im Moment beschäftigt und bedrängt, innerlich zu lösen.

Der so vorbereitete, sehr geschmeidig gemachte Ton wird auf eine ausreichend große Unterlage gegeben und sollte mindestens zwei bis drei Finger hoch sein. Die (am Körpermaß des Patienten gemessen) schulterbreite Fläche sollte mit gestreckten Armen noch bearbeitet werden können.

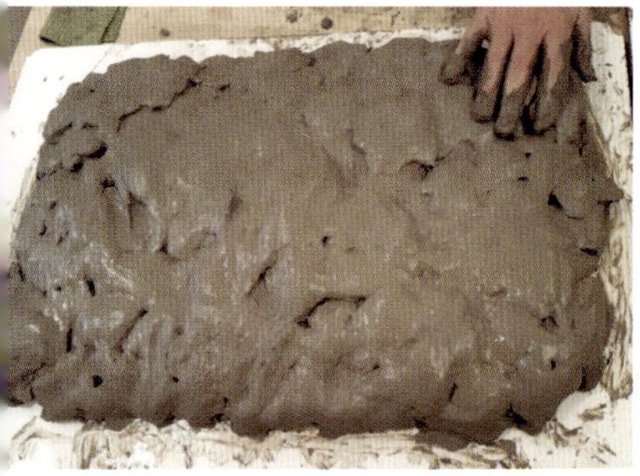

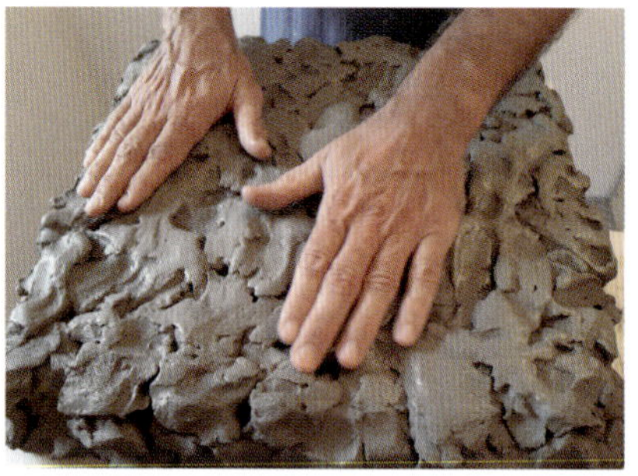

Abb. 20: Aufbau der Übung mit sehr weichem Ton

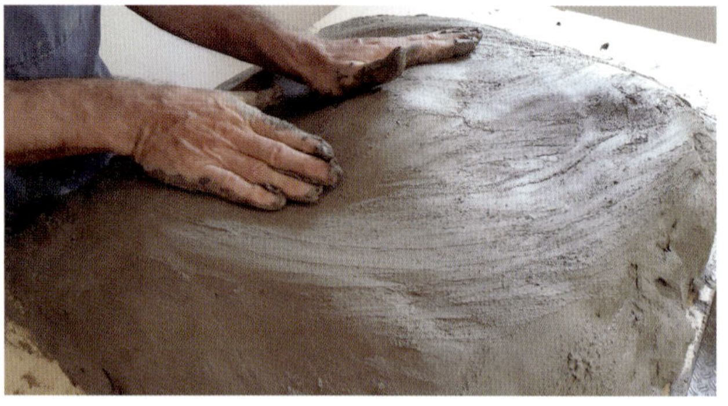

Abb. 21: Die Hände gleiten rhythmisch streichend über die Fläche und hinterlassen Bewegungsspuren, die dabei zugleich die Fläche gestalten.

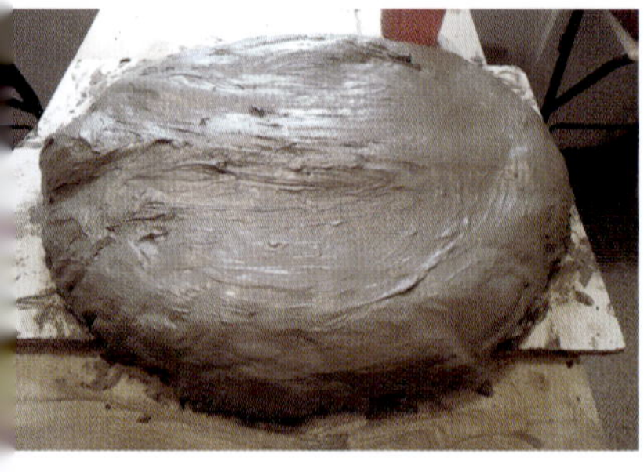

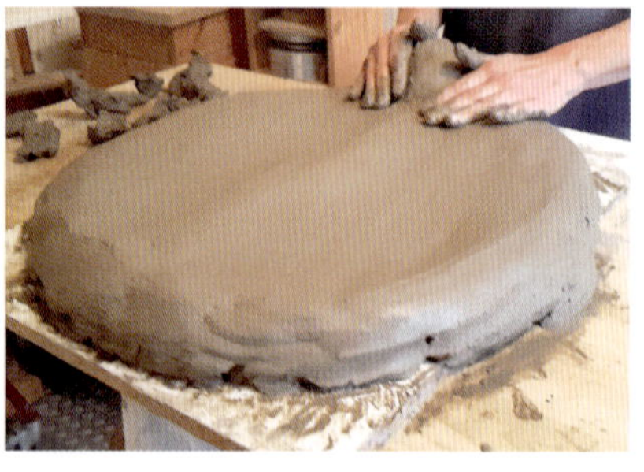

Abb. 22: Zunehmend spiegelt sich in den Bewegungsspuren, in ihrem Vertiefen, Weiten und Verdichten, der Gestaltende mit seinen Rhythmen, vor allem mit seinem Atemrythmus, im Ton.

Beide Hände bewegen sich nun gleichzeitig streichend und gleitend über die Fläche. Die innere Aufmerksamkeit lenkt man ganz auf das eigene Tun und die dabei auftretenden Empfindungen. Die Bewegung der Hände schwingt sich allmählich im streichenden Suchen auf einen eigenen Rhythmus ein. Die über die Tonfläche gleitenden, aufliegenden Hände bilden so im Ton ihre Spuren ab. Das Miterleben der Bewegungen und ihre Spuren auf der Tonfläche schwingen sich unbewusst auf den eigenen Atem ein. Heben und Senken, Weiten und Verdichten, Ballen und Lösen wechseln einander ab und werden im Stoff sichtbar.

Damit die Fläche nicht austrocknet und ihre Geschmeidigkeit behält, muss sie zwischendurch immer wieder mit Wasser befeuchtet werden.

Im Verlauf des Übungsprozesses beginnt die Fläche, immer mehr die eigene Atembewegung zu spiegeln. Im weiteren Schaffen bildet sich an der Tonfläche der intensiver und lebendiger werdende Rhythmus ab. Der sich in der Tonfläche ausgestaltende Rhythmus wirkt vertiefend und auch befreiend auf den Plastizierenden und seinen Atemrhythmus zurück. Weiten – Verdichten – Ruhe, Weiten – Verdichten – Ruhe wechseln sich ab. Seelisches Wohlbefinden, ein Eins-Werden mit sich selbst wird angeregt, eine freudige Ruhe breitet sich in einem Flow des Tuns in der Seele aus und ergreift den Leib. Diese Ruhe kann wiederum der Quell neuer, impulsierender Kräfte sein.

Dritte Übung: Arbeiten an einer senkrechten Relieffläche

Wir benötigen eine aufrechte, dem Arbeitenden gegenübergestellte und so stabil wie möglich befestigte Arbeitsplatte, so dass sie dem Arbeitsprozess standhält (am besten ist es, diese an der Wand zu befestigen). Nach und nach drückt man einzelne Tonstücke auf die angefeuchtete Arbeitsplatte, so dass diese dort anhaften und eine kräftige, ca. zwei- bis drei Finger dicke Schicht entsteht. Bereits dieses Vorbereitungsgeschehen wirkt therapeutisch und trägt dazu bei, dass der Arbeitende im wiederholenden, Aufmerksamkeit erfordernden Tun störende, bedrängende und ablenkende Gedanken ablegen kann.

Stück um Stück wird die sich ausbreitende Fläche als eine Einheit erlebbar. Im weiteren Schaffen regt man den Gestaltenden dazu an, der bis jetzt universell erlebten Fläche mehr Eigenständigkeit zu geben, indem er diese so weitergestaltet, dass sie sich in der Mitte, auf einen Quellpunkt bezogen, gleichmäßig zu wölben beginnt. Damit scheint sie nicht mehr

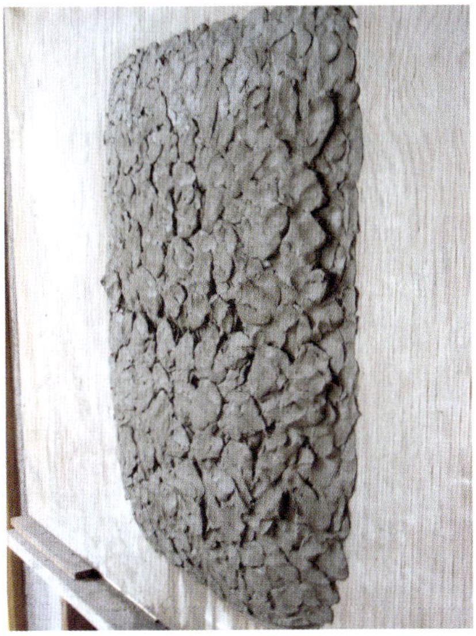

Abb. 23: Der Aufbau an der Wand erfolgt mit kleinen Tonstücken; durch allmähliches verschmelzendes Zusammenfügen der Stücke bildet sich eine Fläche.

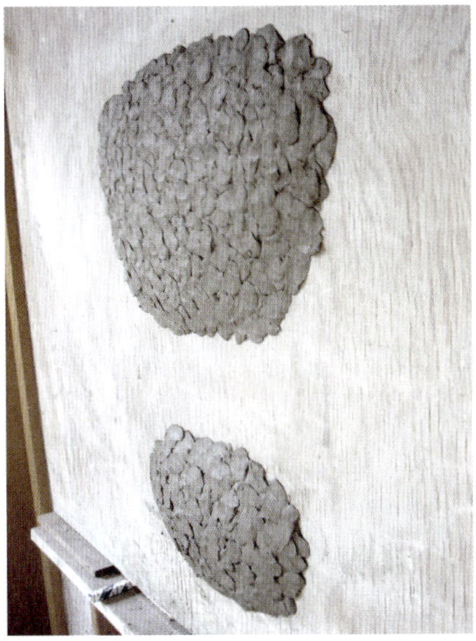

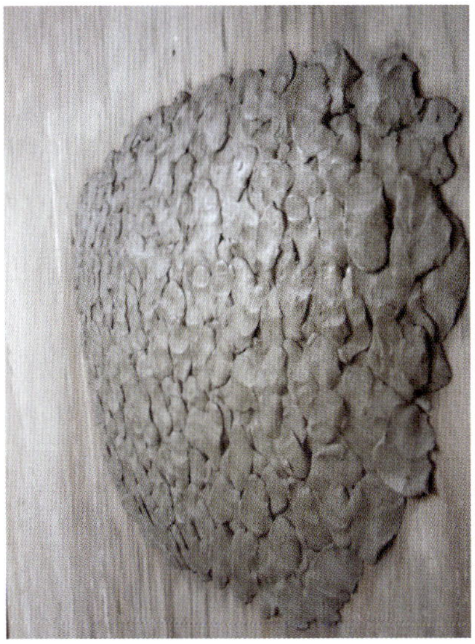

Abb. 24: Durch das Verbinden und Zentrieren der Fläche auf ein Zentrum wird sie zugleich als Teil einer eigenständigen, mir gegenüberstehenden Welt erlebbar.

Teil einer Unendlichkeit zu sein, die sich in alle Richtungen ausdehnen könnte, sondern sie beginnt, sich auf einen alles verbindenden Mittelpunkt zu beziehen.
Die Übung durchläuft hier beim Aufbauen einen den „Saturnübungen" vergleichbaren, angedeuteten Prozessschritt.

Durch die Zentrierung und die Begrenzung erscheint die Fläche nicht nur als Einheit, sondern sie wird eine eigene Welt, die dem Gestalter gegenübersteht. Der Gestaltende schafft eine Fläche, die in einer Beziehung zu ihm steht. Dies verstärkt in ihm die Empfindung, der Impulsgeber zu sein, der sich in der Fläche ausdrückt.

Als Gestalter erlebe ich mich vor der Fläche stehend als ihr Gegenüber, als Bezugspunkt der Form. Zugleich bin ich in meinem Erleben aber auch im Inneren der Fläche ihr Zentrum, ihr Quellpunkt, und erlebe, dass ich mir in der Begegnung mit der Fläche gleichsam entgegenkomme. Im Gestaltungsprozess bin ich außerhalb des Stoffs und im Stoff zugleich der Gestalter, der im Tun Oben und Unten, Innen und Außen der sich ausbildenden Formelemente wahrnimmt.

Noch intensiver ist das Erleben, wenn der Gestalter mit geschlossenen Augen arbeitet, wobei er mit den Händen die Tonfläche und mit der seelischen Beobachtung seine eigenen, im Tun wachgerufenen Leibempfindungen sowie die Dynamik und Raumorientierung in der Fläche wahrnimmt. Durch den Bezug der Raumformen zueinander und durch das Erleben, dass ich Gestaltender in der Welt bin, entsteht in mir das Bewusstsein, Bürger zweier Welten zu sein, im Stoff und im Raum.
Für Anfänger ist diese Übung (auch sehend!), an einer aufrechten Relieffläche zu arbeiten, nicht gleich zu

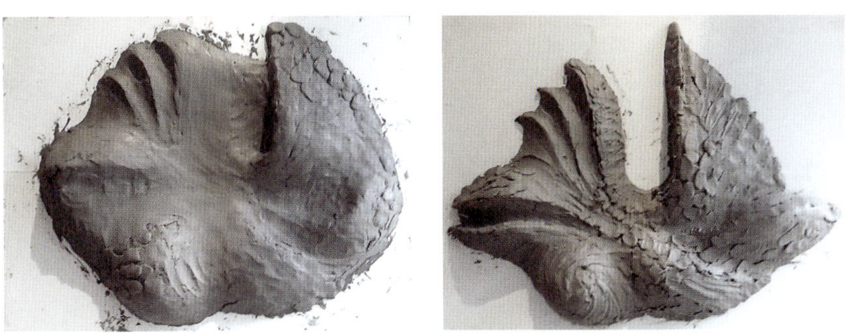

Abb. 25: In seinem Tun erlebt der Bildner sich abwechselnd im Stoff und als Gegenüber der Form.

empfehlen. Erste Formenansätze verleiten oft vordergründig zu vorstellungsgeprägten Assoziationen, und das plastische Erleben von Wölben und Höhlen, das Atmen in der Fläche droht dabei zurückzutreten.

Einsatzmöglichkeiten und Wirkungen der Sonnenübungen

Erste Übung

Beim Plastizieren mit den nach unten gerichteten, drückenden, drängenden Bewegungen und der nach unten wirkenden Kraftentfaltung empfindet der Gestalter in sich eine ihn innerlich aufrichtende Kraft. Es entsteht bei dieser plastischen Übung ein Gefühl der Sicherheit, das Erleben eines festen Standpunktes, von dem aus er handeln kann. Im aktiven Gestalten und innehaltenden Lauschen auf die Antwort in ihm entsteht ein leiser Austausch, der harmonisierend auf die Atmung und die Rhythmen im Organismus wirkt.

Zweite Übung

In der zweiten Übung ist dieser Aspekt sehr betont. Sie harmonisiert die Atmung und führt in ein selbstvergessenes, freudiges Tun, bei dem ein Rhythmus von Impuls – Weiten – Zusammenziehen – schöpferischer Pause erlebbar ist. Aus letzterer wird dann der Impuls zu weiterem Handeln geboren.

Dritte Übung

Die dritte Übung ruft die eigene Fähigkeit, sich als Gestalter zu erleben, besonders intensiv wach. Ich stehe als Gestaltender der Tonfläche gegenüber und bin gleichsam ihr Zentrum, der Quellpunkt aller Formen im Ton. Das Erlebnis „Ich kann etwas in der Welt bewirken" entsteht dabei ebenso wie eine unbewusste Erfahrung, dass ich zwar mit dem Stoff verbunden bin und ihn gestalte, ihn aber auch so prägen kann, dass eine Wirkung über die Tonfläche hinaus in den umgebenden Raum entsteht. Das kann beispielsweise bei depressiv Erkrankten hilfreich sein.

Die Sonnenübungen setzen wir ein, wenn bei Erschöpfungszuständen die Lebenskraft angeregt werden soll, wenn wir den Lebenspuls erzeugen und intensivieren möchten. Diese Übungen fördern Werdekräfte und durchleben, durchglühen und impulsieren den Menschen, der sie ausführt.

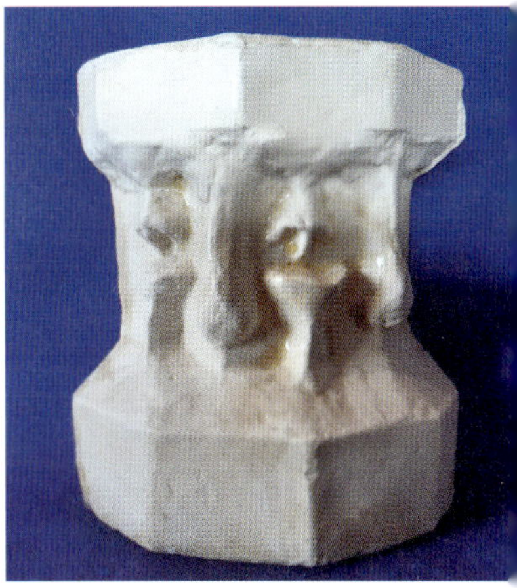

Abb. 26: Mondkapitell

Die im Weiteren geschilderten Übungen schließen an die Qualitäten an, die im Kapitel über das Mondkapitell beschrieben sind. Das dem Mondkapitell zugeordnete Säulenwort lautet „IN ES".

Eine Grundgeste ist dabei die aktive Kontaktnahme zwischen einem aus der Peripherie oder der Welt kommenden und in den Stoff einwirkenden Impuls und einem diesen Impuls lebendig aufgreifenden und aktiv antwortenden Gegenüber. Es bildet sich eine korrespondierende, befruchtend empfangende, eigenständig sich entwickelnde Welt aus.

In den folgenden Übungen geht es um Verinnerlichung und Beziehung. Dabei entstehen Innenräume und das Erlebnis der eigenen Innerlichkeit.
Die Übungen

- schaffen ein beseeltes Gegenüber im Um- und Innenraum
- wirken verinnerlichend
- ermöglichen das Erlebnis des inneren Zusammenhanges zwischen Ursache und Wirkung, aktivem Handeln und passivem Erdulden.

Erste Übung: In einer Tonmasse wird ein sich weitender Innenraum gebildet.

Auf der Arbeitsfläche baut der Plastizierende wiederum aus einzelnen Tonstücken eine gewölbte, gerundete Form auf, die etwas mehr als zwei Fäuste des Gestaltenden breit sein soll. Eine Hand beginnt sich vorsichtig in die so geschaffene Form hineinzudrücken, während die andere gegenhält.

Hierbei ist wichtig, dass ein harmonisches Einmulden in dem Rund entsteht und sich keine scharfen, kraterartigen Kanten um die Einbuchtung bilden. Die Empfindung einer Verletzung des Runds wie bei einem Loch sollte vermieden werden.

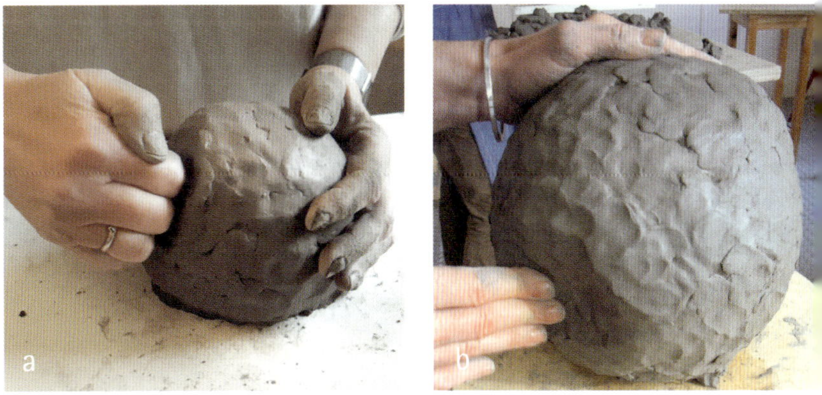

Abb. 27: Tastendes Eindringen in ein zuvor mit Tonstücken aufgebautes Rund, um einen Innenraum anzulegen

Der Ton muss für diese Übung ausreichend geschmeidig und nicht zu dicht aufgebaut sein. Der Plastizierende sollte angehalten werden, innerlich lauschend, aufmerksam und langsam auf das Zentrum in der Tonform hinzuarbeiten, um im weiteren Verlauf der Übung im Inneren der Tonmasse einen Raum zu schaffen. Um das allmähliche Eindringen und dabei eine Vergrößerung der Einbuchtung zu erreichen, ist es empfehlenswert, mit dem Rücken der ersten beiden Fingerglieder in das Innere der Tonform drängend zu arbeiten (vgl. Abb. 27 a).

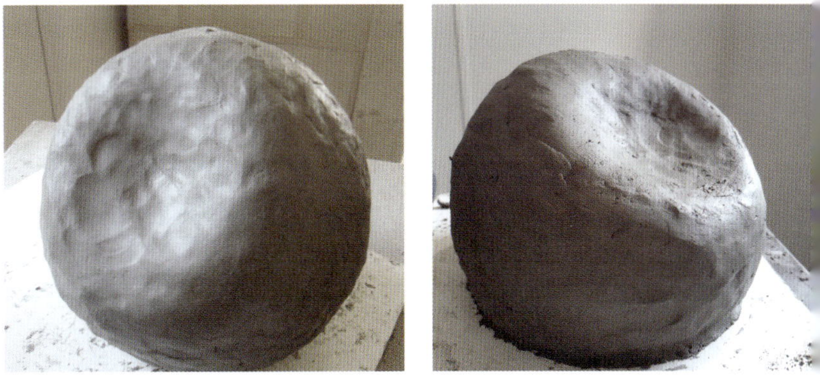

Abb. 28: Harmonisches Einmulden, vertiefendes Drängen, ohne die Form zu verletzen

Lenkt man sein Bewusstsein auf die aktive, arbeitende Hand, so kann man die Empfindung eines Zentrums gewinnen, auf das man hinarbeitet und das sich im Innenbereich der Plastik erahnen lässt. Dabei empfindet sich der Gestaltende als außen und auf ein Zentrum zu

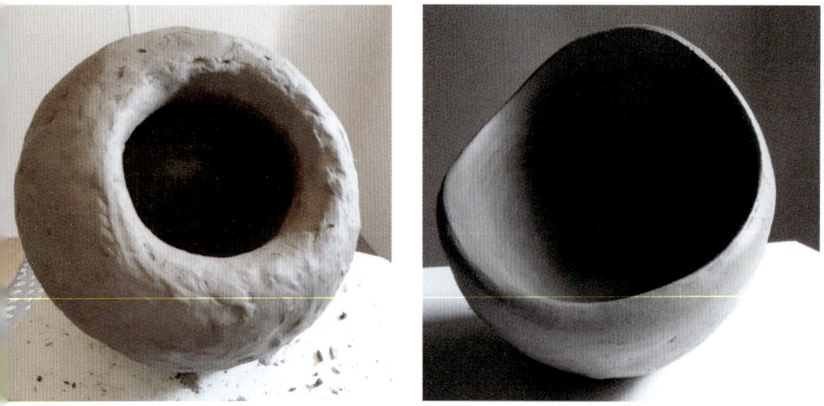

Abb. 29: Ein aktiv gebildeter Innenraum entsteht durch das Steigern des Hineindringens.

dringend. Im fortschreitenden Schaffen entsteht das Gefühl, nach und nach im Inneren der Form anzukommen. Indem der Plastizierende sich im Inneren des Tons durch das Verdrängen der Substanz Raum schafft, weitet sich die Gesamtform.

Die von außen fühlende, lauschende, gegenhaltende Hand nimmt die Tätigkeit im Inneren der Form begleitend wahr und kann so die impulsierende Aktivität empfinden. Die Weitung des Raumes ist so erlebbar, als öffne sich die Form aktiv gegenüber dem ihr begegnenden Impuls. Je nachdem, ob ich meine Aufmerksamkeit mehr auf die eindringende oder die gegenhaltende Hand lenke, erlebe ich mich stärker aktiv im Eindringen oder ich nehme den von außen kommenden Impuls mitempfindend entgegen. Beides, die eigene Aktivität und die zulassende Passivität, das Handeln und auch das Erdulden, lässt sich gleichermaßen in der Übung erleben. Sie macht einem bewusst, dass beide Aspekte miteinander verbunden und durch mich selbst bewirkt sind.

Zweite Übung

Diese ist eine Weiterführung der ersten Übung mit den Schwerpunkten

- Gleichgewicht in einem Dialog zwischen innen und außen herstellen
- gegenseitiges Wahrnehmen von Empfangen und Eindringen weiter fördern.

Zunächst vollzieht man alle Schritte wie in der vorangegangenen Übung. Jedoch lenkt der Plastizierende von Anfang an die Aufmerksamkeit darauf, ein Gleichgewicht zwischen den von innen gestaltenden Kräften und dem diese aufnehmenden, empfangenden Tonkörper zu entwickeln, der sich zugleich in einem fortschreitenden Wachsen befindet. Hierbei kann die äußere Hand neuen Ton hinzufügen und so die Form stabilisieren, um einem Einbrechen der Wandung entgegen zu wirken.

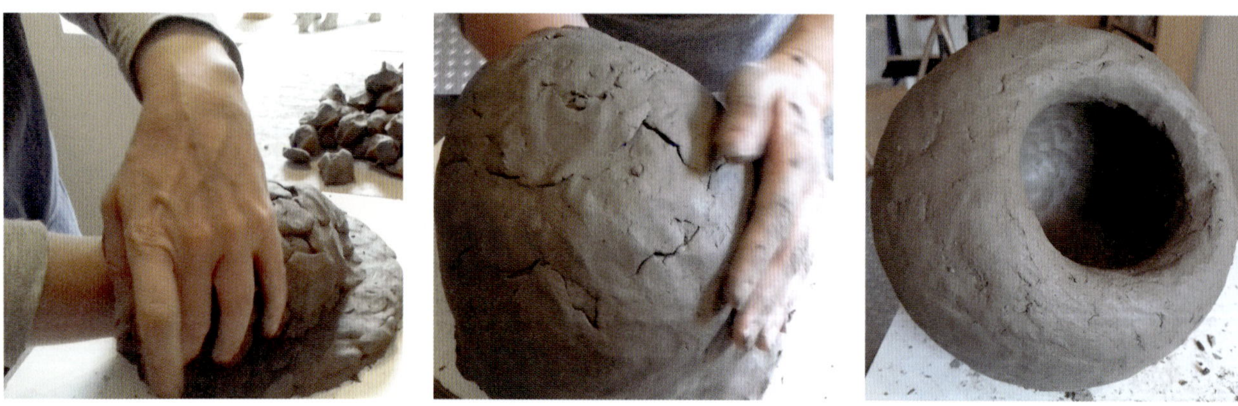

Abb. 30: Ein Innenraum wird durch allmähliches Anfügen von Ton bei gleichzeitigem Erweitern von innen gebildet: ein stetiges Gleichgewicht von Raumfordern und -umhüllen.

Damit lässt sich die Empfindung eines aktiven Aufnehmens und Empfangens hervorrufen, die nicht davon bedroht ist, von einem zu starken, im Inneren gestaltenden Impuls überwältigt zu werden. Dem Innenraum schaffenden Impuls der einen Seite steht ein umhüllender der anderen Seite ausgleichend gegenüber.

Wechselnd wird die Aufmerksamkeit des Gestaltenden mal mehr auf die in den Stoff eindringende, diesen impulsierende und in ihm Raum schaffende Seite, dann auf die andere, den Impuls empfangende, diesen aufnehmende und umhüllende Seite gelenkt. Gleichzeitig erlebt sich der Gestaltende selbst als aktiv Handelnder und passiv Behandelter, als Schaffender und Erduldender. Der Gestaltende kann dabei erfahren, dass die eigenen Handlungen in der Welt und Umwelt seine Eigenwelt formen und bestimmen.

Die Übung eignet sich, wenn ein Patient einen Eigenraum und eine schützende Hülle benötigt, um sich frei zu erleben und zu entfalten. In diesen Prozessen kann er sich gegenüber der Außenwelt abgegrenzt und eigenständig erleben, geschützt vor nicht zu bewältigenden Übergriffen.

Dritte Übung

Es wird in härterem Material an der Innenraumbildung gearbeitet und das jeweils passende Verhältnis vom Innenraum zur Gesamtform mit Hilfe von Werkzeugen geschaffen.

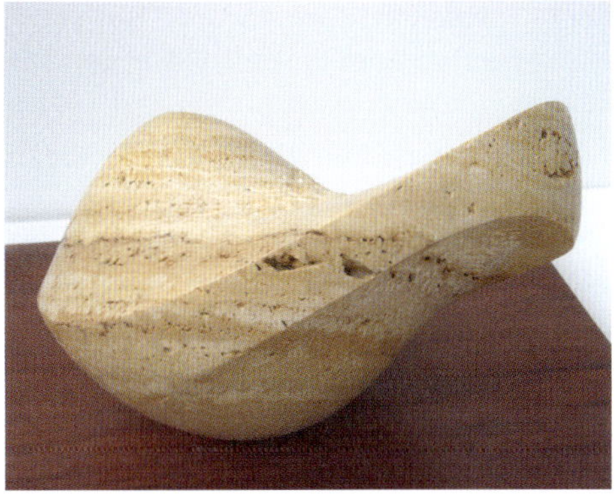

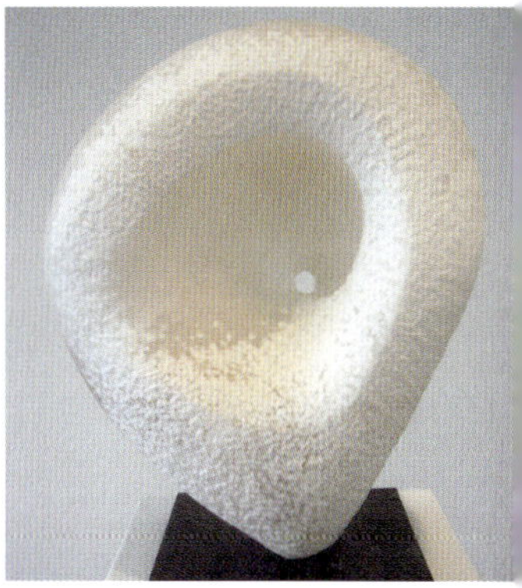

Abb. 31: Formgestalt in Stein aus dem Zusammenwirken von Umkreis- und Zentrumskräften

Auch in festeren Materialien wie Holz oder Stein lässt sich ein Gleichgewicht zwischen der Ausbildung des Innenraumes und seinem Verhältnis zur Gesamtform erarbeiten. Die Qualitäten des Eindringens und das Aufnehmen des Bezuges zum Gesamten kommt auch gut in einem abtragenden Arbeitsprozess zur Geltung. Der Innenraum ist hierbei in ein angemessenes Verhältnis zur umgebenden Stofflichkeit zu setzen. Bei der Bearbeitung wird zeitgleich mit der Erarbeitung des Innenraumes die Gesamtform gestaltet, die den Impuls harmonisch annehmen und aufnehmen soll. Impuls und Antwort, Eindringen und Aufnehmen sollen in ein harmonisches Verhältnis zueinander gebracht werden. Die Kräftewirkungen auf den Stoff und im Stoff ergänzen sich und schaffen so gemeinsam eine neue Welt.

Einsatzmöglichkeiten und Wirkungen der Mondübungen

Erste Übung

Im Vordergrund steht das Selbsterleben beim langsamen, prüfenden Eindringen in den Stoff. Auf diese Weise versichere ich mir in jedem Moment, ob mein Tun von mir gewollt ist, und die so gewonnene Sicherheit lässt weiteres vertiefendes, eindringendes Höhlen zu. Es entsteht so ein Raum im scheinbar Verborgenen – mein Raum. Der Gestalter hat zu entscheiden: Wie weit öffne oder schließe ich den Raum? Wie starke Wände brauche ich, um mich geschützt zu fühlen? Der Innenraum ist als ein seelischer Ort oder eine Gebärde erlebbar, die sich um die eigene Mitte, das eigene Selbst schützend hüllt. Es entsteht ein von der Außenwelt abgegrenzter, nicht unmittelbar einsehbarer Raum. Diese Mondübung fördert das Erlebnis, sich selbst schützen und bergen zu können, aber auch eine aktiv gestaltete Beziehung zum Umraum. Das Gestalten, das Sichbehüten, Raumschaffen entsteht, indem eine Hand von außen von der anderen begleitet wird. Der Gestaltende erlebt zugleich, nicht allein zu sein, obwohl er den Raum ausschließlich für sich schafft.

Zweite Übung

Das entscheidende Geschehen besteht darin, dass man sich durch die eigene Tätigkeit als aktiv eindringend und dadurch in seiner Eigenschaft als „Täter" erlebt. Andererseits bewirkt die eigene Tätigkeit auch, dass man sich als bedrängt und erleidend empfindet, sich aber schließlich dagegen zu behaupten vermag.

Hierbei wird im Prozess immer versucht, ein Gleichgewicht zu schaffen zwischen dem Gefühl des Erleidens und den Empfindungen, sich aktiv dagegen stellen zu können. Beide Kräfte sollen in einen Dialog treten, in dessen Verlauf die Umhüllung durch Hinzufügen von Ton so viel an Dicke, an Kraft und Stärke zunimmt, dass es zu keiner Verletzung der innen wirkenden Kräfte kommt, sondern die äußeren Impulse aufgenommen, zugelassen und ausgeglichen werden.

Nun erlebe ich, dass ich mich in die Gesellschaft, in meine Mitwelt einzubringen vermag. Ich kann die Berührung der Umwelt ertragen und positiv bewerten. Begegnung ist ohne Verlust der Eigenständigkeit möglich. Durch die Bewältigung von Widerständen finde ich mich, durch sie wird mir klarer bewusst, was ich will.

Die Übung lässt sich gut einsetzen, um den Zusammenhang mit den Konsequenzen der eigenen Taten zu erleben. Bei Patientinnen oder Patienten, die einen schweren Übergriff erlebt haben, ist diese Übung nicht zu empfehlen, da es dabei zu Flash-back-Erlebnissen kommen kann.

Dritte Übung

Dieser Gestaltungsprozess eröffnet besondere Erlebnis- und Lernfelder, die mit der konkreten Arbeitsweise, dem Schaffen in harten Materialien verbunden sind. Es ist hier möglich, im langsamen Prozess des Herantastens eine Form so zu gestalten, dass sie sich im Prozess erst allmählich entwickelt und offenbart. Stück für Stück, Span für Span nimmt man vorstellungsfrei die Substanz von einem Stein oder einem Holzklotz weg, bis sich schließlich die Form herauskristallisiert, sich dem Gestaltenden offenbart.

Möglich ist es auch, von einem inneren Bild auszugehen, einer Vorstellung vom Gleichgewicht zwischen den Kräften von Innen und Außen, einem Ideal der künftigen Form, die dann durch das Wegnehmen von Material nach und nach „enthüllt", freigelegt, aus dem Stoff entzaubert wird.

Im ersten Fall gehe ich einer zu entdeckenden und sich allmählich aufdeckenden Zukunft entgegen, im zweiten verwirkliche ich mein Bild von der Zukunft.

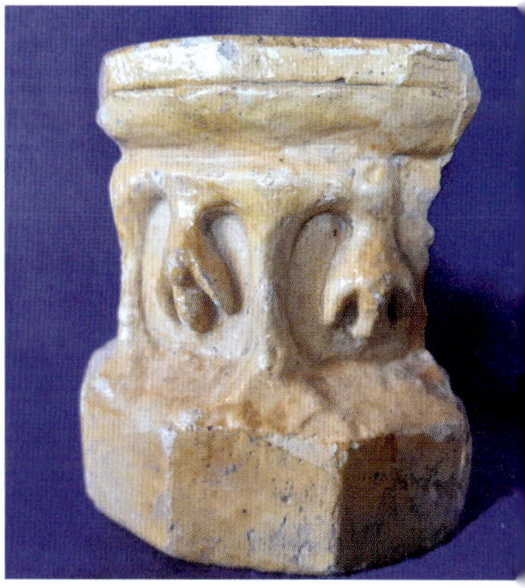

Abb. 32: Marskapitell

Die nachfolgend geschilderten Übungsprozesse sind an die Qualitäten des Marskapitells angelehnt. Sie stellen prinzipielle, urbildhafte Übungen zur Stärkung des Selbstbewusstseins dar. Das zugeordnete Säulenwort lautet „ICH".

Durch diese Übungen wird das Ich im Stofflichen wirksam. Besondere Wirkungen, die von diesen Übungen ausgehen, sind

- die Förderung einer ruhigen (nicht aggressiven) Selbstbehauptung
- eine Unterstützung des Gleichgewichts zwischen Innen (Selbsterleben) und Außen (Welterleben)
- das Erlebnis: Ich bin einzigartig
- die Erkenntnis: Ich trage mein Zentrum in mir.

Erste Übung

In einer Fläche erarbeitet man ein Zentrum und richtet es zu einer senkrechten, einer „Ichrechten" Säule auf. Das Zentrum wird in ein Verhältnis zu seinem Umkreis gesetzt.

Eine weit ausholende, mindestens schulterbreite Tonfläche trägt der Gestaltende auf einen liegenden Untergrund auf. Die Dicke sollte mindestens drei fingerbreit sein. Beide Hände des Arbeitenden drängen nun Tonmasse aus der Peripherie zum Zentrum zusammen, so dass die Fläche sich in der Mitte zu wölben beginnt.

Dann errichtet der Plastizierende im Zentrum der Fläche in Aufbautechnik allmählich eine säulenartig aufrecht nach oben strebende Form. Dabei ringt er damit, dass die Eigenständigkeit seiner Form den Grund, dem sie entspringt, weder dominiert noch sich ihm unterordnet, sondern in einem freien und auf ihn wach bezogenen Verhältnis steht.

Die Eigenständigkeit in der aufrechten Form bildet sich nicht im Widerstreit mit ihrem Umkreis oder einem Gegenüber. Die Aufrechte entsteht vielmehr aus einer inneren Kraftdynamik, einer eigenen Kraft mit wachem Bezug zur Fläche, sich über die Fläche erhebend. Diese Aufgabe erfordert von den Plastizierenden, dass ihr Bewusstsein sich im Wechsel mal mehr dem Impuls zur senkrechten Aufrichtung, ihrem Zentrum zuwendet, mal mehr ihrem Ursprungsgrund, ihrem Umkreis.

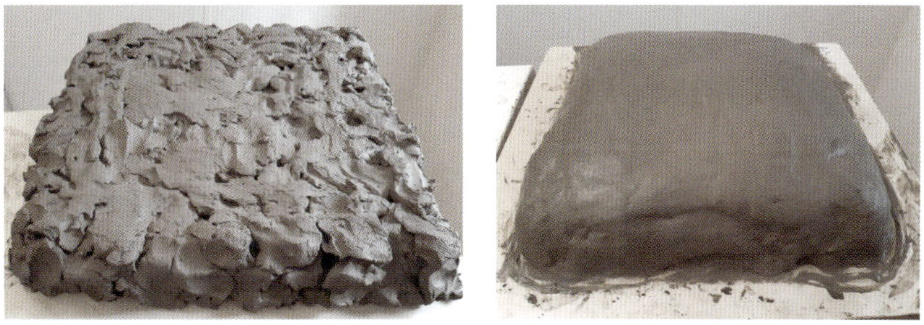

Abb. 33: Aufbau der Tonfläche und wölbendes Zentrieren

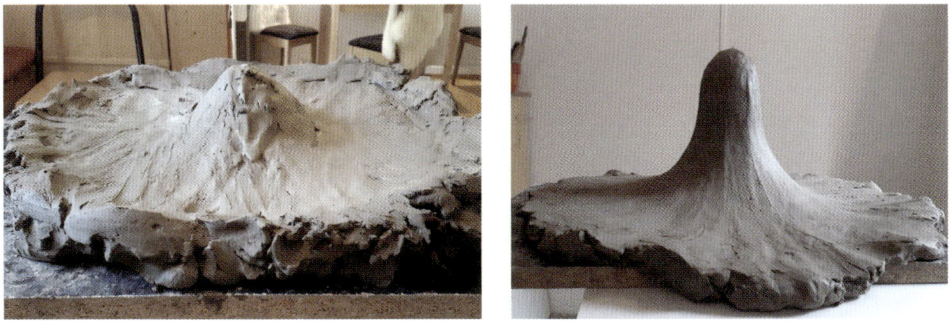

Abb. 34: Die Gestaltung im Spannungsfeld von Erheben, Aufrichten und Weiten, durch aufbauendes Erheben der Ich-Rechte oder durch streichendes Hochschieben der Masse aus dem Umkreis zur Aufrechten

Zweite Übung

Wieder geht man von einer Grundfläche aus Ton aus. Diesmal drückt der Plastizierende die Fläche sanft ein, sodass eine Mulde entsteht, in der sich nach und nach eine aufrechte Zentrumsform bildet, die mit Tonstücken aufgebaut wird. Diese zentriert, strukturiert und belebt den Raum und gibt ihm Gestaltungsimpulse. Die Zentrumsform stellt sich dabei eigenständig der Gestaltung der schalenartig vertieften Fläche gegenüber. Diese wird durch ein streichendes Arbeiten erweitert und gesteigert – von der Mittelform zur Peripherie und von der Peripherie zur Mittelform.

Ziel der Übung ist es, ein Gleichgewicht zwischen der Mittelform und ihrem Umkreis auszubilden. Das Augenmerk des Schaffenden sollte bei dieser Übung auf den zu gestaltenden Raum gerichtet sein. Die im Zentrum gebildete Form strahlt befruchtend und impulsierend in ihre Umgebung aus und wird wiederum von dieser beeinflusst. Ein Gleichgewicht von Geben und Empfangen bildet sich aus. So kann es zu einer Differenzierung und Individualisierung von Zentrums- und Umkreisformen kommen, bei denen es nicht um ein Besitzergreifen des Raumes, um Dominanz geht, sondern um ein lebendiges Gleichgewicht in Bezug auf die innere Dynamik des Stoffes. Dies ruft ein Selbstgefühl „ICH BIN" hervor.

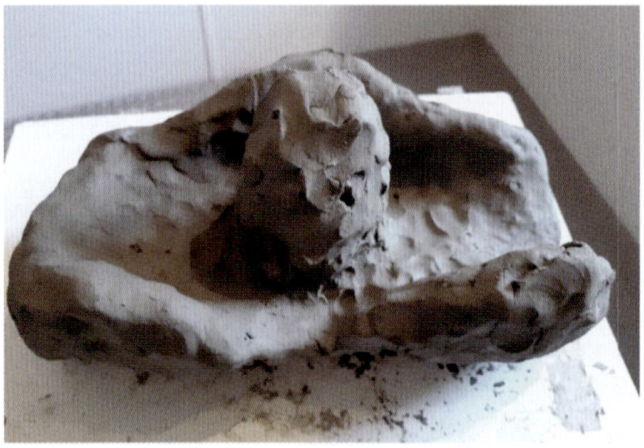

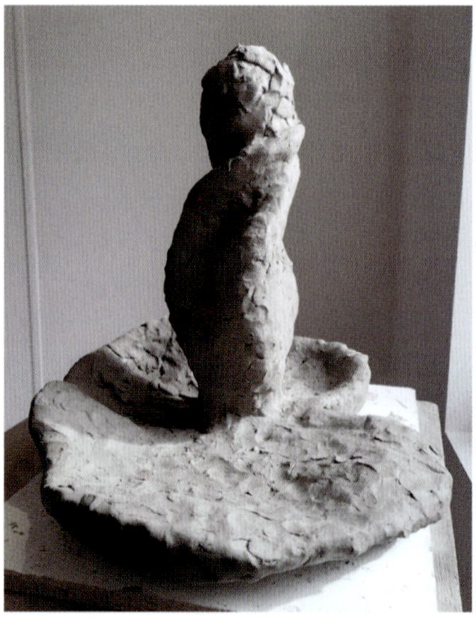

Abb. 35: Die Aufrechte bildet sich im Gleichklang mit dem Weiten der Fläche. Das Weiten schafft den Raum, die Aufrechte erhebt sich und zentriert sich aus ihm.

Dritte Übung

Eine weitere Variation kann darin bestehen, dass die Substanz, die den Zentrumskörper aufbaut, nicht von außen hinzugefügt, sondern aus der Ursprungsfläche durch dynamisch zusammendrängende, zum Zentrum hin verdichtende und sammelnde Bewegungen aus der Substanz der Grundfläche zusammengeschoben wird. Die Ursprungsfläche wird hierdurch zunehmend eingemuldet, während sich die Zentrumsform aufwölbt. Diese Vorgehensweise hat eine stärker verdichtend-weckende, Selbstbehauptung und Selbstbewusstsein anregende Wirkung.

In ähnlicher Weise gehen wir bei den beiden anderen Übungen vor, wobei hier ein dynamisches Streichen in beide Richtungen erfolgt. Hierbei bildet sich ein Gleichgewicht zwischen Zentrum und Umkreis aus. Es kommt nicht darauf an, eine bestimmte Endform auszubilden, sondern in ein lebendiges Prozesserleben einzutreten, das Ich stellt sich in Beziehung zu seinem Umkreis.

Einsatzmöglichkeiten und Wirkungen der Marsübungen

Erste Übung

Eine Fläche so zu gestalten, dass ich sie als eine sich begrenzende empfinde, die zugleich meine Welt ist, fördert in hohem Maß meine Eigenständigkeit. Auf dieser gewölbten Fläche erhebe ich mich, in dieser Welt stehe ich. Es gilt, das Ich aus mir heraus zu stärken. Ich erlebe: „Ich stehe, hier bin ich."

Diese und die nachfolgende Übung führen mich dazu, mein Selbstbewusstsein, mein Selbsterleben und die Bejahung meines Seins nicht im Widerstreit mit meiner Umwelt auszubilden, sondern aus meiner Eigenwelt heraus, meiner Innenwelt.

Zweite Übung

Hier gilt es, die aus dem Umkreis stammenden, mich befruchtenden Kräfte zu erkennen: Auch ohne Kampf, ohne Auseinandersetzung vermag ich mich in der Mit- und Umwelt zu behaupten. Meine gestaltende Wirkung im sozialen Leben und auf meinen Umkreis ist nicht davon getragen, mich gegenüber anderen zu behaupten, sondern vor allem durch die Wirkung meiner inneren Sicherheit „Ich bin". Das Ich-Bewusstsein wird für sein Dasein in Zusammenhang mit seiner Umgebung gestärkt. Ziel ist es, diese Beziehung wahrnehmen und gestalten zu lernen.

Dritte Übung

Hier wird ein hoch dynamischer Bildungsprozess angestrebt. Das Sich-Bilden und Erheben aus der Fläche durch Zusammendrängen und Emporschieben fördert aktiv den Willen, in die Glieder zu kommen. Es ist gut, wenn man so intensiv arbeitet, dass man dabei ins Schwitzen kommt. Dieses kraftvolle Arbeiten, das zur Vertiefung der Atmung und Aufrichtung führt, fördert die Seelenverbindung mit dem Leib, die „Inkarnation", und eignet sich besonders für Menschen, die das Gefühl haben, seelisch zu „ersticken", wenn das Ich erlebt, aus der Welt herausgedrängt zu werden, keinen Platz mehr zu haben. Mit dieser Übung wollen wir den Patienten aus zu starken Vorstellungen und Gefühlen des Bedrängtseins herausholen und tätig in die eigenen Glieder führen, zum Erleben des „ICH BIN".

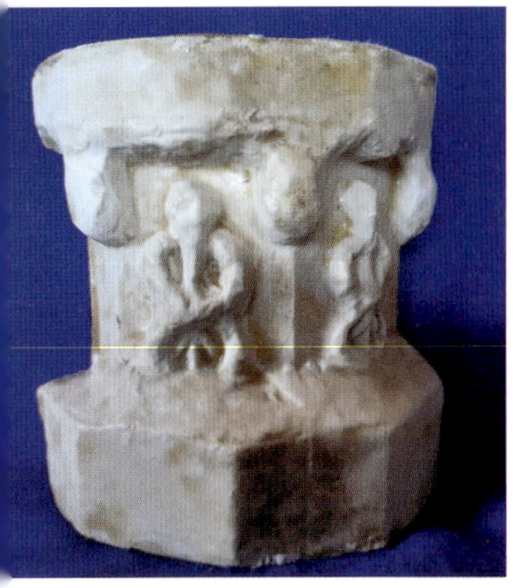

Abb. 36: Merkurkapitell

Die Welten durchdringen sich in der stehenden Fläche.

Die nachfolgend dargestellten Übungen greifen Qualitäten auf, die in der Dynamik des Merkurkapitells erlebbar sind. Sie stärken die Fähigkeit, in einem aktiven Beziehungsgefüge das eigene Ich nicht an die Welt zu verlieren.

Erste Übung: Eine Grenzfläche zwischen verschiedenen Welten schaffen

Die Grenzfläche zwischen der Innen- und der Außenwelt wird als eigenes Formelement bearbeitet und gestaltet. Das Ich wird dabei auf dreifache Weise erlebbar: Im Inneren der Stoffmasse, durch den Stoff hindurch und an der Stoffoberfläche.

Ausgangsform dieser Übung ist eine mauerähnlich stehende Fläche, die etwa die Länge des Unterarms des Plastizierenden hat und etwa drei bis vier Finger breit ist. Das Aufbauen bis zur Höhe eines senkrecht gestellten Unterarmes erfolgt wieder durch allmähliches Hinzufügen von Tonstücken. Der Gestalter steht an der Schmalseite der Fläche und kann auf diese Weise beide Seiten der Fläche mit je einer Hand oder auch mit beiden gemeinsam bearbeiten. Es empfiehlt sich, dazu vor dem eigentlichen Beginn der Arbeit auf beiden Seiten der künftigen Mauer einen Vorrat an kleinen Tonstücken vorzubereiten. Die Bearbeitung der Fläche kann rhythmisch zwischen den beiden Händen abwechselnd erfolgen, ein lauschender Prozess gegenseitiger Wahrnehmung entsteht dabei. Jede Aktivität der einen Hand wird so von der anderen fühlend begleitet.

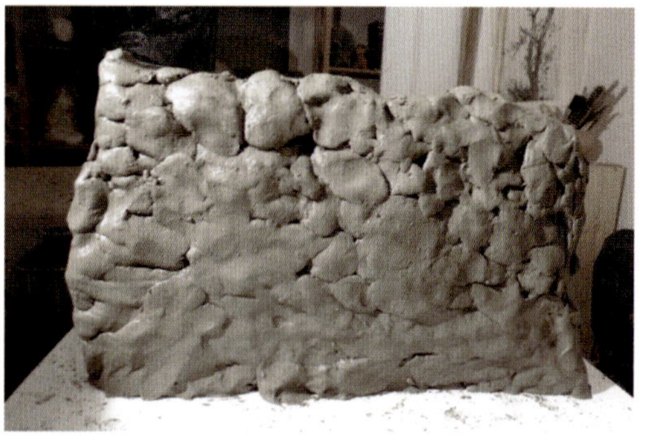

Abb. 37: Eine stehende Fläche wird aus Tonstücken aufgebaut.

Auch diese Übung lässt sich mit geschlossenen Augen durchführen, was noch stärker das Wahrnehmen im Handeln anregt. Dadurch intensiviert sich der Bezug zum eigenen Leib und es entsteht die Möglichkeit, der sich entwickelnden Leibesempfindung aufmerksam nachzulauschen. Bei allen diesen Übungen schaffen und gestalten wir eine Grenzfläche, die zwei beidseits der Fläche gelegene Welten voneinander abgrenzt, sie aber auch miteinander verbindet. Die beiden Hände befinden sich auf jeweils einer Seite. Abwechselnd sind die eine und die andere Hand aktiv bzw. lauschend.

Darüber hinaus wendet sich die Aufmerksamkeit auch auf die Grenzfläche selbst, die das „Dazwischen" repräsentiert. Das erlebende und gestaltende Ich ist herausgefordert, die verschiedenen Standpunkte einzunehmen. Als Gestalter, sowohl von außen als auch von innen, stehe ich mir selbst gegenüber und erlebe mich zudem im Begegnungsraum in der Fläche, die durch die Berührung der beiden Welten entstanden ist. Die Aufmerksamkeit des Patienten ist genötigt, im Wechsel von Wahrnehmen und Tätigsein den jeweiligen Ich-Standpunkt einzunehmen, einmal aktiv von innen in der Tonfläche, einmal aktiv von außen von der einen und ebenso von der gegenüberliegenden Seite.

Das Verändern des eigenen Standpunktes, des Bewusstseinsstandortes, der Versuch, sich dem von einem selbst Geschaffenen und damit sich selbst immer wieder neu gegenüberzustellen, ist eine Tätigkeit, die unsere Interaktion im menschlichen Miteinander fördert. Schwierigkeiten oder Behinderungen, die sich in den Beziehungen zwischen Ich, Du und Wir ausdrücken, lassen sich durch den plastischen Gestaltungsprozess verdeutlichen und bewusst erprobend korrigieren.

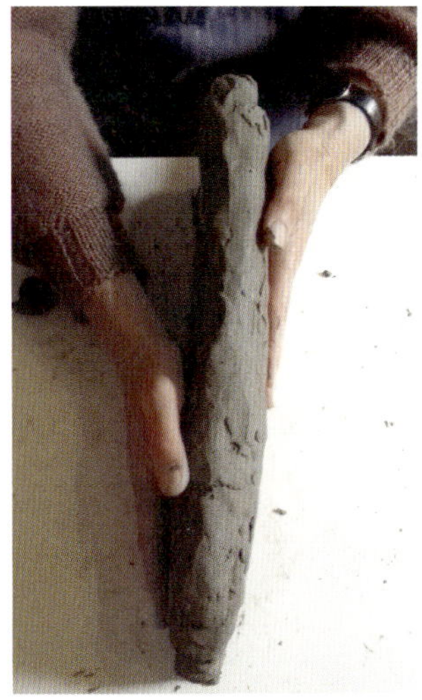

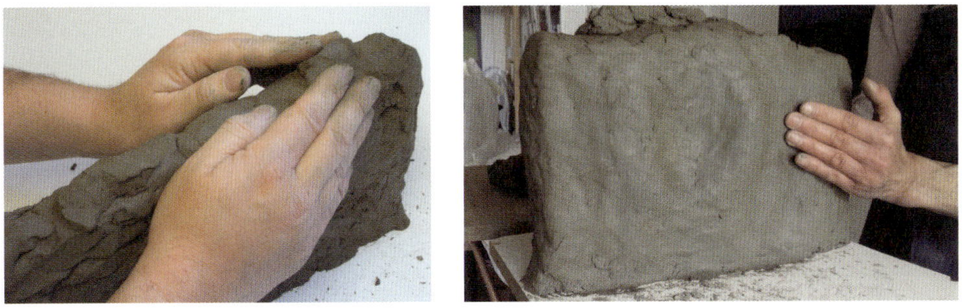

Abb. 38: An einer stehenden Fläche ist es möglich, von zwei Seiten gleichzeitig aktiv im Gestaltungsprozess zu sein.

Auch wenn ein Mensch sich als isoliert und auf sich selbst zurückgeworfen erlebt, können diese Übungen helfen, die eigenen Grenzen zu überwinden. Der beschriebene selbstgeführte Perspektivwechsel vermittelt Sicherheit, dass Grenzen übersteigbar sind, ohne dabei die Kontrolle zu verlieren.

Patienten, die sich hilflos zwischen überwältigenden Bildern ihrer Innenwelt und einem ebenso starken Bedrängtsein durch die Außenwelt hin- und hergeworfen fühlen, helfen diese Übungsprozesse, durch eigene Aktivität selbst Grenzen zu bilden, sie zu gestalten und zu übersteigen. Hieraus kann sich eine neue Selbstsicherheit bilden. Diese Übung sollten gut geübte Therapeuten anleiten, die zudem einen langen Atem benötigen. Sie geht über mehrere Therapieeinheiten, damit die einzelnen Schritte bewusst erlebt werden können.

Bei autoaggressivem Verhalten stellt sich besonders die Frage nach konstruktivem Umgang mit Grenzen. Wenn jemand den Wunsch hat, seine Haut oder die eigene Körperoberfläche zu verletzen, wie das beispielsweise bei einer Borderline-Störung typisch ist, geschieht dies häufig aus dem Bedürfnis heraus, die eigenen Grenzen erleben zu wollen. Die Abgrenzung zwischen sich und der Welt, zu wissen, wo ich ende und wo die Welt beginnt, wird zum existenziellen Bedürfnis. Schmerz schafft Bewusstsein und macht so die Grenzen zur Welt erfahrbar. Auch in diesen Fällen kann diese Übung hilfreich sein. Hier ist hohe Professionalität in der Beziehungsgestaltung gefordert, weil diese Patienten Grenz- und Berührungserlebnisse auch in Beziehungen herausfordern. Wenn es gelingt, einen Teil dieser Bedürfnisse auf der kunsttherapeutischen Ebene so auszuleben, dass sich die Betroffenen als eigenständige Gestalter der Grenze erleben, so ist viel gewonnen. Gerade bei der Behandlung von Borderline-Störungen ist eine Einbettung in ein therapeutisches Team, bei dem sich die Beteiligten in gutem Austausch miteinander befinden, sehr hilfreich.

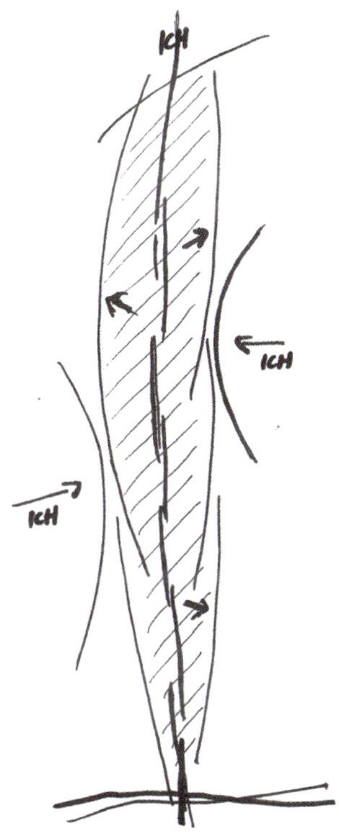

Abb. 39: Schematische Darstellung der Aktivitätsrichtungen des Ichs von Außen-Dazwischen-Außen

Zweite Übung: Hohlformen – ein begegnendes Gespräch von innen und außen wirkenden Kräften

Wenn der Patient ängstlich ist und wie in sich selbst gänzlich zurückgezogen wirkt, besteht die Möglichkeit, auch Übungen mit Hohlformen anzubieten, die es erlauben, von einem „geschützten" Inneren heraus zu arbeiten. Diese Übungen vermitteln dem Patienten das Erlebnis, sich selbst einen schützenden und angstfreien Raum schaffen zu können. Im übenden Prozess vermag er sich selbst zu entdecken, sich zu entfalten und langsam, schrittweise herauszutreten. Inneres aktives Handeln und Reifen geht dabei oft mit einem Weiten oder Individualisieren der Hohlform einher.

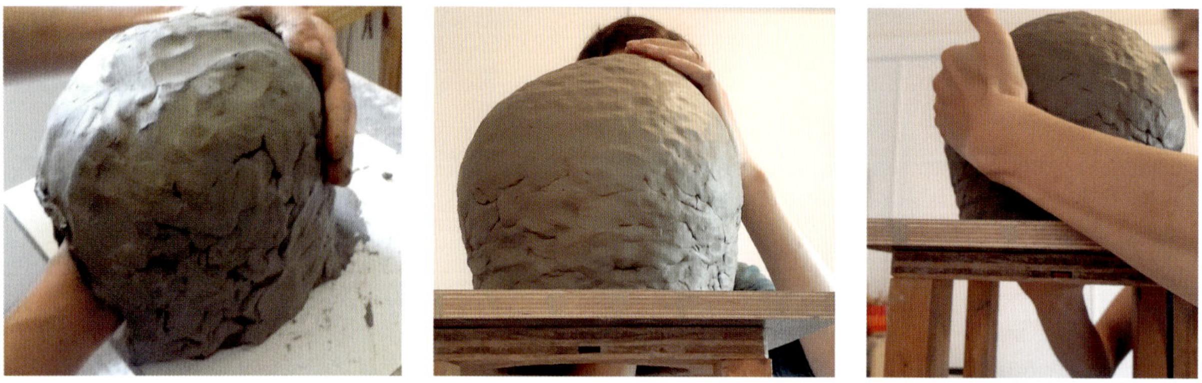

Abb. 40: Erweitern und Ausdehnen eines Innenraums, eines geschützten Eigenraums

Die Sicherheit gebende Hohlform, die Hülle, lässt im Inneren den umgebenden Raum und von außen die Form schaffende Kraft erleben. Die Wandung ist so Mittler zwischen innen und außen und kann dabei dicker oder auch dünner werden.

Wiederum besteht der merkuriale Aspekt dieser Übungen darin, dass ich mich von zwei Seiten her gestaltend erlebe: Die Wirkungen der Impulse der einen Seite erlebe ich auf der anderen Seite, wo ich sie wiederum beantworte und dann einen Dialog beider Seiten fortführe. Beide Variationen zum Thema Merkur-Aspekte – das Arbeiten an der stehende Fläche wie auch das an einer Hohlform – fördern die Fähigkeit, den eigenen Standort auszubilden und zu erleben. Der Ich-Ort wird bei diesen Arbeitsprozessen – wechselnd im Inneren der Form, im Außen und im Bereich der Grenzfläche, d.h. des Begegnungsraumes zwischen den Welten – eingenommen. Alle drei Bereiche – die eine, die andere Seite und schließlich die Grenze zwischen ihnen – können den Ausgangsort der Übungen darstellen, und so lässt sich allmählich der Perspektivwechsel einüben.

Die geschilderten Übungen helfen dem Gestaltenden dabei, wieder neu und flexibel auf eine Herausforderung zu reagieren. Im Miteinander ist es wichtig, sich ein Stück weit von eigenen Wünschen und Aktivitäten distanzieren und sie wie von außen erleben und empfinden zu können, um schließlich einzuschätzen, wie sie auf die Umgebung wirken. Handeln aus dem Erleben des Gegenübers ist ein Ziel, das durch Ausbilden merkurieller Fähigkeiten erreicht werden kann.

Die Übungen bieten auch Möglichkeiten zum intensiven Selbsterleben im eigenen Leib:

Ich bin in meinem Körper	–	Innenwelt	Innensein in der Hohlform
Ich bin in der Welt	–	Umwelt	außerhalb der Hohlform sein
Ich bin die Grenze	–	die Begegnungsfläche dazwischen	in der Tonwandung selbst sein

Diese Vorgehensweise kann man nun variieren und weiterführen. Die beschriebene merkurielle Grundqualität des pendelnden Erlebens zwischen den Räumen bzw. im zwischen ihnen liegenden Stoff bleibt dabei aufrechterhalten.

Während in der zuletzt dargestellten Variante ein zentrierter Hohlraum entstanden ist, geht es nun um den Aufbau einer aufrechten, oben geschlossenen Hohlform.

Dritte Übung: Stehende Hohlform

Zunächst baut man eine rund geformte, hohle Säule auf. Der Innenraum muss so groß sein, dass man mit Hand und Unterarm hineingreifen kann. Es empfiehlt sich, ein Hilfsgestell zu nutzen, das einem kleinen Tisch ähnelt, in dessen Platte ein Loch geschnitten ist, durch das der Plastizierende bequem von unten in die Form greifen kann. Wenn ein solches Hilfsmittel nicht vorhanden ist, lässt sich an der oben geschlossenen Form ein Eingang von der Seite in die Form schneiden, durch den der Plastizierende in den Innenraum hineingreifen kann (siehe Abb. 41 d).

Die Form wird oben kuppelartig geschlossen. Jetzt kann man mit der einen Hand innen hineingreifend, mit der anderen Hand von außen arbeiten. Beide Hände beziehen sich in ihrem Arbeiten aufeinander und erleben durch den Ton hindurch das Tätigsein der jeweils anderen Hand. Die Aktivität der im Innenraum schaffenden Hand wird außen von der anderen fühlend, lauschend begleitet (siehe Abb. 41 b). Der gestaltenden Aktivität im Inneren steht die wahrnehmende Tätigkeit von außen gegenüber. So entsteht eine dynamisch, aktiv erfüllte Raumform. Das Fühlen durchdringt die stoffliche Wandung und verbindet beide Welten, das Innen- und das Außensein.

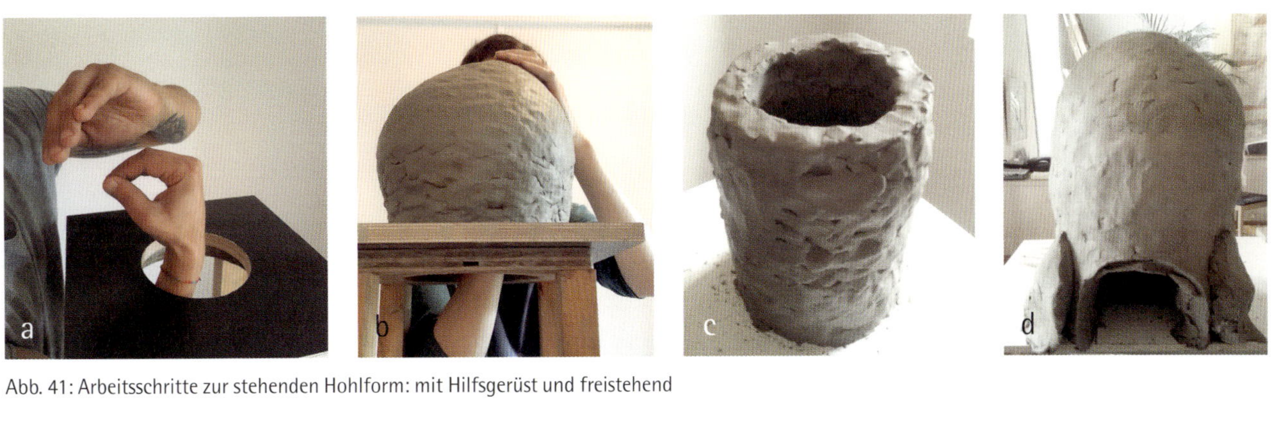

Abb. 41: Arbeitsschritte zur stehenden Hohlform: mit Hilfsgerüst und freistehend

Im Arbeiten weitet die innen arbeitende Hand in der Form den Raum, wobei sich ein vertieftes Empfinden der Raumdimensionen, der Körperorientierung entwickelt. Das immer wieder aktive Wechseln des Gestaltungsortes, ohne die Form zu drehen, und die damit einhergehende Wahrnehmung des eigenen Tuns wird so zum Übungsfeld. Die Wandung kann unterschiedlich dick werden, je nachdem, ob die Grenze stärker den Innenraum schützt oder sich zur Außenwelt hin wahrnehmende Qualitäten zeigen.

Wir hatten in den Einleitungskapiteln betrachtet, wie im Erwachen sich die Seele mit dem Stoff des Leibes verbindet, um dann durch diesen hindurch die Welt wahrzunehmen und in dieser zu wirken. Das anthroposophische Verständnis der Epilepsie besteht darin, dass bei ihr diese Bewegung durch den Stoff des Leibes in die Welt hinein gehemmt und gestaut ist (was oft auf leiblichen Ursachen beruht).[1] Der Versuch, diese Hinderung zu überwinden, kann schließlich zu Anfallserscheinungen führen. Daher können diese Übungen, die eine Durchdringung des Stoffes und schließlich die Bezugnahme zur Welt fördern, auch in diesem Zusammenhang hilfreich sein. Andererseits ist es wichtig, darauf zu achten, dass es bei diesen Arbeiten nicht zu einer Stauung im Stoff kommt, sondern dieser transparent für die Impulse wird, die durch ihn hindurchdringen.

Vierte Übung: Variationen der dritten Übung – Verwandlung von Hohlformen

Der therapeutisch entscheidende Aspekt der geschilderten Übungen besteht im Einüben unterschiedlicher Erlebnis- und Gestaltungsperspektiven, die zunehmend lebendiger werden. Um Begeisterung für ein solches Tun zu vermitteln, ist es in vielen Fällen empfehlenswert, dieses auf ein konkretes Ziel hin auszurichten, was auch eine Orientierung auf bestimmte therapeutische Schwerpunkte ermöglicht.

Der Aufbau von Hohlformen kann zu mannigfaltigen Formen weiterentwickelt werden. Die aufrechte Hohlform lässt sich unter anderem zu

- einem von innen gestalteten Torso verwandeln – dies intensiviert die Selbstwahrnehmung des Leibes
- einem von innen gestalteten Kopf entwickeln – dies dient einem verstärkten Erleben der Sinnesfunktionen
- von innen zu vielen verschiedenen Tierwesen umgestalten.

Selbstverständlich lässt sich auch eine liegende Hohlform zu verschiedenen Tiergestalten formen.

Hier baut man schrittweise eine liegende Hohlröhre, eine tunnelartige Form auf. Dabei ist ein Ende offen, das andere Ende geschlossen. Nun lässt sich besonders mit den verschiedenen Qualitäten zwischen der rechten und linken Hand sowie der Dynamik von vorne zu hinten, außen zu innen arbeiten.

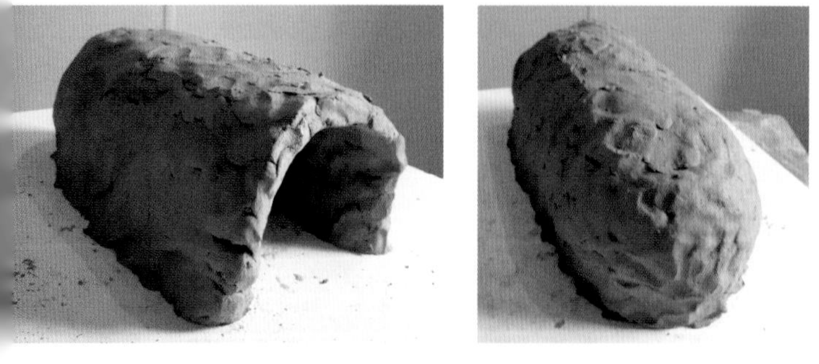

Abb. 42: Die liegende Hohlform ist eine Ausgangsform für viele Gestaltungen.

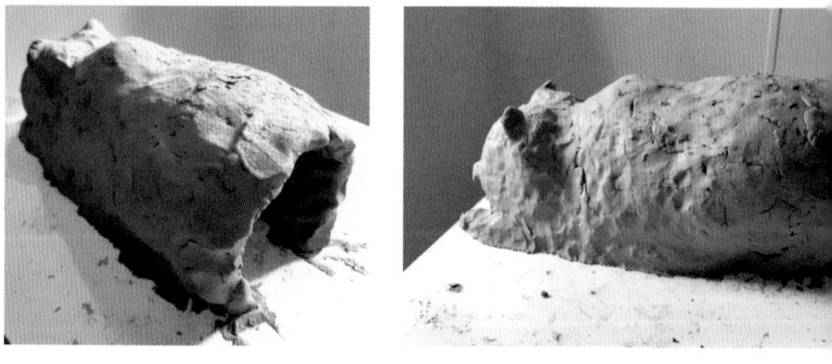

Abb. 43: Durch gezieltes und geführtes Weiten von Innen bildet sich aus einer liegenden Hohlform ein Tierwesen.

Je nach Schwerpunkt kann man dabei das Arbeiten mit der innen- oder der außen liegenden Hand intensivieren. Wenn man das konkrete Ziel hat, ein Tier zu bilden, wirkt das motivierend. Es ist jedoch wichtig, genügend lang im Prozess des Aufbauens bei der Grundform zu bleiben, um nicht zu schnell das Erleben in ein äußeres Vorstellungsbild der jeweils angestrebten Tierart gerinnen zu lassen. Das Erleben und Mitfühlen mit dieser Dynamik ermöglicht eine freiere Gestaltung des Tieres wie auch eine erweiterte Sicht auf die Umwelt. So kann man aus sich von innen rundenden Gestalten beispielsweise leicht Bären oder Elefanten bilden. Die Dynamik der Bewegung beim Hineintauchen in die liegende Hohlform vermag die Bewegungsgestalt eines Tieres, sein Wesen erfühlend, wachzurufen, beispielsweise eine springende Katze oder einen Delfin.

Hohlformen als Ausgangsformen eignen sich sehr für die Arbeit mit Kindern [→ Kapitel IX Therapeutisches Arbeiten mit Kindern].

Einsatzmöglichkeiten und Wirkungen der Merkurübungen

Zur Beantwortung der Frage, welche der Übungen wann eingesetzt werden sollte, ist es vor allem wichtig, das Prinzip der Merkurdynamik zu erfassen. Die mit den merkurialen Kräften verbundenen Prozesse stellen gegenwärtige und nicht abgeschlossene Bildeprozesse dar. Sie entwickeln sich ständig neu und sind an der Ausbildung gliedernder Grenzen ebenso beteiligt wie an deren Durchdringung. Wie eine Grenzfläche aufgebaut und auch durchdrungen wird, variiert im menschlichen Organismus je nachdem, wo sie erscheint, aber das dynamische Wirkprinzip bleibt bestehen.

Eine konkrete Festlegung dieser Übungen auf bestimmte Krankheitsbilder hin würde dem lebendigen Wesen Merkurs widersprechen. Gefordert sind Kreativität sowie die Fähigkeit und intuitive Kraft des Therapeuten, für den jeweiligen Patienten die exemplarischen Übungen zu individualisieren.

Da wir beim plastischen Gestalten im Stoff immer zugleich auch parallele Prozesse im Körper vollziehen, gibt uns der Wechsel der Positionen große Möglichkeiten an die Hand. So bezieht beispielsweise die Körperhaltung beim Arbeiten im Stehen oder Sitzen jeweils andere Bereiche unseres Leibes in die Aktivität ein und lässt sie zu Bewusstsein kommen. Die Hohlraum-Übungen rufen durch die ihnen zugrunde liegenden Lagewechsel und die damit einhergehende veränderte Tätigkeit im schaffenden Patienten jeweils verschiedene Bereiche auf.

Die stehende Fläche, die in der Sagittalebene ausgearbeitet wird, bildet ein Urbild des Merkurprozesses. Hier wird eine wandelbare dynamische Grenzfläche gestaltet, sie trennt dynamische Tätigkeiten, setzt sie aber auch miteinander in Beziehung. Diese Übung fördert in hohem Maß das Selbsterleben.

Der Gestaltende wechselt dabei bewusst den Aktivitätsort zwischen Umwelt (rechts und links an der Fläche) und Innenwelt (in der Fläche selbst) und stellt sich der Aufgabe, die jeweiligen Empfindungen in ihrem Zusammenhang und ihrer Beziehung zueinander zu erleben. Ich lerne mich so als die Ursache meines Tuns zu begreifen. Ich erlebe mich sowohl in dem, was auf mich zukommt, als auch in dem, der dieses empfängt und erleidet.

Bei vielen Erkrankungen taucht die Frage nach einer Grenzbildung auf. Physiologisch sind beispielsweise alle Häute im Organismus Grenzen zwischen verschiedenen Prozessen, und jede dieser Häute ist verschieden gestaltet, je nach den „Welten", die sie trennen und verbinden. Die Merkurkräfte sind mehr in den membranartigen, unterscheidenden und zugleich verbindenden Grenzen wirksam (beispielsweise im Darm, in den Blutgefäßen, der Lunge, der Blut-Hirn-Schranke usw.) als in den Gestalt umfassenden, Gestalt haltenden (wie der Leber- oder Nierenkapsel). In diesen Grenzziehungen begegnen und kommunizieren nicht nur verschiedene „Welten" oder Prozesse, sondern es ist zugleich eine urteilende Kraft wirksam, die immer wieder an der jeweiligen Stelle die „richtige" Grenze ausbildet und

Durchdringungsprozesse gestaltet. Das kennen wir besonders bei der selektiven Aufnahme an der Darmschleimhaut oder den Auswahlvorgängen im Tubulussystem der Niere u. ä.. Auch die „Austauschfläche" zwischen Blut und Atem in der Lunge stellt einen Bereich typischer merkurialer Tätigkeit dar. Im Seelischen taucht die Frage nach Grenzen ebenfalls auf, an denen zu entscheiden ist, was ich mir fernhalte oder womit ich mich verbinde. Der vermittelnde Austausch findet in den Wahrnehmungsorganen ebenso statt wie bei der Nahrungsaufnahme oder in Prozessen, bei denen das aufgenommen wird, was noch zu gestalten ist und das abgehalten, was zu fremd bleibt. Daher können auch Allergien und Autoimmunprozesse Gründe sein, diese Übungen einzusetzen.

Die Übung an einer stehenden Fläche eignet sich in erster Linie für Erwachsene, die mit plastischen Arbeiten bereits vertraut sind. Wenn bei Kindern in ähnlicher Weise an merkuriellen Prozessen gearbeitet werden soll, wird man in aller Regel diese distanzierte Arbeitsform umwandeln, um sich ihrer Seelenwelt einzufügen, und beispielsweise eine Burg, ein Haus o. ä. bilden.

Alle drei beschrieben Hohlraumübungen lassen sich gut mit Kindern durchführen. Für die Frage, welche Übungen man einsetzt, kommt es auf die jeweiligen Gestaltungsprozesse und nicht auf das Ergebnis an. Auch die Raumlage kann von Bedeutung sein.

Neben dem fokussierend wirkenden Aufbau der Hohlform aus kleinen Tonstückchen ist es bei den Hohlraum-Übungen wichtig, dass die Interaktion der beiden Hände, ihr Aufeinander-Bezogensein, fühlend erlebt wird, wenn eine Hand innen, eine außen arbeitet. Man erlebt dabei, wie eine Grenze entsteht, sie trennt zwei Sphären, in denen jeweils eine Hand arbeitet, die Empfindung durchdringt aber auch diese Grenze, es gibt einen Bezug zwischen den Welten.

Bei den Hohlraumübungen ist es generell möglich, die Aufmerksamkeit entweder mehr (von innen) auf die Aufbauseite zu lenken oder (von außen) auf die formende, strukturierende Seite. Die Wanddicke kann bewusst gestaltet werden. Auch an unterschiedlichen Stellen des Körpers ist die Haut hoch differenziert aufgebaut, beispielsweise ist sie an den Augenlidern sehr zart, während sie an den Fußsohlen mit ihrer Belastung durch die ganze Körperschwere dick ist. Dem entsprechen unterschiedliche Intensitäten merkurieller Prozesse zwischen innen und außen und das wirkt sich auch auf die jeweilige Dicke der Wand in den verschiedenen Bereichen der Hohlform aus.

Mit Erwachsenen kann man daran arbeiten, den eigenen Kopf mit geschlossenen Augen so zu gestalten, dass man in sich hineinfühlt und gleichzeitig – mit einer Hand von unten in die Hohlform greifend – an der Kopfplastik arbeitet. So lässt sich das innere Erfühlen in Bezug auf die verschiedenen, im Kopf ausgebildeten Sinnesbereiche aufrufen und in die plastische Gestaltung einbringen. Diese werden im Nachspüren und Gestalten sowohl von innen belebt als auch in der von außen kommenden Gestaltung begrenzt und zurückgestaut. Auf subtile Weise lässt sich so an der Ausbildung eines merkurialen Gleichgewichts arbeiten. Dies kann sowohl bei Erkrankungen der Sinnesorgane wie auch bei neurologischen Problemen wie beispielsweise chronischen Kopfschmerzen hilfreich sein. Auch bei Patienten, die an Multipler Sklerose leiden, einer Erkrankung, bei der im Gesunden fein merkurial austarierte Prozesse auseinanderfallen und es einerseits zu überschießenden Entzündungsprozessen und andererseits zu verhärtenden Degenerationsprozessen kommt, lässt sich diese Übungen anwenden, zumal es bei dieser Krankheit oft auch zu Sinnesbeeinträchtigungen kommt. Mit Kindern kann man ebenfalls gut an Hohlformen arbeiten, in die man von unten hineingreift. Wichtig ist dabei die Lenkung ihres Bewusstseins beim Arbeitsprozess, so dass sie erfassen, wie Kräfte die Wandung durchdringen und von der jeweils anderen Seite wahrgenommen und richtig geführt und begrenzt werden. Dabei kann am Schluss beispielsweise eine groteske Maske entstehen, ein von inneren Gängen durchzogener Berg oder ein gewaltiges Tierwesen.

Bei den beschriebenen liegenden Hohlformen lässt sich eine Dynamik erleben, die sich innerlich fortbewegt, aber auch ein äußerer Widerstand, gegen den man sich vorwärts kämpft. Ein Rhythmus von schwellender Weitung und gegenhaltender Zusammenziehung ist erlebbar. Im Organismus finden wir dies ähnlich beispielsweise bei peristaltischen Bewegungsprozessen. Wo diese gestört sind, lassen sich mit diesen Übungen gesundende Prozesse fördern. Oben wurde bereits beschrieben, dass sich diese Übungen gut für die Arbeit mit Kindern eignen und immer wieder zu vielfältigen Tiergestalten führen. Nicht dieses Ergebnis ist therapeutisch wesentlich (allerdings für die Kinder motivierend), sondern die im Arbeitsprozess entstehenden Erlebnisse und eingeübten Fähigkeiten.

2.6 Übungen, die vom Jupiter- und Venuskapitell inspiriert sind

Anmerkungen zum Umgang mit diesen Qualitäten und ihren Besonderheiten im Reigen der Kapitelle

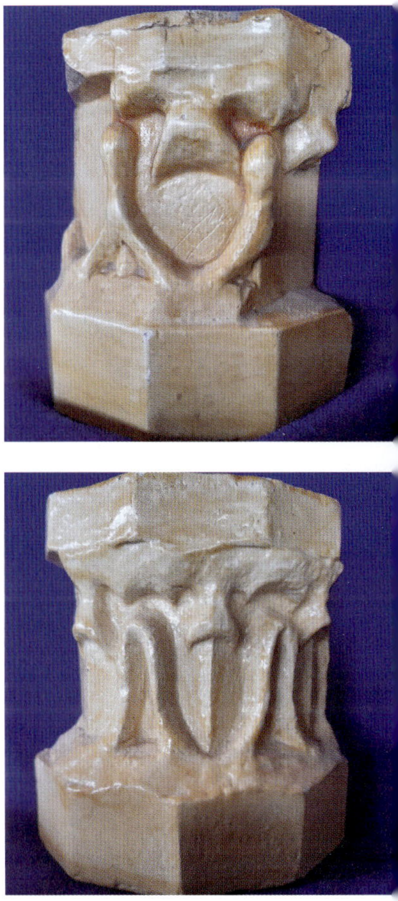

Abb. 44: Gipsabgüsse der Kapitellmodelle zu Jupiter (oben) und Venus (unten)

Bei den vorausgegangenen Darstellungen war es möglich, unabhängig vom individuellen Einsatz für einen Patienten den therapeutischen Übungsprozess allgemein und universell in Übungen und Übungsschritten darzustellen. Auch wenn die Übungen gegebenenfalls für einzelne Patienten individualisiert werden müssen, besteht doch eine klare Grundgestalt, die vielfältig erprobt worden ist.

Der Einsatz der Jupiter- und Venusqualitäten in der therapeutischen Begleitung entzieht sich dagegen einer allgemeinen universellen Tätigkeitsbeschreibung, er ist im Wesentlichen nur in der individuellen Begegnung auszubilden.

Wir stellen hier bewusst keine konkreten, von den Qualitäten des Jupiter- und des Venuskapitells impulsierten Übungen vor. Im Anhang (S. 325 ff.) wird erläutert, dass sich diese Kapitelle auf künftige Entwicklungsstufen von Erde und Menschheit beziehen. Während die Stufen von Saturn bis Merkur bereits zur Ausbildung von Aspekten des Menschen, gewissermaßen geistigen und physischen Organen geführt haben, beziehen sich die Qualitäten von Jupiter und Venus auf Künftiges. In ihnen werden neue Fähigkeiten sichtbar: zunehmend von sich absehen zu lernen, loszulassen und Gemeinschaftliches wie auch neue Geistverbindung auszubilden. Möchte man diese Qualitäten therapeutisch einsetzen, so müssen sie aus dem eigenen Studium der Kapitelle und den Erlebnissen mit dem Patienten jeweils selbst entwickelt werden.

Unseres Erachtens können diese Kräfte besonders dort hilfreich sein, wo wir Menschen begleiten, die Elemente ihres bisherigen Wesens loslassen, verwandeln oder gar mit Liebe durchdringen wollen. Das kann sowohl bei biographischen Schritten der Fall sein, wo eine Lösung von einem bisher Gewohnten ansteht (beispielsweise beim Übergang in einen Lebensabschnitt nach der Berufstätigkeit), aber auch dann, wenn man sich darauf vorbereiten muss, die Erde und den Leib wieder zu verlassen. Sowohl das Abschließen des jetzigen Lebens als auch das Erreichen noch bestehender, ganz individueller Ziele kann dann mit Jupiter- und Venusqualitäten begleitet werden. Diese Arbeit bedarf innigster Intimität.

Dabei ist es oft erforderlich, dass der Therapeut dem Patienten helfend zur Seite steht. Je stärker die Krankheit das Leben bedroht oder die Kräfte des Kranken schwinden, umso mehr muss der Therapeut die Kraft seiner Hände zur Verfügung stellen, um ihm ein Formen der physischen Substanz zu ermöglichen. Die auf seinen Händen liegenden, mitschaffenden

Hände des Therapeuten können den Patienten in der Verwirklichung seines Wollens unterstützen.

Wer sich mit den Qualitäten dieser Kapitelle beschäftigt hat, kann ganz individuelle Übungen entwickeln, durch die sie wirksam werden. Übende Wiederholung der spezifischen Qualitäten und Formelemente tragen in der Seele zur Ausbildung der mit diesem Kapitell verbundenen besonderen Eigenschaften bei.

Das Nachvollziehen der Jupiterformen in ihrer beseelten Bewegung, in der rhythmischen Wiederholung der schwingenden Formen, lässt Werdekraft, die dauerhaft erlebbar ist, entstehen. Andachtsvolle Stille und kraftgebende innere Ruhe und Zuversicht bilden sich aus.

Das Nachschaffen der Venusqualitäten, der von oben hereingreifenden und sich hereinsenkenden blütenhaften Form, lässt keimhaft Zukunft ahnen und Werdendes, noch nicht Bestimmtes zur Gewissheit reifen – Zuversicht wird zur Grundstimmung, und ein Gefühl liebevoller Verbundenheit entsteht.

Der rhythmische Wechsel von Raum zu Raum lässt die Grundstimmung im Gestaltenden aufkeimen, dass sich Welt an Welt anschließt, Leben an Leben, Tod an Leben und Leben an Tod. Im Nachvollziehen entsteht ein Gleichgewicht zwischen beiden Bereichen, Gelassenheit und Klarheit können sich ausbilden. Die rhythmisch bewegten Formen mit ihrer inneren Lebendigkeit führen den Gestaltenden an die Grenzen des sich von oben her bildenden, geistig beseelten sowie des von unten gebildeten, menschlich errungenen Raumes.

Die unterstützende Begleitung dieses intimen Miteinanders hilft Brücken zu bauen, um innere Schwellen zu überwinden, innere Vereisungen aufzulösen, in der Gegenwart die Vergangenheit mit der Zukunft zu versöhnen.

Literatur

1 Steiner R: Heilpädagogischer Kurs (GA 317). Rudolf Steiner Verlag Dornach 1990. Vortrag vom 27.6.1924, S. 50 f.

Madeleyn, R.: Krankheitsverständnis und Therapiemöglichkeiten kindlicher Epilepsie. Der Merkurstab 2016; 69 (4). S. 291-296.

Soldner, G., Stellmann, H. M.: Individuelle Pädiatrie. Wissenschaftliche Verlagsgesellschaft Stuttgart 2018. S. 939 ff., insbesondere S. 943

KAPITEL VII
Beziehung gestalten

1. Die therapeutische Beziehung – einige ethische Prinzipien zu ihrer Gestaltung

Bei allen Therapieformen ist neben spezifischen Therapieeffekten die personale Beziehung zwischen Behandelnden und Behandelten von großer Bedeutung. Diese kann so gestaltet sein, dass die Rat und Hilfe Suchenden sich frei und respektiert fühlen und die Beziehung selbst therapeutisch wirkt. Manchmal ist sie aber auch so beschaffen, dass negative Gefühle und Heilungshindernisse entstehen. Um das zu vermeiden, lohnt es sich daher, diesen Aspekt der Behandlung immer wieder selbstkritisch zu betrachten und bewusst zu gestalten.

In den vorausgegangenen Kapiteln wurde schon implizit vermittelt, wie wir eine sachgerechte, ethisch verantwortliche Haltung zu den Menschen verstehen, die uns aufsuchen, um Linderung eines Leidens zu erfahren, eine Krankheit zu überwinden, an ihr wachsen oder auch einfach neue Fähigkeiten ausbilden und Freude erfahren zu wollen, kurz, die unsere therapeutische Hilfe in Anspruch nehmen.

Wir halten es für selbstverständlich, dass wir nur dort und in dem Maße tätig werden, wie wir gefragt sind oder dies einer gemeinsamen Absprache mit denen entspricht, die wir begleiten werden. Dies ist die Haltung, die wir gegenüber erwachsenen Patienten einnehmen.

Grundvoraussetzung ist, dass wir ausreichend ausgebildet und erfahren sind, um einerseits die medizinische und psychologische Situation zu überblicken und andererseits über die notwendigen handwerklichen und therapeutischen Fähigkeiten verfügen. Ebenso wichtig aber ist der Respekt vor denen, die unsere Hilfe suchen. Wir haben ihre Intentionen zu achten. Es trägt uns die Gewissheit, dass unsere Klienten in ihrem Kern, ihrem Ich, uns ebenbürtig sind und es in ihnen eine Instanz gibt – wir können sie ihr „Höheres Ich" nennen –, welche die richtigen Heilungswege kennt, und mit der man sich auch als Therapeut verbinden kann.

Unser therapeutisches Ziel sollte immer auf die Freiheit und Autonomie unserer Patienten hin ausgerichtet sein und versuchen, das Gute wirksam werden zu lassen.

Es ist notwendig, Einseitigkeiten, Schwächen und pathologische Tendenzen unserer Klienten zu erfassen und für uns konkret zu beschreiben, um hilfreiche Therapieschritte vorschlagen zu können. Das bedeutet aber keineswegs, dass diese erkannten Defizite ins Gespräch gebracht werden müssen und auch nicht, dass wir diejenigen, die uns aufsuchen, auf diese Aspekte festlegen oder die großen unbeeinträchtigten menschlichen Aspekte übersehen, die sie auszeichnen. Taktgefühl und therapeutische Sensibilität sind wichtige Leitsterne. Wenn wir zu diagnostischen Einschätzungen kommen, sollten wir uns bewusst sein, dass diese Einseitigkeiten und Schwierigkeiten nicht den Menschen „selbst" ausmachen, der unsere Hilfe sucht, und schon gar nicht, dass wir ihm überlegen sind, nur weil unsere eigenen Einseitigkeiten vielleicht nicht so offensichtlich zu Tage treten.

Im Verlauf eines Therapieprozesses gilt es immer wieder zu prüfen, ob wir tatsächlich zum Besten der Klienten zu wirken in der Lage sind, oder ob wir uns – beispielsweise durch Rücksprache mit der überweisenden Ärztin oder anderen therapeutisch Tätigen –

wieder einen Überblick schaffen bzw. uns mit einem unsere Tätigkeit Supervidierenden austauschen sollten.

Es ist hier nicht der Ort, Prinzipien einer therapeutischen Ethik umfassend zu entfalten oder die verbindlichen Grundlagen einer Berufsgruppe zu diskutieren. (Wir verweisen in diesem Zusammenhang auch auf die „Leitlinie zur Behandlung mit Anthroposophischer Kunsttherapie" des Berufsverbandes für Anthroposophische Kunsttherapie e.V.)[1] Aber es soll Bewusstsein dafür geschaffen werden, dass wir unsere Haltungen immer wieder hinterfragen sollten. Eine besondere Herausforderung stellt dabei der Umgang mit der Tatsache dar, dass in Hinblick auf Sachkenntnis oder handwerkliche Fähigkeiten zunächst ein Gefälle zwischen den Ratsuchenden und uns besteht. Das darf aber nicht zu einem Gefühl von Überlegenheit oder Abhängigkeiten führen.

So haben wir für uns unter anderem folgende Fragen zu klären:

- Wann ist Psychoedukation* sinnvoll?
- Wann ist die „Belehrung" eines Patienten übergriffig und wann für ihn ein Gewinn, weil es ihm dadurch möglich wird, sich selbst besser zu helfen?
- Wie bringe ich meine eigene Weltanschauung in ein angemessenes Verhältnis zu derjenigen des Patienten? Wo hilft es, wenn ich diese äußere, wo sollte ich Zurückhaltung üben?

Nähe, Vertrautheit und regelmäßige Begegnungen in Verbindlichkeit schaffen emotionale Bindungen, die für das Arbeiten notwendig sind. Sie können aber auch zu einer zu starken Fixierung führen. Eine bewusste und immer wieder neu an die aktuellen Erfordernisse anzupassende Regulation von Distanz und Nähe ist eine wichtige Aufgabe.

Darf der Therapeut belehren? Gerade wenn der Therapeut eine eigene Philosophie, Religion oder Lebensanschauung hat, ist es wichtig zu prüfen, ob es hilfreich für einen Patienten ist, wenn wir diese ins Gespräch bringen. Wird er dadurch gefördert und kann er dadurch neue Gesichtspunkte kennenlernen und Haltungen einnehmen, oder geschieht es mehr aus unserem Bedürfnis heraus zu vermitteln, was sich für uns selbst als hilfreich und zutreffend erwiesen hat? Je bedürftiger oder auch in seinem Leid gefangener ein Patient ist, desto mehr kann ihm dies vielleicht helfen. Es besteht aber auch die Gefahr, dass ihn eine Offenbarung unserer Überzeugungen in die Position setzt, als Unkundiger eine Wahrheit zu empfangen, von der wir überzeugt sind, wodurch wir womöglich eher unsere eigenen Bedürfnisse nach Größe und Einfluss ausleben, als für ihn hilfreich zu sein. So ist es wichtig, dass wir unsere eigenen Motive stets gut prüfen.

---

* Der Begriff der „Psychoedukation" findet sich traditionell vor allem in der Psychiatrie und bezieht sich darauf, Patientinnen und Patienten über das Wesen ihrer Erkrankung, über Prognose, Risiken von Rückfällen und deren Anzeichen, aber auch über Behandlungsmöglichkeiten „auf bestmöglicher wissenschaftlicher Basis" zu informieren. Dort diskutiert man auch kritisch, dass Patienten in den verschiedenen Phasen ihrer Erkrankung über unterschiedliche Aufnahmefähigkeiten verfügen oder auch nicht alle diese Fragen zu jedem Zeitpunkt für sich bearbeiten wollen. So könnte beispielsweise das Wissen um geringe Heilungsmöglichkeiten frustrieren und die Initiative lähmen oder zu viel an Information überfordern. Hier wollen wir unter diesem Begriff aber auch all das verstehen, was die Therapeuten im Rahmen ihrer professionellen anthroposophischen Kenntnis über die biographische Einordnung oder schicksalhafte Einbindung einer Erkrankung ggf. vermitteln möchten.

Menschenkundliche Aspekte, Krankheits-, Schicksals- und Karmaverständnis können dem Patienten neue Sichtweisen erschließen, ihm auch helfen, eine Opferrolle zu verlassen und sich als Gestalter seines Lebens zu erfahren. Es ist aber auch möglich, dass sich unser Gegenüber davon abgestoßen, überfordert, kleingemacht oder in eine Rolle gebannt fühlt, in der er „selbst schuld" ist. Es bleibt also eine sensible Gratwanderung, ob und wann wir solche Inhalte einbringen sollten. Insbesondere gilt das, wenn wir von den Patienten nicht danach gefragt worden sind.

In vieler Hinsicht ist in der therapeutischen Beziehung das Fragen hilfreich. Einerseits kann die uns gestellte Frage einen Auftrag beschreiben und verdeutlichen. Andererseits erfahren wir durch sensibel gestellte Fragen an den Patienten, was dieser gerade von uns wünscht, gleichzeitig können diese ihm dabei helfen, seine eigenen Bedürfnisse besser zu klären und Antworten für sich zu finden. Wie das aussehen kann, konkretisieren wir im folgenden Kapitel über das Maieutische Plastizieren.

Supervision und Mentorierung durch erfahrene Therapeuten, Balintgruppen und eine Intervision mit anderen Therapeuten sowie Besprechungen mit denen, die mit uns zusammen den Patienten begleiten, helfen sehr dabei, eigene Einseitigkeiten wahrzunehmen und therapeutische Beziehungen, die sich gerade nicht fruchtbar entwickeln, wieder konstruktiv zu gestalten. Vor allem dort, wo sich besondere Anhänglichkeit oder gar Abhängigkeit in der Beziehung zwischen Patient und Therapeut abzeichnen, sollte letzterer dies unter kundiger Supervision bearbeiten. Das Ziel sollte immer darin bestehen, dass der Hilfesuchende den Therapeuten schließlich nicht mehr braucht.

Für entsprechende Fortbildungen sei auf die Homepage des BVAKT (Berufsverband für anthroposophische Kunsttherapie: www.anthroposophische-kunsttherapie.de) oder anderer kunsttherapeutische Landesgesellschaften verwiesen [→ Kapitel XIII.1].

2. Maieutisches Plastizieren

*In diesem Kapitel stellen wir ein spezielles therapeutisches Vorgehen vor, das wir „maieutisch" nennen. Dieser Begriff schafft einen Bezug zur Gesprächsführung des Sokrates (469-399 v. Chr.), dem es durch gezielte Fragen gelang, in seinem Gegenüber einen Erkenntnisprozess in Gang zu setzen und damit etwas zu Bewusstsein zu bringen, was zuvor verborgen war. Sokrates selbst verglich dieses Vorgehen mit der Kunstfertigkeit seiner Mutter, die eine Hebamme (griechisch „μαια"=„Maia") war. Ähnlich wird beim Maieutischen Plastizieren der Patient fragend begleitet, wodurch es diesem gelingt, seine eigenen Intentionen in Bezug auf den plastischen Prozess und seine individuelle Entwicklung zunehmend wahrzunehmen. Da wir hier einen sehr persönlichen Weg schildern, erscheint im folgenden Text die Therapeutin häufig in der Ich-Form.**

* Dieser spezielle Weg, Patienten plastisch-therapeutisch zu begleiten, wurde von Anne Sommer-Solheim entwickelt.

Den Therapieprozess durch eine dialogische Fragetechnik gestalten

Im vorigen Kapitel ist von Übungen die Rede, die dazu dienen, dem Patienten ganz bestimmte, vorhersehbare Erlebnisse zu vermitteln und spezifische Fähigkeiten in ihm anzuregen. Sie repräsentieren Ur-Kräfte, die mit dem Werden unserer Welt verbunden sind, aber auch – wie im Anhang dargestellt – am Werden unseres leiblichen Gefüges wirksam geworden sind. Diese Kapitellübungen lassen sich wie Arzneimittel gezielt einsetzen und können auf allen Ebenen unseres Seins und bis in den Leib hinein wirksam werden. Dem Grundsatz nach sind der Aufbau dieser Übungen und die Wege, die sich mit ihnen beschreiten lassen, bekannt, in der konkreten Durchführung jedoch liegt es in der Verantwortung der Therapeuten, mit den einzelnen Patientinnen und Patienten die für sie passenden Vorgehensweisen zu finden, um die angestrebten Qualitäten zu erreichen.

Es gibt aber auch plastische Therapiewege, bei denen es zunächst darum geht, dass die Patientinnen und Patienten ihr Thema finden, mit dem sie sich individuell verbinden möchten, weil sie fühlen, dass es ihrem aktuellen Bedürfnis entspricht. Ziele eines solchen Weges können beispielsweise darin bestehen, bei großer innerer Unruhe zur Ruhe zu finden, beim Zudrang vielfältiger, emotional besetzter oder verunsichernder Gedanken sich innerlich zu ordnen und zu lernen die Gedanken zu kontrollieren, bei Niedergedrücktheit sich aufzurichten und ähnliches. Es ist möglich, solchen Bedürfnissen mit Aspekten der Kapitellübungen zu begegnen, und deren Qualitäten werden auch im nachfolgend geschilderten Vorgehen immer wieder einbezogen. Gleichwohl gibt es Situationen, in denen man zunächst noch nicht festlegen kann oder sollte, eine ganz bestimmte Qualität der Kapitellübungen anzustreben, sondern wo man zunächst in freierer Form ein plastisches Thema findet, das therapeutisch bearbeitet wird.

Wenn wir nicht vom allwissenden Therapeuten ausgehen, dem „schon klar ist, was der Patient braucht", sondern von einer partnerschaftlichen Haltung, die eine Schicht in den Patienten voraussetzt, in der sie sehr genau wissen, was für sie hilfreich ist, können wir gemeinsam einen sich nach und nach enthüllenden Weg gehen. Die Schicht, die um die erforderlichen Heilungswege weiß, können wir anthroposophisch das „Höhere Ich" des Menschen nennen. Dieses ist tief mit seiner Schicksalsentfaltung verbunden und strebt Wachstum und Heilung an. Es ist im Alltag oft wenig wirksam, kann aber in Situationen, bei denen man das Gefühl hat, wahrhaftig „eins mit sich selbst" zu sein, erlebbar werden. Das gewöhnliche Alltags-Ich tendiert demgegenüber oft genug dazu, pathogene Situationen zu schaffen und aufrecht zu erhalten. Nur zu oft scheinen diese pathogenen Konstellationen aufgrund der äußeren Umstände „notwendig" zu sein. Gerade ein künstlerischer Prozess aber vermag einen exemplarisch freien Raum zu schaffen, in dem alles „Sollen" und „Müssen" zurücktritt und sich neue Wege eröffnen. In ihm kann das Zentrum des eigenen Wesens erlebbar werden und zu sprechen beginnen. Um dies zu erreichen, bitten wir bei dieser therapeutischen Technik den Plastizierenden, seine Augen zu schließen oder das geformte Objekt zumindest nicht anzusehen. Dadurch lässt sich das distanzierte Betrachten und Urteilen ebenso vermeiden wie die Ablenkung, die das Umherblicken bewirken kann [→ Kapitel VI 1.1]. Dagegen werden das unmittelbare, tastende Fühlen sowie alle anderen Aspekte der „unteren Sinne" intensiviert. Oft erlebt man dann eine ganz unmittelbare und existentielle Verbundenheit mit dem gestalteten Objekt und ebenso mit sich selbst, der man aus dem eigenen Inneren heraus gestaltend tätig ist. Es kommt zu einer Kongruenz zwischen innen und außen und einem harmonischen Ineinanderwirken der geistig-seelischen mit den leiblich-physischen Aspekten. Im Sinne unserer Betrachtungen in den Eingangskapiteln wird ein Verbundensein der oberen Wesensglieder mit den unteren, der lebendig substanzschaffenden und der seelisch gestaltenden Aspekte unter der Führung des individuellen Ichs gefördert.

Wenn es darum geht, „mit mir selbst in Kontakt" zu kommen, die eigenen, oft tief unbewussten und verschütteten Ziele und die mit ihnen verbundenen Gesundungsimpulse wahrzunehmen, so gelingt dies nicht gedanklich über den Kopf. Vielmehr ist diese Sphäre des Selbsts – zunächst unbewusst und kaum zugänglich – in den Tiefen des innersten Wollens wirksam und kann im Fühlen erahnbar werden. Im Herz wird es fühlbar, in den Händen wirksam.* So ist es eine therapeutische Aufgabe aus dem Kopf heraus und in die Glieder zu führen. Der eigene Leib und die von ihm vermittelten Gefühle können Instrumente dafür werden, auf die Spur des eigenen Selbsts zu kommen. Die von ihm vermittelten Gefühle, beispielsweise ein Wohl- oder Unwohlsein, die Empfindung, dass ich mich verkrampfe oder entspanne, eine auftretende oder verschwindende Übelkeit etc., helfen den Weg zu finden. Daher ist es auch so wichtig, im Verlauf der Tätigkeit immer wieder zu fragen, wie sich die entstehende Form anfühlt, ob man sich mit ihr wohlfühlt oder wohin man sie weiterentwickeln möchte. Der therapeutische Prozess wird begleitet von Fragen an die Patienten, die sich pendelnd mal auf die geschaffene Form, mal auf das eigene Befinden beziehen, woraus sich die nächsten Schritte entwickeln, die von ihnen selbst ausgehen. Die Fragen gilt es behutsam zu stellen, weder dürfen sie verletzen noch in Ratlosigkeit führen. Das Verbundensein des Therapeuten mit dem Patienten während des plastischen Schaffens, die genaue Wahrnehmung und Beobachtung des Werkes wie auch des Tätigkeitsprozesses soll ein Taktgefühl ermöglichen, um möglichst die richtigen Fragen zu formulieren. Wichtig ist, zuvor zu vereinbaren, dass keineswegs jede Frage beantwortet werden muss und Fragen unbeantwortet zu lassen, wenn sich keine Antwort unmittelbar aus dem Erleben heraus einstellt und womöglich aus Verlegenheit eine solche nur „gesucht" wird.

Gemeinsam Entscheidungen für den Therapieweg treffen

Wie kann man nun konkret vorgehen? Es ist wichtig, schon im Erstgespräch und ggf. erforderlichen Anschlussbesprechungen die aktuelle Situation zu erfassen und ihre Vorgeschichte sowie die jeweils aktuellen Bedürfnisse zu klären. Ein erstes Ziel und ein therapeutischer Auftrag sollten formuliert werden. Einzelheiten hierzu finden Sie in eigenen Kapiteln bzw. Abschnitten [→ Kapitel VII.1 Die therapeutische Beziehung und Kapitel XIII.2 Zugangswege und Erstgespräche].

Häufig ist es dem Patienten nur in groben Umrissen oder überhaupt nicht bewusst, was zu seinem beeinträchtigten Befinden führt oder wie sich dieses verbessern lässt. Gerade dann sind die im Folgenden beschriebenen schrittweisen, dialogischen Vorgehensweisen hilfreich. Das bedeutet nicht, dass sich diese nur bei primär psychisch bedingten Beeinträchtigungen anwenden lassen. Vielmehr sind auch bei schwerpunktmäßig körperlichen Krankheiten psychische oder somatopsychische Beschwerden oft für das Befinden entscheidend. Beispielsweise gilt das für Ängste, Erschöpfungs- bzw. Fatiguesymptomatiken bei Krebs, das Post-Covid-Syndrom oder fortschreitende neurologische Krankheiten. Besonders hilfreich ist das in diesem Kapitel geschilderte Vorgehen jedoch in Hinblick auf das Befinden, während die urbildhafte Wirksamkeit der Kapitellübungen in ihrer reinen

* Man fühlt sich hier an den Dreischritt der sogenannten „Wärmemeditation" erinnert, die Rudolf Steiner therapeutisch Tätigen zur Stärkung ihres Heilerwillens gab. *„Kann ich das Gute denken? – Nein, ich kann das Gute nicht denken ...*", heißt es da unter anderem, aber auch *„Kann ich das Gute fühlen? Ich kann das Gute zwar fühlen, aber wenn ich es nur fühle, so ist es durch mich nicht da.*" und schließlich: *„Kann ich das Gute wollen? Ja, ich kann das Gute wollen.*"[2]

Form durchaus auch dort Einfluss hat, wo es darum geht, gesundend auf krankhafte Leibbildungsprozesse zu wirken, was – wie geschildert – eine intensive Kooperation der bei einem Patienten Tätigwerdenden unter ärztlicher Führung erfordert.

Gegenüber einem solchen, ganz bestimmte Grundkräfte vermittelnden und eine konkrete Übung vollziehenden Therapieansatz ist das nachfolgend geschilderte Vorgehen ergebnisoffener, insofern hier das jeweilige Befinden immer wieder erfragt und in das weitere Vorgehen einbezogen wird, und man damit dem Behandelten die Weichenstellung anvertraut. Aufgabe des Therapeuten ist es, dem Patienten zu helfen, sein aktuelles Bedürfnis möglichst gut wahrzunehmen und plastisch zu beeinflussen. Ziel ist es, dass dieser schließlich auch außerhalb des Therapiezusammenhanges seine eigenen tieferen Bedürfnisse wahrnehmen und in sein Verhalten so einbeziehen kann, dass sich dadurch vorgeprägte und pathogene Verhaltensmuster auflösen und verwandeln lassen. So gelingt schließlich der Transfer aus der Therapiesituation in das Alltagsleben hinein.

Es besteht bei dem hier dargestellten Therapieweg nicht nur ein Unterschied zu einem stärker geführten Übungsvorgehen mit einem konkreten, zuvor besprochenen Ziel, sondern auch zu dem, was gewöhnlich als „freies Plastizieren" verstanden wird. Dort wird dem Gestaltenden in der Regel die Wahl seines Zieles wie auch der Wege dorthin vollständig überlassen und oft erst am Schluss auf das entstandene Objekt (und ggf. den Weg zu ihm) zurückgeblickt, um dieses gemeinsam zu analysieren und es zu interpretieren – oft mit dem Ziel, dabei mehr über das eigene Innere zu erfahren, um ggf. weitere Therapieschritte planen zu können. Häufig arbeitet man so in größeren Gruppen oder in freien Werkstätten, die es den Patienten ermöglichen, zu einem selbstgewählten Zeitpunkt und ohne intensiven Therapeutenkontakt plastisch tätig zu sein.

Was bedeutet „maieutisch"?

Das hier beschriebene Vorgehen ist ein gemeinsam suchendes, bei dem mit großer Aufmerksamkeit und direktem Kontakt miteinander Patient und Therapeut einen Weg gehen, bei dem durch gezieltes Fragen und damit Lenkung der Aufmerksamkeit immer klarer wird, wie das innere Bedürfnis des Patienten ist und wie es sich plastisch beeinflussen lässt, um in einer Resonanzbeziehung wieder auf ihn zurückzuwirken. In aller Regel erfordert dies die kontinuierliche Aufmerksamkeit und Verbindung des Therapeuten mit dem Patienten, weshalb sich dieses Vorgehen fast immer nur im Setting einer Einzeltherapie verwirklichen lässt, da in der Regel mit geschlossenen Augen gearbeitet wird. Wir wollen dieses Vorgehen „Maieuitisches Plastizieren" nennen. Dieser Begriff wird in Anlehnung an die „sokratische Methode" verwendet, die philosophisch darauf abzielt, durch Fragen eine tiefere Wahrheit freizusetzen, die im Befragten schon präsent, diesem aber noch nicht bewusst ist. Der Begriff leitet sich vom altgriechischen μαιευτική [τέχνη] (sprich: maieutikḗ [téchnē]) ab, was „Hebammenkunst" bedeutet. Sokrates, dessen Mutter eine Hebamme war, verglich sein dialogisches, fragendes, auf Gesprächen basierendes Philosophieren mit deren Kunstfertigkeit.[3]

Es sei betont, dass unseres Erachtens jeglicher therapeutischer Einsatz des Plastizierens dialogische Momente enthält und enthalten soll, was ausdrücklich auch für jeglichen Einsatz konkreter Übungen gilt. Dennoch wählen wir den genannten Begriff für die in diesem Kapitel dargestellte Arbeitsweise, weil hier das dialogische Moment besonders prägend ist.

Das Setting

Das Ziel dieser Vorgehensweise ist eine tiefe innere Verbindung und Beziehung des Patienten zu seinem Werk. Das kann bis hin zum Gefühl eines Einswerdens mit der gestalteten Form führen, das einen spüren lässt, was „diese jetzt will" – worin sich selbstverständlich das eigene Wollen spiegelt. Ein solches tiefes Verbundensein mit der Form lässt sich leichter erreichen, wenn mit geschlossenen Augen, also „blind" plastiziert wird. Der Tastsinn tritt dann im Erleben in den Vordergrund und Distanzsinne wie das Sehen werden ausgeschaltet. Diese heißen nicht nur deshalb so, weil sie eine Wahrnehmung aus weiter Distanz ermöglichen, sondern auch, weil sie ein distanziertes Gegenüberstellen und Beurteilen erlauben, was aber gerade bei dem „Maieutischen Plastizieren" nicht oder jedenfalls zunächst nicht angestrebt wird. Das Plastizieren mit geschlossenen Augen führt in besonderer Weise in ein gegenwärtiges Erleben. Tastend, wahrnehmend und fühlend erlebt der Gestalter einen Einklang zwischen der sich bildenden Form und seinem gegenwärtigen Befinden, und es ist dabei das Ziel, so mit sich selbst eins zu werden, dass eine Einheit in den seelischen Grundbetätigungen des Denkens, Fühlens und Wollens erlebbar wird.

Beim Maieutischen Plastizieren gibt es allerdings auch Situationen, in denen man sinnvollerweise mit geöffneten Augen arbeitet, beispielsweise wenn sich bei traumatisierten Patienten bedrängende Bewusstseinsinhalte nicht ausreichend gut zurückdrängen lassen, was wir im Verlauf dieses Kapitels und konkreter Therapiebeispiele noch verdeutlichen.

Wenn sich der Patient nach gemeinsamem Gespräch für einen solchen Weg entschieden hat, auf dem man versucht, ihm wie ein guter Bergführer dazu zu verhelfen, sein eigenes erstes Ziel zu erreichen, bleibt noch zu klären, ob er seine Tätigkeit stehend oder sitzend beginnen möchte. Mit dieser Grundentscheidung zur konkreten Arbeitshaltung verbinden sich Qualitäten: Ein eher ängstlicher oder auch geschwächter Patient entscheidet sich oft dafür, zunächst in der Wärme und Geborgenheit zu bleiben, die beim Sitzen an dem Tisch entstanden ist, wo wir im Gespräch den ersten therapeutischen Auftrag und seine Umsetzungsmöglichkeiten geklärt haben. Ein Patient, der sich mehr zutraut, entscheidet sich dagegen vielleicht, von Anfang an stehend an einem Plastizierbock zu arbeiten. Die aufrechte Körperhaltung und der Tonus in der Muskulatur der Beine helfen, auch den unteren Körper tiefer einzubeziehen, die Verbindung mit der Erde zu intensivieren und die eigene Stärke zu fühlen und zu aktivieren. Oft wird dadurch auch die Bewusstseinsklarheit gefördert* und die plastische Kraft, die sich im Tun verwirklicht, ist stärker. Dennoch ist dieses besonders wirkungsvolle Setting für viele Patienten anfangs überfordernd, weshalb sie die Frage der Arbeitshaltung frei entscheiden sollen. In der Regel werden die hier genannten Vor- und Nachteile aber nicht besprochen, da die Patienten meist gut fühlen, was ihnen als erster Schritt entspricht.

* In der Neurorehabilitation zeigt sich oft eindrucksvoll, wie sehr sich selbst bei aus organischen Gründen bewusstseinsgeminderten Patienten der Bewusstseinsgrad auch dann verbessert, wenn sie nur passiv, beispielsweise durch ein kippbares, sogenanntes Stehbrett, in eine aufrechte Körperhaltung gebracht werden. Noch viel mehr gilt das, wenn die Aufrechte aktiv eingenommen wird.

Erforderliche Qualitäten des Materials

Ton ist ein besonders leicht zu verwandelndes Material, weshalb wir in aller Regel diesen Werkstoff für das Maieutische Plastizieren einsetzen. Im Werkstoffkapitel [→ Kapitel XI] werden die Qualitäten dieser Substanz näher beleuchtet. Da aber nicht jeder Ton für jedes Vorgehen und jede Übung gleichermaßen geeignet ist, muss er bestimmte Eigenschaften aufweisen: Er sollte homogen, geschmeidig und nicht zu grob schamottiert sein, damit es angenehm ist, mit ihm zu arbeiten und er wandlungsfähig genug bleibt. Andererseits muss er einen gewissen Widerstand und Stabilität bieten und darf auch bei aufrichtendem Plastizieren keine Tendenz haben in sich zusammenzusinken, damit man ihn als zuverlässig die ihm verliehene Form bewahrendes Gegenüber erleben kann.

Wie gehe ich vor?

Da beim Maieutischen Plastizieren alle Schritte letztlich in Abstimmung mit dem Patienten geschehen, gilt dies auch für die Tonmenge, mit der er seine Arbeit beginnt. Allerdings erwäge ich als Therapeutin aufgrund der von ihm erhaltenen Informationen zu seinem Zustand, was eine gute Menge zu Beginn sein könnte. Zunächst bitte ich den Patienten, die Augen zu schließen, damit er nicht im Betrachten der Menge abwägt, ob ihm diese zusagt, sondern er tastend erfühlt, ob sie ihm angemessen vorkommt.

Dann lege ich ihm das entsprechende Volumen an Ton auf das Arbeitsbrett und bitte ihn zu entscheiden, ob es sich für ihn richtig anfühlt oder er noch mehr braucht bzw. etwas weggenommen werden soll. Wie viel ich ihm zunächst hinlege, entscheidet sich überwiegend aufgrund meiner Einschätzung der Kraft, die ihm zur Verfügung steht. So kann es erforderlich sein, einem bulligen Mann, der sich einem „ernstzunehmenden Gegenüber" stellen möchte, um seine Kraft auszuleben, eine ordentliche Portion Ton zu geben. Ein geschwächter Patient, der unter einer metastasierten Krebserkrankung leidet, wird dagegen mit einer viel kleineren Menge zufrieden sein und das Gefühl haben, dass diese ihn nicht überfordert.

Jetzt bitte ich den Patienten, den Ton zu einer Einheit oder Ganzheit zu formen, von der er fühlt, dass alle Teile wie in einem Organismus zusammengehören. Die Begriffe „Einheit", „Ganzheit" und „Organismus" finden dabei ganz bewusst Verwendung. Sie sollen die Bildung einer Form anregen, bei der ihre Teile in eine bewusste Zugehörigkeit zu einem Ganzen gebracht werden. Durch den Begriff des „Organismus" wird die Vorstellung von etwas Lebendigem intendiert und vermieden, dass die sich bildende Form als Gegenstand oder bloßer Vorstellungsinhalt erscheint. Gleichzeitig verweist er auf den eigenen Organismus des Plastizierenden, appelliert an sein Gefühl für die eigenen Proportionen der Glieder und ihren gemeinsamen Bezug zum Zentrum. Der eigene Leib ist das Vorbild, aus dem heraus man arbeitet und einen Maßstab in sich trägt. Das eigene, durch den Lebenssinn [→ Kapitel II.4 Menschenkunde – Sinneslehre] vermittelte Lebensgefühl soll anzeigen, ob die Form sich für ihn im Moment als „stimmig", als „richtig" anfühlt.

Nicht immer gelingt es dem Plastizierenden gleich, sich dem Material so anzunähern, dass er ein mögliches Zentrum im Inneren wahrnimmt bzw. ein solches ausbilden kann. So mag es beispielsweise sein, dass er den Ton nur mit den Fingerspitzen oberflächlich betastet. Dies kann darauf hinweisen, dass der Plastizierende noch nicht zu einer räumlichen Gesamtwahrnehmung gelangt und möglicherweise noch wenig mit seinem Körper verbunden ist. In einem solchen Fall frage ich manchmal, ob ich seine Hände berühren darf. Diese führe ich dann so, dass sie an Stellen des Tonklumpens zu liegen kommen, von denen ich wahrnehme, dass sie potentiell eine Beziehung zueinander entwickeln können.

Wenn die berührten Stellen mehr oder minder gewölbt sind und einander gegenüberliegen, so wird erlebbar, dass sich zwischen den beiden Händen ein gemeinsamer Bezugspunkt, ein Zentrum ausbilden kann. Solange der Gestalter sich mit Vertiefungen aufhält, erlebt er sich meistens im Umkreis oder vorwiegend sich selbst in seinem Tätigsein und nicht die dabei sich entwickelnde Form. Es kann durchaus sein, dass dies so für ihn richtig und zunächst der einzig mögliche Weg der Auseinandersetzung mit dem Ton ist. Wird es jedoch durch die beschriebene Intervention möglich, das Erleben eines Zentrums zu erreichen, auf das er hinarbeiten kann, so bedeutet dies einen deutlichen Schritt in Bezug auf die Leibverbindung.

Im Fortgang hilft es, wenn der Patient einen Bereich der Form aufsucht und diesen mit einer Hand berührt, an dem er sich wohlzufühlen beginnt. Jetzt versucht die andere Hand, demgegenüber den Tonklumpen so zu formen, dass auch hier ein Wohlgefühl auftritt und das Empfinden, dass beide Bereiche eine Beziehung zueinander gewinnen. Wenn die ganze Hand der Form aufliegt, so kann man diese buchstäblich „umfassend" wahrnehmen und insbesondere mit der Innenfläche der vorderen Fingerglieder betasten und formen.

Oft wird der Patient jetzt immer aktiver, er spürt, wie ihn die Form immer mehr zu leiten beginnt bzw. wie ihm der eigene Organismus immer mehr sagt, wohin die Form sich entwickeln muss. Die Hände wissen, was sich verändern soll, sie fühlen, wo es „stimmt", wo die Teile zum Ganzen passen. Die große Befriedigung, die aus einem solchen „selbstvergessenen" und doch mit der Tiefe des Selbsts höchst verbundenen Tun erwächst, bezeichnet man vielfach als „Flow-Erlebnis".[4]

Diesen Flow unterbrechen wir tunlichst nicht durch Fragen oder Interventionen, dennoch gibt es einige Situationen, in denen es sinnvoll ist einzugreifen. Beobachte ich, dass die blind gestaltete Form (beispielsweise, weil sie sich zu stark neigt) aus statischen Gründen bald zusammenzubrechen droht, dann lohnt es sich, vorsichtig nachzufragen, ob sie aufrecht steht oder sich neigt. Die Aufmerksamkeitslenkung ermöglicht dann dem Gestalter, selbst eine Korrektur durchzuführen, wodurch ein frustrierendes Gefühl des Scheiterns vermieden wird, das unvermeidlich mit einem Einstürzen der Form verbunden wäre.

Eine andere Gefährdung entsteht, wenn ein zunächst gefühlsmäßig ganz mit seiner Form verbundener Patient aus dem Prozess herausfällt und in dem erschrockenen Bedürfnis, schnell zu einer „Lösung" zu kommen, unmittelbar aus der Vorstellung heraus einen konkreten Gegenstand zu formen beginnt. So kann beispielsweise unvermittelt eine Schale, ein anderer Gegenstand oder das Abbild einer plötzlich einschießenden Vorstellung entstehen, nur damit man „fertig" wird oder das Gefühl gewinnt, über den Prozess wieder Kontrolle zu erlangen, nachdem man sich plötzlich verloren fühlte. Hier ist es hilfreich zu fragen, ob man kurz darum bitten dürfe innzuhalten, weil der Arbeitsstrom eine ganz neue Richtung einnimmt, die nicht an den bisherigen Prozess anschließt.

Wenn es allmählich dazu kommt, dass der flowartige Arbeitsprozess auszulaufen beginnt, der Patient innehält oder gar ratlos wirkt, wie es weitergehen soll, dann versuche ich ihm durch Fragen weiterzuhelfen. Dies wollen wir an verschiedenen Beispielen konkretisieren.

Wenn in der Form ein gestisches Element wahrnehmbar ist, so kann man darum bitten, dieses nachzuahmen und zu spüren, was die Form gerade *macht*. Indem er sich die Formgeste an seinem eigenen Leib zu Bewusstsein bringt, wird ihm sofort deutlich, ob er diesen seelischen Ausdruck so will oder ihn verwandeln möchte.

Im Folgenden wollen wir zeigen, wie das Formulieren von Fragen im Prozessverlauf neue Entwicklungen und den Erwerb neuer Fähigkeiten anregen kann. In aller Regel tun wir das, wenn der Patient seine Plastik noch nicht gesehen hat, sondern über die an ihr gestaltenden Hände zu Erlebnissen kommt. Unser Ziel besteht ja darin, dass er ganz in den Stoff eintaucht und mit ihm und der aus ihm gebildeten Plastik verbunden ist, was gleichzeitig dazu führt, dass er sich mit dem eigenen Leib tiefer verbindet. Während der sehende Blick oft Assoziationen und Vorstellungsbilder wachruft, entstehen im Ertasten oft tiefe und erkenntnisreiche Gefühle und Erlebnisse von Verbundenheit.

Dem Therapeuten, der die Plastik sieht, fallen aber immer wieder plastische Elemente auf, die dem Patienten, der auf andere Weise mit seiner Form verbunden ist, nicht zu Bewusstsein kommen. Dann gilt es zu entscheiden, ob ein Nachfragen notwendig ist – beispielsweise, weil die Statik gefährdet ist –, ob es überhaupt zu empfehlen ist, weil es zu einer jetzt hilfreichen Erkenntnis führt, oder ob es verunsichern und stören würde. Wenn wir eine Frage stellen, so hat der gestaltende Patient die Freiheit, seine eigene Wahrheit zu erleben, seine ihm jetzt zugängliche Antwort zu geben und seine ihm aktuell hilfreich erscheinenden Schlüsse zu ziehen. Meist entstehen in ihm im Aussprechen der Antwort Handlungsimpulse, die dazu führen, dass die Form verändert wird, was wiederum einer schlüssigen Antwort näher führen und auch neue Fragen auslösen kann.

Die nachfolgenden Beispiele entstammen nicht einem Therapieverlauf, sondern sind von verschiedenen Patienten. Sie stellen im Allgemeinen Zwischenformen (Momentaufnahmen) innerhalb umfassender Therapieprozesse dar. Die intervenierenden Fragen wurden dann gestellt, wenn die Therapeutin den Eindruck hatte, dass etwas unbewusst zum Ausdruck gekommen war und es nun hilfreich sein könnte, dies durch eine Frage dem Patienten zu Bewusstsein zu bringen, um ihm einen weiteren Schritt zu ermöglichen.

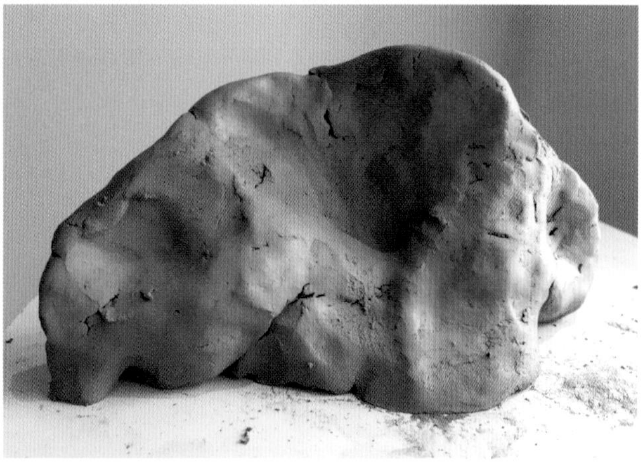

Abb. 1: Steht, sitzt oder liegt diese Form?

Die Therapeutin sieht hier (Abb. 1), dass diese Form breiter als hoch ist und fragt sich, wie die Patientin selbst die **räumliche Lage** der Form erlebt. Dazu kann man fragen: „Steht die Form, sitzt sie oder liegt sie? Gibt es ein Oben und ein Unten? Ein Vorne und Hinten, ein Rechts und Links?"*

Bevor solche Fragen gestellt werden, sollte man darum bitten, nur spontan erlebte Antworten zu geben. Diese sind auch dann hilfreich, wenn sie „unlogisch" erscheinen. Das kann zum Beispiel der Fall sein, wenn die Figur als mit der Vorderseite zum Gestaltenden gewendet erlebt wird, sich aber gleichzeitig die rechte Seite der Figur auf der rechten Seite ihres Schöpfers zu befinden scheint. Solange die Form im Entstehen ist, klärt sich ihre Beziehung zu sich selbst und zu ihrem Umraum erst allmählich. Es gibt dabei keine „richtigen" oder „falschen" Antworten, die Fragen sind als Hilfen gedacht, um sich die erlebte Beziehung zu der eigenen Form bewusst zu machen. Anschließend können Gestaltungsveränderungen durchgeführt werden, wenn sie der Gestaltende als erforderlich ansieht. Was dieser im Moment nicht beantworten kann, sollte übersprungen werden, damit nicht eine Antwort aus dem „Kopf" entsteht anstatt aus der Wahrnehmung.

* Natürlich stellen wir nicht alle diese Fragen unmittelbar hintereinander, sondern warten jeweils in Ruhe ab, damit der Plastizierende innerlich seine Antwort findet, bevor wir eine neue Frage an ihn richten.

Nachdem die räumliche Orientierung dieser Plastik (Abb. 2) geklärt war (die Patientin berichtete, dass sie diese als aufgerichtet erlebe), bestand die nächste Frage an die Gestalterin darin, ob sie ihre Form so erlebe, als wäre sie **belebt**, oder ob sie diese eher als **leblos** empfinde wie einen Stein. Die Patientin antwortete, dass sie die Form wie ein Fels mit Vorsprüngen empfinde. Erst allmählich begann sie, auch sich selbst einen Ort auf diesem „Fels" zuzuweisen. Sie hatte den Eindruck, auf diesem zu sitzen. Diese Information macht deutlich, dass sich die Plastizierende ihrer Form wie von außen nähert und nicht in sie eingetaucht und sich mit der Stofflichkeit im Inneren der Form verbunden fühlt.

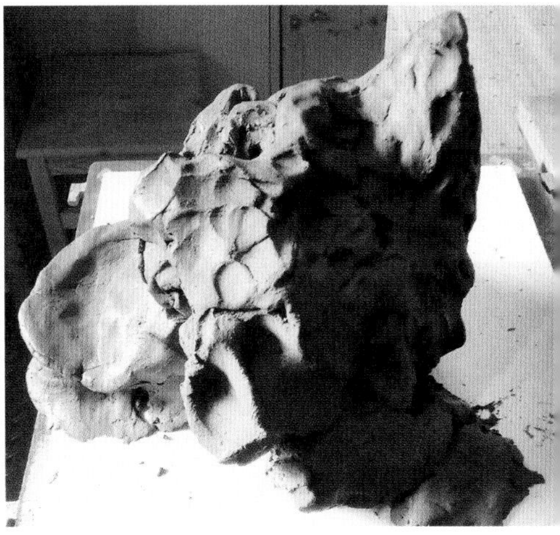

Abb. 2: Ist diese Form belebt oder unbelebt?

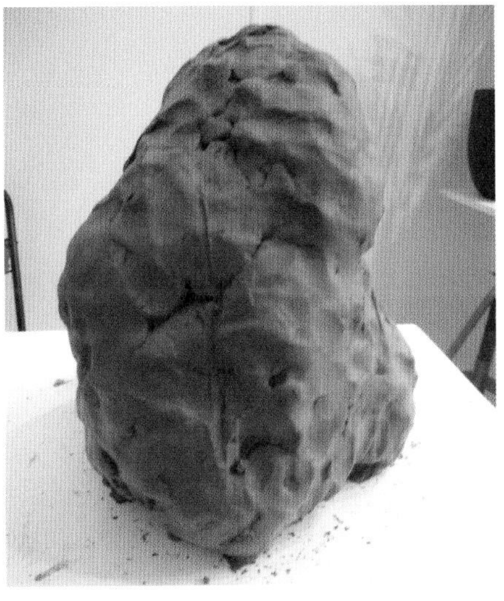

Abb. 3: Fühlt sich diese Form schwer oder leicht an?

Nachdem die Schöpferin diese Form (Abb. 3) als „stehend" und „belebt" erkannt und beschrieben hat, berichtete sie als nächstes, dass sie kein Vorne oder Hinten an der Plastik erleben würde, sondern eher eine Allseitigkeit mit einem Zentrum. Auf die Frage, ob sie ihre Form im Inneren eher als **schwer oder leicht** erlebe, erkannte die Patientin, dass die Form sich sehr schwer anfühlt. Als ich die Patientin fragte, ob sie so ihr Werk als stimmig erlebe, formulierte sie das Bedürfnis, die Skulptur leichter werden zu lassen.

Der Schöpferin dieser Form (Abb. 4) stellte ich die Frage nach der **seelischen Geste**, die sie erlebt. Empfindet sie diese eher als offen und weit oder eher umhüllend und einen Innenraum bietend? Die Antwort lautete, dass sie die Schale als offen erlebe. Danach wollte ich wissen, wo sie sich selbst im Verhältnis zu ihrer Plastik befinde. Sie liege in der Schale und ruhe sich aus, gab sie zur Antwort. Dabei erkannte die Patientin, dass die Form ihr zu offen erschien, und dass sie einen eigenen Raum bräuchte, in dem sie sich ausruhen könne. Sie sei erschöpft, brauche einen Rückzugsort und wolle liegen. Diese Erkenntnis bezog sie dann auf ihre häusliche Situation und darauf, dass sie es nicht schaffe, dieses Bedürfnis daheim zu formulieren und umzusetzen. Auf die Frage, welchen Ort in der Schale sie sich zum Liegen aussuchen würde, erlebte sie, dass ihr dafür kein Ort in ihrer Schale geeignet schien, weil es nirgendwo genügend Schutz und Hülle gab. So führte dieses Erlebnis in Verbindung mit den Fragen zu der Erkenntnis, welche Entwicklung die Schale nun nehmen sollte, um einen umhüllenden Raum auszubilden, in dem sich ihre Schöpferin wohlfühlte.

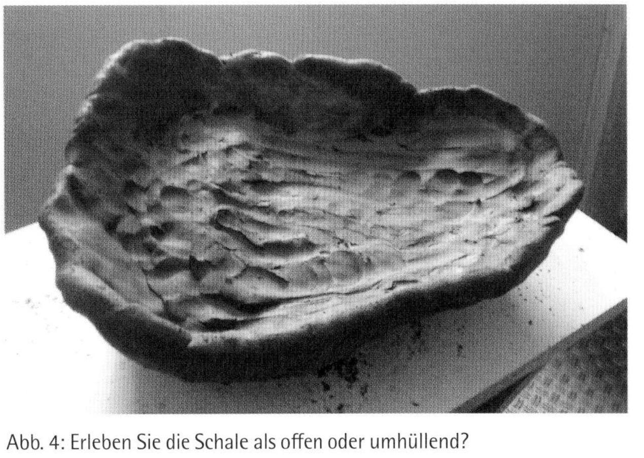

Abb. 4: Erleben Sie die Schale als offen oder umhüllend?

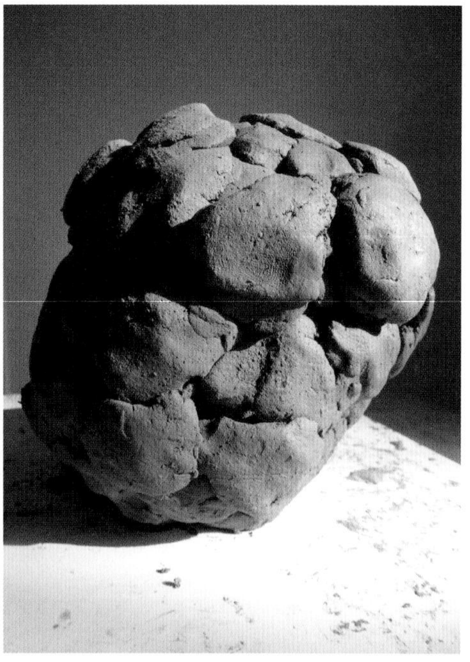

Abb. 5: In welchem Verhältnis steht diese Form zu sich selbst und zu ihrer Umgebung?

Beim Betrachten dieser Form (Abb. 5), die nach einem ersten Arbeitsprozess entstanden war, fragte ich den Patienten, ob diese Form steht, sitzt, liegt oder vielleicht einfach nur **da** ist. Das letztere sei der Fall. Danach fragte ich, ob die Form **wach** ist und ihre **Umgebung wahrnimmt**, oder ob sie **sich selbst mehr im Inneren erlebt oder vielleicht sogar fast schläft**. Nach kurzem Besinnen nahm der Patient eine große Müdigkeit wahr, die er sowohl in sich selbst wie in der von ihm gebildeten Form erlebe – diese sei dabei, vor Müdigkeit umzufallen. Die Schilderung spiegelte die Situation des Patienten in seiner Arbeit. Er berichtete, dass er aufgrund seiner Schlafstörung ständig übermüdet sei, worüber er sich schämte, weil andere ihn womöglich bei der Arbeit einnicken sehen und dann denken könnten, dass er faul sei. Die so deutlich werdende Problematik führte uns zu weiteren Therapieschritten, aber auch zu weiterer Diagnostik. Unter anderem wurde eine ärztliche Abklärung in Hinblick auf – auch somatische – Ursachen der Hypersomnie initiiert (die so auch gefunden wurden). Darüber hinaus boten sich nun neue Ziele für die plastische Therapie.

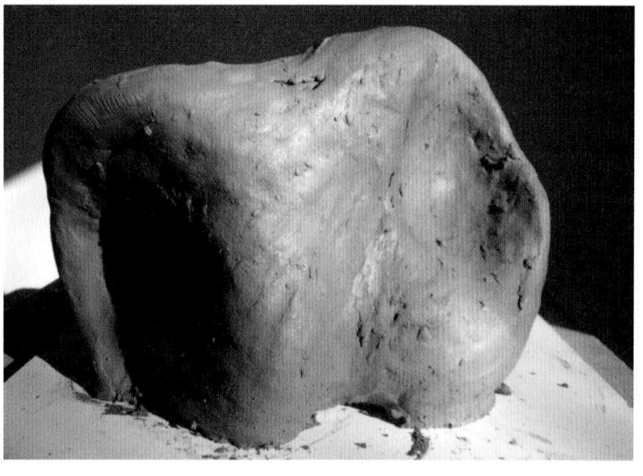

Abb. 6: Welche innere Dynamik wird in dieser Form erlebbar?

Von der Schöpferin dieser Plastik (Abb. 6) wollte ich nach und nach mehr über die **innere Dynamik** ihrer Form erfahren. Wird sie von außen bewegt, oder bewegt sie sich aus eigenem Antrieb? Die Patientin schilderte daraufhin, dass sie die Dynamik nicht als eine Bewegung erlebe, die von außen kommt, sondern wie eine innere Aktivität, ein inneres Lauschen. Dann erkannte sie, dass das eine Ohr nach innen lauscht, das andere nach außen. Diese Erkenntnis führte im weiteren Arbeiten zu einem aktiven, fruchtbaren Umgang mit einer deutlich gewordenen Thematik.

Als diese Form (Abb. 7 links) sich bis in das hier abgebildete Stadium entwickelt hatte, bat ich die Patientin – immer noch mit geschlossenen Augen und ohne die Form zuvor gesehen zu haben –, diese mit ihrem eigenen Körper gestisch nachzuahmen. Dabei erlebte die Patientin, dass sie wie zusammengekauert auf dem Boden saß. Danach wurde sie nach der **Umgebung der Form** gefragt. Wo in der Natur könnte sich die Form befinden? Ist sie auf einem Berg, in der Wüste, auf einer Wiese, im Wald, am Meer? Wie ist das Wetter dort gerade? Ist es dort hell oder dunkel um sie herum? Kann sie die Sonne wahrnehmen? Wo befindet sich die Sonne im Verhältnis zur Form? Ist es dort still oder hört

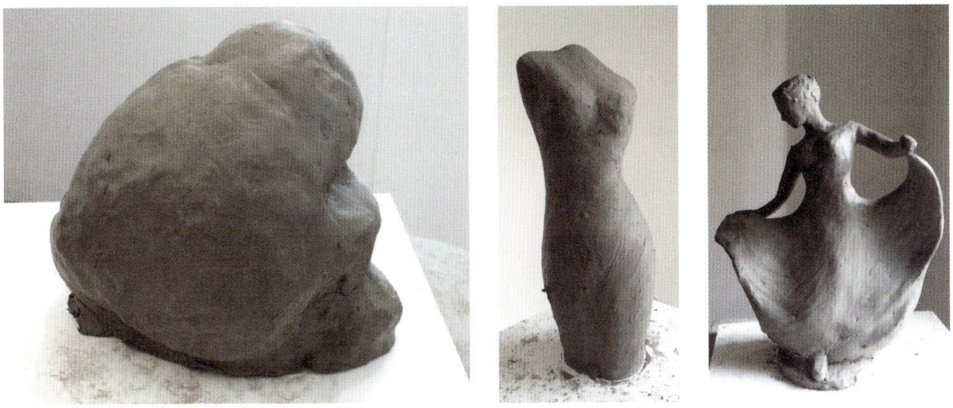

Abb. 7: Entwicklung eines Therapieprozesses, nachdem die Patientin gebeten worden war, die Geste der Form links zu erleben

sie etwas, wie z. B. Wind oder Wellen? Wie geht es ihr dort? Sagt die Form etwas? Daraufhin berichtete die Patientin vom Erlebnis ihrer eigenen Zurückgezogenheit, davon, sich traurig und passiv zu fühlen. In ihr entstand der Wunsch, sich aktiv nach außen zu entfalten. Später führte das zu immer dynamischeren Formen (Abb. 7 mittig und 7 rechts mit offenen Augen), wobei es parallel dazu zu einer Steigerung der eigenen Lebensfreude kam.

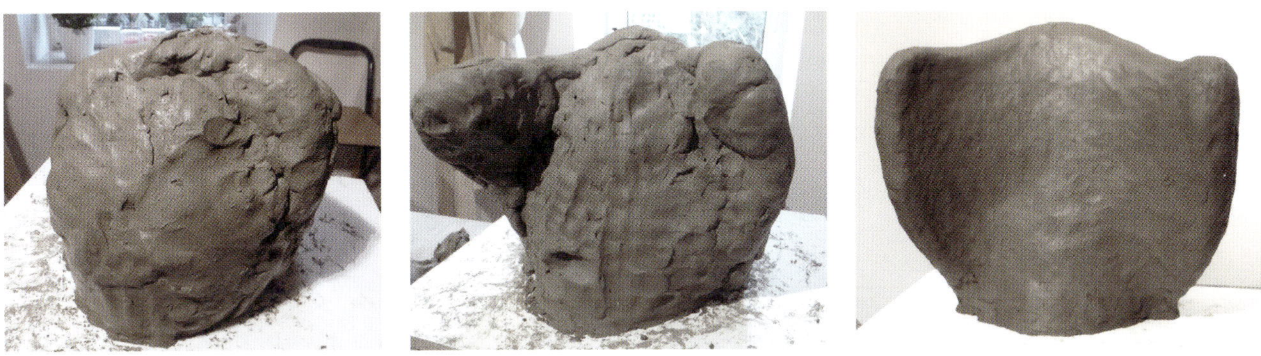

Abb. 8: Bezieht sich die Form auf ein Gegenüber? Welche Beziehung soll entstehen?

Die Schöpferin dieser Reihe von Formen (Abb. 8) erlebte auf die Frage nach der Lage der ersten Plastik, diese als im Raum stehend. Die innere Dynamik der zweiten hier abgebildeten Stufe (Abb. 8 mittig) gab sie als ruhig und kraftvoll, belebt an. Auf die Frage, was sich vor der Figur befindet, bemerkte die Patientin, dass es da ein Gegenüber gäbe, mit dem sie im Gespräch sei. Daraufhin fragte ich sie, in welcher **Beziehung** sie zu diesem **Gegenüber** steht, ob sie ihm etwas geben möchte oder etwas empfangen wolle. Wolle sie ihn womöglich umarmen und umhüllen wie ein kleines Kind? Nein, antwortete sie, sie wolle eine Haltung finden, die offen und lauschend ist und sich dennoch nicht im Gegenüber verliert, in der sie bei sich bleiben kann, während sie dem anderen aufmerksam zugewandt ist. So entstand im Verlauf vieler Therapieeinheiten die Plastik, die ganz rechts in der Reihe (Abb. 8 rechts) zu sehen ist und mit der die Patientin nun ganz zufrieden war.

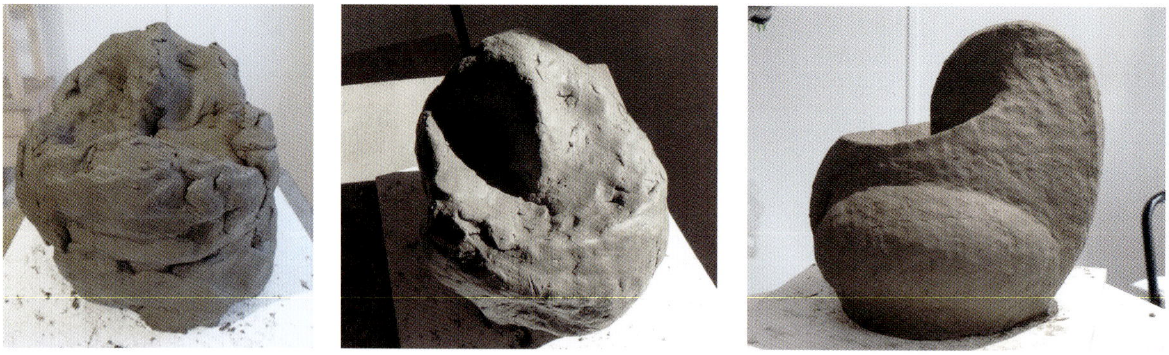

Abb. 9: Eine in sich hinein lauschende Form entstand, in der ein strömendes, atmendes In-Sich-Ruhen erlebbar ist.

Die Patientin, in deren Therapieprozess diese Bildreihe (Abb. 9) einer sich entwickelnden Form entstand, hatte zuvor bei einer Operation ein Nahtoderlebnis erfahren, das sie tief erschüttert hatte. Die Selbstverständlichkeit der Beziehung zum Leib war in Frage gestellt und deutlich geworden, wie plötzlich etwas in das Leben hereinbrechen kann, das alles in Frage stellt. Ihr erstes Therapieziel bestand darin, sich wieder mit dem Leib zu verbinden und in ihm zur Ruhe kommen.

Durch Fragen, wie sie oben geschildert worden sind, fand die Patientin zu immer weiteren Schritten in der Entwicklung ihrer Plastik. Indem sie kontinuierlich dem nachging, was weiter in der Entwicklung der Form für sie notwendig war, entstand für die Patientin ein inneres Bild davon, wie ihre Figur sich anfühlen müsse, damit sie sich ganz zufrieden fühlen könne. Dann kam der Moment (Abb. 9 mittig), wo die Patientin ihre Plastik nicht nur mit dem Bild, das innerlich in ihr entstanden war, sondern auch mit ihren „äußeren Augen" erleben wollte, um die Form ganz ihrem inneren Bild anpassen zu können. Dadurch arbeitete sie sehend die eindrucksvolle Form aus, die Sie ganz rechts finden (Abb. 9 rechts). Wir erleben darin eine Lebensfülle und eine sichere, ruhige Verbundenheit mit sich selbst, ein rhythmisches Atmen und In-Sich-Strömen von Energie.

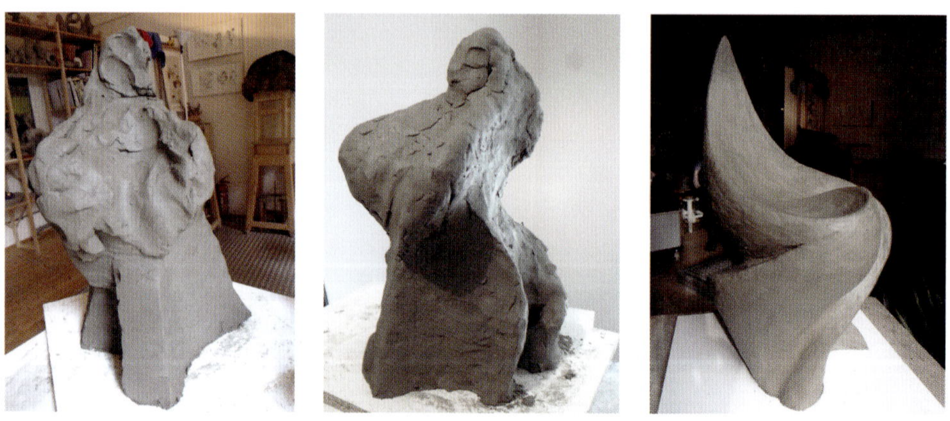

Abb. 10: Entwicklung einer dynamischen Beziehung zum Umraum

Bei einem darauffolgenden neuen Ansatz entwickelte sich bald eine mutig wirkende, aufrechte Form (Abb. 10), an der sich ein dynamischer Bezug zum Umraum zeigte. Es entstanden ein lebendiges Schwingen und eine diagonale Spannung in der Form, die mutig mit dem Gleichgewicht spielt und eine kraftvolle Beherrschung hoher Dynamik zeigt. Auch diesmal wollte die Patientin nach einiger Zeit die Augen öffnen, um ihre Form bewusst und mit allen verfügbaren Sinnen zu ihrer Vollendung zu führen. Hierzu wechselte sie in eine Therapiegruppe, wo sie mit viel Freude weiter an ihrer Plastik arbeitete.

Am Ende der Therapie, die auch eine enge psychotherapeutisch-ärztliche Begleitung einschloss, entschied sich die Patientin, mit ihrem Freund zusammen in ein anderes Bundesland zu ziehen, um einen Neuanfang in ihrem Leben zu wagen.

Die hier dargestellten Fallbeispiele verdeutlichen, dass Fragen an die Gestaltenden ihnen Einsichten über ihre Form und sich selbst zu Bewusstsein bringen können. Oft beziehen diese sich auf ihr gegenwärtiges Sein, und häufig folgen daraus Erkenntnisse wohin sie diese nun entwickeln wollen. So kann mitgeholfen werden, dass die an ihren Plastiken arbeitenden Patienten schließlich auch eigene neue Entwicklungsschritte vollziehen. Zwar gibt es eine gewisse Ordnung der Fragen, die sich auf bestimmte Ebenen beziehen und oft auch in einer bestimmten Reihenfolge auftauchen, jedoch kein festes Schema, nach dem sie im Verlauf eines Therapieprozesses auftreten. Vielmehr gilt es, immer neu und individuell anhand der Beobachtung des Prozesses herauszufinden, welche Frage gerade jetzt eine Hilfe darstellen könnte.

Wenn wir nun noch einmal auf die Fragen zurückblicken, die in den soeben gezeigten Beispielen auftraten, so lassen sich folgende Schwerpunkte erkennen:

- Die Fragen nach der räumlichen Orientierung der Form im dreidimensionalen Raum beziehen sich auf den Aspekt des Physischen.
- Die Frage nach der Belebtheit oder Unbelebtheit im Inneren der Masse betrifft die ätherische Durchdringung des Stoffes.
- Die Frage nach Schwere und Leichte in der Form bezieht sich ebenfalls auf ihre Vitalität und auf ätherische Aspekte.
- Die Frage nach der Seelengeste der Form betrifft die astralische Qualität.
- Die Frage nach dem Bezug der Plastik zu ihrer Umgebung und zu ihrem Inneren sowie zu ihrer Wachheit ist eine nach dem Bewusstseinsgrad und danach, ob ein bewusster Bezug zum Inneren oder zur Umgebung besteht, letztlich auch nach der Polarität von Schlafen und Wachen.
- Wir haben nach der Bewegung, der Dynamik gefragt, ob die Form sich von innen heraus zu bewegen scheint oder von außen her bewegt wird. Hiermit ist auch die Frage nach Aktivität und Passivität gestellt.
- Wenn an der Plastik erlebbar ist, dass sie sich auf etwas außerhalb von ihr bezieht, sich nach etwas ausrichtet, so ist es hilfreich, fragend herauszufinden, was dies ist (ein Mensch, die Sonne, Wind, Wellen, Gott usw.) und welche Haltung man diesem Gegenüber einnehmen möchte.
- Im Verlauf der Entwicklungen, durch welche die beiden im letzten Beispiel dargestellten Plastiken entstanden sind, wurde der Prozess durch eine Vielzahl von Fragestellungen begleitet. Am Schluss kann dann die Frage auftauchen: „Haben Sie einen Namen für Ihre Skulptur?" Oft drückt sich in diesem dann ein Ich-Aspekt aus, der den ganzen Prozess zusammenfasst oder auch den Zustand, den der Patient anstrebt oder die Fähigkeit, die er zu entwickeln sucht. Beispiele dafür sind „Ich ruhe in mir", „Kraftquelle", „Offenheit ohne sich zu verlieren" oder ähnliches.

Auch wenn wir hier Bezüge der Fragen zu den Wesensgliederebenen gefunden haben, wollen wir nicht den Eindruck erwecken, dass ein systematischer Weg gegangen werden müsse, der jeden dieser Aspekte aufgreift. Vielmehr stellt jeder Therapieprozess und jeder plastische Gestaltungsweg, der dem hier geschilderten Maieutischen Plastizieren entspricht, ein individuelles Geschehen dar, in dem sich erst nach und nach entfaltet, welche Schritte gegangen werden und wohin sich eine Plastik entwickelt. Die Begleitung des gestaltenden Patienten durch den Therapeuten erfolgt sehr aufmerksam und verbunden und so, dass sich die Bedürfnisse des Patienten und seine Fähigkeiten, diesen gerecht zu werden, nach und nach enthüllen und erstarken. Dabei wird immer wieder die Frage gestellt, was der Patient selbst in diesem Moment empfindet und will. Hierfür wird die Aufmerksamkeit pendelnd auf die eigene Körperwahrnehmung und das Erleben der selbstgestalteten Form gelenkt. So tritt die eigene Körperempfindung – beispielsweise von Wärme, Schwere, Leichte, Anspannung, Unruhe etc. – ins Bewusstsein, woraufhin Änderung der Haltung, Entspannungsübungen, bewusstes Lenken der eigenen Wärme usw. eine Verbesserung des Befindens bewirken können [→ Kapitel VIII.1]. Wenn der Betroffene dann die Aufmerksamkeit auf die Form richtet und diese ebenso durchfühlt, wo ihm diese noch nicht gefällt, so vermag er auch in dieser eine Veränderung zu bewirken, die zu größerer Zufriedenheit führt. Anschließend lässt sich oft feststellen, dass dies auch eine Veränderung des eigenen Leibgefühls zur Folge hat. Darüber hinaus können bei akuten Schwierigkeiten und Erfordernissen gezielte Hilfestellungen gegeben werden und beispielsweise auch therapeutische Übungen einfließen, die wir im vorausgegangenen Kapitel [→ Kapitel VI Kapitelübungen] kennengelernt haben.

Wenn ein Patient am Ende des Weges seine Plastik betrachtet und auf den gemeinsam gegangenen Weg zurückblickt, hören wir neben der Dankbarkeit für die Begleitung oft die erstaunte und beglückte Feststellung: „Das habe ich ja alles selbst gemacht!“ Auch wenn das Gegenüber des Therapeuten notwendig war, drückt sich in dieser Aussage eine tiefe Wahrheit aus, die in das Vertrauen mündet, Fähigkeiten erworben zu haben, die einem nun auch weiterhin – und ohne Begleitung des Therapeuten – zur Verfügung stehen werden.

Literatur

1 https://www.anthroposophische-kunsttherapie.de/images/pdf/2017_04_03_Leitlinie_AKT_BVAKT-1.pdf (Abruf Dezember 2022).

2 Vgl. Selg, P.: Die „Wärme-Meditation“ Geschichtlicher Hintergrund und ideelle Beziehung. Verlag am Goetheanum Dornach 2018.

3 Platon: Theätet, 6.-8. Kapitel. In: Platon: Sämtliche Dialoge, Bd. IV. Felix Meiner Verlag Hamburg 1993. S. 40-46.

4 Csikszentmihályi, M.: Flow. Das Geheimnis des Glücks. Klett-Cotta Stuttgart 1995.

KAPITEL VIII

Fallbeispiele aus der Praxis

Um die bisher im Buch geschilderten allgemeinen Gesichtspunkte zu konkretisieren, wollen wir jetzt exemplarische Beispiele für plastisch-therapeutische Prozesse darstellen. Sie werden dabei erkennen, dass reale Therapiewege oft Elemente vieler verschiedener Begleitungsmöglichkeiten enthalten, die Sie in den letzten Kapiteln kennengelernt haben. Die Kunst besteht letztlich darin, aus dem Spektrum möglicher Übungen, Techniken und Zugangswege die aktuell jeweils hilfreich erscheinenden einzusetzen. Die geschilderten Therapien fanden in einem ambulanten Setting statt, dort können sie über einen längeren Zeitraum durchgeführt werden als bei einer stationären Behandlung.

Fall 1: Patientin, die an einem Mammakarzinom erkrankt ist

Eine hochgewachsene, schlanke Dame in farbenfroher Kleidung betrat die Praxis und stellte sich als Frau B vor. Sie begrüßte mich mit heller Stimme und berichtete gleich, dass die Ärztin der örtlichen Universitäts-Frauenklinik, die sie überwiesen hatte, ihr sehr begeistert vom therapeutischen Plastizieren berichtet habe. Die Ärztin habe Frau B erklärt, dass dies ihres Erachtens nach genau die richtige Therapie für sie sei.

Frau B wirkte jugendlicher als es bei ihrem Alter von 63 Jahren zu erwarten war. Eine positive, freundliche Ausstrahlung umgab sie, und sie äußerte sich zu allem, was sie in der Praxis sah, außerordentlich wertschätzend.

Auf meine Frage nach der Ursache ihres Kommens berichtete die Patientin, vor zwei Jahren wegen eines rechtsseitigen, in die Achsellymphknoten metastasierten Mammakarzinoms (pT2 (3 cm), p N1a (2/10), G3, R0, ER pos., PR neg., Ki 67 25%, high risk) brusterhaltend operiert und anschließend bestrahlt worden zu sein. Nach einer Chemotherapie bestehe eine Polyneuropathie mit Kältegefühlen in Händen und Füßen.* Dadurch leide sie unter einer verringerten Sensibilität und Missempfindungen in Fingern und Zehen.

Ich bot Frau B eine Tasse Tee an, und wir setzten uns einander gegenüber, um in einem ersten Informationsgespräch zu klären, mit welchen Erwartungen und Hoffnungen sie käme und was davon das therapeutische Plastizieren möglicherweise erfüllen könne. Häufig sind sich die Patienten eines solchen konkreten therapeutischen Auftrages nicht bewusst, und so dient ein erstes Gespräch dazu, ein Anliegen zu formulieren und zu besprechen, welche Schritte wir gemeinsam einschlagen wollen, um diese Ziele zu erreichen.

Ich fragte Frau B, ob sie bereits Erfahrungen mit künstlerischer Therapie gemacht habe und sie berichtete, dass sie vor 25 Jahren bei einer Therapeutin die platonischen Körper plastiziert habe. Das sei damals ein schwieriges Erlebnis für sie gewesen, bei dem sie sich von der plastischen Arbeit ausgelaugt gefühlt habe. So erläuterte ich ihr, welche Angebote ich ihr machen könnte. Eine Möglichkeit bestünde darin, ihr gezielte Übungen mit genau beschreibbaren Wirkungen anzubieten. So gäbe es Übungen, die helfen sich zu zentrieren,

---

* Die Chemotherapie folgte dem üblichen Standard beim in Lymphknoten metastasiertem Mammakarzinom mit 4 × Epirubicin und Cyclophosphamid und 12 × Taxol. Später erfuhr ich, dass wegen des positiven Hormonrezeptorstatus auch eine Antihormontherapie mit einem Aromataseinhibitor erfolgte und eine antiresorptive Therapie mit Denosumab.

zu erden und mit dem eigenen Körper zu verbinden. Noch bevor ich weitere Möglichkeiten darstellen konnte, zeigte sich Frau B begeistert und meinte, sie würde genau das brauchen.

Sie berichtete mir von einigen Ereignissen ihrer Biographie und kam dann auf ein Thema zu sprechen, das offenbar ihr Leben geprägt hat. Sie sei als Kind auf ein Internat gegangen, wo eine Klosterschwester sie zu Unrecht eines Diebstahls bezichtigt habe. Es kam zu stundenlangen Verhören, und danach sei sie krank geworden. Sie geriet in eine tiefe Krise und habe zuletzt die Schule verlassen. Es sei sehr erleichternd für sie gewesen, dass ihr Vater sie unterstützt habe. Später wurde die tatsächliche Täterin ermittelt, eine Entschuldigung durch die Nonne oder die Schule bei ihr sei aber nie erfolgt.

Mit 16 Jahren habe sie eine Tätigkeit als Sekretärin begonnen. Leider sei ihr damals etwas zugestoßen, was sich ähnlich schlimm wie das Erlebnis im Internat angefühlt habe. Als sie nach einer längeren Krankheit zurück an ihre Arbeitsstelle kam, wurde ihr gekündigt, und sie habe die Beendigung des Arbeitsverhältnisses als schmerzliche Demütigung erlebt. Etwas sei in ihr „zerbrochen", „verbogen" worden. Sie entwickelte eine zunehmende Angst vor Autoritäten, habe nicht gelernt zu argumentieren und sich zu verteidigen oder für sich aufzustehen, vielmehr wurde sie konfliktscheu. „Ich habe versucht, freundlich zu schauen, um Konflikte zu vermeiden." Sie entwickelte das Grundgefühl: „Man sieht und hört mich nicht, ich muss mich unterwerfen."

Nachdem somit ein zentrales, kränkendes Motiv ihres Lebens formuliert worden war, schlug ich ihr vor, dass wir die von ihr erlebten Probleme ins Positive wenden und so zu einem ersten therapeutischen Auftrag kommen könnten. Das könnte zum Beispiel sein: „Ich will lernen, auf mich zu hören, für mich aufzustehen, mir zu vertrauen, Mut zum Widerspruch zu entwickeln. Ich will wagen zu fühlen." Selbstverständlich sollte auch die Fähigkeit ausgebildet werden, nicht einfach den therapeutischen Vorschlägen zu folgen, sondern diese darauf zu prüfen, ob sie den eigenen Bedürfnissen wirklich entsprechen und sie ggf. zu korrigieren.

Frau B stimmte diesem Vorschlag zu und ich versicherte ihr, dass wir dem gut plastisch folgen könnten. Wir vereinbarten, dass sie sich melden sollte, wenn sie sicher sei, in diesem Sinn eine Therapie beginnen zu wollen. Zudem wollte sie erst einmal klären, ob ihre Krankenversicherung zu einer Kostenbeteiligung bereit wäre.

Warum wurde hier eine geführte Übung vorgeschlagen? Angesichts der Selbstunsicherheit der Patientin könnte man sich fragen, ob eine vorgegebene Übung tatsächlich einen guten Beginn bildet, zumal dadurch in gewisser Weise eine „Autorität" zunächst die Führung übernimmt und die Patientin bereits formuliert hat, dass die frühere Vorgabe, die platonischen Körper zu plastizieren, für sie eine Schwierigkeit dargestellt hatte. Allerdings ist freies Plastizieren anfänglich oft von einem Unsicherheitsgefühl begleitet, und das Erlebnis des Gelingens stellt sich häufig nicht sogleich ein. Bei dieser Patientin bestand die Aufgabe beim Verfolgen eines konkreten Übungsgeschehens einerseits darin, ihr rasch ein freudiges Erlebnis beim Plastizieren zu vermitteln und das Gefühl, dass sie das erreichen kann, was als Therapieziel gemeinsam beschlossen wurde. Andererseits war es wichtig, sie immer wieder zur sorgsamen Prüfung aufzufordern, ob das Entstehende wirklich dem eigenen Bedürfnis entspricht, und es diesem ggf. immer wieder anzupassen. Sie sollte prüfen, ob die eigenen Ziele erreicht werden, und die Therapeutin hatte die Aufgabe, hierzu Hilfestellungen zu geben.

Nach dieser Erstbegegnung vergingen sechs Wochen, bis Frau B anrief, um einen Termin zu vereinbaren und dabei mitteilte, dass ihre Krankenkasse zunächst die Übernahme von zehn Therapiestunden zugesagt habe.

Als Frau B dann zur ersten eigentlichen Therapiestunde kam, blickten wir zunächst auf unser Erstgespräch zurück, und ich bat sie, gegebenenfalls erforderliche Ergänzungen zu machen und mir zu sagen, woran sie als erstes arbeiten wolle. Sie formulierte, dass sie zunächst lernen wolle, sich hinzustellen, auf sich zu hören und in sich hineinzufühlen. Ich freute mich, dass sie nicht erneut zurückblicken, sondern die Gegenwart fühlen und daraus Fähigkeiten und Impulse für die Zukunft entwickeln wollte. Es ist ein wichtiges Prinzip der hier dargestellten Therapie, im Wesentlichen nicht problem- sondern lösungsorientiert und zukunftszugewandt zu arbeiten.

Zunächst klärten wir, ob Frau B sitzend oder stehend arbeiten wollte, und sie entschied sich dafür, stehend am Plastizierbock tätig zu sein, was bis in den Leib hinein ihr Ziel, „sich hinzustellen", zum Ausdruck bringen würde. Um „anzukommen" und sich mit dem Material vertraut zu machen, bat ich sie, einige größere Tonbrocken in fingergerechte, etwa walnussgroße Stücke zu zergliedern. Nach diesen Vorbereitungen schlug ich der Patientin vor, ihre Augen zu schließen und sich stehend bis in die Füße hinein mit ihrer ganzen Gestalt bewusst zu verbinden. Dann sollte sie einen Ellenbogen auf die Arbeitsplatte aufstützen und das Maß ihrer folgenden Arbeit an der Länge ihrer Elle (bis zum Handgelenk) nehmen. Aus der guten Verbindung mit sich selbst und der Empfindung ihrer eigenen Aufrechten heraus könne sie nun Stück um Stück eine Säule aufbauen, die gefühlt in ihrem Verhältnis von Höhe zur Breite den Proportionen der Patientin selbst entsprechen sollte. Dabei wäre weniger das exakte physische Körpermaß bestimmend, sondern vielmehr das, was die Patientin als den von Wärme und Kraft durchdrungenen Eigenraum* an sich erlebt. Das blinde Arbeiten diente dazu, das Ziel, sich hinzustellen, auf sich zu hören und in sich hineinzufühlen, für die Patientin besonders intensiv erlebbar zu machen.

Die Vorgabe des eigenen Ellenmaßes verhinderte, dass die Figur zu klein würde. Kleine plastizierte Objekte verleiten oft dazu, hauptsächlich die Fingerspitzen zum Arbeiten einzusetzen, während hier das Ziel darin bestand, mit der ganzen Hand wahrzunehmen und zu gestalten. Die in unterschiedlichen Höhen arbeitenden Hände beziehen sich gleichermaßen aufeinander, auf die Ganzheit des entstehenden Objektes und auf dessen unsichtbare Mitte und Aufrechte. Die gebildete Form soll weder gehoben noch gedreht werden, und aufgrund dieser Lagekonstanz überträgt sich die eigene, leibliche Körperorientierung im Raum auch auf das plastisch gebildete Objekt. Somit musste Frau B sich ganz auf sich selbst und ihre innere Wahrnehmung beziehen, auf sich hören und sich auf sich selbst verlassen.

Während die Patientin ihre Säule aufbaute, fiel auf, dass die ihr zugewandte Fläche der Säule sich nach oben zunehmend von ihr wegneigte, während die ihr abgewandte Seite relativ aufrecht war (Abb. 1). Um die Patientin nicht zu verunsichern, thematisierte ich dies nicht. Vielmehr sollte sie ihre Eigenwahrnehmung steigern und zunehmend selbst für ein gutes Befinden sorgen können. Sie sollte standfester und selbstbewusster werden, ein kraftvolles In-Sich-Ruhen erleben können und gut bei sich selbst sein. Ich nahm an, dass dies dann auch eine Aufrichtung ihrer Säule nach sich ziehen würde. Nun lenkte ich im Sinne des Maieutischen Plastizierens [→ Kapitel VII.2] durch Fragen die Aufmerksamkeit der Patientin auf die Eigenwahrnehmung in ihrem Körper und bezog mich dabei vorwiegend auf die fünf unteren Sinne, um diese zu aktivieren [→ Kapitel II.4 Menschenkunde, Sinneslehre].

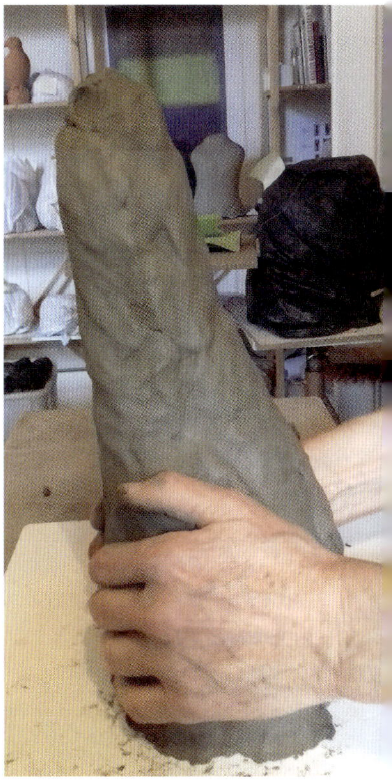

Abb. 1: Beim Aufbau einer aufrechten Säule mit geschlossenen Augen spiegelt die Form oft die Körperhaltung des Plastizierenden wider, wenn der Gestalter den Standort nicht wechselt und die Form nicht dreht.

* Dieser Eigenraum geht über die Hautgrenze hinaus und entspricht dem Raum, den man von seiner eigenen Wärme durchdrungen fühlt. Wenn jemand uns zu nahe kommt und in diesen Bereich eindringt, erleben wir das als unangenehm, obwohl er uns nicht physisch berührt hat.

Zunächst lenkte ich ihr Bewusstsein auf die Wärmeverteilung in ihr selbst, wobei sie die Hände von der Plastik entfernen sollte, um in einer Art Körperscan den eigenen Leib zu „durchfühlen". Frau B hatte zunächst kalte Hände und Füße. Dann fragte ich nach muskulären Verspannungen. Als Folge der Operation der rechten Brust hatte sie noch Verpannungsgefühle in der rechten Schulter-Nacken-Region. Daher bat ich sie, sich etwas zu lockern und dafür zu sorgen, dass sie angenehmer steht. Ich fragte sie, ob sie sich als ruhig oder unruhig erlebe. Dann sollte sie ihre Senkrechte aufsuchen und nachspüren, wo sie ihr eigenes Zentrum erlebt. Häufig erleben Patienten sich zunächst in erster Linie in ihrem Kopf, und es ist ein Zeichen zunehmender Leibverbindung, wenn das Zentrum allmählich über die Herzgegend bis in die Region unterhalb des Zwerchfells absinkt.

Der gelenkte Austausch über das Selbsterleben des Plastizierenden ermöglicht eine fortlaufende Überprüfung des Therapieverlaufes. Gezielte Fragen bewirken, das Bewusstsein der Patientin auf sich selbst und darauf zu lenken, wie sie in ihrer Gestalt zwischen Himmel und Erde steht und ihre Aufrechte fühlt. Sie erlebte, dass sie durch ihre Eigenwahrnehmung eine Missempfindung aufspüren und infolge dieses Bewusstwerdens das eigene Befinden beeinflussen konnte. Dies lässt sich steigern, indem die Spiegelung des eigenen Leibes, die in der Form eintritt, bewusst gemacht wird, woraufhin dann eine gezielte Veränderung bewirkt werden kann.

Durch die Fragen und das dadurch angeregte Bewusstwerden über sich selbst wird gleichsam „automatisch" auch eine Korrektur angeregt, die dazu führt, dass die Patienten sich wohler fühlen. Bei Frau B hatte dies auch zur Folge, dass sie sich stärker aufrichtete, die Schultern lockerte, besser durchatmete und sich immer ruhiger fühlte.

Als Frau B die Arbeit an ihrer Form wieder aufnahm, fragte ich sie, wie sie die Senkrechte ihrer Plastik erlebe. Zunächst nahm sie wenig Veränderungsbedarf wahr. Nun drehte ich die Form zunächst um 90° in die Seitenlage, worauf hin die Patientin, die noch immer die Augen geschlossen hielt, tief erschrocken darüber war, dass ihre Form davon bedroht schien, umzufallen. „Die ist ja total schief!" sagte sie. Dennoch bat ich sie, jetzt nichts zu korrigieren, sondern lediglich weiter wahrzunehmen, während ich die Form nochmals um 90° drehte, sodass die ursprünglich von der Patientin abgewandte Seite nun vor ihr stand. Wieder empfand sie die Form als schief, und ebenso erging es ihr, als ich die Plastik nochmals um eine viertel Kreisdrehung weiterbewegte. Als sich die Form schließlich erneut in der Ursprungslage befand, staunte die Patientin, dass sie diese nicht mehr als schief empfand.

Ich kommentierte, dass die Figur ja vielleicht auch gar nicht „schief", nicht „falsch" sei, sondern sich zu etwas hin oder von etwas weg neigt. Da das Ende dieser ersten Therapiestunde nahe gerückt war, schlug ich vor, die Form zunächst so zur Kenntnis zu nehmen und dem in der nächsten Sitzung weiter nachzugehen. Zuletzt sollte Frau B mir nochmals von ihrer Eigenwahrnehmung berichten, und erstaunt stellte sie fest, dass ihre Hände und Füße nun ganz warm geworden waren und sie sich vollkommen bei sich und gut fühlte.

Wir einigten uns darauf, dass ich die Form verpackte, bevor die Patientin die Augen öffnet, damit sie sich auch in der nächsten Stunde über die Tastempfindung direkt mit ihrer Plastik verbinden könne, ohne sich durch die kritische Bewertung von ihrem Sehsinn ablenken zu lassen. Ein

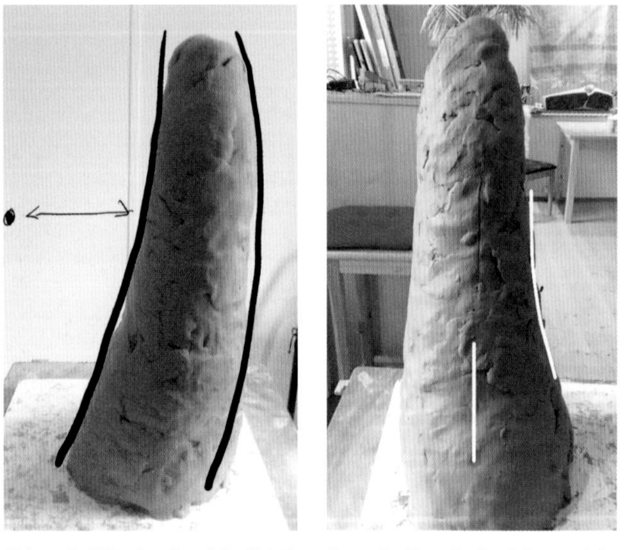

Abb. 2: Es fällt eine deutliche Schrägstellung der Form in der Seitenansicht auf, zugleich spiegelt sich in der Ausgangsposition (von der Patientin aus gesehen) eine habituelle Einschränkung, ein linksseitiger Hüftschiefstand der Patientin.

vorschnelles Urteil („das ist hässlich", „so wollte ich es aber nicht" etc.) kann schnell eine Distanzierung herbeiführen, die einen Gefühlskontakt und ein intimes Wahrnehmen des selbst gesetzten Veränderungsbedarfs der Form stört. Gerade weil Frau B die jeweils gedrehte Form befremdet als „schief" erlebte, sie ihr in der Ausgangsposition aber „richtig" vorkam, lohnte es sich, die Möglichkeit zu haben, weiter aufmerksam zu erkunden, was sich hier tatsächlich abspielt.

Über fünf Stunden wurde die Arbeit fortgesetzt, welche die Patientin als beglückend erlebte, weil sie so intensiv und erfolgreich daran arbeiten konnte, kraftvoll dazustehen, ihren Körper zu ergreifen und sich aufrecht im Raum zu erleben. Weiterhin wunderte sich Frau B, dass ihr die „Seitenansichten" schief vorkamen, die Ausgangsposition aber vollkommen angemessen erschien. Im Verlauf dieser Stunden wurde die Form immer kräftiger und stabiler, änderte die Neigung aber nicht. Wiederholt äußerte Frau B, dass dies die bisher wirksamste aller von ihr erlebten Therapien sei.

Die vereinbarte sechste Therapiestunde musste die Patientin absagen und berichtete in der Folgewoche, dass sie an einer Gastroenteritis erkrankt und kollabiert war und so steife und gefühllose Finger hatte, dass es ihr unmöglich gewesen sei, telefonisch Hilfe zu rufen. Mir wurde erst dadurch klar, dass diese so liebenswürdige und engagierte Frau anscheinend allein lebte, und ich vermutete, dass sie über kein jederzeit aktivierbares soziales Netz verfügte.

So wollte ich nun versuchen, ihre Fähigkeit, sich selbst und ihre Bedürfnisse gut wahrzunehmen und für sich einzutreten, durch eine Modifikation der Übung zu stärken.

Betrachtet man die Fotos der bisherigen Form, so ist erkennbar, dass die Patientin und ihre Tonform eine symbiotische Einheit bilden und sie die Form als ein Teil von sich erlebt. Steht die Form für sich, so erscheint sie schief, steht die Patientin vor ihr, so bilden sie eine sich wechselseitige haltende Ganzheit (Abb. 3).

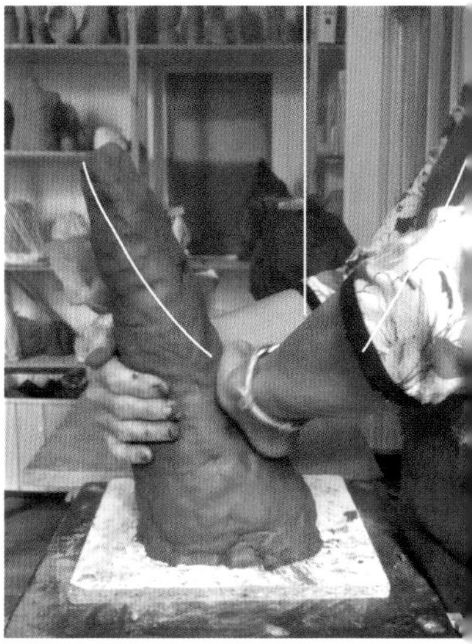

Abb. 3: Gestalterin und Form bilden eine Einheit.

Wir besprachen diesen Eindruck und beschlossen gemeinsam, dass es zum Erreichen des selbstgesetzten Zieles, besser zu sich selbst zu stehen, hilfreich wäre, wenn Frau B ihre Plastik im Raum so ausrichtet, dass sie aufrecht vor ihr steht. Damit die Form nicht nur als Teil ihrer Gestalt erlebt wird, sondern als wirklich eigenständig, als ein Repräsentant des eigenen Leibes vor ihr stehen könne, schlug ich vor, an einem Torso ihrer eigenen Gestalt zu arbeiten. Die Form wäre wie sie selbst, ihre rechte Seite würde dabei der rechten Seite der Form entsprechen und ebenso sei es mit der linken Seite. Die Patientin war mit diesem Vorschlag einverstanden.

Hierfür stellte ich neben ihrer schon bestehenden Säule dieselbe Menge Ton zur Verfügung, damit genug Material für einen Torso der Patientin in deren eigenen Proportionen vorhanden war. Die Form und sie selbst standen sich nun einander nicht mehr gegenüber, wie ein Anderer oder wie man sich selbst im Spiegel gegenübersteht, sondern beide sollten in dieselbe Richtung nach vorn blicken (Abb. 4).

Dieser Perspektivwechsel erwies sich als sehr hilfreich, und die weitere Arbeit gelang sofort. Die Patientin konnte ihre Eigenwahrnehmung direkt in die Tonform übertragen. Wenn sie ihre Körperwahrnehmung auf ihre eigenen Schultern lenkte, arbeiteten ihre Hände, unmittelbar die Eigenwahrnehmung umsetzend, zunächst an den Schultern der Form. An den Bildern ist zu erkennen, wie gut die Integration der zusätzlichen Masse an Ton und die Formbildung der Patientin gelang und wie sich ihre Beziehung zur Plastik intensivierte.

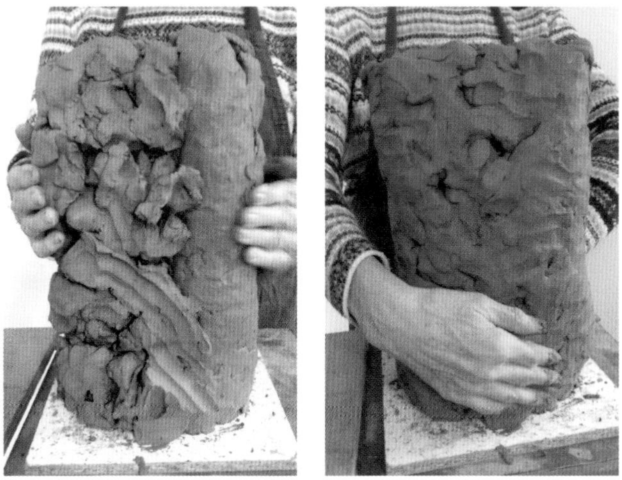

Abb. 4: Durch Erweitern und gezieltes Hinzufügen von Ton wird die von der Patientin gestaltete Säule zur Grundform für die Erarbeitung eines Torsos.

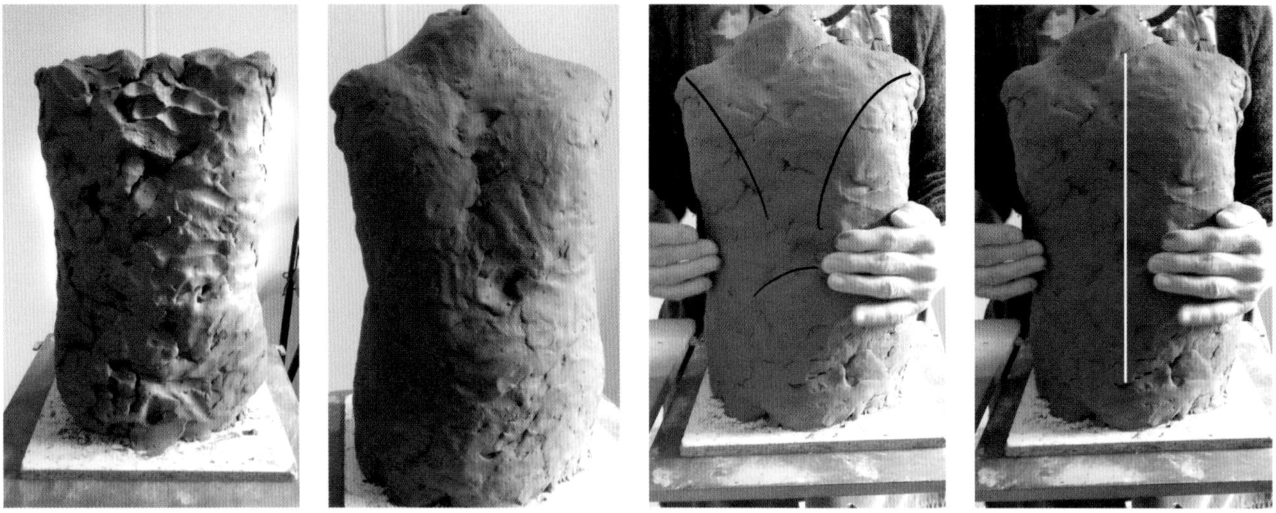

Abb.: 5: Bei der Ausgestaltung des Torsos gelang es der Patientin, sich in die Form einzuleben, sich in ihr zu erleben. In der unterschiedlich ausgeprägten Gestaltung der Figur zeigt sich, wie die eine Körperseite belebt wirkt und sich durch mehr oder minder von innen gewölbte, gespannte Oberflächen auszeichnet, während die bestrahlte (von der Patientin aus gesehen rechte) Seite brüchig und unlebendiger erscheint.

Mitte Dezember, zwei Monate nach Therapiebeginn, musste Frau B erneut einen Termin absagen, weil eine Biopsie der Brust erforderlich geworden war. Kurz vor Weihnachten erhielt sie die Nachricht, dass ein unmittelbar hinter der Brustwarze gelegenes Zweitkarzinom vorlag. Da diese verunsichernde Situation sich über die Weihnachtstage erstrecken würde und die alleinstehende Patientin gerne ihre Sorgen teilen wollte, bot ich ihr auch zwischen den Jahren Termine an.

Sie konnte liebevoll an ihrer Form arbeiten, immer wieder in Form eines Körperscreenings ihren eigenen Leib innerlich abtasten und sich so mit ihm zunehmend bewusst verbinden. Dies verlieh ihr in der verunsichernden Situation Stabilität, Ruhe und Trost. In den ersten Januartagen zeigten die weiteren histopathologischen Untersuchungsbefunde, dass es sich doch nicht um ein Zweitkarzinom, sondern um ein Rezidiv des Ursprungstumors handelte. Mitte Februar fiel dann die Entscheidung, die gesamte rechte Brust zu entfernen. Die Patientin hatte auf diese Weise vier Wochen lang Zeit, sich auf diese eingreifende Maßnahme einzustellen und Abschied von ihrer Brust zu nehmen.

Wenn Patientinnen plastisch einen Torso gestalten, indem sie ihren inneren Leibesraum mit Hilfe behutsamer Aufmerksamkeitslenkung innerlich tastend erfassen und äußerlich zur Erscheinung bringen, so erleben sie ihr eigenes Zentrum als Ausgangspunkt innerer Aufrechte. Dieser Ort wird meist als Quellpunkt strömender Kraft-, Licht- und Wärmewirkung empfunden. Solche inneren Erlebnisse sind vor allem mit Qualitäten des eigenen Ätherleibes verbunden. Äußerlich entsteht meist keine physische Abbildung der Brüste, sondern eine im Thoraxbereich gerundete Form des Leibes. Es kommt bei dieser Übung mehr auf die innerliche Seite des Erlebens als auf die äußere Formgestaltung an.

Mir fiel jedoch eine Asymmetrie der plastischen Gestalt auf. So erschien die rechte Seite der Skulptur im Bereich der oberen Thoraxregion, die der operierten und bestrahlten Region der Patientin entspricht, starrer und weniger belebt als die linke. Die linke Schulterregion dagegen war deutlich kraftvoller und vitaler. Daher bat ich die Patientin, die Form kurz drehen zu dürfen, sodass sie diese mit weiterhin geschlossenen Augen für einen Moment wie als Gegenüber tastend erfassen könne. Ich bat sie, beide Hände auf die ihr gegenüberliegenden Schultern der Figur zu legen und so mit der rechten Hand die linke Schulter der Figur zu erleben und umgekehrt mit der linken Hand die rechte Schulter.

Erstaunt nahm sie nun wahr, wie viel dünner und kraftärmer die rechte Seite sich gegenüber der kraftvolleren und vitaleren linken Seite anfühlte. Sie empfand es als etwas traurig, wie schutzbedürftig die rechte Seite war. Die Patientin gewann den Eindruck, dass sie auf diese Seite gut achtgeben und sich ihr liebevoll zuwenden müsse.

Beim Betasten der Hüftregion spürte Frau B, dass die rechte Hüfte gut auf dem Boden steht, die linke sich dagegen gerundet und in sich etwas abgeschlossener anfühlte, sodass sich diese Seite nicht gut mit dem Boden verbinden konnte.* Darauf bat ich die Patientin, ihre rechte Hand auf die linke Schulter der Figur zu legen und diagonal dazu die linke Hand auf die rechte Hüfte der Plastik, und es anschließend umgekehrt zu machen. Erst jetzt erlebte Frau B, dass die linke Schulter sowie die rechte Hüfte etwas weiter vorgeneigt waren. Zunächst fühlte sich die Patientin dadurch recht verunsichert. War ihr hier etwas entgangen, und war es ihre Skoliose, von der sie mir jetzt erstmals erzählte, die sich hier abbildete? Ich antwortete, dass ich in der jetzt zu Bewusstsein gekommenen Asymmetrie auch eine Dynamik wahrnahm, als ob die Figur in Bewegung und gerade dabei sei, einen Schritt zu machen. Frau B konnte akzeptieren, dass alle Menschen Asymmetrien in der Frontalebene (zwischen links und rechts) aufweisen, es aber in ihrem Fall mehrere Gründe dafür gab, diese aktiv einzubeziehen und zum Ausgleich zu bringen.

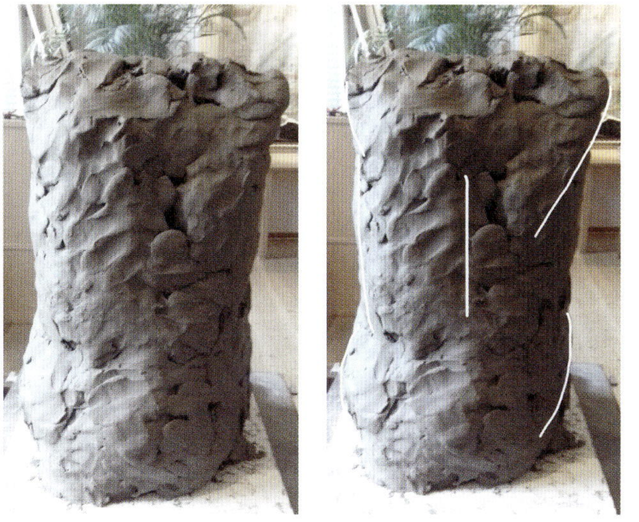
Abb. 6: Der Torso in Rückenansicht spiegelt die Körperdynamik der Patientin und weist eine belebte Spannung wie bei einem schreitenden Menschen auf.

Es ist wichtig, verunsichernd wirkende Erkenntnisse so aufzugreifen, dass zukunftszugewandte und mutmachende Aspekte aus ihnen hervorgehen.

In der nachfolgenden Arbeitsphase begann Frau B, sich mit diesen Asymmetrien zu beschäftigen, und sie bemerkte, dass sie diese gut zueinander in eine ausgleichende Dynamik bringen konnte, wenn sie dabei von der Empfindung ausging, sich ganz in der eigenen Mitte und der ihrer Figur zu halten, von der eine aufrichtende Kraft ausging. Dies entspricht dem Erlebnis beim Laufen, wo wir eine Aufrechte bewahren, um die herum im Gehen eine pendelnde Gegenbewegung von Schultern und Hüften stattfindet. Die Idee, dass sie in Bewegung ist und dabei die Asymmetrien ausgleicht, stimmte die Patientin sehr glücklich.

Während Frau B sich nun länger mit dem Ausgleich von rechter und linker Seite beschäftigte, fiel mir auf, dass der Mittelbereich des Brustkorbs vernachlässigt wurde und wie offen erschien, ohne dass hier links und rechts zusammenkamen. So fragte ich die Patientin, ob ich ihre Hand an diese Stelle der Skulptur führen dürfe. Als sie diesen Bereich ertastete, bemerkte sie erschrocken: „Da ist ja ein Loch!“ Um diesem Erlebnis keine zu tiefe Bedeutung zu verleihen, machte ich darauf aufmerksam, dass ja längere Zeit die Beschäftigung mit rechts und links im Vordergrund gestanden habe und es jetzt wohl an der Zeit sei, sich mehr der Mitte zuzuwenden. So begann sich die Patientin liebevoll der Herzregion der Figur zuzuwenden, das empfundene Loch zu schließen und eine lebendige Verbindung von rechts und links zu schaffen.

---

* Später zeigte sich bei einer Knochenszintigraphie, dass sich in dieser Hüftregion eine Knochenmetastase ausgebildet hatte.

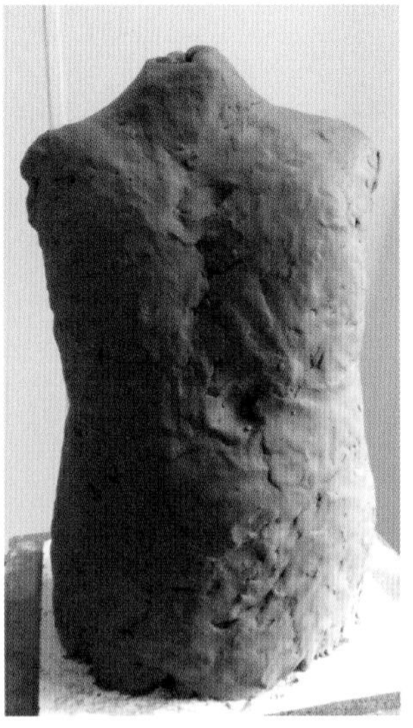

Abb. 7: Endergebnis einer Arbeitssequenz, deren Unterbrechung noch immer andauert

Als die Plastik sich so weit entwickelt hatte, war die letzte der von der Krankenkasse genehmigten 20 Therapiestunden erreicht. Zudem standen die Operation der Brust und eine anschließende Reha-Maßnahme bevor, und die Patientin hatte die Nachricht ihres Arbeitgebers erhalten, dass sie eine kleinere, preisgünstigere Dienstwohnung erhalten könne, weshalb auch ein Umzug bevorstand. So war klar, dass jetzt erst einmal eine längere Unterbrechung der Therapie erfolgen würde.

Daher beschlossen wir, die bisherige Therapie dahingehend abzuschließen, dass Frau B nun ihre Plastik auch sehend wahrnahm. Nach dem Öffnen der Augen war sie tief berührt, beeindruckt und glücklich. Sie fühlte sich voll Liebe mit der Figur verbunden, von der sie den Eindruck hatte: „Das bin ich". Beide hatten wir das Gefühl, dass hier ein wesentlicher Weg miteinander gegangen worden war, der eine gute Basis für die kommenden Schritte bildete, und den wir jetzt gut abschließen konnten.

In Zusammenhang mit diesem Buchprojekt nahm ich später wieder Kontakt mit Frau B auf, um sie zu fragen, ob wir ihren Therapieverlauf darstellen und auch Bilder aus dem Arbeitsprozess publizieren dürften. Sie stimmte dem gerne zu, berichtete davon, dass es ihr gelungen war, ihre neue Lebenssituation gut zu gestalten und bot an, mir einen Bericht zu schicken, den sie selbst über den Therapieverlauf verfasst hatte.

Erleben der Therapie aus Sicht der Patientin

„Nach der Vorbesprechung und der Formulierung meines Zieles begann ich die Therapie mit gespannter Erwartung und dem festen Willen, mich ganz auf diesen Prozess einzulassen und wachsam wahrzunehmen, was passieren würde.

Besonders ungewöhnlich fand ich die angedachte Vorgehensweise, das Material mit geschlossenen Augen zu bearbeiten und den Gestaltungsprozess von innen heraus in Gang zu bringen. Meine Aufmerksamkeit war dadurch zusätzlich geschärft. Wider Erwarten war ich bei dieser Art der Tonbearbeitung nicht ausgelaugt, wie dies bei früheren Übungen der Fall war, sondern es zeigte sich etwas anderes. Schon während der ersten Therapiestunde spürte ich, wie meine Hände und Füße wohlig warm wurden, verbunden mit einem starken Kribbeln in allen Gliedern. Es war ein sehr intensiver, hoch konzentrierter Prozess, der meine volle Aufmerksamkeit erforderte und mich als ganzen Menschen beanspruchte. Ich konnte selbst bestimmen, wann ich eine Pause brauchte, und aus der Eigenwahrnehmung der Kräfte heraus das Ende der Therapiestunde beschließen. Jegliche Entscheidung lag bei mir selbst. Das eröffnete mir neue Freiräume und bestärkte mich in meinem ‚So-Sein'.

Die Therapeutin fragte mich am Ende der ersten Stunde, ob ich mir das Geschaffene mit geöffneten Augen anschauen wolle, um mögliche Korrekturen mit Hilfe des Verstandes anzugehen, oder ob ich die Fortführung beim nächsten Mal wieder ganz aus dem inneren Erleben heraus gestalten möchte. Ich entschied mich für Letzteres, und so machte ich die Augen erst auf, als die Plastik wieder abgedeckt war.

Schon nach dieser kurzen Therapiestunde spürte ich auf dem Weg nach Hause eine besondere körperliche Lebendigkeit und Leichtigkeit, verbunden mit einer wohligen Wärme, die den ganzen Körper durchströmte. Ich fühlte mich ein wenig abgehoben. Zuhause angekommen, hatte ich einfach nur das Bedürfnis zu schlafen und legte mich hin.

In jeder weiteren Stunde hielt ich die Augen schon vor dem Auspacken der Skulptur geschlossen. Ich verzichtete bewusst auf das Anschauen und Beurteilen von außen und verließ mich ganz auf das Zusammenspiel meiner inneren Wahrnehmung und meiner Hände; auch dann noch, als ich mehrfach an einen Punkt kam, wo ich trotz unterstützender Fragen der Therapeutin nicht wirklich weiterkam und mich im Kreis drehte. Als der Prozess zu stagnieren drohte, schlug sie mir eine andere Herangehensweise vor. Anstatt mich in der Säule, die ich gerade dabei war aufzubauen, als Gegenüber wahrzunehmen, sollte ich sie jetzt als Repräsentant des eigenen Leibes gestalten, und zwar so, wie ich mich in meiner aufrechten Haltung innerlich empfand. Die Augen blieben nach wie vor geschlossen.

Ich war sehr überrascht, dass dies schnell und gut gelang, obwohl ich ganz von vorne anfing und ich es mit erheblich mehr Masse des Materials zu tun hatte. Das zunehmende Gelingen ließ mich innerlich wachsen und sicherer werden. Ich wurde immer mutiger und spürte die Freude und Kraft, das Material zu formen.

Die Vorgänge und Empfindungen im Körper waren während und nach Beendigung jeder Therapiestunde ähnlich: Ich verspürte eine angenehme Wärme und das Lebendigwerden der leiblichen Kräfte. Auch hatte ich den Drang, nach jeder Sitzung eine Art Protokoll anzulegen, um das gerade Erlebte gedanklich klar zu erfassen. Das Bedürfnis, mich danach hinzulegen, nahm ab und verschwand schließlich ganz.

Äußerst beeindruckend bzw. erschreckend war für mich die Tatsache, dass ich in der ersten Phase des Gestaltungsprozesses, in der ich eine aufrechte Säule aufbauen sollte, eine völlig andere Wahrnehmung hatte, als dies der Wirklichkeit entsprach. Erst beim Drehen der Säule hatte ich bemerkt, dass sie völlig ‚schief' war, ich sie aber aus meiner Position als ‚aufrecht' und stimmig wahrgenommen hatte. Das war ein echtes ‚Aha-Erlebnis'! Ich hätte nie gedacht, dass ich mich so täuschen kann! Da die Täuschung aber sichtbare und fühlbare Wirklichkeit war, musste es zu dieser ‚Enttäuschung' kommen. Für diese Erkenntnis war ich sehr dankbar, weil nur so der notwendige Schritt zur Korrektur und Wandlung eingeleitet werden konnte. Auf diese Weise hat sich aus eigenem Erleben die Aufgabe selbst offenbart!

Mein Bewusstsein wurde während des gesamten Gestaltungprozesses immer wacher, und mir wurden einige Verhaltensweisen an mir selbst sehr deutlich. Mein Verhältnis zum Raum, wie ich mich in ihn hineinstellte, die Art der Ausdehnung oder Zusammenziehung nach oben und unten, rechts und links, vorne und hinten, die Neigung nach außen oder zu mir selbst und die Rolle der Mitte zeigte sich am entstehenden Torso deutlich fühlbar. Auch die unterschiedliche Art des Agierens meiner linken und rechten Hand wurde mir durch die aufmerksame Hilfe der Therapeutin bewusst. Das entsprach der jeweils etwas anderen Ausgestaltung der rechten und linken Körperhälfte. Dieses innere Abtasten und der sich daraus ergebende Abdruck in das Material eröffneten mir völlig neue Sichtweisen und eine andere Art der Selbsterkenntnis. Ich war von diesem Erleben so beeindruckt, dass ich spontan mehrfach äußerte, dies sei die beste Therapie, die ich jemals gemacht habe. Alles zeigt sich im Außen – schummeln unmöglich!

Als in der letzten Therapiestunde der erwartungsvolle Augenblick herannahte, zu entscheiden, ob ich bereit war, meine selbst gestellte Aufgabe abzuschließen und das Ergebnis von außen anzuschauen, war ich wirklich aufgeregt. Mein erster Eindruck nach dem Öffnen der Augen war ziemlich überraschend. Ich war erstaunt über die tatsächliche Größe der Skulptur. Fühlend hatte ich den Torso zwar als kräftig, aber als wesentlich kleiner wahrge-

nommen. Meine Freude über den Anblick war groß, und ich hatte das innerliche Empfinden: Das bin ich! Kraftvoll und gut auf der Erde stehend! Ich bin da!

Heute, geraume Zeit nach Beendigung der Therapie, kann ich mit Gewissheit sagen, dass sich die angestoßenen Wandlungsprozesse auf einer anderen Ebene fortsetzten und immer noch weiter fortsetzen. Ich kann meine biographische Entwicklung aus anderen Gesichtspunkten heraus beleuchten, und gleichzeitig kommen wieder Themen in mein Leben, die früher zwar gestreift wurden, aber jetzt darauf warten, weiterentwickelt zu werden. Eine starke Sensibilisierung auf allen Ebenen hat heilsame Kräfte freigesetzt.

Meine allergrößte Freude gipfelt jedoch darin, dass sich meine lang gesuchte Lebensaufgabe völlig klar offenbart hat! Jetzt kann ich alle Kräfte in diese Richtung bündeln und erkennen, was dem im Wege steht.

Selbstverständlich sind nicht alle gesundheitlichen Probleme mit einem Schlag verschwunden, die Polyneuropathie besteht nach wie vor, und es verlangt Disziplin, meine Kräfte gut einzuteilen. Körperliche Beeinträchtigungen und Spätfolgen von weiterhin notwendigen Medikamenten sind deutlich spürbar. Ich habe jedoch eine neue Sicherheit und Entscheidungsfreiheit im Umgang damit gefunden, und das Wichtigste ist: Ich fühle mich gesund."

Wir können uns nun fragen: Welche plastisch-therapeutischen Elemente, die Sie in den vorausgegangenen Kapiteln kennengelernt haben, sind hier eigentlich zur Anwendung gekommen, und warum wurden gerade diese gewählt?

Erinnern wir uns an das erste Gespräch mit der Patientin, das dazu dienen sollte, ein erstes Therapieziel zu formulieren.

Die Patientin hatte neben ihrer somatischen Diagnose einer Brustkrebserkrankung vielfältige Leiderfahrungen geschildert und formuliert, dass man ihr nicht geglaubt habe, sie sich nicht angemessen gesehen fühlte und etwas in ihr zerbrochen sei. Zunehmend sei sie angepasster geworden, um Konflikte, denen sie sich nicht gewachsen fühlte, aus dem Weg zu gehen. Sie habe das Gefühl, nicht für sich selbst aufstehen zu können.

Damals war vorgeschlagen worden, die deutlich erkennbaren Probleme ins Positive zu wenden, um so einen therapeutischen Auftrag zu finden. „Ich will lernen, auf mich zu hören, für mich aufzustehen, mir zu vertrauen, Mut zum Widerspruch zu entwickeln. Ich will wagen zu fühlen", lautete eine erste Zusammenfassung.

Wenn wir uns an die Planetenqualitäten erinnern, die im Abschnitt über die Kapitelle des ersten Goetheanums formuliert worden sind, dann gewinnt man den Eindruck, dass bei unserer Patientin die Fähigkeit beeinträchtigt war, Marskräfte frei für sich zu nutzen. Das Säulenwort des Marskapitells lautet „ICH". Diese Qualität, das eigene Ich und seine Bedürfnisse ernst zu nehmen, auf seine eigene Mitte bezogen zu sein und von dieser aus handeln zu können, ist eine Fähigkeit, die in dieser Patientin zu stärken war. Tatsächlich formulierte sie selbst, dass sie lernen wollte, „für mich selbst aufzustehen". Darin ist eine Qualität von Ichhaftigkeit, Standfestigkeit, Aufrechte und Selbstbehauptung ebenso zu erleben wie die Fähigkeit, sich von einem Gegenüber abzugrenzen, ohne von vornherein und aggressiv die Berechtigung seiner Interessen in Abrede zu stellen.

Grundsätzlich ist es sinnvoll, Vorschläge für mögliche Therapieziele so zu formulieren, dass darin Qualitäten und Fähigkeiten beschrieben sind, die einerseits konkret plastisch erarbeitet werden können und gleichzeitig seelische Fähigkeiten repräsentieren. Dabei sollen möglichst keine äußeren Bilder hervorgerufen werden, sondern innere Erlebnisqualitäten.

Wie konnte nun eine konkrete plastisch-therapeutische Arbeit aussehen? Es boten sich zwei Möglichkeiten an, die auf einer existentiellen Ebene Marsqualitäten vermitteln. Diese sollten der Patientin zunächst erläutert werden, damit sie selbst zwischen ihnen wählen konnte. Zunächst wurde ihr die Möglichkeit vorgestellt, gezielte, angeleitete Übungen einzusetzen, um damit ganz spezifische Wirkungen zu erzielen. Insbesondere könnten diese dazu verhelfen, sich zu zentrieren, zu erden und mit dem eigenen Körper zu verbinden. Dann gäbe es auch die Möglichkeit, gemeinsam durch einen schrittweisen plastischen Prozess die weiteren Schritte herauszufinden. Frau B hatte aber den Eindruck, dass die zuerst genannten Vorschläge für sie geeignet seien, und so entschloss sie sich zu diesem Vorgehen.

Der erste Arbeitsauftrag mit geschlossenen Augen eine Säule zu bilden, griff bereits die Absicht „Ich will lernen mich hinzustellen" einfühlbar auf. Jetzt zeigte sich während des Arbeitens, dass es der Patientin nicht gelang, ihre Plastik und sich als zwei voneinander unabhängige und aufgerichtete Einheiten zu erleben. Die von ihr abgewandte Seite der Säule war relativ aufrecht, doch die zugewandte Seite vertiefte sich so, dass sie ihr wie ein Gegenüber zugewandt war und eine symbiotische Einheit zwischen der Patientin und ihrer Figur entstand. Die Problematik, sich selbst zu sehr auf einen anderen zu beziehen, um sich zu erleben, zeigte sich anschaulich. Es wurde deutlich, dass die Patientin in diesem Moment nicht bei sich war, sondern sich auf ein Gegenüber bezog. Dies lässt sich so interpretieren, dass es ihr schwerfiel, sich von diesem Gegenüber eigenständig und getrennt als Ich zu erleben. Auch die plastizierte Säule müsste sich auf ihre eigene Senkrechte beziehen und nicht auf ihre Schöpferin. Aus diesem Grund wurde die Übung modifiziert. Die Patientin sollte jetzt mit der Empfindung arbeiten, dass sie in dieselbe Richtung schaute wie die Plastik, um die Form als Repräsentant des eigenen Leibes zu bilden. Die Plastik entsprach nun ihrer Gestalterin, war aber kein Gegenüber mehr für sie. Im geschilderten „Scannen" der eigenen Leiblichkeit konnte sie hingegen ein erhöhtes Bewusstsein vom eigenen Sein schaffen und dieses dann in die zu bildende Form übertragen. Dies half ihr, Eigenständigkeit und Aufrechte zu entwickeln und die Verbindung mit sich selbst zu fördern.

Die im vorletzten Kapitel geschilderten Marsübungen wurden individualisiert und modifiziert, um der Patientin zu helfen, im Verlauf des Therapiegeschehens Fähigkeiten zu entwickeln, deren Ausbildung in ihrer Biographie behindert worden war. Dabei wurde nicht eine durchgehend geführte Kapitellübung angewendet, sondern immer wieder durch gezieltes Nachfragen die Aufmerksamkeit der Patientin auf Bereiche gelenkt, die erkannt und weiterbearbeitet werden mussten. Dies zeigt, wie dialogische Elemente und plastisch-therapeutische Grundübungen in einem maieutisch geführten Prozess zur Stärkung spezifischer, mit Planetenkräften assoziierbarer Seelenqualitäten fruchtbar zusammenwirken.

Hier wurde ein länger dauernder, komplexer Therapieweg dargestellt, durch den sich eine lebensgeschichtlich bedingte Schwächung einer Seelenfähigkeit ausgleichen ließ und zudem Fähigkeiten reifen konnten, die dazu beitrugen, eine schwere somatische Erkrankung und deren Behandlung durchstehen zu können und den weiteren Lebensweg zu gestalten.

Nun aber sollen Therapiebeispiele folgen, bei denen fokussiert und in kurzer Zeit ganz bestimmte Wirkungen erreicht wurden.

Fall 2: Ruhe vermitteln und Aufbau fördern – Behandlung akuter Panikattacken

Eine 34-jährige, beruflich in leitender Position tätige Patientin meldete sich telefonisch an und bat um einen raschen Therapietermin, weil es ihr akut sehr schlecht gehe.

Als die übermäßig schlanke, zierlich gebaute Patientin bald danach die Praxis betrat, begann sie noch vor ihren ersten Worten zu schluchzen und es wirkte, als könnte sie jetzt endlich in einem geschützten Raum herausbrechen lassen, was sie zutiefst bedrängte. Sie wirkte buchstäblich „außer sich", und als es ihr gelang, ihre akute Situation zu beschreiben, berichtete sie von ausgeprägter Schlaflosigkeit, Durchfällen, Abmagerung, Herzrasen, Gedankenkreisen und unvermittelten Anfällen unkontrollierbaren Weinens, was ihr auch ein Bestehen in der Arbeitswelt fast unmöglich machte.

Später wurde im Gespräch mit einem Arzt die diagnostische Einordnung klarer. Es bestand ein Erregungszustand auf der Grundlage einer schweren Erschöpfung mit intermittierenden Panikattacken. Es lag weder ein Substanzmissbrauch noch eine internistische Erkrankung (beispielsweise eine Schilddrüsenerkrankung) vor, vielmehr war die Erkrankung eher aus der biographischen und aktuellen Vorgeschichte erklärbar, was aber hier zunächst im Detail keine Rolle spielt und daher vorerst nicht weiter besprochen werden soll. (Später zeigte sich, dass die aktuelle Symptomatik Ausdruck einer posttraumatischen Belastungsstörung war, deren primäre und langanhaltenden Ursachen in der Kindheit lagen, nun aber aktualisiert worden waren.)

Einen großen Teil der Erstbegegnung, für die eine Stunde vorgesehen war, nahmen die Beschwerdeschilderungen der Patientin ein. Diese Sitzung sollte aber nicht zu Ende gehen, ohne dass ich der Frau im Sinne einer kriseninterventionellen „Notfall-Kunsttherapie" dazu verhelfen wollte, Ruhe zu finden und ihr möglichst auch die Fähigkeit zu vermitteln, diese selbstwirksam in sich erzeugen zu können. Ich wollte ihr helfen, „aus dem Kopf" herauszukommen, der von dysfunktionalen Gedanken und Befürchtungen erfüllt war, und sich besser mit ihrem Leib zu verbinden. Dadurch würde die Patientin zur Ruhe kommen, sich sammeln, ihren Leib durchströmende Wärme erleben und fähig werden, ihre immer wieder neu auftretenden, katastrophisierenden, in der Außenwelt gebundenen Gedankengänge zu unterbrechen.

Noch war die junge Frau erfüllt von einem sturmartigen Gedankenzudrang, während der Leib ihr keinen Halt gab und sie auch die aufbrandenden Stoffwechselprozesse nicht beherrschen konnte, was zu Herzrasen, Zittern und den von ihr beklagten Durchfällen führte. Ihre Hände und Füße waren kalt. Wir hatten bei dieser ersten Begegnung nur noch zehn Minuten zur Verfügung. Es war mir wichtig, sofort eine spürbare Linderung zu erreichen, damit die Patientin eine erste wirksame Therapieerfahrung mitnehmen und eine Erleichterung ihres so bedrängten Zustandes erfahren konnte. So gab ich ihr eine Menge Ton, die etwa der Größe ihres Herzens entsprach, und bat sie, diese sitzend in beide Hände zu nehmen. Ich schlug vor, den Tonklumpen mit beiden Händen zu umfassen, alle Finger aufzulegen, die Augen zu schließen und darauf hin zu spüren, wo sich der Mittelpunkt befinden könnte. Nach und nach sollte die Patientin behutsam mit beiden Händen den Ton in Richtung des Mittelpunktes sammelnd bewegen (Abb. 8).

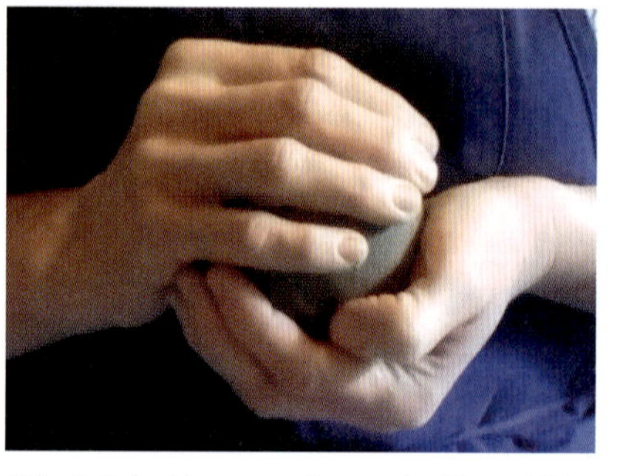

Abb. 8: Beim Zusammenfassen der Masse bildet sich zugleich für die Patientin ein Erleben ihrer eigenen Mitte aus.

In einem atmenden Rhythmus sollte sie mit beiden Händen auf die handgroße Tonmenge Kraft wirken lassen, sie sammelnd zum Mittelpunkt drücken und dann wieder loslassen. Wie bei einem stürmisch bewegten Meer, das langsam zur Ruhe kommt, wurden die Impulse, welche die Patientin der sich entwickelnden Kugel verlieh, allmählich kleiner, während sie den Ton langsam in den Händen bewegte. So konnte die Patientin das Rund aus Ton von allen Seiten wahrnehmen und formen [→ Kapitel VI.2.1 Saturnübungen].

Es war beeindruckend und schön zu beobachten, wie der beschleunigte Atem der Patientin allmählich zur Ruhe kam, ihre Tränen versiegten und sie selbst gesammelter wirkte, während in ihren Händen die zunächst ungestaltete Tonmasse sich zu einem Körper bildete, an dessen Oberfläche jeder Ort in derselben, unmittelbaren Beziehung zu seinem Zentrum steht.

Während des Vorgangs fragte ich immer wieder nach dem inneren Erleben der Patientin in Bezug auf ihre Form. Zunächst empfand sie diese als schwer, kühl und dunkel. Ich interpretierte dies als Ausdruck der Müdigkeit und Erschöpfung, die für die Patientin wahrnehmbar wurden, als sie begann, ihr ausschließliches Gebundensein an die gedanklichen Prozesse des Kopfes nach und nach zu verlassen und sich dadurch selbst besser zu erleben. Als Therapeutin lenkte ich abwechselnd die Aufmerksamkeit der Patientin auf ihren eigenen Leib und dann wieder auf die sich ausbildende Form. So fragte ich nun nach der eigenen Wärmeempfindung, und als die Patientin antwortete, sie fühle sich kalt in Händen und Füßen, bat ich sie, ihre innere Wärme auf das Zentrum ihrer Form zu lenken. In dem Rund sollte sie versuchen, eine „Wärmemitte" auszubilden, die nach und nach in die Peripherie ausstrahlte. Allmählich konnte die Patientin auch eine Durchwärmung ihres eigenen Körpers bis in Hände und Füße hinein fühlen. Als ich sie nach ihrem eigenen Zentrum fragte, berichtete sie, dass dieses vom Kopf in den Bereich zwischen Zwerchfell und Nabel herabgesunken sei und sie sich hier ruhig und geborgen fühle.

Die Patientin wirkte nun viel gefasster und ich konnte sie mit einem guten Gefühl entlassen, wobei wir gleich für den nächsten Tag einen erneuten Termin vereinbarten. Angesichts der zunächst hochgradig instabilen Situation wurden ausnahmsweise sogar für das Wochenende Therapiesitzungen vereinbart.

Bei der zweiten Begegnung berichtete die Patientin, dass sie noch Stunden nach der Erstintervention Wärme und Ruhe empfunden und sich kräftiger gefühlt habe. In der Nacht sei sie allerdings immer wieder mit Herzrasen und Zittern aus dem Schlaf gefahren und wieder von denselben sie bedrängenden Gedankenszenarien überfallen worden. Aber sie berichtete auch, dass die Erfahrung, einige Stunden zuvor diese Kugel geschaffen und dadurch ruhig geworden zu sein, sie auch jetzt noch begleitet und in gewisser Weise getröstet habe. Sie habe eine erste Hoffnung gewonnen, ihr Befinden selbst positiv beeinflussen und ihre Lebenssituation meistern zu können.

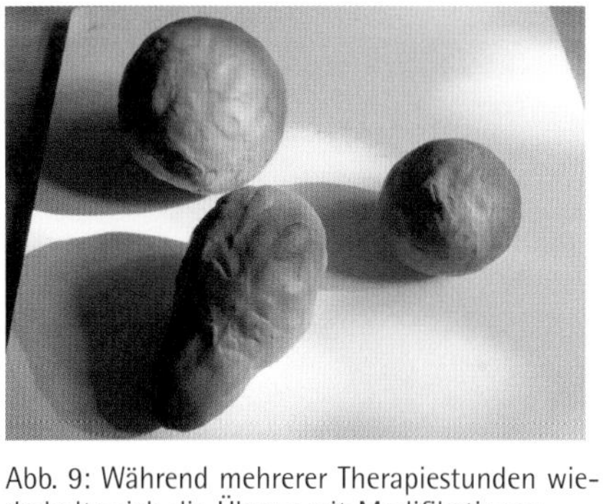

Abb. 9: Während mehrerer Therapiestunden wiederholte sich die Übung mit Modifikationen.

Wir besprachen, dass sie ihre Ärztin kontaktieren und sich für eine Woche krankschreiben lassen sollte. In der so gewonnenen Zeit trafen wir uns nun täglich und wiederholten zunächst mit gewissen Modifikationen die beschriebene Grundübung (Abb. 9).

Am Anfang der nächsten Therapiestunden beschrieb die Patientin zunächst immer kurz, wie ihre aktuelle Lebenssituation sich gerade anfühlte, und wie sie sich dieser immer mehr gegenüberzustellen begann. Dann ließen wir das Betrachten dessen, was die Patientin außerhalb des Therapieraumes erlebte, los, um ganz in das plastische Üben einzutreten. Ziel war, dass sie ihren Körper zunehmend besser, tiefer und stabiler durchdrang, um dabei immer mehr zur Ruhe zu kommen.

Als dies der Patientin immer besser gelang und die Zeit der Krankschreibung langsam zu Ende ging, bat ich sie, nun im Stehen an einem Plastizierbock weiterzuarbeiten, um Standhaftigkeit bis in die Füße hinein zu entwickeln und sie durch ein kraftvolles Hinstellen in den Raum auf ihre erneute Berufstätigkeit vorzubereiten. Ich regte an, die kugelige Form im Raum zu orientieren und hierzu ein klares Oben und Unten auszubilden. Dadurch wurde das Zentrum der gebildeten Form von einem Punkt im Inneren einer Kugel zunehmend durch Aufbau von kleinen Tonstückchen in eine Senkrechte verwandelt, die aufrecht den Kern der Form bildete (Abb. 10).

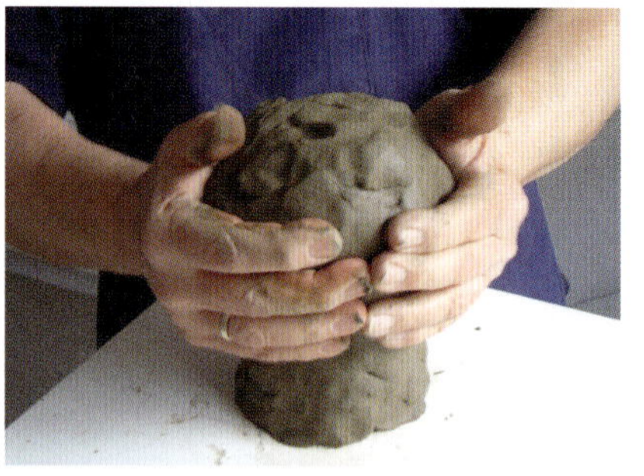

Abb. 10: Durch Hinzufügen von Tonstückchen eine senkrechte, aufrechte Form gestalten (Beispielbild)

Immer stärker begann die Patientin, sich auch selbst als aufgerichteter zu empfinden und sie erlebte, wie sie sich bis in ihre Füße hinein enger mit dem eigenen Leib verband, den sie nun auch als kräftiger und stabiler wahrnahm, während ihr Kopf zur Ruhe kam. „Ich habe sicheren Grund unter den Füßen" wurde zu einer neuen Empfindung.

Zusammenfassung

Durch eine unerwartete, destabilisierende Veränderung der Lebenssituation der Patientin wurde ein Kindheitstrauma aktiviert, so dass in der Gegenwart plötzlich Ohnmachtsgefühle auftauchten, die ihre Ursache in früheren Erlebnissen hatten. Panikattacken traten auf, die das bisherige Leben nahezu unmöglich machten.

Eine zentrierende plastisch-therapeutische Intervention mit Ton wurde eingesetzt, damit sie sich sammeln und zur Ruhe kommen konnte. Die Patientin erfuhr dabei, dass sie aktiven Einfluss auf ihr eigenes Befinden hat und dieser im Verlauf ihres Übens zunahm. So erlebte sie Selbstwirksamkeit gegenüber zunächst überfallartigen Symptomen.

Als der Patientin in den kurzen Gesprächseinheiten zunehmend Erinnerungen an ihr Kindheitstrauma ins Bewusstsein traten, regte ich an, die Kunsttherapie durch einige Stunden einer ärztlichen Gesprächstherapie zu ergänzen. Auf diese Weise konnten die traumatischen Ereignisse parallel zu der plastischen Therapie kognitiv bearbeitet werden.

Durch die plastischen Aufgaben, die mit diesen verbundenen Übungen zur Körperwahrnehmung sowie die begleitenden Gespräche gelang es der Patientin überraschend schnell, Verbindung mit sich selbst, ihrer Geschichte und ihren Emotionen aufzunehmen und Selbstwirksamkeit, Selbstregulation und innere Ruhe zu erreichen.

Es folgten auch bei dieser Patientin weitere Therapieschritte und plastische Übungen, doch die zu schildern, würde an dieser Stelle zu weit führen, da hier lediglich eine Möglichkeit zur Akutintervention dargestellt werden sollte.

Fall 3: Patient mit Myasthenia gravis, Schwindel und Gleichgewichtsstörungen

In dem nachfolgenden Fallbeispiel ging es nicht in erster Linie darum, eine psychische Akutsymptomatik zu bessern, sondern darum ein neurologisches Sinnesproblem durch Förderung der unteren Sinne – gewissermaßen neurorehabilitativ – zu lindern. Die sich dabei entwickelnde innere Aufrichtung und die freudigen Erlebnisse, die sich mit der Arbeit verbanden, zeigten allerdings psychische „Nebeneffekte", die dazu beitrugen, den nach einer schwerwiegenden Diagnose sehr verunsicherten Patienten insgesamt zu stabilisieren.

Der 75-jährige Patient litt schon primär an einer – nicht näher bezeichneten – Polyneuropathie, die zu einer deutlich verminderten Wahrnehmung vor allem im Bereich der Füße geführt hatte.

Dann stellten sich eine zunehmende Muskelschwäche sowie Doppelbilder ein, die sich zum Abend hin und bei fortgesetzter Anstrengung verstärkten. Die Kombination einer mangelnden Eigenwahrnehmung in der Peripherie mit einer inkonstanten Muskelschwäche, die auch zum Absinken des Fußes mit einem Steppergang bzw. mangelnder Fußhebung beim Treppensteigen führte, machte ihn hochgradig sturzgefährdet. Im Rahmen einer ausführlichen ärztlich-neurologischen Abklärung wurde die Diagnose einer Myasthenia gravis gestellt (was wörtlich aus dem Graecolateinischen übersetzt schlicht „schwerwiegende Muskelschwäche" bedeutet), einer Autoimmunerkrankung, die zu einer Störung der neuromuskulären Verbindung führt. Eine hochdosierte Steroidtherapie wurde später eingeleitet.

Infolge der Polyneuropathie war die Lageempfindung in den Beinen getrübt, was schon für sich zu Gangunsicherheit führt, insbesondere dann, wenn nicht andere Sinne (vor allem der Sehsinn) in ausreichendem Maß nutzbar sind, um die Raumlage des Körpers zu stabilisieren. Erlebt wird dies in der Regel als schwer beschreibbares Schwindelgefühl. In diesem Fall trat nun die muskuläre Schwäche aufgrund der Myasthenie gravis zusätzlich komplizierend hinzu.

Als der Patient auf Initiative seiner im Ausland lebenden Tochter zum Ersttermin erschien, war er hochgradig verunsichert und fürchtete nach der neu gestellten Diagnose (die er wegen einer Gehörminderung nicht ganz verstanden hatte), an einer tödlichen Erkrankung zu leiden. Die Tochter hatte zunächst lediglich im Sinn, ihren Vater von seiner schweren Erkrankung „abzulenken", als sie ihm vorschlug, zum therapeutischen Plastizieren zu gehen.

Zu Beginn der Therapie galt es, den kräftig gebauten Patienten zu beruhigen und anzuregen, sich um eine bessere Aufklärung über seine Erkrankung zu bemühen, um besser zu verstehen, was die neue Diagnose für ihn bedeutete. Das ließ sich im Verlauf durch eine umfassende ärztliche Information erreichen.

Schon als der Patient erfuhr, dass man diese Krankheit relativ gut behandeln und die Symptome wesentlich lindern kann, gab ihm dies Zuversicht, und die existenzielle Verunsicherung nahm ab.

Gemeinsam besprachen der Patient und ich das erste plastische Therapieziel, das sich aus seiner existenziellen Verunsicherung ableitete. Jetzt ginge es darum, sich mit dem eigenen Körper kraftvoll und wach zu verbinden. Das könne durch das bewusste Wahrnehmen von oben und unten in der eigenen Gestalt erfolgen und eine wache Verbindung mit den Füßen könnte auch seine Gleichgewichtsprobleme lindern.

In dieser ersten Therapiephase bat ich den Patienten, stehend am Plastizierbock arbeitend, eine Säule aus kleinen Tonstückchen aufzubauen. Dies sollte primär durch den Tastsinn ohne ständige visuelle Kontrolle geschehen, mit der Absicht, seine innere Zentrierung, die erlebte Verbindung mit den Beinen und der ganzen Gestalt anzuregen, was ihn stärken und sich positiv auf sein Selbstbewusstsein auswirken würde. Es wurde beschlossen, nicht mit geschlossenen Augen zu plastizieren, weil die visuelle Stabilisierung zum

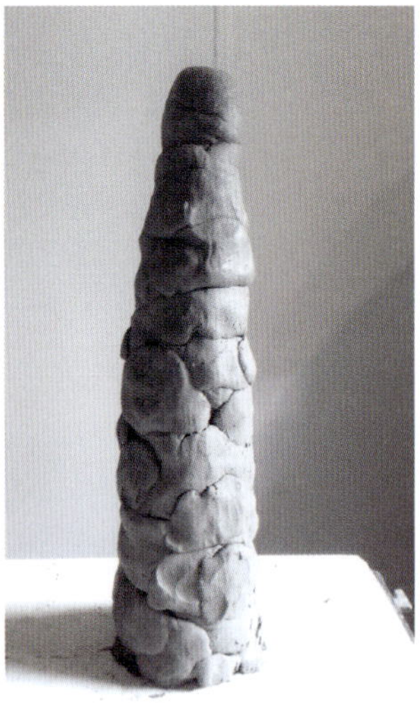

Abb. 11: Die aus Tonstückchen aufgebaute Säule in Frontalsicht

Ausgleich der beeinträchtigten Sinnesfunktion nötig war. Andernfalls würde eine störende Schwindelempfindung auftreten. Dennoch sollte Herr X die entstehende Plastik nicht betrachten, sondern an einem anderen Ort im Raum mit dem Blick Halt suchen und sich dabei, mit den Fingern tastend und gestaltend, ganz mit der entstehenden Figur verbinden. Die Form sollte beim Arbeiten nicht gedreht werden, damit eine konstant in gleicher Weise ausgerichtete Lage bestand, in der sich Abweichungen zeigen und dann mit Bewusstsein bearbeitet werden konnten.

Zwar scheint die entstandene Säule auf Abb. 11 senkrecht zu sein, wenn man sie jedoch von der Seite betrachtet, neigt sie sich, vom Patienten aus gesehen, zu ihm hin (s. Abb. 12 links). So wie er selbst beim Arbeiten nicht aufrecht, sondern nach hinten geneigt stand, tut dies auch seine Figur. Sie wurde also parallel zur Ausrichtung der eigenen Körperachse gestaltet, und es ist erkennbar, dass sie der veränderten Leibempfindung des Patienten folgt, dessen subjektive Vertikale erheblich von der Vertikalen des äußeren Raumes abweicht. Die Plastik macht ebenso wie seine Körperhaltung deutlich, wie sehr die vom Patienten empfundene eigene Aufrechte von der äußeren Wirklichkeit abweicht.

Bei der neurologischen oder Hals-Nasen-Ohren-ärztlichen Untersuchung von Patienten mit Schwindelerkrankungen wird oft die „subjektive visuelle Vertikale" bestimmt, indem in einem völlig abgedunkelten Raum vom Patienten eine Leuchtlinie so eingestellt werden muss, dass sie seiner Einschätzung nach vom Boden aus senkrecht steht. Bei vielen Schwindelsyndromen weicht die so dargestellte Vertikale um mehr als den durchschnittlichen Schwankungsbereich von 2,5 Winkelgraden von der realen Vertikalen ab. Die mit geschlossenen Augen plastizierte und vom Patienten als senkrecht empfundene Säule bildete außerhalb einer so kompliziert gestalteten Untersuchungssituation unmittelbar die subjektive (und gegenüber der Realität verschobene) Vertikale der Leibesempfindung ab.*

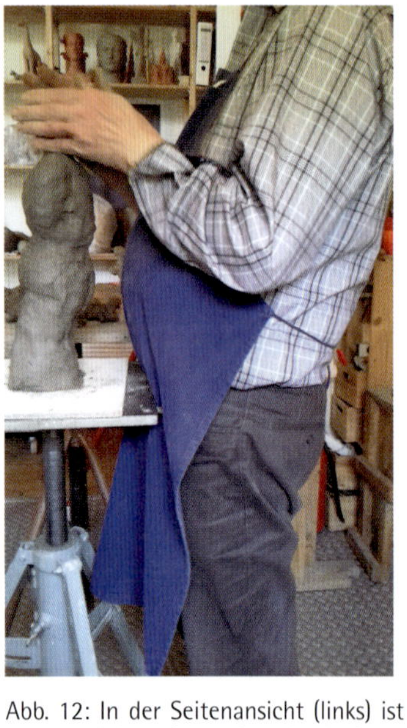

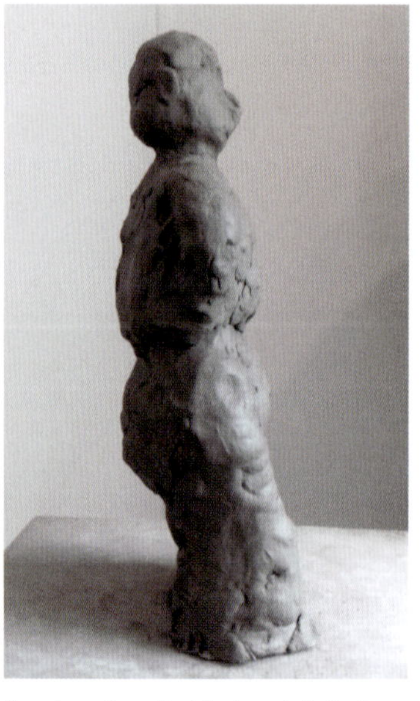

Abb. 12: In der Seitenansicht (links) ist erkennbar, dass die blind gestaltete Form sich parallel zur Schräglage des Patienten stark neigt. Die Haltung des Gestaltenden bildet sich in der Form ab. Das Foto rechts zeigt die sehend zu Ende geführte Figur.

Diese Beobachtungen ermöglichten mir einen diagnostischen Einblick in die innere Befindlichkeit des Patienten. Damit auch er selbst erkannte, was vorlag, wurde die Säule mehrfach um einen Viertelkreis gedreht. Weiterhin sollte Herr X die Form nicht anschauen, sondern mit seiner inneren Gleichgewichtsempfindung die Lage der Form ertastend beurteilen und erst korrigieren, nachdem sie wieder in die ursprüngliche Arbeitsposition zurückversetzt wurde. Auf diese Weise kommt einem die Achsabweichung in der Figur sehr unmittelbar und objektiv zu Bewusstsein, und so konnte der Patient die Einseitigkeit seiner Raumwahrnehmung bewusst erleben und dieser anschließend entgegenarbeiten.

* Auch bei Patienten mit Parkinson-Syndrom tritt oft eine solche Fehlbeurteilung der Vertikalen ein, die zu einer in der links-rechts- oder auch der vorne-hinten-(Sagittal)-Ebene zu einer Fehlhaltung des gesamten Leibes führt. Diese Fehlhaltungen werden als „Pisa-Syndrom" und als „Kamptokormie" bezeichnet, weil der Leib sich dabei in ähnlicher Schiefstellung wie der pisanische Turm befindet. Auch dabei könnte das therapeutische Plastizieren in der hier geschilderten Form hilfreich sein.

Nach diesem Erlebnis gelang es ihm zunehmend, die Figur in die Senkrechte zu bringen.

Als die Säule eine für ihn befriedigende Senkrechte erreicht hatte, steigerten wir die Übung mit dem Ziel, die innere räumliche Orientierung des Patienten in der eigenen Gestalt anzusprechen. Der Eigenbewegungs- und Lagesinn sollte dadurch gefördert und die davon vermittelten Erlebnisse gut in den Raum integriert werden. Weiterhin ohne hinzuschauen, begann der Patient nun, die Säule in eine menschliche Gestalt umzuwandeln. Die Größe des Kopfes sollte sich dabei im Verhältnis zur ganzen Gestalt passend anfühlen, danach die Taille angelegt und die Beinlänge zur Gesamtgestalt angepasst werden. Dies machte Herrn X viel Spaß und stärkte sein Selbstvertrauen, weil er das Gefühl hatte, eine so schwierige Aufgabe gut bewältigen zu können. Bei dieser Übung geht es selbstverständlich nicht um ein Leistungsziel und die Beurteilung von dessen Erreichen oder Nichterreichen, sondern um die innere Aktivität des Patienten, der zunehmend sein inneres Bewusstseinslicht durch seine eigene Gestalt schickt und dabei immer mehr Sicherheit und eine klare Orientierung in sich zu erleben vermag.

Das Bewusstsein von der Aufrechten in seiner ganzen Gestalt, vom Kopf bis in die Füße hinein, stärkte bei Herrn X das Durchdringen seines eigenen Leibes und tat ihm sichtlich gut. Er hatte den Eindruck, in sich mehr Halt und Sicherheit zu gewinnen.

In der folgenden Therapiephase entstand ein neuer und ausgeprägter Therapiebedarf. Infolge der zwischenzeitlich begonnenen, hochdosierten Steroidtherapie mit einem Cortison-Derivat kam es zu ödemartigen Flüssigkeitseinlagerungen; eine typische, durch ein Cushing-Syndrom bedingte Veränderung des Gesichtes, ein sogenanntes „Mondgesicht", war ebenso aufgetreten wie eine stammbetonte Ablagerung von Fett. Dies führte zu einem aufgeschwemmten Aussehen des Patienten. Zugleich hatte er den Eindruck, sich in der Peripherie wieder mehr zu verlieren, und er erlebte eine verstärkte Unsicherheit, wenn er sich im Raum bewegte.

Im therapeutischen Plastizieren sollte daher nun das Ich des Patienten verstärkt dazu angeregt werden, von außen her gestaltend in seinen Leib einzugreifen. Nicht das von innen erlebte Ergreifen des Körpers und eine damit gestärkte Wirkung des Gleichgewichts- und Lagesinn sollten im Weiteren erreicht werden, sondern es galt, die von außen, aus dem Umkreis wirkenden, „tagartig" eingreifenden, gestaltenden Abbaukräfte zu intensivieren. So erhielt Herrn X die Aufgabe, eine Tonform zu bilden, die sich vollständig aus ebenen Flächen ergeben sollte, die in deutlichen Kanten kristallartig aufeinandertreffen und sich durchdringen. Dabei war nicht eine regelmäßige, aus einem allgemeinen kosmischen Prinzip gebildete Form gefragt, wie sie beispielsweise die Platonischen Körper wie etwa Würfel, Tetraeder, Dodekaeder darstellen, sondern der Patient sollte aus seinen kreativen Kräften heraus eine ganz individuelle Raumgestalt bilden (Abb. 13). Diese Aufgabe erfordert hohe Bewusstseinskraft und die Aktivierung einer klaren, wachen Vorstellung.

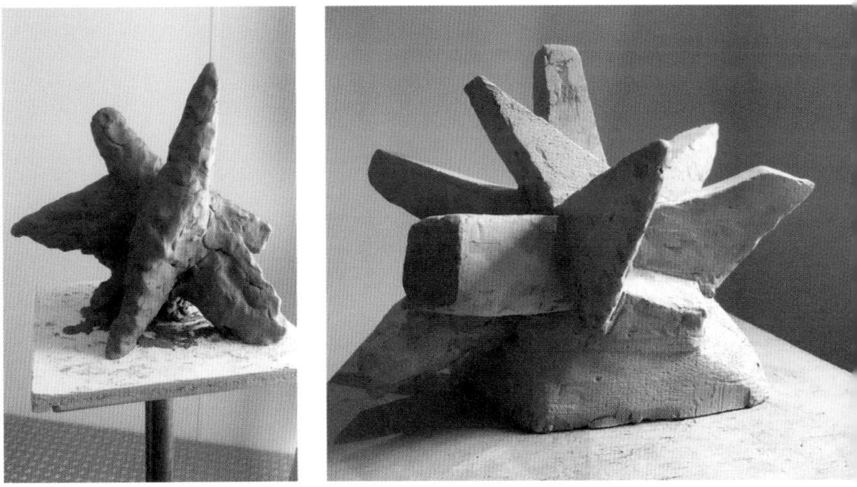

Abb. 13: Eine „kristalline Form" mit sich schneidenden ebenen Flächen und Kanten, feuchter Ton (links), trockener Ton (rechts). In der Nachbearbeitung an der getrockneten Tonform ließen sich die Flächen durch Raspeln und Feilen noch weiter „spannen".

Diese Übung fiel Herrn X viel schwerer, gleichzeitig freute er sich aber über diese Herausforderung, die er intellektuell vollständig verstand, ihm im praktischen Tun aber nicht leichtfiel. Die Flächen tendierten entweder dazu sich einzusenken oder aufzuwölben. Diese Übung führte der Patient durchgehend mit offenen, auf die Plastik blickenden Augen aus, damit er sich durch das distanzierte, wache, komponierende Schauen seiner Form bewusst gegenüberstellte. Hierdurch war es auch möglich, in einer Gruppe weiterzuarbeiten.

Beobachtete man den Patienten bei seiner Tätigkeit, so fiel immer wieder auf, dass es ihm erneut schwer fiel, seine eigene Körperachse stabil senkrecht aufzurichten und er immer wieder aus der Vertikalen herauszukippen schien. Die sehend durchgeführte, plastische Aufgabe an ebenen Flächen war zwar mühselig für ihn, aber sie begeisterte ihn auch, und er erlebte sie als genau richtig für sich, weshalb er gerne zu jeder Therapiestunde kam, und es bedauerte, wenn die Behandlung urlaubsbedingt pausiert werden musste.

Im Verlauf gelang es Herrn X zunehmend leichter, sich sicher im Raum zu bewegen, und man hatte den Eindruck, dass er seinen Leib insgesamt besser zu „ergreifen" vermochte. Im Rahmen der an einer neurologischen Universitätsklinik durchgeführten Behandlung führte man begleitende Lebensqualitätsmessungen durch. Bei Herrn X zeigte sich dabei, dass er im Vergleich zu anderen an einer Myasthenia gravis leidenden Patienten über eine überraschend gute Lebensqualität verfügte.

Zusammenfassung

Bringen wir uns noch einmal zu Bewusstsein, welche Therapieelemente bei diesem Patienten zum Einsatz kamen:

Zunächst ließ sich feststellen, dass Herr X bei seiner schweren, jedoch keineswegs notwendig zum Tode führenden neurologischen Erkrankung nochmals eingehend ärztlich beraten werden musste, um seine Ängste überwinden zu können. Die plastische Therapie sollte ebenfalls dabei helfen, den tiefen Vertrauensverlust gegenüber der Zuverlässigkeit seines Leibes zu mindern. Die Botschaft, an einer Autoimmunerkrankung zu leiden, die sich mit der Vorstellung verbindet: „Ich greife mich selbst an", sollte nicht zu einer weiteren Entfremdung vom Leib führen. Daher sollte eine positive Leibverbindung gestärkt werden. In Hinblick auf die Symptomatiken von Schwindel- und Unsicherheitsgefühlen sowie Sturzneigung erschien es sinnvoll, die beeinträchtigten unteren Sinne zu fördern. Auch eine Stärkung der Sinneskompensationen und die Stabilisierung einer zuverlässigeren Einordnung in den Raum sollten unterstützt werden. Wir strebten an, den Leib mit Bewusstseinslicht zu erfüllen und Aufrechte zu vermitteln.

Obwohl es nicht ratsam war, diesen Patienten blind plastizieren zu lassen, erschien es dennoch wichtig, in den ersten Therapieabschnitten ein Betrachten seiner Plastik zu vermeiden und eine tastend-fühlende Beziehung zu unterstützen, die letztlich zu einer tieferen und harmonischeren Verbindung der oberen Wesensglieder mit dem Leib führen sollte. Das allmähliche Aufbauen einer Säule förderte vitale leibliche Aufbaukräfte. Das Übungsziel einer aufrechten, in den irdischen Raum gut eingeordneten Säule sollte das Ich-Bewusstsein im Raum verstärken, wie wir sie auch als Marsqualität in den Darstellungen über die Kapitellübungen kennengelernt haben [→ Kapitel VI.2.4]. Für Interessierte weisen wir darauf hin, dass die „Marsstufe" der Erdentwicklung aus anthroposophischer Sicht mit dem Auftreten fester physischer Substanz im dreidimensionalen Raum, mit den Qualitäten unserer Erde, verknüpft ist [→ Anhang].

Im ersten Fallbeispiel haben wir die Behandlung einer Patientin betrachtet, die ebenfalls zunächst eine Säule aufbaute. Auch hier neigte sich anfänglich die von der Patientin aufgerichtete Form aus der räumlichen Vertikalen. Die Säule schien der Plastizierenden wie schalenartig gegenüberzustehen, und wir sahen, wie die Patientin und ihre Form eine symbiotische Einheit bildeten (Abb. 3). Die Gestaltende und die Form hielten sich gegenseitig und bildeten zusammen eine aufeinander bezogene Gesamtform. Im jetzigen Fall aber zeigte sich, wie eine schwindelartig empfundene Fehlwahrnehmung die Aufrechte der Form prägte und sich gleichermaßen in der Haltung des Plastizierenden wie in der von ihm gebildeten Form spiegelte (Abb. 12 links). Indem der Patient sich dieser Abweichung selbst bewusst werden konnte, gelang ihm eine Korrektur, was eine tiefe Befriedigung und das Gefühl hervorrief, den Leib mit intensiverem Bewusstseinslicht durchströmen zu können. Um dies zu erreichen, empfiehlt es sich, behutsam die Eigenwahrnehmung anzuregen. Wenn der Plastizierende dagegen den Eindruck hat, dass sein Werk (und damit womöglich er selbst) beurteilt wird, so kann dies Beschämungsgefühle hervorrufen, die kontraproduktiv wirken. Hier konnte der Patient selbst entdecken, dass seine Plastik schief im Raum stand und sie auch aus eigenem Antrieb korrigieren.

In der Weiterführung dieser Übung entstand eine menschliche Gestalt, was eine weitere Bewusstwerdung und Wachheit im Leibempfinden anregte und die Förderung eines positiven Leibbezuges zur Folge hatte.

Im Verlauf entstand ein neuer Therapiebedarf, als Nebenwirkungen der medikamentösen Therapie gemildert werden mussten. Das Äußere des Patienten hatte sich verändert, er wirkte „aufgeschwemmt", Substanz lagerte sich ab, ohne gestaltet werden zu können, und sein besseres Eingeordnetsein in den irdischen Dimensionen des Raumes war wieder gefährdet. Auch das Seelenleben verliert unter einer solchen Behandlung oft an Kontur. Gedächtnis und Auffassungsgabe können unter einer hochdosierten Steroidtherapie so leiden, dass mitunter ein demenzähnliches Bild auftritt.[1] Die Diffusion des Bewusstseins kann sich bis zu psychotischem Erleben mit allen damit verbundenen Gefahren steigern.

Diesen Prozessen von Auflösung und mangelnder Gestaltung setzten wir einen Arbeitsprozess entgegen, in dem der Patient kristalline, kantige, geometrische Formen bildete, die ein Bewusstsein für die Formgrenzen und Durchdringungen erforderten. Dies förderte den konzentrierten Einsatz von Bewusstseinskräften mit ihren tagartig-abbauenden, gestaltenden Wirkungen im Leib. So ließ sich eine deutliche Stabilisierung der Situation und Besserung des Befindens erreichen.

Wie ging es weiter?

Trotz verstärkter Infektionsschutzmaßnahmen infolge der sich zu dieser Zeit ausbreitenden Covid-19-Erkrankung konnten die Therapiestunden in Kleinstgruppen unter zusätzlichen Hygienemaßnahmen weiter stattfinden. Dies erwies sich für den älteren, alleinstehenden Mann als ein wesentlich stabilisierendes Element. Die plastische Arbeit fand jetzt mit offenen Augen statt, und das Ausarbeiten der Flächen nahm viel Zeit in Anspruch. So fand in einer Gruppe von maximal drei sich regelmäßig begegnender Menschen ein soziales Element in Form gelegentlicher Gespräche statt, was Herrn X große Freude bereitete.

Als seine, bereits länger wegen einer Demenz in einem Heim lebende, Frau starb, geriet der Patient kurzzeitig in einen Überforderungszustand, der Symptome leiser Verwirrtheit einschloss, was jedoch schnell aufgefangen werden konnte. Wir suchten im gemeinsamen Gespräch nach einem Thema, dem er sich jetzt plastisch widmen wollte, und so kam es zu dem Entschluss, eine kleine Kapelle zu formen, die Herr X gerne mit seiner verstorbenen Frau besucht hatte (Abb. 14). Diese Aufgabe griff die formende

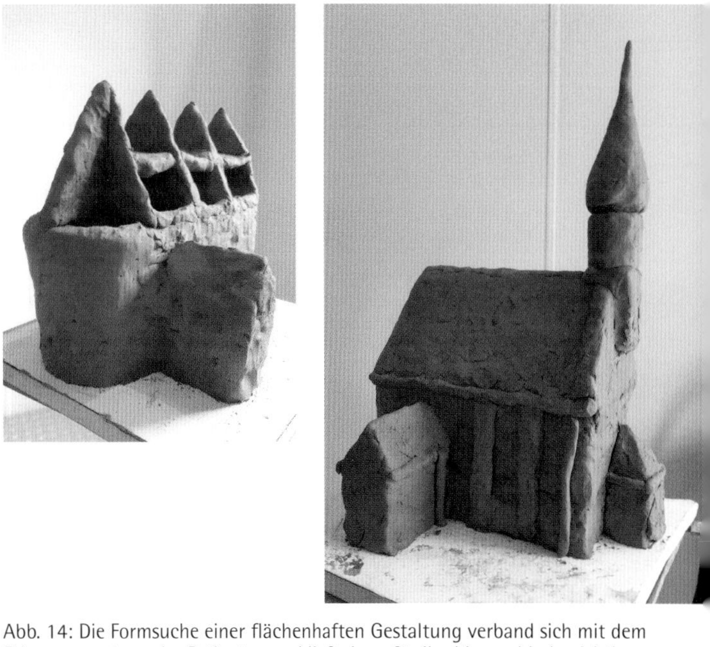

Abb. 14: Die Formsuche einer flächenhaften Gestaltung verband sich mit dem Erinnerungsstrom des Patienten und ließ einen für ihn biographisch wichtigen Ort aufleuchten.

Wirkung des geometrischen Arbeitens auf, schuf aber auch einen „begreifbaren" Ort, der mit der Verstorbenen verbunden war und es erlaubte, sich innerlich mit ihr zu verbinden und sie zu vergegenwärtigen.

Als die Kapelle fertig war, fragte ich Herrn X, ob er sich vorstellen könne, einen Grabstein für seiner Frau zu gestalten. Diese Idee griff er mit Engagement und Begeisterung auf. Die Arbeit wurde für ihn zu einem unterstützenden Prozess der Trauerverarbeitung und half ihm, der nun keinen sozialen Anschluss mehr hatte, ein Stück weit über seine neu erlebte innere Heimatlosigkeit hinweg. Die Kleinstgruppe nahm mitfühlend Anteil an der Trauer des Patienten und seinem Gestaltungsprozess.

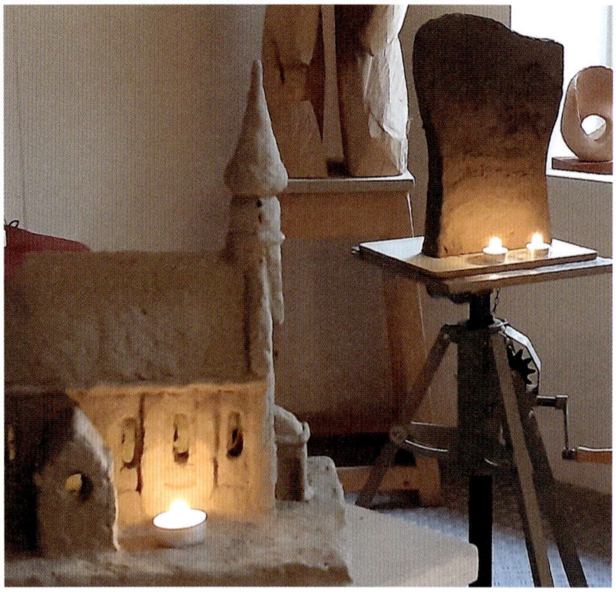

Abb. 15: Die letzten Werke des Patienten unterstützten seine Vergegenwärtigung bei einem Gedenken an ihn in unserer Plastiziergruppe.

Leider erkrankte Herr X eine Woche, nachdem er das Tonmodell eines Grabsteines für seine verstorbene Frau abgeschlossen hatte, an Covid-19 aufgrund einer Infektion im privaten Umfeld. Er wurde sofort nach der Diagnosestellung mit einer schweren Lungenentzündung stationär aufgenommen und musste bald darauf auf der Intensivstation beatmet werden. Wir hatten alle das Gefühl, dass es ihn schließlich zu seiner verstorbenen Frau hinzog. Er ist leider nicht mehr aus dem Koma erwacht und starb friedlich in Anwesenheit seiner Tochter, drei Wochen nach unserer letzten Begegnung beim Plastizieren. In der Plastiziergruppe verabschiedeten wir uns anschließend von unserem lieben Teilnehmer. Wir hatten dessen Arbeit an dem Grabstein für seine Frau alle intensiv verfolgt. Nun wird auch er selbst unter diesem Grabstein liegen, da ein Steinmetz ihn nach seinem Modell anfertigt.

Vergleich der beiden letzten Fälle

Wir wollen nun noch einmal kurz die prinzipiell verschiedenen, ja polaren Richtungen der therapeutischen Intention bei den beiden letztgenannten Fällen anschauen.

Einerseits wurden in Fall 2 (bei der Patientin, die unter Panikattacken litt) beruhigende, aber auch aufbauend wirkende Übungen eingesetzt, welche die vitalen Aspekte im Leib verstärken. Die übermäßig engagierten und erregten Seelenwirkungen sollten dagegen zurücktreten, um wieder eine ruhige Leibesfunktion zu ermöglichen. Die Besserung zeigte sich beispielsweise im Rückgang der Durchfälle, die durch beschleunigte Transportvorgänge im Darm bedingt waren, aber auch in einer Besserung des Schlafes.

Demgegenüber sahen wir, wie in Fall 3, bei dem an einer Myasthenia gravis leidenden Patienten, Übungen zum Einsatz kamen, die innere Lichtkräfte förderten und eine verstärkte Leibgestaltung zur Folge hatten, um Therapienebenwirkungen entgegenzuwirken. Um die abbauenden, formenden, aus dem Umkreis kommenden Kräfte anzuregen, wurden kristalline Gestaltungen gebildet.

Die Dynamik dieser Übungen mit unterschiedlichen Wirkungsrichtungen kann man sich plastisch und zeichnerisch gut als zentrifugale (aufbauende) und zentripetale (abbauende) Kräftewirkungen vor Augen führen, die den Zuständen von Schlafen und Wachen entsprechen [→ Kapitel II Menschenkunde].

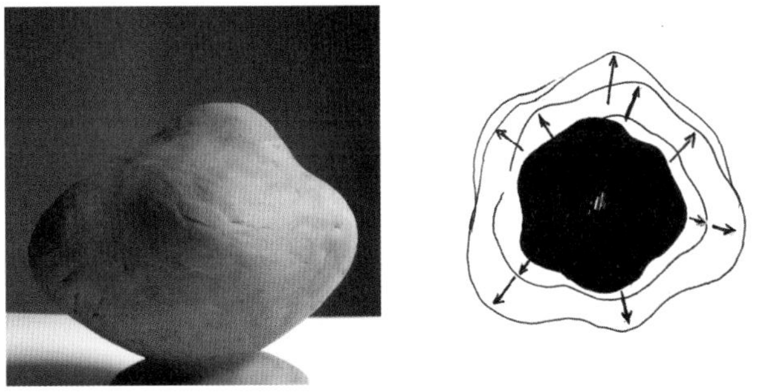

Abb. 16: Eine aufbauende, zentrifugale Kraftdynamik wirkt hier von innen. Aus dem Zentrum heraus entwickelt sich die Form, einer nach außen drängenden Kraft folgend. Aufbauende, keimende Werdekräfte sind erlebbar.

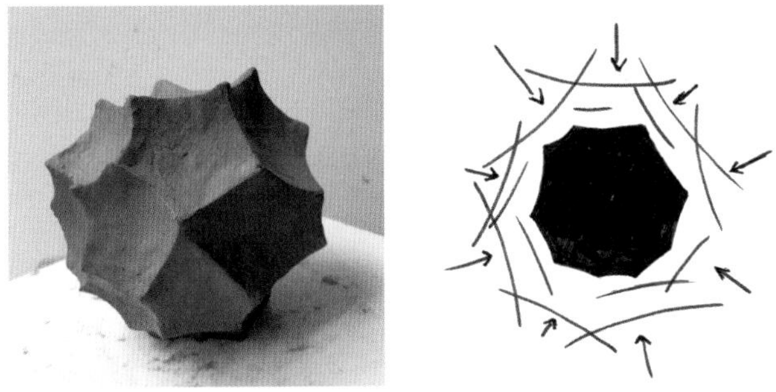

Abb. 17: Die abbauende, zentripetale Kräftedynamik wirkt wie von außen, aus der Umgebung, dem Umkreis der Form her. Verdichtende, gliedernde, formende Kräfte werden sichtbar.

In Fall 2 haben wir zunächst mit dem Sammeln und Zentrieren des Materials eine Übung gewählt, bei der sich die gesamte Oberfläche der Form auf ein stabiles Zentrum bezog.

Die Prozessdynamik im Therapieverlauf von Fall 3 war umgekehrt von außen nach innen gerichtet, um eine Formung zu bewirken. Eine „wache" Plastik sollte entstehen. Hier ist eine Beziehung zu den plastischen Dynamiken erkennbar, die bei der antiken Laokoon-Plastik vorherrschte [→ Kapitel II.5]. Die abbauenden Kräfte wirken von außen auf die Masse ein: bei der Laokoon-Gruppe Stoff auflösend, hier aber formend und gliedernd.

Fall 4 und 5: Zwei konstitutionell orientierte Therapien mit polaren Zielrichtungen

Nicht immer besteht der therapeutische Auftrag – wie in Fall 2 und 3 – darin, eine konkrete Symptomatik unmittelbar zu beeinflussen. Es kann auch darum gehen, konstitutionelle Betonungen, welche die gesamte Kräftedynamik im eigenen Leib ebenso wie die Beziehung zur Welt betreffen, allmählich zu verwandeln und auf diese Weise langfristig auf Einseitigkeiten ausgleichend zu wirken. Sowohl seelische Besonderheiten wie auch physische Erkrankungstendenzen lassen sich dadurch harmonisieren. Aber auch die Fähigkeit, schwierige Lebenssituationen fruchtbar zu verwandeln, kann durch plastische Übungen gestärkt werden, wenn ein Erkennen der jeweiligen konstitutionellen Problematik gelingt. Ein solcher grundsätzlich verwandelnder Prozess erfordert allerdings eine längerfristige Therapie, während symptomorientierte Wirkungen sehr schnell zu erreichen sind. Für den Therapeuten bedeutet dies auch, immer wieder neue Wege zu einem freudigen Plastizieren und Lust an der gemeinsamen Arbeit zu finden. Insbesondere bei oft mehr leistungs- als prozessorientierten Patienten ist es hilfreich, wenn man zu Beginn der Arbeit konkrete Therapieziele festlegt und immer wieder gemeinsam evaluiert, ob diese erreicht werden konnten. Auf diese Weise kommen Fortschritte, die in einem längerfristigen Therapieprozess erreicht werden, deutlicher zu Bewusstsein, und die Motivation zu weiterer, längerfristiger gemeinsamer Arbeit bleibt erhalten (während bei unmittelbarer Symptombeeinflussung durch das Plastizieren die Wirksamkeit aus dem unmittelbaren Erleben heraus ohnehin evident wird).

Wieder wählen wir zwei Patienten, bei denen sowohl hinsichtlich der konstitutionellen Einseitigkeiten als auch bei den erforderlichen Therapieschritte polare Aspekte auftreten. Umso verblüffender mag es sein, dass anscheinend sehr ähnliche Übungen zum Einsatz kamen. Allerdings war – wie Sie sehen werden – die Art der Durchführung sehr unterschiedlich, wodurch es möglich war, polare Wirkungen zu erzielen.

Fall 4: Willens- und Entscheidungsschwäche

Herr A wurde von seiner Frau in die Therapie geschickt. Eigentlich hatte ihr Arzt ihr selbst Plastisch-Therapeutisches Gestalten empfohlen, aber sie war zu der Überzeugung gelangt, dass zunächst ihr Mann damit beginnen solle.

Der Anfang 40-jährige, mittelgroße Patient, wirkt seelisch sanft und zurückhaltend, körperlich aber durchaus vital. Seine Wangen und seine Stirn über dem rundlichen Gesicht sind gewölbt, die Lippen füllig. Seelisch erscheint er eher scheu, er meidet Blickkontakt und geht leicht vorgebeugt. In der Begegnung ist er unsicher, zögernd, die Stimme ist nur leise, und wenn er spricht, scheint er im langen Fluss seiner Rede wie in seiner Eigenwelt zu versinken, ohne den Kontakt zum Gegenüber zu halten. Nur selten blickt er auf, und dann erreicht einen für kurze Zeit, hinter den vorgefallenen Haaren hervortretend, ein überraschend warmer, aus braunen Augen dringender Blick.

Herr A übt in fester Anstellung einen technisch-künstlerischen Beruf aus. Als Therapieziel formulierte er, dass er gerne „aus dem Kopf herauskommen" wolle, zumal seine Partnerin meine, dass er „immer zu abstrakt" sei. Er wollte entscheidungsfähiger und klarer werden.

Insgesamt können wir den Patienten als vital und warm sowie als etwas „phlegmatisch-wässrig" erleben. Sein Bezug zur Außenwelt wirkte auf mich nicht sehr wach, er schien immer wieder im eigenen Inneren zu versinken. Seine Ausstrahlung war eher „warm" als „licht". In Hinblick auf seine Ich-Präsenz in Bewegung, Sprache und Begegnung erlebte ich ihn als leicht verträumt. Plastisch bedeutet dies, dass mittels der Übungen Herausforderungen an ihn gestellt werden sollten, welche die bewusste „Tagseite" gegenüber der aktuell prädominierenden „Nachtseite" seiner Seele und seines Organismus stärkten, damit er den eigenen Willen besser in der Außenwelt zu erleben und verwirklichen vermochte.

Fall 5: Zunehmender Verlust der Sehfähigkeit und beginnender Hautkrebs

Herr B ist etwas über 70 Jahre alt, hochgewachsen, athletisch-drahtig und kraftvoll. Er wurde von seiner Augenärztin zum therapeutischen Plastizieren geschickt. Kopf und Gesicht wirken aufrecht, langgezogen, Nase und Lippen sind schmal, die Augen hell, die Haut ist trocken-geformt, fein ziseliert und stellenweise verdichtet-unruhig. Er leidet unter einer trockenen altersbedingten Makuladegeneration, die – in der Regel im höheren Lebensalter – zu einem zunehmenden Verlust des zentralen Sehvermögens führt, während das periphere Sehen weitgehend erhalten bleibt. Schon heute hat Herr B nur noch ein Sehvermögen von 20 % und seine Fähigkeit zu Lesen bereits vor langer Zeit verloren, weshalb er vor 12 Jahren seinen intellektuell betonten Beruf aufgeben musste. Durch seine Erkrankung lässt er sich aber in keiner Weise von einer sehr aktiven, weltzugewandten Lebensgestaltung abhalten, die intensive sportliche Aktivitäten (Skating, Skisport, Bergwandern – inklusive Hochtouren in Sommer und Winter –, Radfahren etc.) ebenso umfasst wie ein waches Bewusstsein für Umwelt und Politik. Auf diesen Gebieten ist er auch selbst aktiv mitgestaltend tätig. Er ist ein ausgesprochener „Augenmensch", dem Lebensgenuss aufgeschlossen und humorvoll. Durch seinen dem Licht zugewandten Lebensstil, bei dem er bisher auch kaum Lichtschutz (Sonnencreme und -brille) einsetzte, sind deutliche solare Hautveränderungen bis hin zu Präkanzerosen aufgetreten.

Zusammenfassend kann man ihn als eher „trocken", drahtig und außenweltbezogen erleben. Seine Wachheit und sein Bezug zum Licht sind sehr ausgeprägt. Sie überwiegen im Verhältnis zu den vitalen Regenerationskräften.

Therapeutisch galt es, seine körperlichen Aufbaukräfte zu stärken und dafür zu sorgen, dass die ätherisch-regenerierenden Kräften die Peripherie seines Leibes bis in die Sinnesorgane hinein nicht vorzeitig verlassen. Eine weitere Therapieintention bestand darin, auch ohne Hilfe des Sehsinnes die Raumorientierung bewusst zu üben und zu stärken. Freude sollte das plastische Arbeiten durchdringen und eine warme Beziehung zum eigenen Inneren gestärkt werden, um sich nicht zu sehr in der Außenweltbeziehung zu verlieren. So besprachen wir in der ersten Sitzung die Möglichkeit einer Übung, die ihm auch ohne den Sehsinn gut gelingen würde, da sie seine Fähigkeit trainierte, „innerlich zu sehen".

Vergleich der Therapieintentionen in Fall 4 und Fall 5

Da beide Patienten jeweils durch Dritte in die Therapie „geschickt" worden waren, erarbeitete ich mit ihnen zunächst einen therapeutischen Auftrag, den sie als ihren eigenen Wunsch erleben konnten. Da sie sich nicht von aktuell belastenden Symptomen bedrängt fühlten, die rasch zu mildern waren, konnten sie ein eigenes Ziel formulieren und waren beide für einen längeren, übenden Therapieweg motiviert. Eine solche, auf die Konstitution gerichtete Behandlung, die grundsätzliche Entwicklungen anregen soll, ist auf einen längeren, kontinuierlichen Weg hin angelegt und daher in aller Regel nur in ambulantem Setting erreichbar. Allenfalls der Beginn könnte – beispielsweise im Rahmen einer Kurmaßnahme – stationär Impulse vermitteln, die dann alltagsbegleitend aufgegriffen werden müssten.

Es ist immer hilfreich, wenn eine erste plastische Arbeit im Therapieverlauf zu einem freudigen Gefühl führt und zu erleben ist, dass einem etwas gelingt.

Bei beiden Patienten habe ich mit dem Plastizieren einer menschlichen Gestalt begonnen, weil es sich hier um eine konkrete und gut vorzustellende Aufgabe handelt. Zudem fördert ein Arbeiten an einer menschlichen Figur die Beziehung zum eigenen Leib. Auch das Setting mit geschlossenen Augen intensiviert die Orientierung in der eigenen Leibesgestalt. Somit war für beide Patienten die Vorstellung des zu erreichenden Ziels klar. Die Therapieintentionen waren aber unterschiedlich. Der Patient, der entscheidungsfähiger werden wollte (Fall 4), sollte durch den Einsatz seines Bewegungs- und Lagesinnes eine lichte Wachheit im Leib erreichen, während bei dem Patienten, dessen Sehfähigkeit zunehmend nachließ (Fall 5), ein Schwerpunkt auf den Einsatz des Lebenssinnes gelegt wurde und eine Fokussierung auf die innere Durchlebung der Gestalt bis in die Hautgrenze hinein bestand.

Beide Behandlungen wurden in einem Einzelsetting durchgeführt, und beide Patienten sollten die von ihnen gestaltete Form immer in konstanter Lage belassen, sie nicht drehen oder ansehen, um in einer unmittelbaren Beziehung zu ihr bleiben zu können, ohne dass bewertendes Urteilen sich dazwischenschiebt. Behutsames Nachfragen förderte eine immer vollständigere Wahrnehmung der Gesamtform und ihres Entwicklungsbedarfes, bis die Patienten schließlich den Eindruck eines Gelingens erleben konnten.

Entsprechend der unterschiedlichen Therapieziele erfolgte jeweils eine spezifische Modifikation der Übungen.

Fall 4: Der Therapieprozess

Herr A wurde zunächst aufgefordert, durch das Aneinanderfügen einzelner Tonstückchen eine stehende Säule aufzubauen, deren Verhältnis von Höhe und Breite einer menschlichen Gestalt entsprechen sollte. Das allmähliche Hinzufügen von Ton in einer meditativen Grundstimmung machte ihm viel Freude. Er versuchte nun, das ihm gemäße Volumen in ihm richtig erscheinenden Proportionen zu finden. Daraufhin wurde er angeregt, im oberen Bereich der Säule beidseitig eine leichte Einbuchtung zu schaffen und einen Kopf so heraus zu gliedern, dass dessen Größe in einem harmonischen Verhältnis zur Gesamtgestalt stand. Anschließend waren die Taille und die Länge der Beine in einem ebenso harmonischen Verhältnis zur Gesamtform zu bilden.

Herrn A fiel es schwer, die innere Senkrechte seiner Figur zu halten, und lange geriet der Kopf im Verhältnis zur Gesamtgestalt zu groß, während die Beine keinen Platz mehr in der Säule fanden (Abb. 18). Er strengte sich sehr an, die Proportionen richtig zu finden und versuchte beispielsweise, das richtige Verhältnis zu errechnen und mit den Fingern messend auf die Figur zu übertragen. Man erlebte, dass er entweder sehr abstrakt „kopfig" vorging oder ganz im Tun versank, wodurch sich aber keine passenden Proportionen ausbildeten. Meine Aufgabe bestand nun darin, ihm immer mehr zu einer wachen Wahrnehmung seiner eigenen Leibesgestalt zu verhelfen sowie seine Fähigkeit zu stärken, die Selbstwahrnehmung in einem Dialog auf die von ihm in der Außenwelt gestaltete Figur zu übertragen. Ich wollte erreichen, dass er sich selbst von innen her aufmerksam in seinen eigenen Proportionen erlebt und sich dann innerlich so mit seiner Figur verbinden kann, dass er fühlt, wo die Gliederungen in der Säule ansetzen müssen. So bat ich Herrn A, dorthin zu zeigen, wo er die Mitte seines Körpers fühlt, und sich anschließend vorzubeugen und mit den Fingerspitzen den Boden zu berühren, um zu fühlen, wie lang seine Beine demgegenüber sind. Nach dem Aufrichten sollte er erneut die von ihm gefühlte Körpermitte anzeigen, wobei er feststellte, dass diese viel tiefer liegt, als er zunächst angenommen hatte. Es verblüffte ihn, dass die Beine die Hälfte seiner Gesamtlänge ausmachen. Fest auf dem Boden stehend und sich innerlich aufmerksam durchspürend, sollte er nochmals von unten nach oben seine Gesamtgestalt innerlich abtasten. Anschließend ging er mit seiner Tonfigur ähnlich vor, indem er sie innerlich zu ergreifen und abzutasten versuchte. Dabei stellte er fest, dass er zur Ausbildung der Beine noch etwa eine Handbreit Ton benötigte. So beschlossen wir, die Figur von ihrer Unterlage zu lösen, die von dem Patienten gewünschte Tonmenge auf die Arbeitsunterlage zu legen und die Form darauf zu stellen.

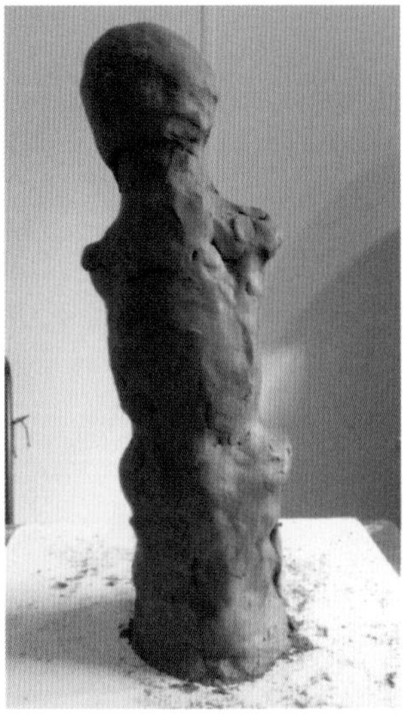

Abb. 18: In die Tonsäule sollten, entsprechend der Eigenwahrnehmung des eigenen Leibes, die Körperproportionen eingearbeitet werden. Die Beine erhielten zunächst zu wenig Raum.

Plötzlich gelang Herrn A ein müheloses Schwingen seiner Aufmerksamkeit vom Inneren seines Leibes zu seiner Figur, die er ebenso innerlich fühlend durchdringen konnte, und zu sich selbst zurück (Abb. 19). Die vorher mühselige Arbeit machte ihm nun große Freude, und er kam in einen selbstvergessenen Flow des Arbeitens. Auch bei unserem letzten Patienten (Fall 3) bestand ja die erste Übung in dem Aufbau einer Säule, die in eine menschliche Gestalt verwandelt wurde. Bei ihm erlebten wir aber, dass er mit dem Gleichgewicht seines Leibes kämpfte, während der nun betrachtete Patient darum rang, sein Körpererleben in Beziehung zum Umraum zu setzen.

Anfänglich orientierte Herr A sich eher an den „Eckpunkten" der Gliederung wie von außen, und erst als er begriff, dass er innerlich in sich selbst seine eigene, innen erlebte Raumorientierung spürend finden konnte, veränderte er rasch in einem Begeisterungs-Flow seine Tonform, und diese bekam bald vitale, sich wölbenden Oberflächen.

Indem Herr A seine Aufmerksamkeit auf die verschiedenen Partien seines eigenen Leibes lenkte, konnte er das innerlich Erlebte mit den Händen übertragen. Als er schließlich seine Tonform sehend betrachtete, war er sehr beeindruckt und glücklich über das Ergebnis, das er sich selbst nie zugetraut hätte. Nach dem eher verstandesmäßigen Einstieg in die Übung konnte Herr A auf einmal aus seiner unmittelbaren Wahrnehmung und seinem Erleben heraus sein Handeln und Denken mit dem Fühlen verbinden, was ja seinem Therapieziel nahekam. Bemerkenswert war, dass er keinerlei Entscheidungsschwierigkeiten erlebte, nachdem es ihm gelungen war, seine Eigenwahrnehmung zur Richtschnur für die Tätigkeit seiner Hände werden zu lassen.

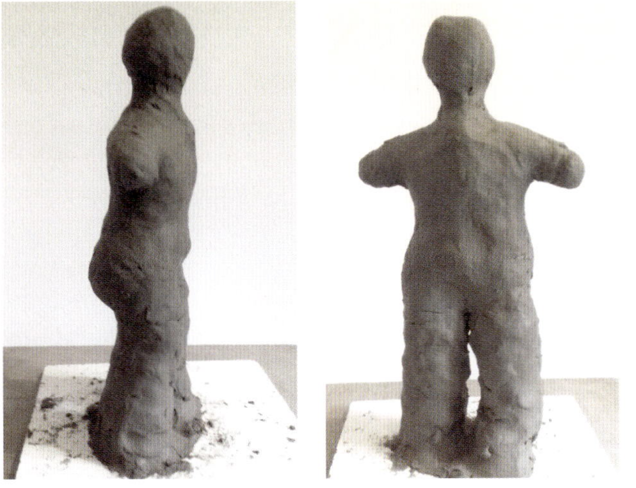

Abb. 19: Die anthropomorphe Vorform wird direkt zur vitalen, selbst erlebten Eigengestalt. Die Grundlage bildet dabei das innere Erleben der eigenen Raumproportionen.

Fall 5: Der Therapieprozess

Da ich anfänglich annahm, dass Herr B infolge seiner Sehbehinderung Hilfe benötigen würde, ließ ich ihn die erforderliche Tonmasse nicht selbst aufbauen, sondern stellte ihm diese als etwa 40 cm hohen Block vor ihn auf den Plastizierbock. Erst später entdeckte ich, dass der Patient sich von seinem eingeschränkten Sehen in keiner Weise behindern lässt, und dass er im Leben körperlich maximal tätig ist. Zudem ist in erster Linie die Schärfe seines zentralen Sehens beeinträchtigt, ein Aufbau des Tones wäre ihm daher problemlos gelungen.

Auch die Proportionen zum Plastizieren eines Torsos fanden schon grob Berücksichtigung, als ich ihm das erforderliche Material zur Verfügung stellte.

So bat ich den Patienten nun, zunächst in seine Schultern hineinzufühlen und sich dann innerlich bis zum Becken hinunter zu „tasten" und zu versuchen, das Verhältnis der Höhe, Breite und Tiefe in seiner Gestalt zu spüren sowie die Maße auf seine Tonform zu übertragen. Es gelang Herrn B problemlos, die Proportionen sofort richtig zu gestalten, dabei war er sehr konzentriert und wach (Abb. 20 links). Nun ging es darum, die Form von innen heraus bis in die Peripherie der Haut hinein lebendig zu erfüllen.

Beim Arbeiten konnte man beobachten, wie der Patient in sein Inneres zu lauschen und sich dabei leicht und ganz aufmerksam seiner Form zuzuneigen begann. Auch seine Figur nahm immer mehr den Ausdruck seiner nach innen gerichteten, lauschenden Haltung an. Dass dies mit einer leichten Neigung nach vorn einherging, fasste ich in diesem Fall nicht als zu bearbeitendes Problem auf, sondern als Ausdruck einer therapeutisch erwünschten Verinnerlichungstendenz.

Die Oberfläche des Torsos wirkte lange eher etwas brüchig und unzusammenhängend, wie etwas trocken und welk. Eine bis an die Oberfläche reichende und sich kraftvoll der Außenweltwirkung gegenüber abgrenzende Vitalität im Stoff gelang Herrn B erst nach langer intensiver Hinwendung (Abb. 20 rechts).

Als der Patient seine Form zum ersten Mal mit offenen Augen anschaute, freute er sich sehr über die schöne, gelungene Gestalt und ihre harmonische Proportionierung.

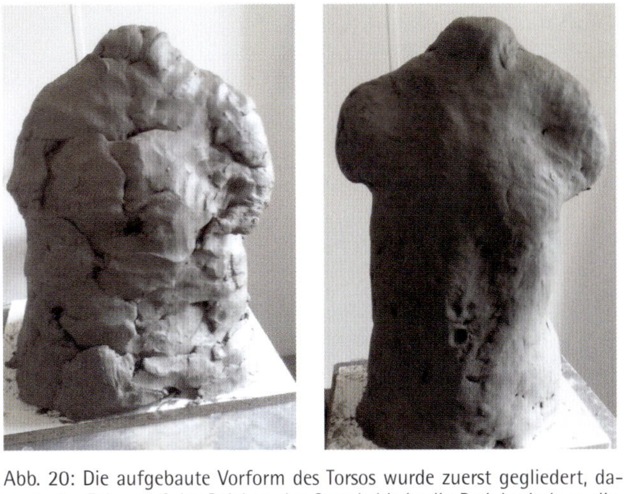

Abb. 20: Die aufgebaute Vorform des Torsos wurde zuerst gegliedert, danach der Fokus auf das Beleben der Gestalt bis in die Peripherie bzw. die „Haut" der Form gelegt.

Vergleich der ersten zwei Formprozesse

Herrn A fiel es schwer, die Aufrechte der Figur in ihrem Bezug zum Umkreis zu finden. Die vitale Oberflächenqualität der Form gelang wie von selber. Die Durchdringung der Gestalt nach unten bis in die Beine fiel ihm dagegen besonders schwer (siehe Abb. 18).

Herrn B fiel die Orientierung im Raum wie auch die Proportionierung der Gestalt leicht, aber die innere Erfüllung der Form mit Leben und Wärme deutlich schwerer (Abb. 20 links).

Als nächstes begannen beide Patienten wieder eine ähnliche Übung, deren Durchführung allerdings entsprechend den unterschiedlichen therapeutischen Intentionen differierte. Beide sollten eine große, aufrechte, oben geschlossene Hohlform aufbauen, in diesem Fall über einer dazu ausgeschnittenen Platte, durch die hindurch sich der ganze Unterarm in die sich bildende Form führen ließ, um mit der einen Hand von innen, mit der anderen von außen an der Form gestalten zu können [→ zur Übung siehe Kapitel VI.2.5 Merkurübungen].

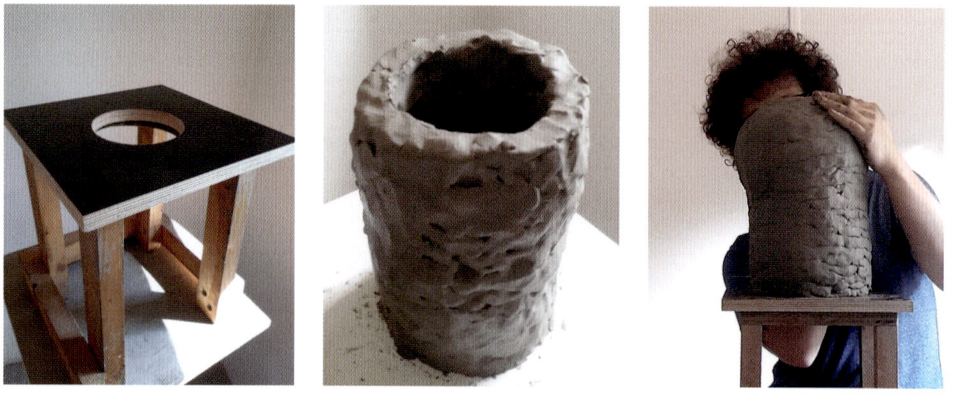

Abb. 21: Hilfsgerüst für die Arbeit mit Hohlformen, darüber kann eine lose Platte mit Loch gelegt werden. Von unten greift die Hand hinein, um innen in der Form zu arbeiten. Die andere Hand ist außen tätig und gibt der inneren Hand Halt und Grenze.

Zunächst baut man mit offenen Augen die Grundform zu der Übung auf. Ein oben kuppelartig abgeschlossener Zylinder mit einer Wanddicke von etwa 3 cm wurde gebildet, wobei die Höhe an die Länge des Unterarmes des Gestalters angepasst sein sollte, um eine an den individuellen Körpermaßen orientierte Dimension der Form zu bilden.

Im nächsten Schritt werden die Augen geschlossen, und man bittet den Plastizierenden, sich auf seine eigene Gestalt zu konzentrieren. Innerlich richtet dieser sich auf und fühlt, wie die Aufrechte sich mit dem Erdmittelpunkt und dem Himmel gleichermaßen verbindet. Es ist wie ein Lichtstrahl, der durch die Füße hindurch bis in den Mittelpunkt der Erde führt und durch die Wirbelsäule und das Schädeldach zum Stern über mir reicht. Nachdem so das Gefühl für die Senkrechte intensiviert wurde, lenkt man nun das Bewusstsein in die Weite. Es umgibt einen nun in der Horizontalen, um den Brustkorb herum, die Mitwelt. Indem man sich nun wieder auf seine eigene Gestalt besinnt, lässt sich fühlen, dass diese nicht an der sichtbaren Oberfläche der Haut endet, sondern eine Wärmehülle den Körper umgibt, die etwas über die Haut hinaus reicht. Diesen Eigenraum und seine Grenzen wollen wir im Folgenden in der entstehenden Plastik finden.

Nun wird der Plastizierende, der weiterhin seine Augen geschlossen hält, gebeten, mit dem einen Arm von unten in den Zylinder zu greifen und die Tonform langsam auszuweiten, während die andere Hand entgegenhält. Pendelnd richtet sich die Aufmerksamkeit zunächst auf das eigene Erleben von Aufrechte und Eigenraum, anschließend erfolgt eine Übertragung der Eigenwahrnehmung auf die Tonform, diese gestaltend, innen weitend, außen Grenze bildend. Wenn wir uns an die einleitenden Darstellungen in diesem Buch erinnern, so erkennen wir, dass bei dieser Übung die in der Nacht dominierenden, aufbauenden Wachstumskräfte mit den tagsüber besonders aktiven, abbauenden Formkräften in Beziehung zueinander gesetzt werden. Als begleitende Therapeutin beobachtet man aufmerksam, ob der Patient sich gut mit seiner ganzen Gestalt und seiner Aufrechte verbindet. An der Tonform ist erkennbar, ob diese an der Aufrechten gut orientiert ist. Wenn es zu Asymmetrien und einseitigen Ausbeulungen kommt, so ist der Patient noch nicht in seiner Mitte orientiert, er kann die Peripherie noch nicht gut an ihr ausrichten.

Wenn dieser Prozess gelingt, so erlebt der Plastizierende oft ein tiefes Glücksgefühl, in dem er sich eingebettet und aufgehoben in der Welt fühlt. Ein warmes Gefühl der Korrespondenz mit dem Kosmos tritt auf im Sinne von „Ich fühle mich in mir selbst und bin mit der Welt verbunden". Man erlebt, dass man seine eigenen Grenzen finden und halten kann. Nur wenn man seine eigene Mitte spürt, lässt sich auch die Peripherie und somit ein erlebter Eigenraum ausbilden.

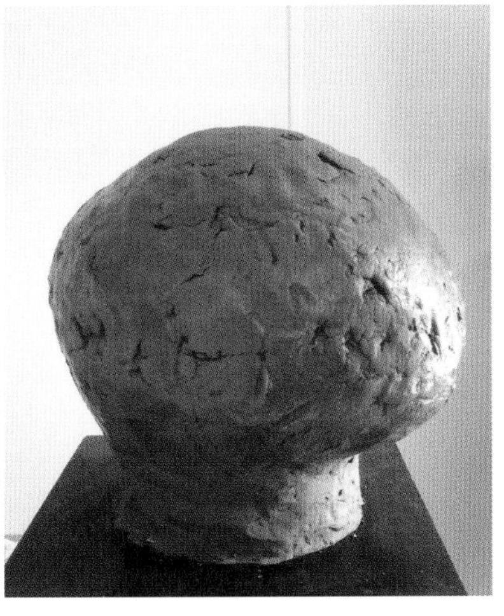

Abb. 22: Grundform von Herrn A. Die Form verliert die Orientierung, Schwere und Wärme überwiegen. Die Plastik scheint in die Schwere zu sinken.

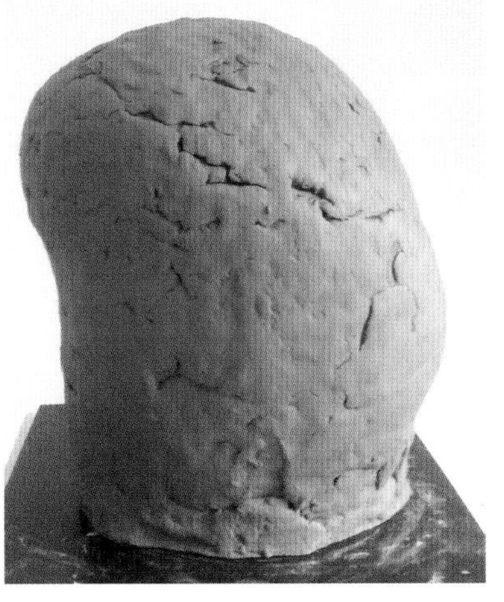

Abb. 23: Grundform von Herrn B. Diese Form ist kraftvoll im Raum orientiert, weist jedoch eine aufgerissene Oberfläche auf.

Wie ging es nun den beiden Patienten mit dieser Übung, und wie gestalteten sich ihre Plastiken?

Herrn A fiel es schwer, eine klare Orientierung im Raum zu finden und sein Werk tendierte – wie man in Abb. 22 sieht – zur Ausweitung, so dass die Form ihre Orientierung am Zentrum zu verlieren drohte und dabei in der Peripherie in die Schwere sank.

Es schien ihm nicht leicht zu fallen, sich gut mit seiner eigenen Gestalt zu verbinden, und beim Plastizieren drohte er, sich immer in der Weite zu verlieren. Später erfuhr ich, dass er eine intensive indische Meditationspraxis pflegte, was zwar sein kosmisches Bewusstsein stärkte, aber zu einer geringen Anbindung an den Leib führte. Ziel des Übens war es, die Leibverbindung als Gegengewicht und Orientierungspunkt zu stärken.

Herr B hatte keine Schwierigkeiten, sich im Raum und in seinem Körper zu orientieren, jedoch wirkte die Oberfläche seiner Form trotz der kraftvollen Spannkraft spröde, obwohl beide Patienten Ton mit demselben Feuchtigkeitsgrad bearbeitet hatten.

Im nächsten Schritt sollten die Patienten die Augen schließen, einen Arm ins Innere der Form führen und die andere Hand von außen gegenüberstellen, um Halt zu geben und der von innen kommenden Ausweitungsdynamik eine Grenze zu setzen.

Nun bestand die Aufgabe darin, die Oberfläche so zu gestalten, dass die Gesamtform sich gleichmäßig auf eine sie zusammenhaltende, aufrechte Mitte bezieht. Zunächst sollte eine ganz allgemeine Gesamtform gebildet werden, ein auf sich selbst bezogener, stehender Eigenraum.

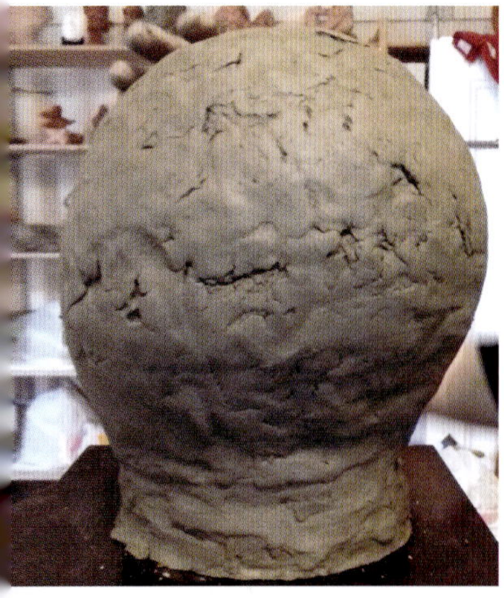

Abb. 24: Entwicklung der Plastik von Herrn A. Die Form bezieht sich zunehmend stärker auf ihr Zentrum und weist eine bessere innere Standhaftigkeit auf.

Herrn A bat ich, sich hierzu so hinzustellen, dass er gut seine Füße und seine sich aufrichtende Gestalt spüren konnte, und diese Dynamik in seine Form hineinzunehmen, sodass er fühlte, wie Zentrum und Peripherie miteinander verbunden sind, und sich wach in die Welt zu stellen (Abb. 24).

Bei Herrn B war zu erleben, wie es ihm im Verlauf des Arbeitens durch seine tiefe Verbindung mit seinem eigenen Zentrum und dem seiner Figur gelang, Spannung und Vitalität bis in die Außenhaut seiner Form zu tragen. Bei der geschlosseneren Form des Kopfes fiel dies leichter als bei der gegliederteren Form des Torsos (Abb. 25).

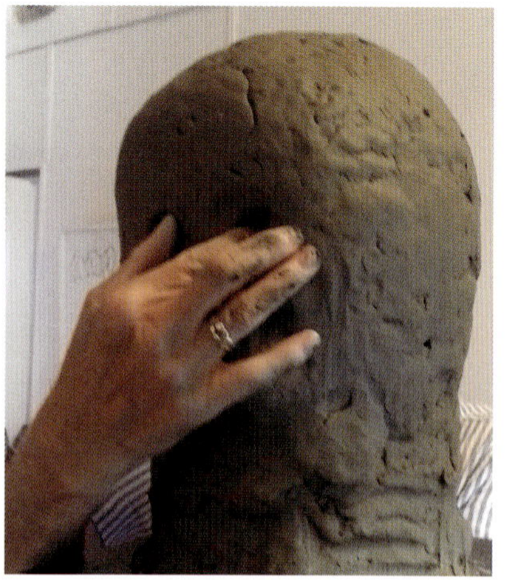

Abb. 25: Entwicklung der Plastik von Herrn B. Eine stärkere Dynamik und Vitalität zeigt sich an der gespannten Oberfläche.

Zusammenfassung

Wir verlassen nun die Darstellung der konkreten weiteren Therapiewege dieser beiden Patienten und fassen zusammen, was bisher deutlich wurde: Die konstitutionellen Dynamiken der beiden geschilderten Patienten bilden sich im Gestalten ihrer Werke ab und es ist erkennbar, wie sich therapeutisch die bisher noch weniger ausgebildeten Fähigkeiten stärken und damit in ihrem Zusammenklingen harmonisieren lassen.

Wir wollen jedoch noch kurz schildern, zu welchen Verwandlungen es im Verlauf der weiteren Therapiewege schließlich gekommen ist.

Herr A berichtete am Ende der 20 Stunden umfassenden Therapie, dass er nun zufriedener an seinem Arbeitsplatz sei. Er setze sich deutlicher mit seiner Umgebung auseinander und formuliere eigene Bedürfnisse klarer. Anstehende Arbeiten kann er effektiver und schneller bewältigen und Entscheidungen leichter fällen. Er wirkt aufrechter, wacher und im Kontakt mutiger.

Herr B kam mit großer Freude in die Behandlung und war auch beim Arbeiten mit geschlossenen Augen gut im Raum orientiert. Er lebte sich sehr gut in das „blinde" Plastizieren ein, das er mit großer innerer Regsamkeit ausführte. Dabei hatte er den Eindruck, im Plastizieren ganz neue Erfahrungen zu machen, die hilfreich für ihn sind. Seine Augenerkrankung ist derzeit stabil, jedoch lässt sich noch nicht beurteilen, ob – im Zusammenwirken mit anderen Therapieansätzen – die plastisch-konstitutionelle Behandlung auch in dieser Hinsicht einen erfolgreichen therapeutischen Beitrag leistet. Die Therapie wurde nach 30 Einheiten abgeschlossen.

Fall 6 und Fall 7: Eine Gegenüberstellung von zwei depressiv erkrankten Menschen mit unterschiedlicher seelischer Dynamik

Erneut möchten wir ein Patientenpaar vorstellen und ihre Therapieprozesse und Formverwandlungen vergleichend nebeneinanderstellen. Diesmal sind es zwei Frauen, bei denen seelische Fragen und Probleme im Vordergrund ihres Therapiewunsches standen.

Während viele Männer oft eher konkrete Ziele angeben, haben Frauen oft das Bedürfnis, eine Last abzuladen, weshalb sie sich häufig mehr Gespräche wünschen. In beiden Fällen liegt für uns dennoch der therapeutische Schwerpunkt in der Auseinandersetzung mit dem plastischen Material und dessen Verwandlung, was dann häufig Bewusstseinsprozesse und Erkenntnisse von Wandlungsnotwendigkeiten nach sich zieht.

Bei psychiatrischen und psychotherapeutischen Fragestellungen kommen neben dem Plastizieren häufig weitere therapeutische Ansätze wie etwa Psychotherapie, ärztliche Intervention etc. zum Einsatz, und es gilt, diese in einen fruchtbaren, patientenzentrierten Gesamtverbund zu integrieren.

Fall 6: Erschöpfte Leere oder Bindung am Leid

Frau Y, 60 Jahre alt, wurde wegen einer mittelgradigen Depression mit vorherrschender Antriebsstörung von ihrem Arzt überwiesen. Die in einem großen Betrieb tätige Patientin hatte über Jahre mit großem Engagement gearbeitet, aber schon damals die Tendenz gehabt, sich zu verausgaben. Auch im privaten Bereich konnte sie sich schwer von ihren Aufgaben lösen. Mittlerweile waren die Kollegen alle jünger als sie, und sie fühlte sich zunehmend weniger in den kollegialen Zusammenhang eingebunden, was dazu führte, dass sie sich ausgegrenzt vorkam. Frau Y hatte den Eindruck, dass die Arbeitsfülle nicht zu bewältigen war, und die frühere Freude an ihrer Tätigkeit war erloschen. Hinzu kamen Überforderungen durch Todesfälle von Nahestehenden und damit zusammenhängende fordernde Aufgaben. Nach der Arbeit empfand sie sich jetzt als kraftlos und nicht mehr in der Lage, früher befriedigende Aktivitäten – wie z. B. das gemeinsame Tanzen mit dem Ehemann – zu verfolgen. Vielmehr fühlte sie sich gezwungen, sich auszuruhen, zu sitzen und allenfalls zu lesen. An Gewicht hatte sie stark zugenommen und Gelenkbeschwerden ließen ihr Bewegungen zur Qual werden. Im eigenen Haus wie auch im Arbeitsumfeld begannen sich Stoffmassen und Aufgaben zu häufen, die sie nicht anpacken und abbauen konnte, weil sie sich von ihnen erdrückt und überwältigt fühlte.

Zum Erstgespräch schleppte sich Frau Y an Krücken in die Praxis, weil sie an starken Schmerzen in den Knien litt, die durch einen Meniskusschaden und eine Arthrose verursacht waren. Die Patientin berichtete, sich leer zu fühlen und überarbeitet zu sein, da sie zu hohe Leistungsansprüche an sich stellen würde. Sie wisse nicht mehr, wer sie sei und was sie wolle. Alles fühle sich grau an. Aber sie ahne, dass es in ihr eine Kraft gibt, zu der sie allerdings keinen Zugang finde.

Als ersten Therapieauftrag formulierten wir zu versuchen, Frau Y dazu zu verhelfen wieder ihre eigenen Ressourcen zu spüren und Kreativität und Freude zu entdecken. Da die Patientin sich von den Forderungen ihrer Außenwelt überfordert und leer fühlte, strebte ich ein maieutisches Vorgehen an [→ Kapitel VII.2], das besonders geeignet ist, noch nicht im Detail vorhersehbare Schritte zu gehen, lebendige seelische Bilder auftauchen zu lassen und zu nutzen sowie das eigene Potential des Patienten freizulegen und therapeutisch fruchtbar zu machen.

In einer ersten Übung gab ich der Patientin eine von ihr selbst zu bestimmende Menge Ton und bat sie, mit geschlossenen Augen so viel hinzuzufügen oder wegzunehmen, bis sie das Volumen als angenehm erlebte. Dann sollte sie versuchen, diese, nun etwa der Größe einer Honigmelone entsprechende, Menge an Ton zu einer Einheit zu formen, so dass schließlich eine Ganzheit entsteht, bei der alle Teile sich aufeinander beziehen.

Als ich Frau Y beim Plastizieren zusah, konnte ich zunächst keine gerichteten Impulse feststellen. Es machte den Eindruck, als bestünde wenig seelischer und intentionaler Kontakt zu ihrer Form, die noch ein unbelebtes Gegenüber für sie zu bleiben schien. Allmählich entstanden Ansätze zu einer relativ flachen Vertiefung in der Masse.

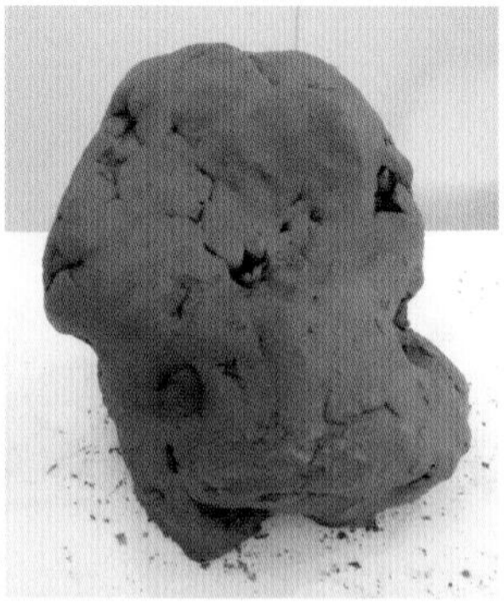

Abb. 26: Erste Therapiestunde – die erste Form erlebte die Patientin wie eine „Parabolantenne".

Auf meine Frage, was sie an ihrer Form erlebe und wie ihr eigenes Befinden sei, antwortete sie, dass sie sich grau und ihrer Form gegenüber ratlos fühle. Sie könne keine Richtung empfinden, in der diese sich entwickeln wolle. Es entstanden in ihr zunächst weder Bilder noch Gefühle, dann aber äußerte sie, dass sie ihre stehende Form wie eine Parabolantenne empfinde (Abb. 26).
Frau Y äußerte, dass etwas auf sie zuzukommen schien, und dass die Form dies abwehrte, wie ein Spiegel. Tatsächlich schien die sich bildende Form eine Abwehrgeste zu enthalten, und ich vermutete, dass sich hierin ein Aspekt des Befindens von Frau Y zeigte, die am liebsten die Anforderungen der Welt (und möglicherweise der Therapeutin) abwehren wollte. Offenbar war für die Patientin ein inneres Bild ihrer gegenwärtigen Situation entstanden und ich empfand es als positiv, dass Frau Y überhaupt etwas wahrgenommen und erlebt hatte. Am Ende der Stunde packte ich, mit ihrem Einverständnis, die Form ein, ohne dass sie diese gesehen hatte, damit das Erlebte in ihr lebendig bleiben und unbewusst weiterwirken könnte.

Bei der folgenden Begegnung packte ich die Form aus, nachdem Frau Y ihre Augen wieder geschlossen hatte, um an die letzten Erlebnisse anzuknüpfen. Nun stellte ich der Patientin Fragen zu ihrer Form und ihrem eigenen Befinden [zu möglichen Fragestellungen → Kapitel VII.2 Maieutisches Plastizieren]. Ziel war es, die Beziehung der Patientin zu ihrer Form zu stärken und sie dadurch erkennen zu lassen, was sie selbst als nächsten Veränderungsschritt durchführen wollte. Durch das Fragen nach der Orientierung der Form, ihrem Verhältnis zu Schwere und Leichte, zu Ruhe und Dynamik usw. begab sich Frau Y immer mehr auf einen Weg der Entdeckung von Qualitäten, die sie bereits in ihrer Form fühlen oder die sie ihr verleihen konnte. So entstand eine immer lebendigere Beziehung zu der Plastik, während ich ihr vorschlug, mit den Händen zu ertasten wo diese sich für sie schon gut anfühlte oder ihre Hände Stellen, an denen sie sich noch unwohl fühlte, verändern könnten.

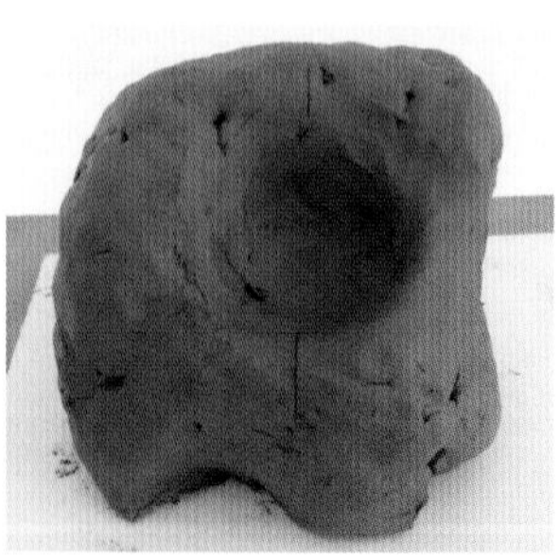

Abb. 27: Die in der ersten Stunde ausgebildete Form entwickelte sich in der Folgezeit weiter und fand eine klarere Orientierung im Raum.

In den folgenden beiden Therapiestunden fühlte sich Frau Y immer intensiver mit ihrer Form verbunden. Sie konnte nun ein Zentrum in der Form erspüren und sich ihr interessiert und wahrnehmend gegenüberstellen (Abb. 27). Durch eine Resonanzbeziehung mit dem Zentrum in der Form, wird der eigene Mittelpunkt erfahrbar [→ Kapitel VI, 2.1]. Die Patientin begann jetzt, ihre eigenen Impulse wahrzunehmen, anstatt sich ihrem Ohnmachtsgefühl passiv und hilflos hinzugeben. Nach und nach entdeckte sie in ihrer Form auch immer mehr Bewegungsimpulse, worüber sie sich sehr freute. Auf die Frage, wo sich die Form befinden könnte, entstand in ihr ein inneres Bild: Sie befinde sich an einem ruhigen mystischen Ort, wo sie etwas „abgeben" könne. Es sei ein märchenhafter Ort.

Am Ende der dritten Therapiestunde, in der sie die Form schließlich sehend fertigstellte, sagte Frau Y abschließend im Gespräch, dass sie sich für ihre bisherige berufliche Tätigkeit nicht mehr wirklich interessiere. Eigentlich mochte sie lieber Märchenerzählerin für Kinder werden und sich dem Leben zuwenden. Überhaupt habe sie Interesse am Leben gewonnen, aber auch über den Tod wolle sie mehr erfahren, da sie gerade das langsame Sterben ihres Nachbarn, den sie begleite, miterlebte.

Nach vier Wochen sahen wir uns wieder. In der Zwischenzeit war Frau Y im Urlaub gewesen, und sie hatte auch ihren schmerzenden Kniegelenksmeniskus operieren lassen. Wir einigten uns darauf, den vorherigen plastischen Weg fortzusetzen, um in Kontakt mit ihren kreativen Ressourcen zu kommen.

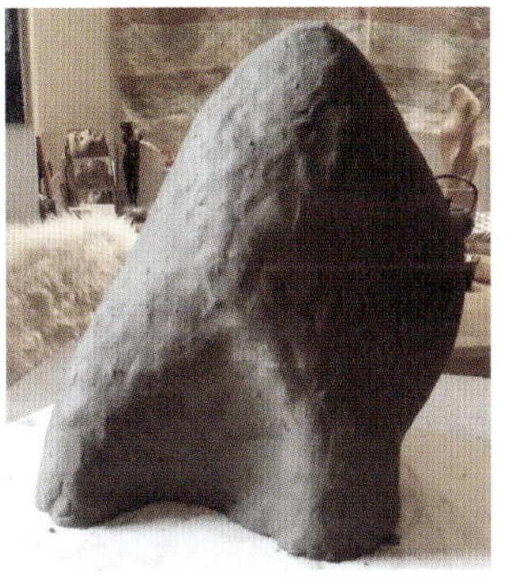

Abb. 28: Die neue Form richtet sich im Raum auf, aber sie weiß noch nicht, was sie will.

Wir stiegen wieder in einen neuen, formsuchenden Prozess miteinander ein. Die sich jetzt bildende Form entstand mit Dynamik und Schwung, und die Patientin fühlte sich ungeduldig und voller Wut während des Schaffens. Eine sich zunehmend aufrichtende Plastik entstand (Abb. 28).

Ihre neue innere Dynamik erlebte ich als energiegeladen, und die deutlich zu Bewusstsein kommenden Gefühle von Unzufriedenheit und Wut schienen mir kraftvolle und potentiell fruchtbare Emotionen zu sein. Diese lassen sich in Mut umsetzen, um sich willenskräftig auf den Weg einer Verwandlung der Lebenssituation zu begeben. Der Schwung im plastischen Handeln und die Unzufriedenheit mit ihrer Lebenssituation charakterisierten eine für Frau Y sensible Phase im Therapieprozess.

Das erste Auftauchen positiver Emotionen ist manchmal begleitet von einem Trauergefühl über die lange Abwesenheit solcher positiven Empfindungen. Es kommt vor, dass dies aggressive, abwertende Selbstbeurteilungen und Wut auslöst. Auf diese Emotionen aufmerksam zu sein und sie in die Therapie einzubeziehen, kann wertvolle Impulse für die weitere Behandlung liefern. Die therapeutische Aufgabe besteht darin, auch solche Emotionen fruchtbar zu verwandeln.

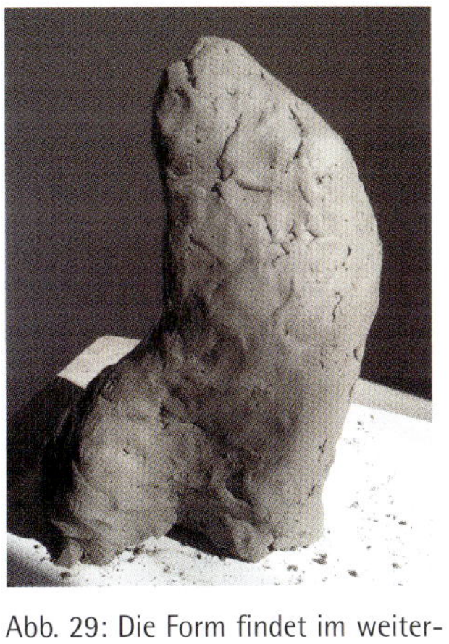

Abb. 29: Die Form findet im weiteren Therapieverlauf immer mehr ihre Aufrichte.

Aus verschiedenen Gründen konnte Frau Y nur sehr selten und in weiten Abständen in die Therapie kommen. In den nächsten Monaten, zum Herbst hin und bis in den Winter hinein, erlitt Frau Y einen seelischen Rückschlag. Ihre Depression tauchte wieder auf. Die Geburt eines ersehnten Enkelkindes löste in ihr nicht die erwartete Freude aus, sondern Trauer darüber, dass sie selbst es nach der Geburt ihrer eigenen Kinder nicht geschafft hatte, so stolz zu sein, wie es jetzt ihre Tochter war. Frau Y fühlte sich wieder von ihrer Arbeit erdrückt und überlastet, von der sie sich bisher noch nicht lösen konnte. Das tägliche Gefühl des Scheiterns bedrückte sie. Sie hatte den Eindruck, immer nur für andere zu kämpfen und es nicht zu schaffen, sich abzugrenzen und zu lösen. Frau Y berichtete, dass sie schon seit 20 Jahren immer wieder Depressionen gehabt habe, deshalb aber nie in Behandlung gewesen sei. In dieser Zeit habe sie auch sehr zugenommen, und daher versuche sie, sich nicht im Spiegel anzusehen. Ihren Körper nimmt sie daher kaum wahr. Eigentlich liebte sie das Tanzen mit ihrem Mann, aber der wolle Leistungstanz und sie selber nur die Freude am Tanzen. Deshalb tanze ihr Mann zur Zeit mit der gemeinsamen Tochter statt mit ihr.

Im Frühjahr versuchten wir, einen neuen Einstieg in die Therapie zu finden. Da Frau Y ihren Körper am liebsten ignorierte und sich seiner schämte, überlegten wir zusammen, wie sie sich positiv mit ihm verbinden könnte und ob sie sich dazu in einen Prozess der Eigenwahrnehmung begeben mochte, der sich durch das Plastizieren mit geschlossenen Augen anregen ließe. Wir vereinbarten, dass sie einen Frauentorso plastizieren könnte (Abb. 30). Dabei zeigte sich jedoch, dass der Prozess, sich mit dem eigenen Leib einfühlend zu verbinden und das Erlebte im Ton auszudrücken, bei ihr zu unangenehmen Empfindungen führte. Zwar gelang es ihr, einen schönen und kraftvollen weiblichen Torso zu gestalten, sie erlebte daran aber eine schmerzvolle Diskrepanz zu ihrem von ihr als zu dick bewerteten Körper.

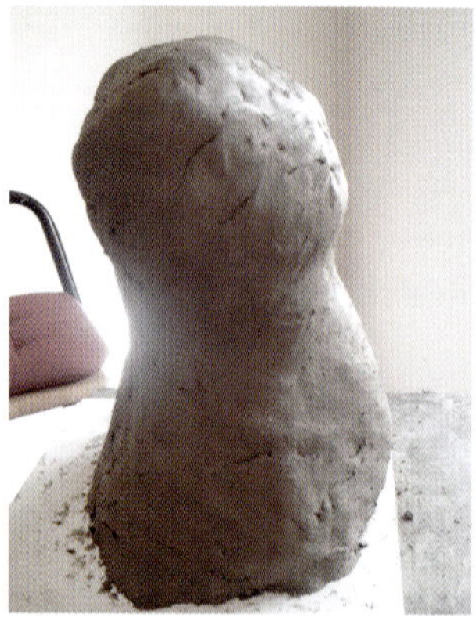

Abb. 30: Anhand der innerlich intensivierten Eigenwahrnehmung mit geschlossenen Augen gestalteter Torso

Daher beendeten wir diese Arbeit nach drei Therapieeinheiten.

Wir wussten, dass es jetzt nur noch eine Therapiestunde vor den Sommerferien geben würde. So stellten wir den Torso beiseite und beschlossen, uns auf einen Prozess einzulassen, der Spaß machen, keinen Leistungsdruck verursachen und in einer Stunde durchführbar sein sollte. Ich wollte Frau Y möglichst erleben lassen, dass Wut sich in kreative, konstruktive Tatkraft umsetzen lässt und man keine Angst vor der Wut haben muss. Wenn man mit einem Holzhammer einen nicht zu weichen Ton klopfend bearbeitet, wird Tatkraft spürbar, die eigene Kraft muss aber auch kontrolliert und dosiert werden, damit konstruktiv eine Form entsteht und sie nicht zerschlagen wird (Abb. 31). Das zunächst eher wütende und dann immer konstruktivere Ausagieren führt fast immer dazu, dass man dabei lachen muss. Genau das erlebte nun Frau Y, und wir konnten damit die gemeinsame Arbeit vor der Ferienpause in positiv erlebter Weise abschließen.

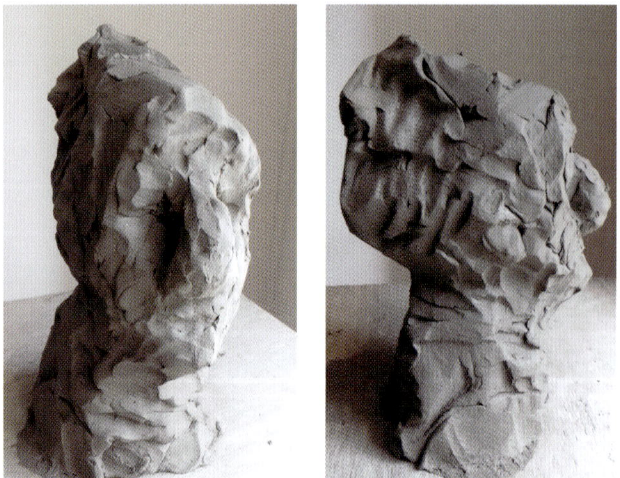

Abb. 31: Wenn mit einem Holzhammer der Ton gestaltet wird, lassen sich Aggressionskräfte konstruktiv einsetzen.

Aufgrund verschiedener Schicksalsschläge und hereinbrechender Aufgaben kam es zu einer unvorhergesehen langen Therapiepause. Außerdem war ihr von ihrem Arzt zwischenzeitlich eine zusammenhängende, multimodale Therapie empfohlen worden, die Gesprächseinheiten, Bewegung und Ernährungsmodifikation miteinander verknüpfte.

Erst nach etwa einem Jahr meldete sich Frau Y wieder und formulierte das Bedürfnis nach Ruhe und Innerlichkeit. In Hinblick auf diesen Auftrag bot es sich an, eine Saturnübung durchzuführen, die genau diese Wirkung haben sollte [zu den Saturnübungen → Kapitel VI.2.1]. So wurde im Sitzen ein Rund geformt, das Frau Y schließlich in den Händen lag. Sie wirkte dabei sehr glücklich und fühlte sich an viele positive Erlebnisse erinnert, die sie in der Vergangenheit hatte. Der Wunsch nach einem Ruhegefühl hatte sich erfüllt. Nun ging es darum, auch das Streben nach einer Entwicklung von Innerlichkeit aufzugreifen.

Ein solcher Metamorphosevorgang entspricht dem Übergang von einem ruhigen Dasein zu einer lebendig werdenden Innerlichkeit, dem Schritt von Saturn- zu Mondqualitäten. Auf dieser Stufe tritt Innenraumbildung auf. Wie in dem entsprechenden Abschnitt in Kapitel VI.2.3 geschildert, lässt sich dies plastisch umsetzen, indem an einer Stelle der Kugel allmählich eine Vertiefung entsteht, die dann zu einer zunehmenden Einstülpung weiterverwandelt wird.

Sehr konzentriert und gesammelt konnte sich Frau Y erst einen Zugang zum Zentrum der zuvor von ihr geformten Kugel schaffen und hier dann einen sich langsam weitenden Innenraum bilden. Sie erlebte, wie es möglich ist, sich selbst Halt und Hülle zu geben und einen abgegrenzten Raum auszubilden, in dem nur sie selbst ist, und zu dem niemand anderer Zutritt hat. Frau Y war mit diesem Ergebnis sehr zufrieden und fühlte eine stille Freude. Gerne wollte sie am Thema des Innenraumes weiterarbeiten.

In den nächsten sieben Stunden arbeiteten wir an der entstandenen Form weiter, und das Ziel bestand darin, eine Kommunikation zwischen dem entstandenen Innenraum und der Außenwelt herzustellen. Hierbei weitete Frau Y den Innenraum schnell so sehr, dass er spannungslos und sehr offen zur Umgebung wirkte und die Form davon bedroht war, den gewonnen Mittelpunkt zu verlieren (Abb. 32). Wir besprachen, dass dies auch ein Bild für die Tendenz von Frau Y sein könne, sich im Äußeren zu verlieren. So schlug ich der Patientin vor, den Innenraum so zu gestalten, dass er auch Schutz bieten konnte.

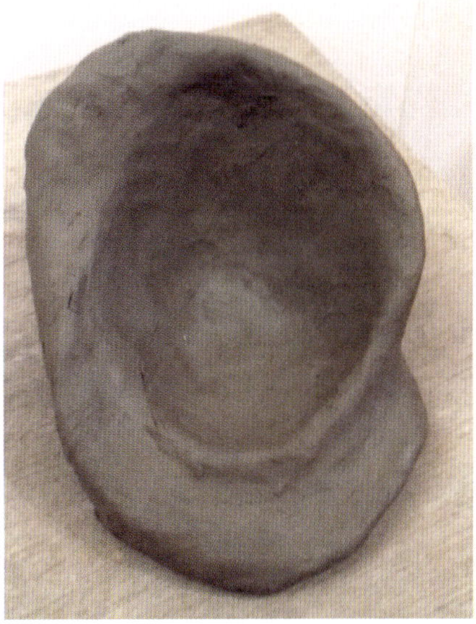
Abb. 32: Versuch, einen schützenden Innenraum zu schaffen, der auch in einer Beziehung zur Welt steht.

Sie versuchte, der Form Spannkraft zu verleihen und sie mit Leben, Licht und Leichte zu erfüllen. Mit dem Straffen der Kantenbildungen gelang es Frau Y schließlich, die Form so zu verwandeln, dass eine Kraft der Mitte erlebbar wurde, die bis in der Peripherie aufrecht erhalten blieb (Abb. 33).

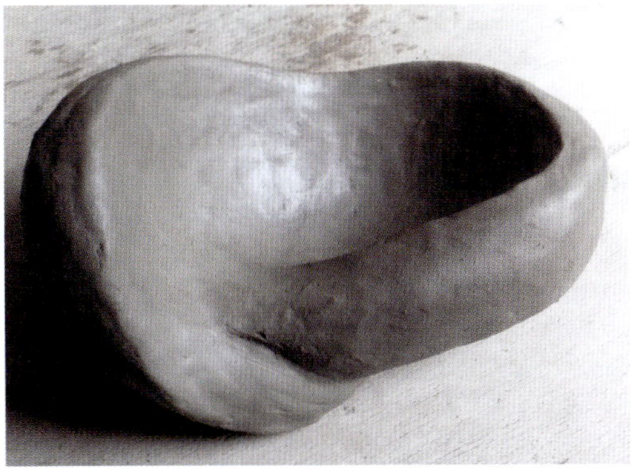
Abb. 33: Durch Straffen der Form, Spannung und Kantenbildung tritt zur bereits vorhandenen Wärmequalität der Form auch eine Lichtqualität hinzu.

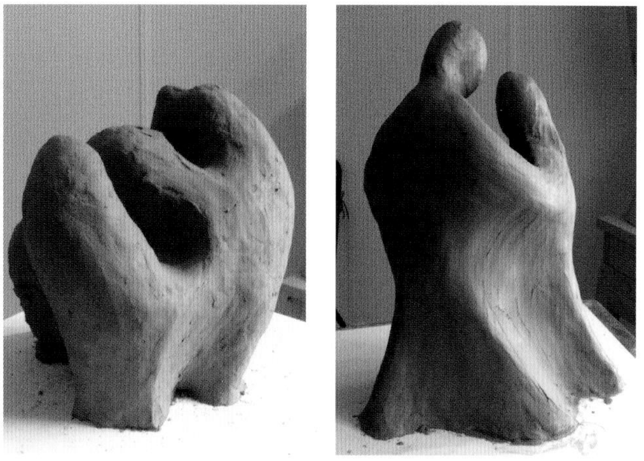

Abb. 34: Eine abstrakte Form wandelt sich in eine gegenständliche: ein tanzendes Paar.

Als nächste Plastik entstand eine abstrakte Form aus einem mit geschlossenen Augen durchgeführten Prozess des Suchens heraus, wobei sich nach und nach die Form zu einem tanzenden Paar entwickelte. Zwischen den Tanzenden, die sich nach außen dynamisch in ihre Umgebung stellten, wurde immer mehr ein warmer Zwischenraum des gegenseitigen Aufeinanderbezogenseins erlebbar (Abb. 34 rechts).

Beim Gestalten des Dialoges zweier Figuren, die zusammen eine Einheit bilden, besteht eine besondere Herausforderung darin, dass jede Figur in sich selbst ein Gleichgewicht ausbilden und darüber hinaus mit der anderen Figur zusammen eine gleichgewichtige Einheit bilden muss.

Zusammenfassung Fall 6

Gerade bei depressiven Patienten ist es eine große Hilfe, wenn sie beim Plastizieren die Form nicht anschauen, sondern diese tastend wahrnehmen, dabei in ein inneres Erleben und Fühlen kommen und somit nicht in ihren entmutigenden Vorstellungen stecken bleiben. Beim „blinden" Tasten erlebt man vorfühlend bereits einen zukünftigen Zustand, den man anstreben möchte, den man spontan nach und nach verwirklicht, wodurch man die Ohnmacht auflöst und überwindet. Ausgangspunkt des behutsamen Nachfragens sind Wahrnehmungen, die ich als Therapeutin an der Form habe. Wichtig ist, dass in den Fragen kein Urteil steckt oder gar suggeriert wird, dass die Therapeutin die Form lieber anders haben möchte. Es geht vielmehr darum, freilassend die Wahrnehmungsfähigkeit der Patientin selbst zu wecken und das Bewusstwerden ihrer eigenen Intentionen zu fördern. Durch die eigenen Wahrnehmungen an der Form setzen sich allmählich Interesse und Seelenbetätigung in Bewegung, und ein inneres seelisches Bild entsteht. So werden nach und nach immer mehr an der Form entstehende Empfindungen geweckt und in Gefühle verwandelt. Die Prüfung, ob man diese so haben oder verwandeln möchte, führt dann zu Erkenntnissen, und daraus entstehen schließlich Handlungsimpulse für die künftige Formgestaltung.

Fasst man den plastischen Therapieweg zusammen, so ging es zunächst darum, dass die Patientin sich zunehmend mit sich selbst und dem zur Verfügung stehenden Stoff verbindet und diesen allmählich aktiv aus sich heraus gestaltet. Aus dem Finden eines stabilen Zentrums in der Form und im eigenen Inneren tauchten Bewegungsimpulse im Stoff auf, die zu sich im Raum entfaltenden Formen führten (Abb. 28 und 29).

Die Lebensthemen von Frau Y – das Ringen um die Gestaltung ihres Lebens, ihr niedriges Selbstwertgefühl und die Schwierigkeit, den eigenen Willen zu finden – spiegelten sich in immer neuer Weise in den entstandenen Formen. Die Möglichkeit, diese Probleme unmittelbar in den Formprozessen zu erkennen, verdeutlichten Frau Y, wie sie auch jenseits der Therapiesituation ihr Leben neu gestalten wollte. Das konkret umzusetzen, fiel allerdings in vieler Hinsicht nicht leicht. Unter anderem zeigte sich, dass ihr eigenes, phlegmatisches Temperament* eher zum Verweilen als zur Neugestaltung tendierte, während sie das Gefühl hatte, dass ihr cholerisch geprägter und pragmatisch-tatkräftiger Ehemann (den sie sehr liebte), ihr immer mindestens einen Schritt voraus war.

Die Idee der Therapeutin, dass die Gestaltung eines Torsos es Frau Y ermöglichen würde, sich zunehmend positiver mit ihrem Leib zu verbinden, erwies sich nicht als fruchtbar, weil Frau Y dabei im Gegenteil immer mehr zu Bewusstsein kam, wie frustrierend sie ihren Leib in seiner Fülle empfand.

So entschieden wir uns als nächstes, in einer Handform am Thema der Innenraumbildung zu arbeiten (Abb. 32). Der Innenraum wurde bewusst in Beziehung zur Umgebung gesetzt. So erlebte sie, dass dieser Raum sich sowohl auf sich als auch auf die Außenwelt beziehen kann, dass sich Offenheit und Abgeschlossensein von ihr selbst regulieren lassen (Abb. 33).

Zum Abschluss der insgesamt dreijährigen, immer wieder durch lange Pausen unterbrochenen Therapie bildete Frau Y eine figurative Gruppe eines tanzenden Paares, bei dem sowohl die Eigenständigkeit als auch die warme, einander zugewandte Beziehung der Tanzenden spürbar ist (Abb. 34 rechts).

Gesamt-Setting der Therapie

Die Behandlung der Patientin erfolgte in einem komplexen, gut abgestimmten, vom Hausarzt integrierten Gesamtkonzept. Zunächst erfolgte eine längerfristige Krankschreibung. Neben dem therapeutischen Plastizieren wurden regelmäßige ärztliche und psychiatrische Gespräche geführt, wobei auch konventionelle Antidepressiva und anthroposophische Arzneimittel eingesetzt wurden. Hinzu kamen krankengymnastische Bewegungsangebote und eine ernährungstherapeutische Begleitung. Wesentlich war auch ein strukturiertes Therapieangebot in einer festen, ein Jahr lang sich an mehreren Wochenenden treffenden Gruppe, in der Gespräche, gemeinsames Malen, Bewegen, Kochen und Essen eine Rolle spielten.

Die Patientin hat ihre berufliche Arbeit wieder aufgenommen. Sie kann dabei Sinn und Freude empfinden, erlebt die Arbeit, die sie in Hinblick auf einen geplanten Renteneintritt auch bewusst begrenzt, aber nicht mehr als bedingungsloses Zentrum ihres Lebens. Frau Y fühlt sich in ihrem Arbeitsumfeld weniger verletzbar und hat begonnen, vielfältige weitere Interessen auszubauen. Den mit ihrem phlegmatischen Temperament in Zusammenhang stehenden Perfektionismus vermochte sie zu reduzieren, und sie erlebt sich nicht mehr von ihrer Arbeitslast erdrückt. Sie konnte sichtbar und anhaltend ihr Gewicht deutlich verringern und hat bei Bewegungen kaum noch Schmerzen in den Knien, sodass sie plant, das gemeinsame Tanzen mit ihrem Ehemann wieder aufzunehmen. Auch bereitet sie sich aktiv auf die Zeit nach ihrer Pensionierung vor.

---

* Hippokrates von Kos (ca. 460-370 v. Chr.) gilt als „Vater der modernen Medizin". Er (und deutlich später Galenus von Pergamon) formulierte die Temperamente als leiblich-seelische Grundkonstitutionen im Verhältnis zu den vier Elementen. So prädominiere in der „Säftemischung" beim Phlegmatiker das Wasser, beim Melancholiker die Erde, beim Sanguiniker die Luft und beim Choleriker das Feuer. Nach anthroposophischer Auffassung hat jeder Mensch Anteil an allen vier Temperamenten, wobei diese unterschiedlich dominant sein können. Sie drücken sich im Ätherleib aus, prägen aber auch die seelischen Erlebnis- und Reaktionsweisen.

Fall 7: Sich verlieren im Äußeren und Fixierung aufs innere Leid

Während bei der soeben geschilderten Patientin ein Gefühl von Leere und mangelndem Kontakt mit sich selbst zunächst im Vordergrund stand, möchten wir nun eine Patientin schildern, bei der sich die primäre Seelenempfindung ganz andersartig gestaltete.

Die 60-jährige Frau Z meldete sich aus eigener Initiative zu einer künstlerischen Plastiziergruppe an. In dieser nahm sie allerdings viel Raum ein, weil sie einen großen Teil der Stunde nicht plastisch arbeitete, sondern von ihrer belasteten häuslichen Situation berichtete. Die übrigen Gruppenteilnehmerinnen bekamen nach und nach das Gefühl, dass ihnen dadurch zu wenig Raum blieb. Diese Entwicklung, aber auch der deutlich werdende Leidensdruck von Frau Z, veranlassten mich, ein Gespräch mit ihr in einer vertraulichen Begegnung zu suchen. Frau Z berichtete, verheiratet, kinderlos und als Hausfrau tätig zu sein. Ihr Ehemann führe selbständig ein kleineres Ladengeschäft. Immer mehr begann sie, darüber zu klagen, dass ihr Ehemann fremdgehe, und dieses Vergehen, das er nicht zugebe, schien sie unablässig zu beschäftigen. Sie berichtete davon, ständig Beweise für den Seitensprung ihres Mannes zu suchen, indem sie sein Mobiltelefon kontrollierte und nach Spuren von Haaren oder fremden Gerüchen fahnde; diese Thematik schien sie zunehmend einzuengen. Frau Z schilderte die Belastung durch das illoyale Verhalten ihres Mannes, der schuld daran sei, dass es ihr so schlecht gehe. Die Verzweiflung, in die sie dabei geriet, schien darüber hinaus zu immer größerem Alkoholkonsum zu führen. Sie war kaum in der Lage, andere Inhalte zu verfolgen und ihr Leben selbst positiv zu gestalten, weil sie sich von ihrem Ehemann ebenso abhängig wie verletzt fühlte.

Das Seelenleben der Patientin schien nahezu wahnhaft fremdbesetzt von Zwangsgedanken an die vermeintliche Untreue des Gemahls zu sein. Eine psychiatrische oder auch nur allgemein ärztliche Hilfe lehnte Frau Z wiederholt ab, jedoch konnte sie zugestehen, dass es einen Behandlungsbedarf gab, um sich von ihren Zwangsgedanken zu lösen und neue Bewusstseinsinhalte auszubilden. Sie erbat Einzelstunden, in denen sie zunächst vor allem ihre Klagen fortsetzte. Es war aber möglich, ein therapeutisches Bündnis zu schließen und als Ziel zu formulieren, dass sie sich um sich selbst kümmern und eigene, vom Ehemann unabhängige Lebensinhalte aufbauen wolle.

So ließ Frau Z sich auf eine geführte therapeutische Übung ein, die ihr dazu verhelfen sollte, sich selbst als gegenüber ihrer Umgebung abgegrenztes Individuum mit eigenständig gestaltetem Innenraum und Inhalt zu erleben. Mit geschlossenen Augen sollte sie in wenigen Einzelsitzungen einen um eine innere, aufrechte Achse zentrierten Hohlraum aufbauen, den sie als freien, gut abgegrenzten Eigenraum erleben konnte. Nun wurde sie gebeten, sich in ihren eigenen Kopf einzufühlen und dann diese Empfindung in der Form abzubilden [→ Kapitel VI.2.5]. Als sie ihren eigenen Innenraum im Haupt der Form gefunden und gestaltet hatte, war Frau Z sehr zufrieden (Abb. 35). Es stellte bereits eine große Leistung für sie dar, sich auf etwas Eigenes zu konzentrieren und sich von den allgegenwärtigen Gedanken an ihre Verletzungen abzugrenzen.

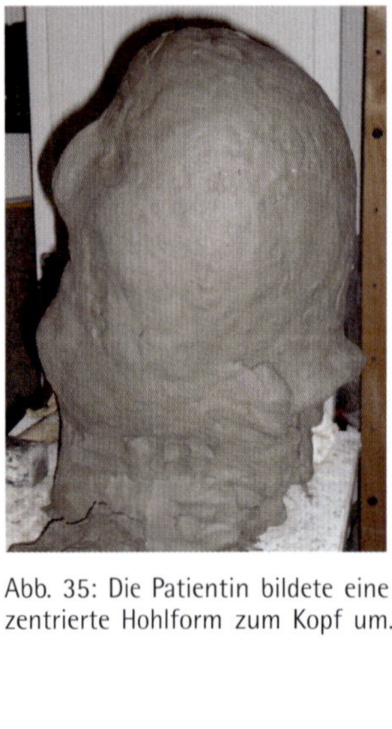

Abb. 35: Die Patientin bildete eine zentrierte Hohlform zum Kopf um.

Im nächsten, weiterhin mit geschlossenen Augen ausgeführten Prozessabschnitt entstanden schöne, vitale, warme Wölbungen von Wangen, Stirn und Kinn, die im weiteren Arbeiten von innen aufgesucht und angelegt werden sollten. Die Konstitution der eher kleinen, rundlichen, zu leichtem Übergewicht neigenden Patientin, die weich und ein wenig schwer wirkte, drückte sich in dem sehr groß geratenen Kopf aus, der etwas darum kämpfen musste, seine Mitte und Senkrechte zu halten.

Jetzt sollte ein neuer Therapieschritt folgen: Die Patientin äußerte Interesse, in einer Gruppe weiterzuarbeiten. Das sah ich als konstruktiven weiteren Therapieschritt an. Mit einer weniger kontemplativ geprägten Arbeitsweise und mit offenen Augen würde Frau Z nicht so sehr mit ihrer um die leidvolle Thematik kreisenden Innenwelt beschäftigt sein können und sich um eine objektive Außenperspektive bemühen müssen. Therapeutisch war es jetzt sinnvoll, wache, Ich-hafte, der Eigeninitiative entspringende Prozesse aktiver Auseinandersetzung mit der Welt zu fördern, die einer Gegenüberstellung und Realitätsüberprüfung und -versicherung dienten. Die therapeutische Atmosphäre sollte sich von einer verständnisvollen, mitfühlenden, raumgebenden und umhüllenden zu einer Herausforderung suchenden wandeln. Die Patientin sollte genau hinsehen und der eigenen, konkreten Wahrnehmung entsprechend gestalten lernen. Nun konnte sie so verbunden mit ihrer plastischen Form arbeiten, dass sie nicht mehr ständig von Gedanken an den Ehemann besetzt war. Dies führte auch zu einer Entlastung der Gruppe. Sie erhielt die Anregung, vornehmlich den der Welt zugewandten Bereich des Kopfes (Gesicht, Tagseite) im plastischen Bildungsprozess auszuarbeiten. Ich schlug ihr vor, eine vorhandene, ihr zusagende Form zu kopieren. Frau Z suchte sich hierzu in einem Kunstbuch die plastische Darstellung des Kopfes einer griechischen Gottheit aus, die ihr besonders gut gefiel. Es handelte sich um eine eher archaische, noch wenig individualisierte Darstellung eines Hauptes mit einer lichten, freundlichen Ausstrahlung, die ein zartes Lächeln zeigte.

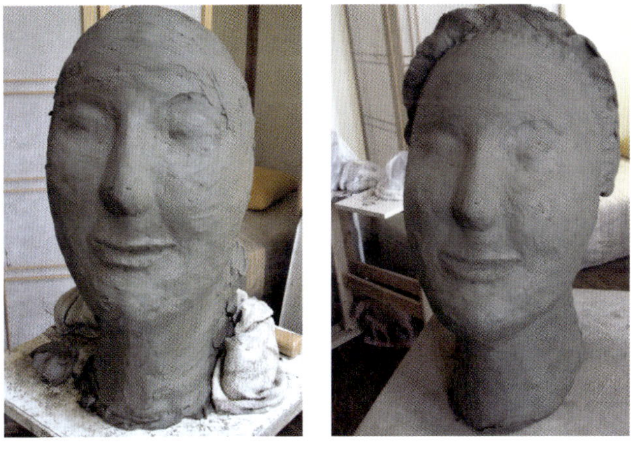

Abb. 36: Arbeitsschritte beim Gestalten des Kopfes nach dem Vorbild einer griechischen Plastik

Die Arbeit daran führte sie mit großer Freude und innerer Beteiligung aus, und es gelang eine sehr schöne Form, für die sie von den anderen Mitgliedern der Gruppe große Anerkennung fand (Abb. 36).

Nach Abschluss dieser Arbeit bat ich Frau Z, sich ein Vorbild eines weiteren Kopfes zu suchen. Nun brachte sie das Foto einer 100-jährigen Frau aus der Lokalzeitung mit. Sie begründete diese Wahl damit, dass es dieser Frau gelungen sei, trotz einer langen, leidvollen Lebensgeschichte einen so verschmitzt-schmunzelnden Ausdruck gewonnen zu haben. Sie schien „trotz allem zu lächeln“. Tatsächlich ähnelte die Abgebildete der Patientin ein wenig, und vielleicht schien ihr in dieser eine gute Zukunftsperspektive auf. Wiederum arbeitete sie mit großer Begeisterung an dieser Form, die sehr ausdrucksvoll wurde (Abb. 37).

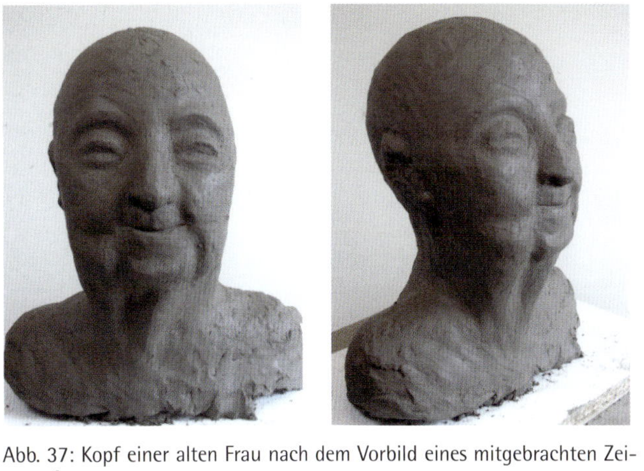

Abb. 37: Kopf einer alten Frau nach dem Vorbild eines mitgebrachten Zeitungsfotos

Es förderte das Selbstbewusstsein der Patientin sehr, dass ihr Werk auch diesmal hohes Lob hervorrief. Eine besondere Herausforderung war es, die zweidimensionale Abbildung in eine dreidimensionale Form zu verwandeln, was genaues Hinschauen und gutes räumliches Vorstellungsvermögen erforderte. Dies förderte die Fähigkeit von Frau Z, sich kritisch mit der Außenwelt auseinanderzusetzen. Sie gestaltete jetzt frei und freudig und blieb nicht mehr im leidvolle Selbsterleben stecken. In dieser Zeit hörte Frau Z auf zu rauchen und nahm bewusst 15 kg Gewicht ab. Auch außerhalb der Gruppe begann sie, kleinere künstlerische Werke zu schaffen, die sie in Haus und Garten aufstellte. Es genügte ihr jetzt nicht mehr, ausschließlich im Haushalt tätig zu sein, und sie begann kleinere Jobs anzunehmen.

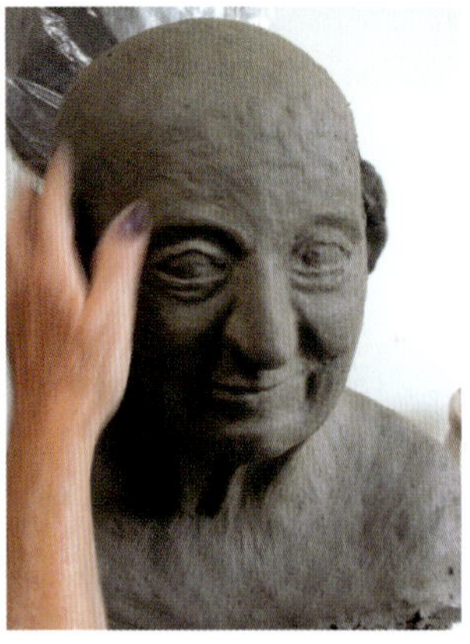

Abb. 38: Porträt des Vaters

Als nächstes brachte Frau Z ein Foto ihres zwischenzeitlich verstorbenen Vaters mit und berichtete, dass dieser für sie immer ein zuverlässiger Halt im Leben gewesen sei. Mit ihm wollte sie sich nun plastisch beschäftigen.

Über viele Stunden hinweg entstand ein sehr liebevoll wirkendes Porträt des Vaters (Abb. 38). Dabei gelang es Frau Z zunehmend, jenseits der geschilderten Zwangsgedanken ein bewusstes inneres Leben zu entfalten.

Diese Patientin erlebte entscheidende Schritte in der Auseinandersetzung mit dem menschlichen Haupt. In diesem kommt die Individualität leiblich am intensivsten zum Ausdruck. Insbesondere beim Ausarbeiten ihrer ersten Plastik (Abb. 36) bildete sie eine Straffheit und Lichthaftigkeit ab, die über die in ihrer eigenen Konstitution liegenden Kräfteverhältnisse hinausgingen. Dies schien ihr Kräfte besser zugänglich zu machen, die ihr zuvor weniger zur Verfügung standen.

Bei den nächsten beiden Arbeiten konnte sie sich zunehmend in eine fremde Individualität seelisch einleben und – insbesondere bei der Gestalt ihres Vaters – sich mit dieser verbinden. Sowohl bei der 100-Jährigen als auch beim Porträt des Vaters war eine gewisse Ähnlichkeit mit der eigenen Konstitution der Patientin erlebbar, was zu sehr schönen Werken führte, bei denen aber die Elemente von Formung und Lichthaftigkeit zurücktraten.

Ein guter nächster Schritt hätte eine Auseinandersetzung mit einem wiederständigeren Material – beispielsweise beim Arbeiten in Stein – sein können, wozu es aber infolge eines Umzuges nicht kam. Gleichwohl war festzustellen, dass die Patientin einen wesentlichen Schritt ging und einen höheren Grad innerer Freiheit erlangte.

Zusammenfassung Fall 6 und 7

Während im ersten der beiden Fälle das wesentliche Problem darin bestand, sich in einem als überfordernd erlebten Umkreis zu verlieren, wodurch schließlich ein Gefühl der inneren Leere aufkam, kam es im zweiten Fall (Fall 7) durch eine fast wahnhafte Bindung an ein inneres Leid zu einer zunehmenden Abkoppelung von der realen Umgebung. Im ersten Fall bestand die therapeutische Aufgabe darin, der Patientin zu einer Wiederentdeckung und Dynamisierung des eigenen Inneren zu verhelfen, im anderen Fall ging es darum, ein Verhaftetsein an einen verletzenden Bewusstseinsinhalt zu lösen und sich neu und eigenständig mit der Umgebung zu verbinden. Beide Patientinnen bauten so neues Selbstbewusstsein und einen guten Kontakt mit sich selbst und der Welt auf.

Literatur

1 Siehe z.B: Arndt, M., Kunert, H. J., Sass, H. et al.: Kognitive Störungen nach akzidenteller hochdosierter Kortisontherapie. Der Nervenarzt 2004; 75. S. 904-907.

KAPITEL IX
Therapeutisches Arbeiten mit Kindern

Das therapeutische Vorgehen bei Kindern unterscheidet sich von dem bei Erwachsenen. Das Bedürfnis nach Behandlung und Veränderung wird hier eher von der Umgebung empfunden. Eine gute Kooperation zwischen den Eltern, den Kunsttherapeuten und denjenigen, die das Kind pädagogisch, psychologisch und medizinisch begleiten, bildet eine wichtige Voraussetzung für eine erfolgreiche Arbeit. Vor allem aber gilt es, die verschiedenen Entwicklungsstufen der Kinder zu kennen, die individuelle Situation einschätzen zu können und einen respektvollen und kindgerechten Zugang zu entwickeln. Wer sie für das Plastizieren begeistern kann, hat schon einen entscheidenden Schritt getan.
In den nachfolgenden Abschnitten werden erforderliche Kenntnisse vermittelt. Fallberichte erfahrener Therapeutinnen zeigen lebendig, wie vielfältig das Arbeiten mit Kindern ist.

1. Wie kommen Kinder in die Kunsttherapie?

Manchmal empfehlen behandelnde Ärzte den Eltern eines Kindes eine kunsttherapeutische Behandlung. In anderen Fällen beobachten Pädagoginnen und Pädagogen zuerst die Therapienotwendigkeit und sind der Ansicht, dass eine Kunsttherapie bei den festgestellten Schwierigkeiten helfen könnte. Es kommt auch vor, dass verzweifelte Erziehungsberechtigte auf der Suche nach Rat und Hilfe auf die Möglichkeit einer Kunsttherapie stoßen.*

Alle Beteiligten haben Kenntnisse von dem Kind, die in der Zusammenschau und in der Zusammenarbeit für den therapeutischen Prozess hilfreich werden können. Oft ist zunächst ein Vorgespräch über die individuellen Entwicklungsschritte und die Entwicklungsdynamik für behandelnde Kunsttherapeuten sinnvoll.

Ärzte geben häufig aus ihrer Erfahrung mit dem jeweiligen Krankheitsgeschehen heraus und aufgrund ihrer aus der Anamnese der betroffenen Kinder gewonnenen Erkenntnisse eine Richtung für die Behandlung vor.

Pädagoginnen oder Lehrer wissen, wie das Kind sich in der Schule, dem Kindergarten oder Hort verhält und was es dort erlebt, sie können diese Aspekte ins Gespräch bringen. Sie kennen sein Verhalten sowohl in einer Gruppe wie auch in der Einzelbegegnung.

Die Erziehungsberechtigten können in der Regel über die Biographie und die Entwicklung der Kinder seit ihrer Geburt aus dem Miterleben berichten und sind mit ihrer Alltagswirklichkeit und ihren Interaktionen in der Familie vertraut.

Durch gezielte Fragen haben Therapeutinnen und Therapeuten die Möglichkeit, wichtige Informationen für die Behandlung zu gewinnen. So ist oft die Frage nach der Schrittfolge beim Ergreifen des eigenen Leibes von Bedeutung. Wann standen die verschiedenen Fähigkeiten zur Verfügung? Wichtig sind Ereignisse wie Tasten – Ergreifen – Aufrichten – Gehen – Sprechen – „Ich" zu sich sagen – Kindergartenbesuch – Schuleintritt – Pubertät.

* Es ist aber auch schon vorgekommen, dass Kinder fasziniert vor plastischen Werken im Fenster einer kunsttherapeutischen Praxis standen oder aufgrund von Erfahrungen von SpielkameradInnen beschlossen haben, „das auch" zu wollen.

Die Reihenfolge und der Zeitpunkt der Entwicklungsschritte weisen darauf hin, mit welcher Dynamik und Kraft das Ich in seinen Leib und in die Welt tritt. Wo Brüche, Verzögerungen oder Akzeleration waren, können sie in die Therapie einbezogen werden.

1.1 Zur Vorbereitung der Therapie

Bei der Behandlung von Kindern ist es zu empfehlen, die erste persönliche Begegnung sorgfältig vorzubereiten. Das Kind sollte sich mit all seinem Eigensein aufgenommen fühlen, und vor allem muss Vertrauen aufgebaut werden. Der Arbeitsraum sollte ihm entgegenkommen. Nicht nur die allgemeine Einrichtung ist von Bedeutung, sondern es sollten auch Gegenstände und Dinge vorhanden sein, die einen Ansatz zum Gespräch bieten. Tonformen, die andere Kinder geschaffen haben, auch solche, die noch in Arbeit sind, können Anlass dazu geben. Ebenso bieten faszinierende Naturgegenstände wie Mineralien, Versteinerungen, Muscheln und dergleichen einen Einstieg, um einen entspannten Kontakt mit dem Kind herzustellen (Abb. 1).

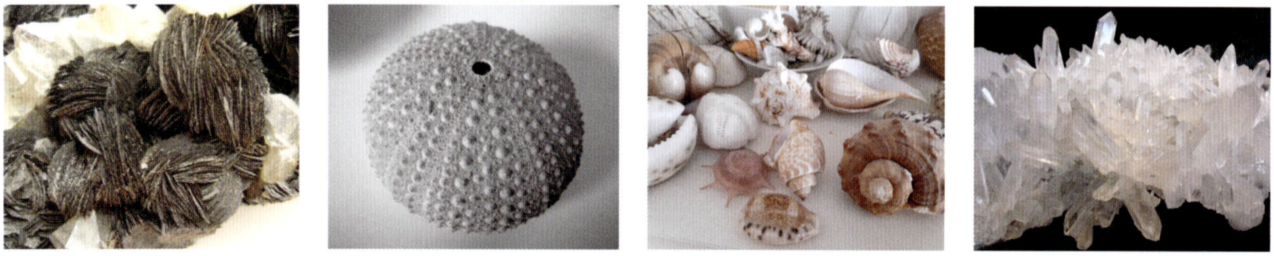

Abb. 1: Einige Elemente eines Therapieraumes, die helfen können, bei einer ersten Begegnung in Kontakt mit dem Kind zu kommen

Häufig werden die Kinder von ihren Eltern oder Erziehungsberechtigten auf die Therapiesituation vorbereitet. Das kann allerdings auch zu einer Voreingenommenheit oder Barriere gegenüber der Begegnung mit dem Therapeuten führen. Andere Eltern vermeiden es überhaupt, von einer „Therapie“ zu sprechen, damit das Kind sich nicht pathologisiert fühlt, und sprechen eher davon, eine Stunde mit freudigen Kunsterlebnissen zu verbringen, bei denen es selbst etwas tun kann. Es ist günstig, wenn eine erste Begegnung des Kindes mit dem Therapeuten ohne Beisein der Eltern stattfindet, und es bietet sich an, dabei bald spielerisch ins Tun zu kommen, gestaltend tätig zu werden. So kann das Kind spüren, dass seine Interessen und Belange im Vordergrund stehen und nicht die eines Anderen. Was die Eltern, die Schule und die Therapeutin wollen, sollte zunächst nicht im Vordergrund stehen. So kann das Kind die Begegnung positiv erleben und Angst abbauen.

1.2 Die erste Arbeitsbegegnung mit dem Kind

Die erste Begegnung mit dem Material Ton sollte unbedingt frei von erzieherischen Ansprüchen sein, von jedem „du sollst“ oder „du musst“. Auch Formvorgaben eines konkreten Ziels sollte man vermeiden. Kinder sind oft durch Vorstellungen und Erwartungen vorbelastet, beispielsweise etwas zu können oder nicht zu können, es ist sinnvoll, sie vom Leistungsdruck zu befreien. Zu hohe Erwartungen an sich selbst und implizit auch die der Eltern machen Kinder mitunter unglücklich und der Situation gegenüber gehemmt. Ein einfaches Tun, wie zum Beispiel zunächst gemeinsam den Ton vorzubereiten und durchzukneten, bildet oft schon eine Möglichkeit, einen leistungsfreien Einstieg zu finden (Abb. 2).

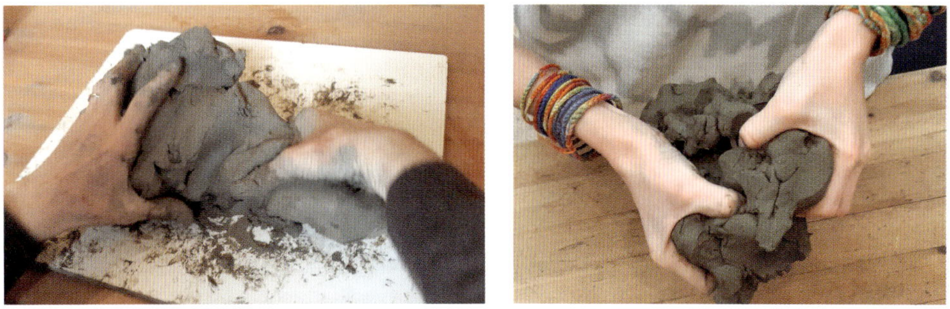

Abb. 2: Gemeinsames Tonkneten als Einstieg in die Therapie

Um für ein gegenseitiges Kennenlernen Zeit zu haben, ist es hilfreich, zuerst eine plastische Grundform als Ausgangspunkt für das spätere Schaffen aufzubauen. Das Arbeiten mit kleinen Tonstücken, mit denen wir allmählich eine Grundform bilden (Abb. 3), kann dabei helfen, langsam und mit Bedacht die Ausgangsform entstehen zu lassen. Diese einfache, gut zu leistende Aufgabe ermöglicht es dem Kind, die aus dem Alltag stammenden Belastungen abzulegen. Es kann in der gemeinsamen Tätigkeit im therapeutischen Setting ankommen und sich frei von Leistungsdruck fühlen.

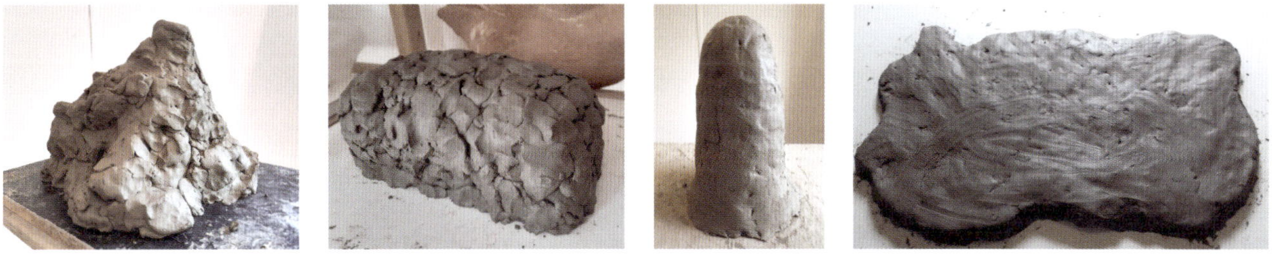

Abb. 3: Beispiele für den Aufbau von Grundformen als plastischer Einstieg von links nach rechts: Berg, Mauer, Turm, Fläche

Formen wie zum Beispiel ein Hügel oder ein Berg, ein mauerartiger Klotz, ein säulenartiger Turm oder eine ebene Fläche sind mögliche Ausgangsformen für verschiedene dynamische Arbeitsprozesse, die sich dann beispielsweise zu vielfältigen Tiergestaltungen oder anderen konkreten Formen weiterverwandeln lassen (Abb. 4).*

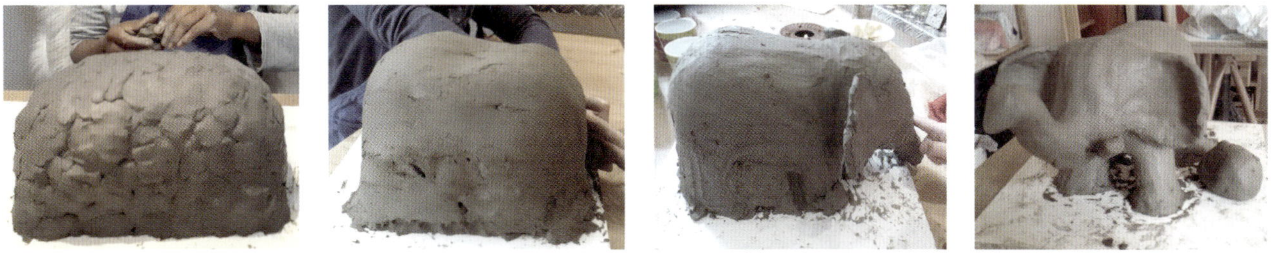

Abb. 4: Dynamische Arbeitsprozesse, bei denen sich eine Grundform allmählich in eine Tiergestalt verwandelt

* Mehr aus pädagogischer Sicht finden sich Anregungen für das Plastizieren bei Christian Breme und Hella Loewe.[1, 2]

2. Das Kind beim Arbeiten beobachten und das Beobachtete interpretieren

Wir sollten zurückhaltend sein, wenn wir beim Betrachten der entstandenen Tonformen des Kindes auf seine Verfassung zu schließen versuchen. Vorschnelle Interpretationen und Urteile können stigmatisieren und die Offenheit der therapeutischen Beziehung gefährden. Dennoch wollen wir hier einige Hinweise geben, die aus der jahrelangen Erfahrung gewonnen worden sind. Wir wollen aufzeigen, wie man lernen kann, verschiedene Ebenen differenziert wahrzunehmen. Die ersten Formen helfen oft dabei, Kenntnisse über das Kind zu erlangen, da belastende Themen häufig nicht verbalisiert, diese jedoch im Werk zum Ausdruck gebracht werden.

2.1 Beobachtungen beim plastischen Arbeiten

Wie ein Kind arbeitet sowie die Art und Weise, wie es die Tätigkeit ergreift und Aufgaben durchführt, erzählt viel über seine gegenwärtige Verfassung.

Wenn es den Ton nur mit der vorderen Hälfte der Hand berührt oder gar nur mit den Fingerspitzen arbeitet und die Berührung des Tons mit den Händen auf ein Minimum beschränkt oder weitgehend vermeidet, so kann dies auf Ängstlichkeit, Mutlosigkeit und Zurückgezogenheit oder sogar auf eine Distanzierung gegenüber der Welt und Umwelt hindeuten. Das Sozialverhalten dieses Kindes in Familie, Schule und Umwelt ist möglicherweise eher durch Abgrenzung und Zurückhaltung geprägt. Wenn eine solche Verhaltensbesonderheit extrem stark ausgeprägt ist, kann man sich fragen, ob womöglich eine Depression oder starke Ängste bestehen. Selbstverständlich muss man sich – auch für sich selbst – darüber im Klaren sein, dass solche Überlegungen zunächst den Charakter psychodynamischer Hypothesen haben, deren Richtigkeit zu prüfen ist und die man nicht zu früh z. B. gegenüber den Eltern oder beteiligten Pädagogen äußern sollte.

Zwar spricht alle Erscheinung Tieferes aus, aber man kann sich bei der Interpretation täuschen. Es ist eine allgemeine Erfahrung, dass für ein Phänomen verschiedene Ursachen in Frage kommen. So kann eine zu geringe Blattspannung dem Gärtner sagen, dass er die Pflanze gießen sollte, aber vielleicht ist es ihr auch in der Nacht zu kalt geworden. Ähnlich könnte ein vorsichtiger Umgang mit dem Ton (Abb. 5) Ausdruck von Ängsten sein, ebenso aber auch von schmerzenden Gelenken. Aufmerksames Beobachten, Einfühlen und Schlüsse ziehen, um diese dann vorsichtig zu überprüfen, sind empfehlenswerte therapeutische Vorgehensweisen.

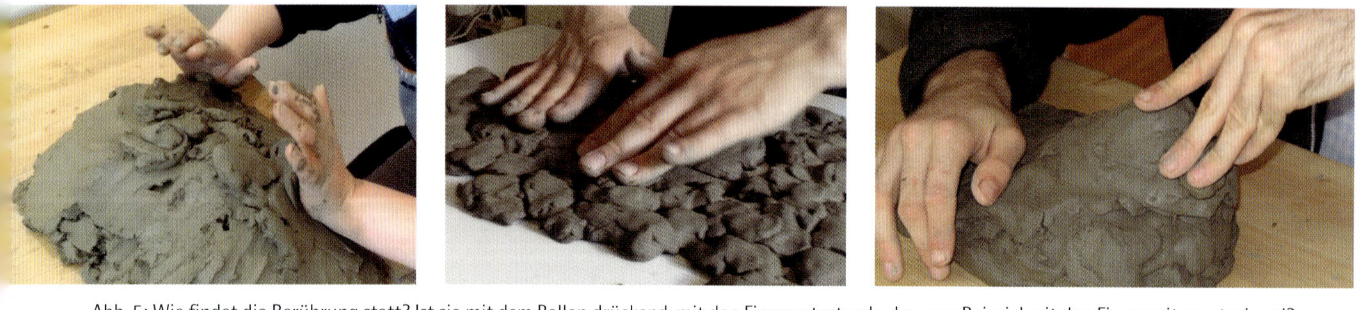

Abb. 5: Wie findet die Berührung statt? Ist sie mit dem Ballen drückend, mit den Fingern tastend oder zum Beispiel mit den Fingerspitzen stechend?

Wenn ein Kind dagegen mit der ganzen Hand zugreifend schafft (Abb. 6) und auch während des Arbeitens eine größere Menge Ton ergreift und bewegt, weist dies oft auf eine aktive Offenheit zur Umwelt und ihre Bejahung hin. Das Leben dieses Kindes in seiner Um- und Mitwelt wird wahrscheinlich eher von seinem allgemeinen Interesse und einer aktiven Interaktion geprägt sein.

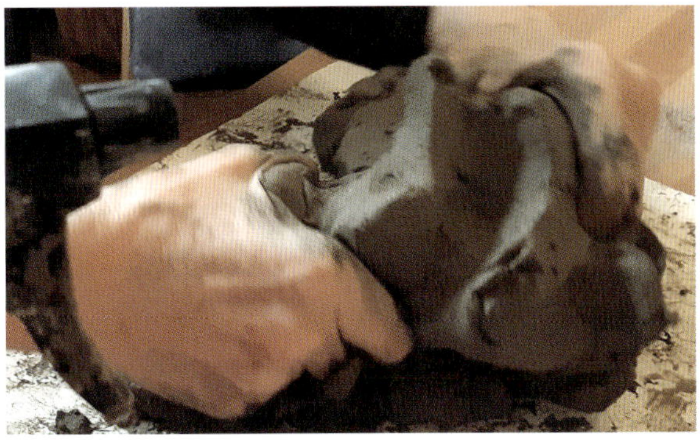

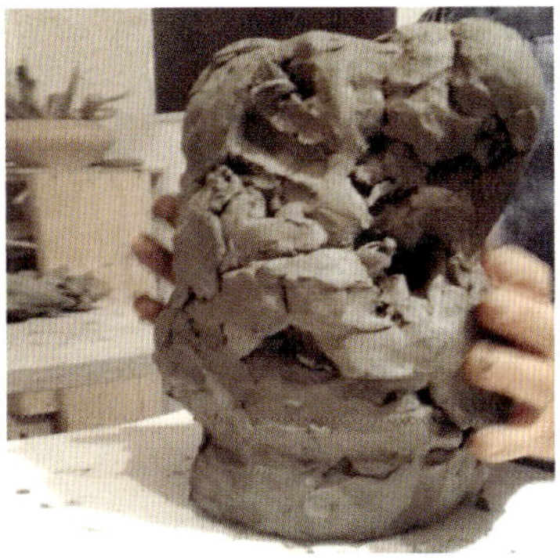

Abb. 6: Zugreifen – Ergreifen von Stoff

Wenn die Intensität des Arbeitens, das Tun selber, stärker ist als das, was im Stoff schließlich gestaltet erscheint, lässt dies womöglich darauf schließen, dass dieses Kind eine überbordende Aktivität gegenüber seiner Um- und Mitwelt an den Tag legt, diese jedoch nicht selbst genügend wahrnimmt. Es kommt vor, dass solche Art von Aktivität und Intensität im Tun nicht zu einer Gestaltung führt, sondern eher zum destruktiven Auflösen jeglicher Form. Wenn wir dies beobachten, so zeigt sich oft auch ein dominantes Verhalten und eingeschränkte Geduld mit der Umwelt und den Menschen sowie eine aggressive Selbstbehauptung im sozialen Leben. Ist diese Eigenart besonders intensiv ausgeprägt, lässt sich an eine histrionische Störung denken. Aber auch bei Aufmerksamkeitsstörungen mit Hyperaktivität kommt es ggf. zu ähnlichen Erscheinungen.

2.2 Beobachtungen an der Tonform

Eine Ausgangsform wie z. B. ein klotzartiges Gebilde macht bereits manches sichtbar. Die Proportionen und Dimensionen der Form lassen erahnen, wie das Körpergefühl sein könnte. Kinder messen sich unbewusst noch stärker als Erwachsene in eine selbstgestaltete Form mit den eigenen leibbezogenen Maßen ein. Einseitige Dominanzen, extreme Höhe oder große Breite weisen uns so auf die stärker empfundenen, aber auch auf im Selbstempfinden wenig präsente Körperregionen hin (Abb. 7). Der Reifegrad des Kindes ist oft an der Ausgestaltung und Ausführung der Form ablesbar oder zumindest zu erahnen.

In der Entwicklung eines Kindes werden erst nach und nach die eigenen körperlichen Bereiche bewusst.

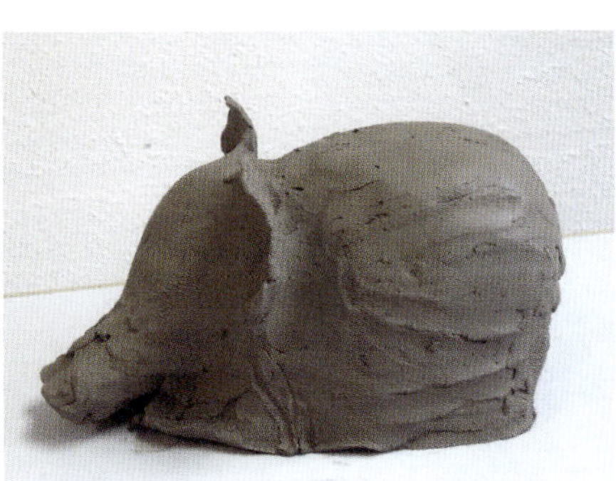

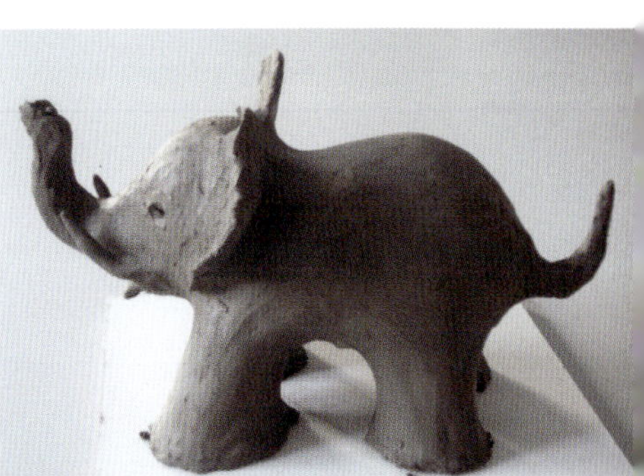

Abb. 7: Die Form spiegelt das eigene Körperempfinden. Die Beine des Elefanten links finden keine Beachtung, es zählt eher die gesamte Erscheinung, während sich rechts ein wirklichkeitsbezogenes Bild zeigt.

2.3 Das kindliche Selbstbild in der gestalteten Form

Die Gestaltung anthropomorpher oder tierähnlicher Formen erweitert unsere Erkenntnisse von unseren jungen Klienten. Sie machen mitunter deutlich, wie das Kind sich selbst erlebt und wie andere es sehen. Nicht die Wahl des jeweiligen Tieres ist hier von vorrangiger Bedeutung, sie spiegelt eher die Vorstellungswelt und die seelische Verfasstheit des Kindes, aber auch wie es gerne sein möchte, beispielsweise ob es groß, klein, wild oder stark sein will.

Die Komplexität und der Grad der Ausformung des Tongebildes sind zu beachten und weisen auf die Erdenreife des Kindes und seine Fähigkeit die Welt zu sehen hin (Abb. 8). Es wird wahrnehmbar, ob es eine sach- oder objektbezogene Warte einnimmt oder seine Gestaltung von der Vorstellung getragen ist. Jedes Tier, aber auch jede anthropomorphe Gestalt hat charakteristische Gliederungen. Wie das Kind diese sichtbar macht, weist darauf hin, wie weit es der Welt wahrnehmend und erkennend gegenüberzutreten vermag.

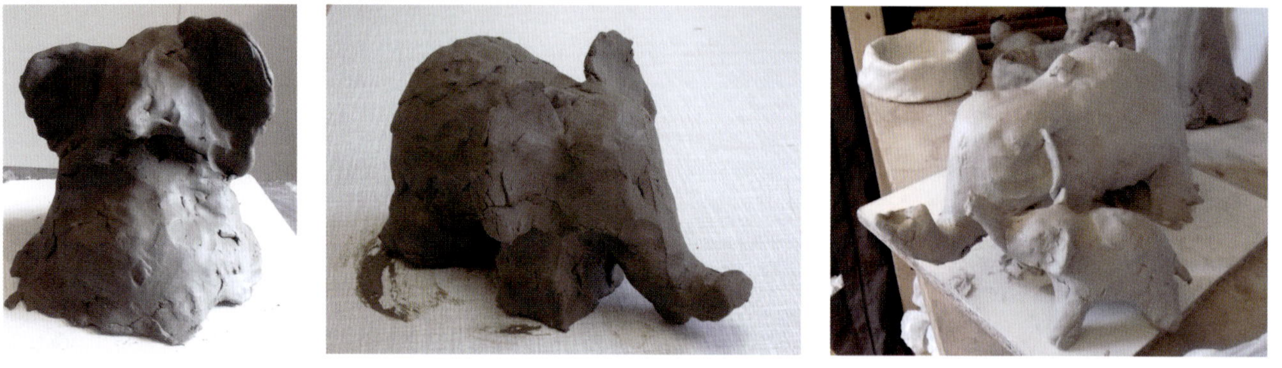

Abb. 8: Altersabhängige Ausformungen. Je nachdem, ob das Kind vor (links) oder nach (mittig) dem Rubikon* oder nach der Pubertät (rechts) steht, erschöpfen sich seine Formfindungen mehr im Erfühlen der Gestalt oder die Plastik wird vom genauen Abbilden seiner Beobachtungen geprägt.

Wie Kopf, Leib und Gliedmaßen in ihrer Ausgestaltung und ihren Größenverhältnissen zueinander stehen und mit welcher Wichtigkeit sie erscheinen, wird auch davon mitbestimmt, wie stark die einzelnen Elemente seelisch beeindruckt haben.** In der frühen Entwicklung sind Kinder von Augen und Kopf eines Lebewesens besonders fasziniert, weshalb sie diese besonders ausgeprägt darstellen. Später verbinden sie dann den Kopf direkt mit den Gliedmaßen und meist formen sie erst danach neben dem Kopf auch den eigentlichen Leib. Jeder dieser Schritte ist gleichbedeutend mit dem schrittweisen Erlangen der Erdenreife des Kindes und dem mehr oder minder gelingenden Erfassen seines eigenen Leibes.

* Der Begriff „Rubikon" hat sich in der anthroposophischen Pädagogik etabliert. Ursprünglich bezog sich der Begriff auf die römische Geschichte und den Grenzfluss Rubikon, der Gallien und das eigentliche römische Herrschaftsgebiet trennte. Gaius Julius Caesar (100-44 v. Chr.), der in Gallien Krieg geführt hatte, überschritt diesen Fluss als Befehlshaber seiner Truppen und missachtete damit die Beschlüsse des römischen Senats. Metaphorisch gilt eine Überschreitung des Rubikons als entscheidender Schritt, der nicht mehr zurückzunehmen ist. Hier bedeutet er einen Entwicklungsschritt, der regelhaft um das neunte Lebensjahr stattfindet und das Ende der eigentlichen Kindheit sowie eine gewisse Emanzipation von den Eltern bedeutet, die ab diesem Zeitpunkt nicht mehr als Träger unumschränkter, selbstverständlicher Autorität erlebt werden, und deren potentieller Sterblichkeit sich das Kind bewusst wird.

** Auch in der kunstgeschichtlichen Entwicklung der Menschheit ist dies ablesbar, wenn z.B. in manchen Exponaten frühgeschichtlicher Kunstwerke subjektiv besonders bedeutsame Merkmale betont oder auf mittelalterlichen Bildern bedeutendere Personen größer dargestellt wurden.

Die Fähigkeit, die Welt zunehmend unabhängig davon zu sehen, wie sehr wir von ihr beeindruckt werden, frei von Sympathie und Antipathie, nimmt mit der Reifung im Älterwerden zu.

In den von Kindern gestalteten Formen treten oft Elemente besonders hervor, die sie seelisch berührt haben oder ihnen besonders aufgefallen sind. Beispielsweise wird manchmal nicht der Rüssel des Elefanten in seiner natürlichen Form nachgestaltet, sondern entsprechend dem Eindruck, den dieser auf das Kind machte. Der Rüssel erscheint dann womöglich in der Tonform als Vertiefung oder als Rinne. Die Rüsselform erlebt es in diesem Fall als etwas, das Raum einnimmt. So gestaltet es das eigene seelische Erleben. Den Rüssel als eigenständige Form am Kopf des Elefanten zu bilden, gelingt mit dem Erlangen der Fähigkeit, Lebendiges, Beseeltes distanziert vom eigenen Empfinden zu erkennen.

3. Plastisches Gestalten anhand von Grundübungen

Beim plastisch-therapeutischen Arbeiten mit Kindern, ist es sinnvoll, die Tätigkeit so zu gestalten, dass sie in einem „offenen" Prozess erfolgt. Dies heißt, dass es vor Beginn der Arbeit nicht unbedingt wissen muss, zu welcher bildhaften Gestalt die plastische Übung führt. Die Aufmerksamkeit sollte möglichst lange in der Gegenwart des Tuns, *auf das Tun selbst gelenkt bleiben* und nicht auf ein Leistungsziel ausgerichtet sein. Das empfindende Miterleben der plastischen Dynamik des Gestaltungsvorganges steht im Zentrum des therapeutischen Prozesses und nicht die Vorstellung vom fertigen Produkt. Das macht auch den Aufbauprozess einer Grundform zu einem grundsätzlich hilfreichen und wesentlichen Teil der Therapie.

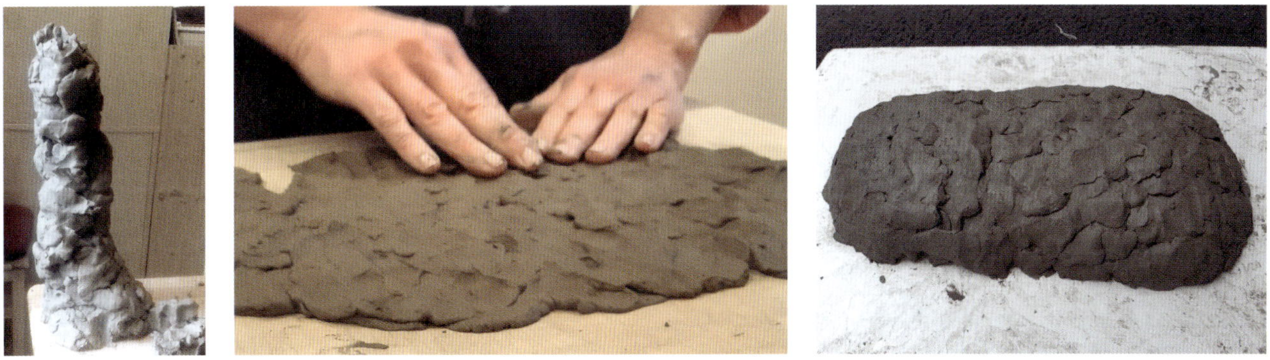

Abb. 9: Aufbauen von Grundformen aus kleinen Tonstücken

Eine breite Palette von Übungen, die sich spezifisch auf die jeweilige Problemstellung anwenden lassen, ist für die Arbeit mit Kindern erforderlich. Wie intensiv Übungen auch angegangen und durchlebt werden, sie müssen in einer fassbaren Form oder Gestalt enden – zumal das Überraschungsmoment, wenn scheinbar plötzlich eine bekannte Gestalt erscheint, sehr reizvoll sein kann. Es ist in der Regel für ein jüngeres Kind nicht sinnvoll, die Arbeit in eine abstrakte Endform münden zu lassen, da es dies oft als frustrierend erlebt. Der Therapeut mag bedenken, wie über die plastische Arbeit zu Hause berichtet wird und was das Kind auf die Frage „Was habt ihr gemacht?" antwortet. Im sozialen Kontext ist es für sein Selbstwertgefühl wichtig, konkret antworten zu können. Alle Übungen für die kleineren Kinder sollten so angelegt sein, dass sie zu Konkretem, Erkennbarem und mitunter auch Verwendbarem führen. Das kann beispielsweise ein Gegenstand, ein Gefäß, ein Tier, eine Landschaft oder ein Meer (mit und ohne Lebewesen oder darin vorkommenden Gegenständen wie z. B. einem Boot) sein. Der Weg vom Aufbauen einer Grundform bis hin zu diesem Ziel nimmt dann oft einen längeren Zeitraum ein. Der Sinn besteht darin, das Kind in die Dynamik des Tuns zu bringen, ihm dazu zu verhelfen, dass es Freude entwickelt sich mit dem Stoff zu bewegen, ihn zu schieben und zu drängen, wobei es schließlich zu einem aktiven Miterleben der Übungsschritte kommt.

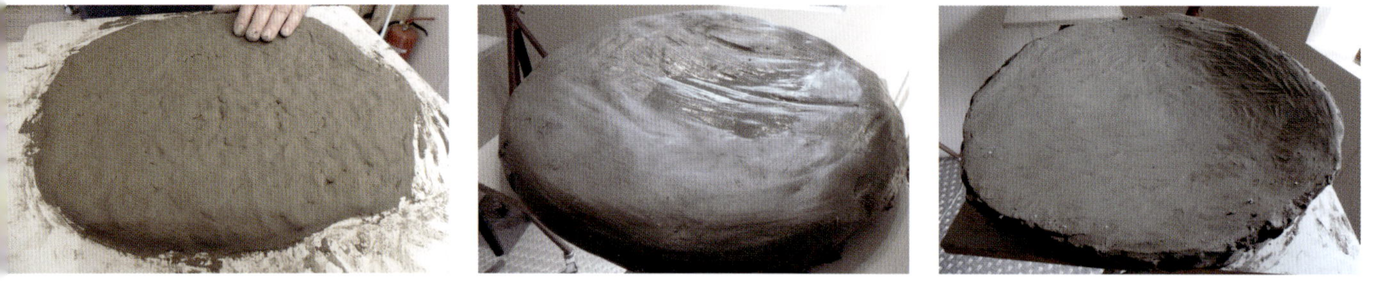

Abb. 10: Allmähliches Entwickeln von einer Fläche zu einer Schale

3.1 Die Tonmenge und Maße in den Grundformen

Allgemeines zu den Größen und Mengen in der Gestaltung

Im therapeutischen Gestaltungsprozess mit Kindern ist es sinnvoll, die angegebenen Maße der Grundformen auf den Körper des Gestaltenden zu beziehen: eine Hand breit, die Länge des Ellenbogens, die Dicke eines Fingers usw. (Abb. 11).

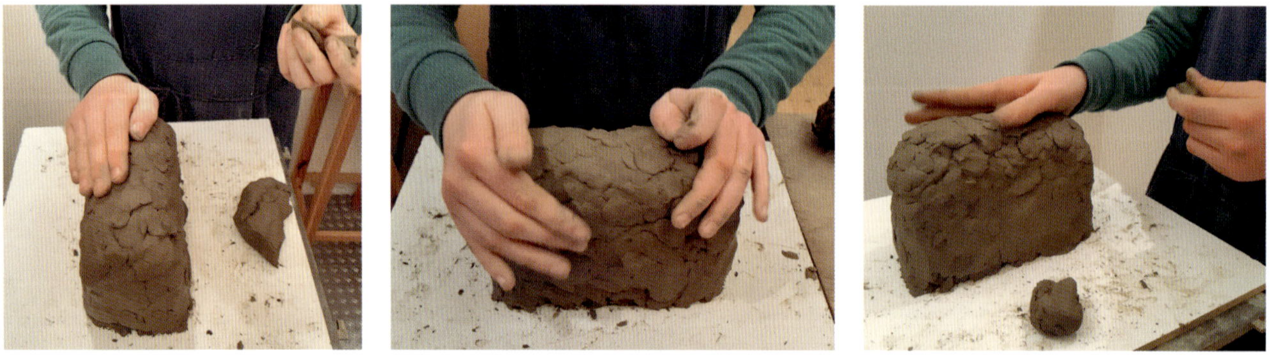

Abb. 11: Der eigene Körper als Maßstab für die Grundformen, z. B. Handbreite oder -länge

Beim Vergleichen mit dem vorgegebenen Maß entscheidet das Kind selbst und nicht der Therapeut, ob das Besprochene erreicht wurde. Ist die Form jetzt etwa „eine Hand hoch", „drei Finger breit" oder „eine Elle lang"? Eine nachvollziehbare Objektivität tritt an die Stelle eines „Beurteilens" durch den Therapeuten.

Größe und Maße einer Form fordern die Bewusstseinskräfte des gestaltenden Kindes heraus. Eine Tonmenge, die mit den Händen voll umschlossen werden kann, wird unmittelbar als eine Gesamtheit erlebt und gefühlt.

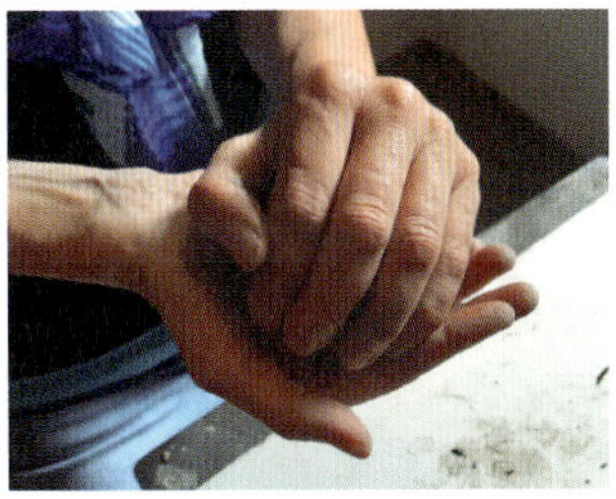
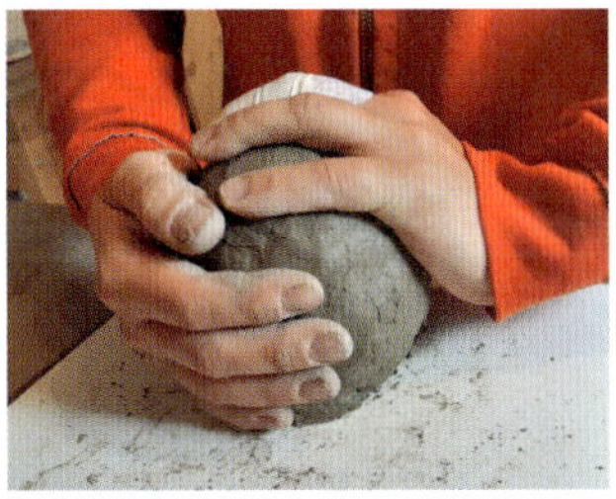
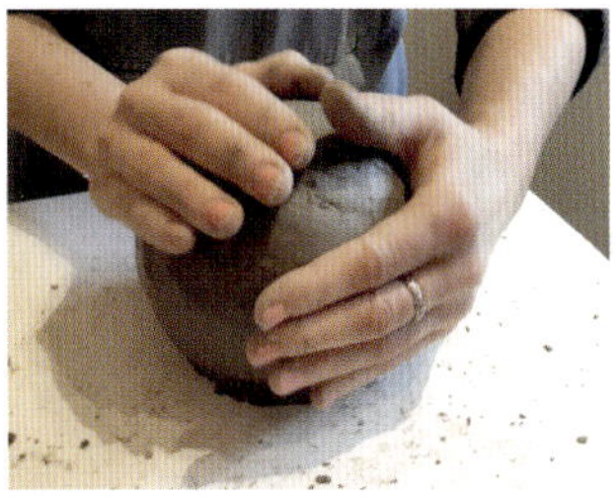
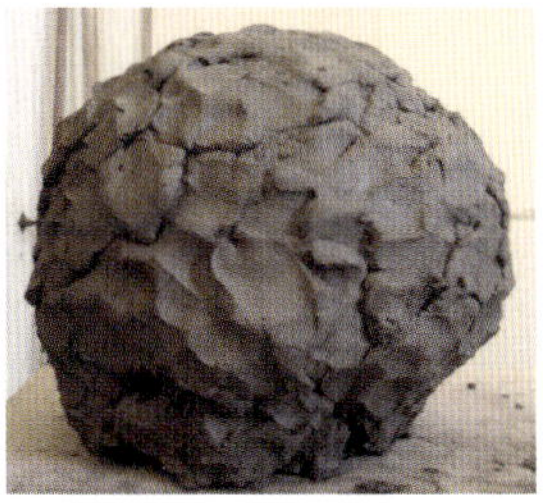

Abb. 12: Gleichzeitiges Gestalten und Erfühlen. In dem handgroßen Rund erkennen wir unmittelbar die Zusammengehörigkeit der Form. Beim Vergrößern der Form zu einem großen Rund sind zunehmend das Erinnern und das Bewusstsein nötig, um die Einheit zusammenzuhalten.

Je weiter die Hände im Ergreifen der Tonmenge voneinander entfernt sind, desto mehr müssen wir die Kraft unseres wachen Bewusstseins einsetzen, um die Form zu einer Ganzheit zu bilden und sie als eine Einheit zu erleben (Abb. 12).

Eine Form mit einem Durchmesser einer Unterarmlänge ist auch für das etwas ältere Kind sehr anspruchsvoll. Um eine größere Form zu einer Einheit zu gestalten, bei der nicht alle Teile gleichzeitig ertastet und gesehen werden können und somit ihre Verbindung miteinander nicht unmittelbar gefühlt werden kann, braucht es das eigene innere, aktive Vorstellen, um den Zusammenhang herzustellen. Diese Bewusstseinsfähigkeit bildet sich erst recht spät in der kindlichen Entwicklung und wird in Abhängigkeit vom Grad der Entwicklungsreife auch nicht immer vollständig erreicht.

3.2 Tiere gestalten

Jedes Tier bewegt sich in seiner charakteristischen Art und mit seiner ihm eigenen Dynamik durch die Welt. Die Form des Tieres ist die sichtbare Erscheinung seiner Bewegung im Stoff.

Um die charakteristische *Bewegung* eines Tieres zu finden, ist es sinnvoll zu fragen: Was ist das Wesen dieses Tieres, was macht es einmalig und was ist unverzichtbar, um es zu charakterisieren?

Die wunderbaren steinzeitlichen Zeichnungen in den Höhlen von Lascaux und anderen Orten in Südfrankreich zeigen dies in besonderer Weise. Wenige Linien kennzeichnen das Tier so, dass wir sofort wissen, um welches Tier-Wesen es sich handelt. Dafür sind die Attribute Hörner, Fell, Klauen und Zähne nicht erforderlich. Das Wesentliche, das Wesen eines Tieres drückt sich in der Spannung, dem Rhythmus der gezeichneten Linien aus, in den angedeuteten Gesten und Aktivitäten, z.B. das Brüllen eines Tieres durch das geöffnete Maul oder den geweiteten und geblähten Brustkorb (Abb. 13). In der modernen Kunst haben dies viele Künstler aufgegriffen, und auch die unbefangenen Arbeiten von Kindern vermögen das direkte Erleben unvoreingenommen und frei abzubilden.

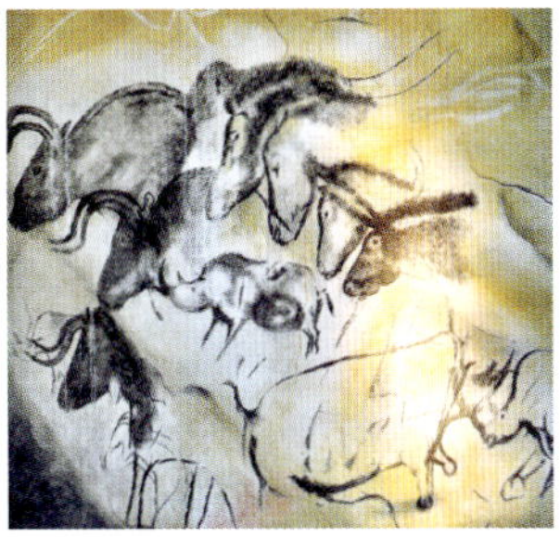
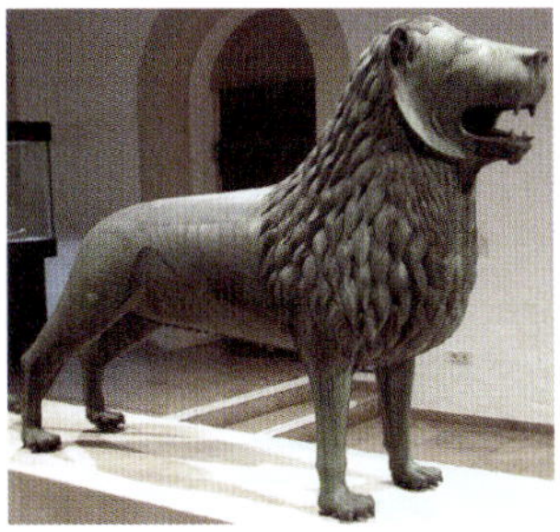
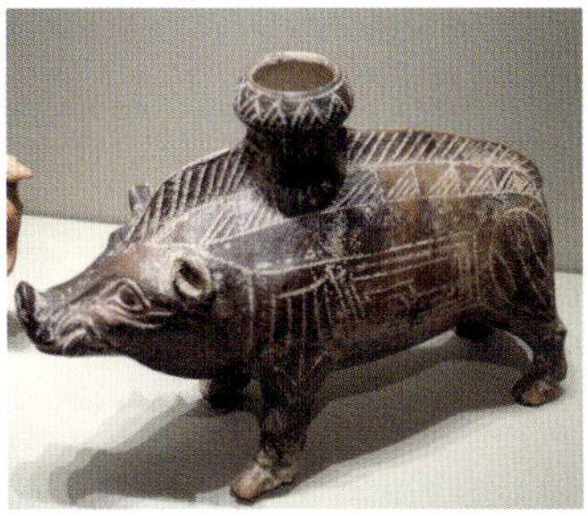
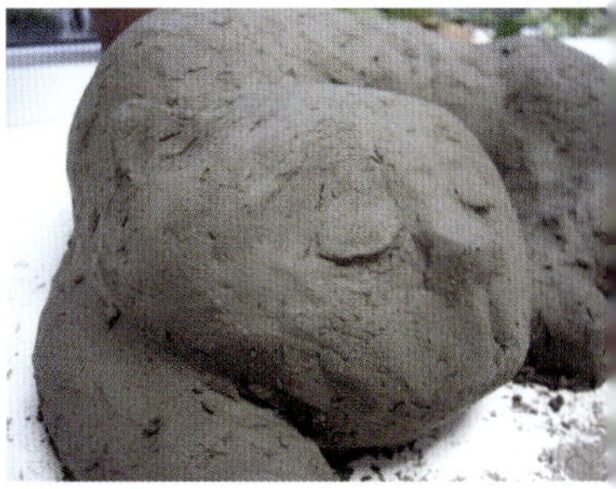

Abb. 13 von links nach rechts: Ca. 31.000 Jahre alte Malerei aus der Chauvet-Höhle in Frankreich, der 1166 entstandene Braunschweiger Löwe, die erste gegossene Hohlfigur seit der Antike, etruskisches Gefäß in Form eines Schweines (ca. 500 v. Chr.), Katze (Kinderarbeit)

Wenn es gelingt, die Dynamik und das Wesen eines Tieres wie etwa eines Löwen, Wolfes, Hasen, Vogels usw. dem Kind zu vermitteln, so entsteht in ihm die schöpferische Fähigkeit, ein Tier aus sich selbst heraus zu gestalten. Dies fördert grundsätzlich ein Erleben des Selbstwertes: „Ich kann etwas", und es wird in seiner Arbeitsdynamik dadurch unterstützt, dass der begleitende Therapeut ihm Hilfestellung gibt, wo dies erforderlich ist. Er begleitet durch Aussagen wie beispielsweise „Hier könntest Du kräftiger drücken, dort mehr halten" und unterstüzt das Kind dabei, seinen Arbeitsprozess mitzuerleben.

Widerstände und ihre Überwindung sind wichtig zur Stärkung des Selbstbewusstseins und um Urteilsfähigkeit im Handeln zu gewinnen. Therapeutisch lässt sich dies durch Übungsschritte unterstütztten, bei denen die Gestaltung eines Tieres aufgebaut wird. Löwe, Wolf, Hase usw. sind dabei nicht nur angestrebte Formen, sondern erscheinen dann zugleich als seelische Kräfte im Gestalter.

3.3 Gestaltungsdynamik am Beispiel eines Tierwesens

Wenn ein Kind äußert, ein Tier oder einen Gegenstand gestalten zu wollen, kann man diesen Wunsch nutzen, wobei wir empfehlen, zunächst eine Grundform zu bilden. Damit wird ein erster Halt im Stoff erreicht, der ein Sicherheitsgefühl vermittelt. Gleichzeitig macht sich der Therapeut hierbei ein anfängliches Bild von der Gestaltungsdynamik des Kindes, seiner Konzentrationsfähigkeit oder Ablenkbarkeit und davon, wie es seinen Körper ergreift.

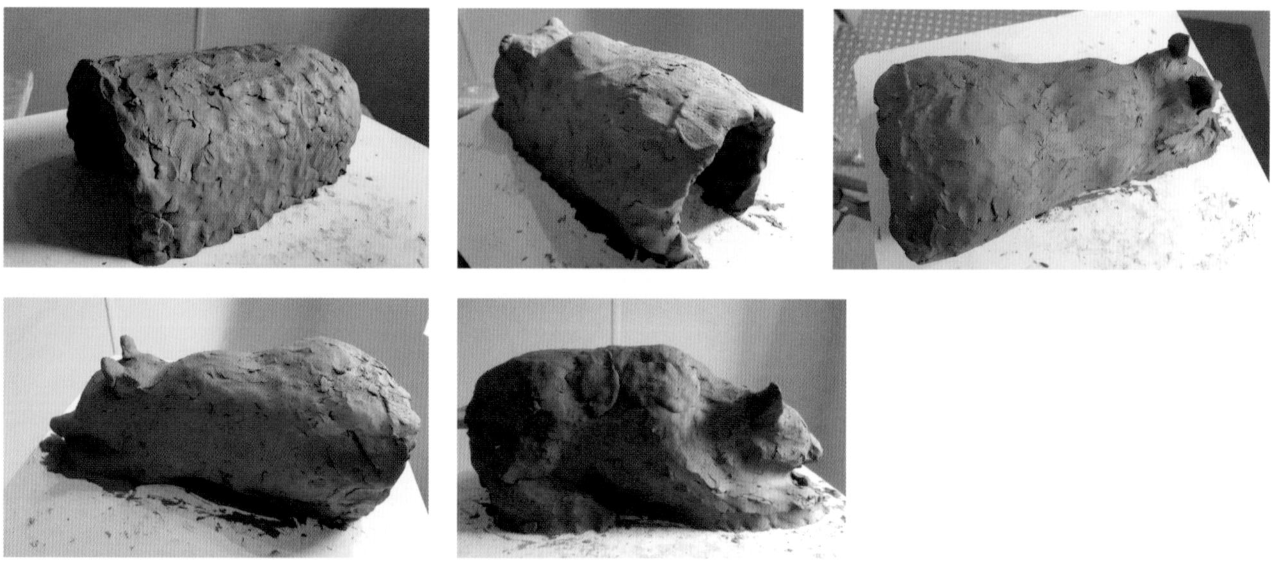

Abb. 14: Eine liegende Hohlform als Ausgangsgrundform für ein Tierwesen

3.3.1 Ausgangsformelement: eine liegende Hohlform

Der Wunsch nach dem Plastizieren, z.B. eines Bären, kann so angegangen werden, dass vorerst eine Hohlform, eine tunnelartigen Form geschaffen wird, die im weiteren Arbeitsverlauf dann zu einer Bärengestalt führt. Indem sich allmählich von innen aus der Hohlform durch weitendes, drängendes und gezieltes Drücken die Form des Tieres bildet, lässt sich durch schrittweise punktuelle Anregungen das Escheinungsbild eines Bären entwickeln (Abb. 14). In diesem Formprozess ist der Gestaltende nicht nur derjenige, der den Bären bildet, sondern er ist der, welcher sich im Tonbären als Bär fühlt.

Diese Übung ermöglicht es, durch die Art ihrer Durchführung auf Problemstellungen des Kindes gezielt einzugehen. Wenn bei diesem Übungsweg die eine Hand von innen her aktiv drängend gestaltet und zugleich die andere von außen gezielt wahrnimmt und begrenzt, so führt das hierdurch angeregte Selbsterleben dazu, dass der Gestalter auch sein Handeln von außen her aufmerksam miterleben muss. Die Wirkung des eigenen Handelns wahrzunehmen ist ein wesentliches Übungsfeld, um Fähigkeiten aufzubauen, die für die sozialen Beziehungen in Familie, Schule und Umwelt wichtig sind.

Entsprechend der Diagnose und der individuellen Problemstellungen entscheidet der Therapeut sich für die jeweilige Übung und eine speziell gewählte Anfangsform. Die notwendige Prozessgestalt wird im Tun und Handeln je nach Kind modifiziert. Die eben geschilderte Übung kann sowohl bei einem überbordenden Charakter wie auch bei einer ausgeprägten Ängstlichkeit des Kindes den Anfang eines therapeutischen Prozesses bilden.

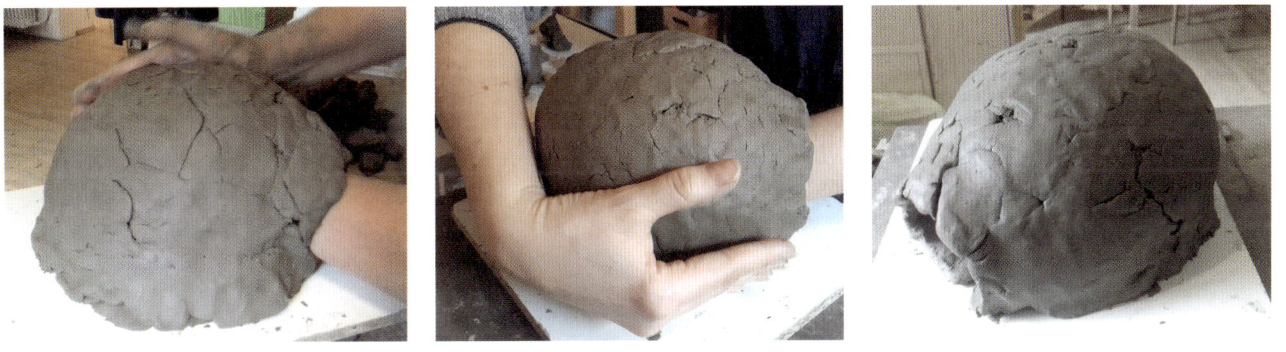

Abb. 15: Im Dialog zwischen innerer und äußerer Hand bildet sich durch Drängen von innen her eine Hohlform, aus der beispielsweise ein Löwe entsteht.

Um die Gestalt z.B. eines Löwen in einem vergleichbaren Formungsprozess aus einer Hohlform entstehen zu lassen, muss die äußere begleitende, lauschende Hand die Aufgabe übernehmen, die eigene Aktivität zu beherrschen. Diese Dynamik zeigt einen Zusammenhang mit den Merkurübungen [→ Kapitel V.2.5]. Im kraftvollen Handeln und Drängen in der Innenform ist erlebbar, wie eine Begrenzung von außen erforderlich ist und erduldet werden muss, aber auch, dass es ein Schutz bedeuten kann, wenn es gelingt, sich selbst zu begrenzen und zurückzuhalten. Durch diese Interaktion wird das Selbstbewusstsein des Kindes aufgebaut, das es ihm ermöglicht, Selbstwert und Kontrolle über das eigene Handeln zu gewinnen.

Entsprach die Wahl des Tieres (z.B. des Löwen) einem Wunsch des Kindes, so können – je nach Alter – verschiedene seiner Eigenschaften, die das Kind als besonders wichtig und imposant erlebt, die Gestaltung der Form prägen.

So führt das weithallende Brüllen möglicherweise dazu, den Innenraum so groß zu gestalten, dass er für einen raumgreifenden, machtvollen Ruf ausreicht – auch wenn damit die reale Löwengestalt gegenüber dem Erlebnisprozess beim Plastizieren zurücktritt. Das intensive Erleben der eindrucksvollen Mähne lässt manches Kind dagegen den Kopfbereich übergroß formen. Erst das etwas ältere Kind wird auch darauf achten, wie der Löwe in der Wirklichkeit bildhaft aussieht.

3.3.2 Ausgangsform: Eine Mauer, die schiebend bewegt wird

Eine andere Möglichkeit der plastischen Tiergestaltung besteht darin, dass jeweils eine Hand den Ton schiebend bewegt, während die andere Hand gegenhält. Anschließend führt man diese Aktivitäten mit der jeweils anderen Hand aus. Ein Löwe lässt sich auch gestalten, indem man von einer mauerartigen Grundform ausgeht und mit gleitenden, streichenden und drängenden Bewegungen arbeitet. Die eine Hand schiebt den Stoff zu einem Ende der Mauerform, während man mit der anderen durch Dagegenhalten und Aufstauen der Tonmasse die sich bildende Gestalt davor bewahrt, dass die Masse über das Ende der Form hinausgeht und sie zerstört (Abb. 16).

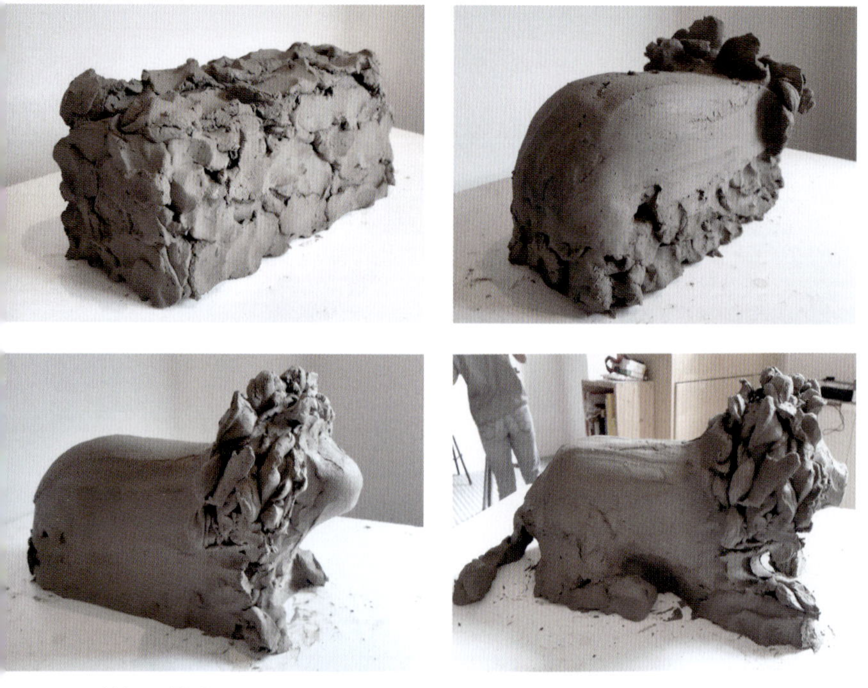

Abb. 16: Ein Löwe lässt sich auch durch Drängen und Gegenhalten von außen formen.

Das intensive Erleben der tätigen Kräfte, von Drängen und Gegenhalten, von dem gezügelten Wollen, eine Gestalt entstehen zu lassen, fördert die Selbsteinsicht: „Ich könnte, aber ich werde es nicht tun". Gerade der bewusst zurückgehaltene Wille ist im sozialen Miteinander eine wesentliche Fähigkeit.

Der plastischen Phantasie des Therapeuten ist es überlassen, wie die Grundmöglichkeiten der Übungsprozesse und ihre Anwendung ihre jeweilige Verwendung finden oder modifiziert werden.

3.4 Plastizieren in Zusammenhang mit dem jeweiligen Element

Nachfolgend schildern wir beispielhaft, wie sich Tiere und Gegenstände (ein Schiff, ein Vogel, ein Fisch etc.) in Zusammenhang mit den sie umgebenden Elementen (Wasser, Luft, Wind etc.) bilden lassen und die jeweilige Form aus der Begegnung mit diesem Element und der Bewegungsdynamik heraus entwickelt wird.

Gestaltung an einer liegenden Fläche: beispielsweise Schiff und Meer

Oft taucht der Wunsch auf, ein Schiff zu plastizieren. Es ist dabei sinnvoll, zunächst das Element anzulegen, das die Voraussetzung bildet, das flächige Meer. Ob das Kind den Ton allein durchknetet, der Therapeut mithilft oder das komplett übernimmt, hängt nicht nur von der Kraft ab, sondern ist auch eine therapeutische Frage und eine nach der Beziehung zum Kind.

Hilfreich ist es, den Ton mit Wasser zunächst durch Kneten so lange zu bearbeiten, bis er eine weiche Konsistenz hat, bevor man ihn ausbreitet.

Der nächste Schritt, die Fläche in Bewegung zu bringen, wird durch „drängendes", intensives, rhythmisch schiebendes Darüberstreichen gestaltet, so dass Wellen entstehen (Abb. 17). Hier ist eine Verwandtschaft mit der ersten „Sonnenübung" erkennbar [→ Kapitel VI.2.2].

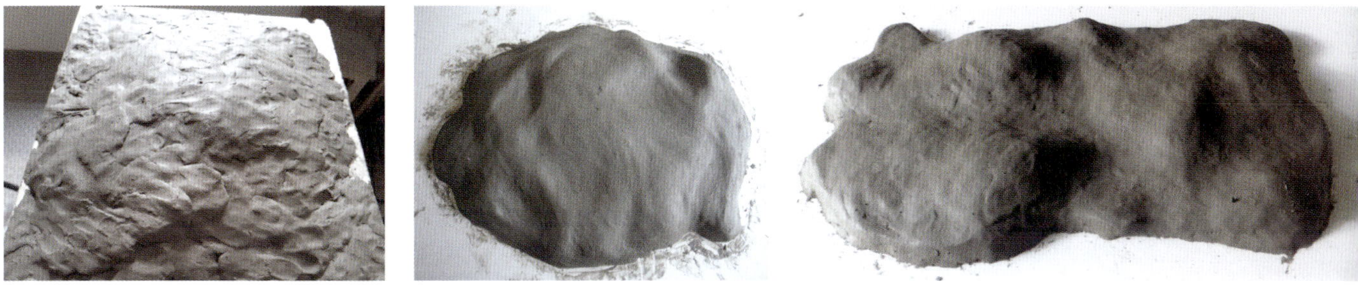

Abb. 17: Eine wellende Arbeitsdynamik versetzt die ruhige Fläche in Bewegung.

Neben der Absicht, den plastischen Wunsch des Kindes in Erfüllung gehen zu lassen, werden bei jedem Schritt verschiedene Fähigkeiten von ihm gefördert und gefordert. So sind Durchhaltewille und Achtsamkeit nötig, damit nicht ein Berg, sondern eine Fläche entsteht.

Die Bewegung der Wellen fordert einen ständigen Wechsel der kraftvollen Aktivität, den Willen in die Tonfläche einzudringen, aber auch die willentliche Zügelung der Kraft, um wieder aufzutauchen.

Im Anschluss wird die Fläche achtsam durch vorsichtiges Streichen überarbeitet, ohne die bisher gestalteten Formen zu zerstören, so dass die bewegte Wasserfläche mit ihren Wellen erscheint.

Jetzt erst ist die Voraussetzung gegeben, dass ein Schiff darauf entstehen kann. Das planende Schaffen auf ein Ziel hin und die Geduld, den Prozess durchzuführen, begleiten diesen Prozess. Nun kann das Boot durch langsam steigerndes Aufbauen mit Tonstücken auf der Fläche gebildet werden, bis schließlich die vorgestellte Form entsteht (Abb. 18).

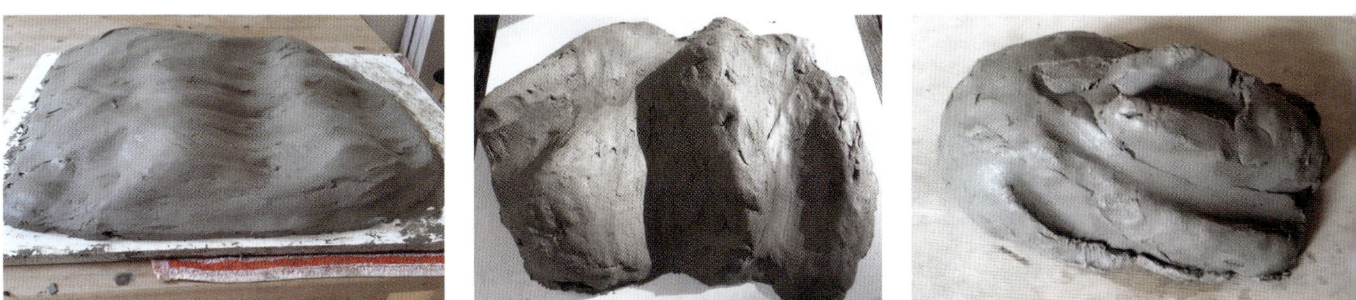

Abb. 18: Auf der bewegten Fläche entsteht anschließend ein Schiff.

Durch den Übungsaufbau und den Prozessablauf wurden Eigenschaften im Kind angesprochen, die auch in seinem Alltag in der Schule und Familie notwendig sind. Ein kraftvolles Wollen und Durchhaltevermögen sind nötig, um etwas zu bilden oder zu erreichen, wie auch das Zügeln der eigenen Kräfte, damit ihr sinnvoller Einsatz bewirkt, dass nicht zerstört wird, was entstehen soll. Die Achtsamkeit gegenüber schon Gestaltetem wird hierbei geübt und erlebt, dass die Einheit der Formen sich nur bildet, wenn ich das schon Vorhandene respektiere. Es ist offensichtlich, dass solches Üben für ein Kind von besonderer Bedeutung ist, das von seiner eigenen (womöglich wechselnden) Dynamik mitgerissen wird, was eine Frage des Temperaments sein kann, aber auch Ausdruck einer Krankheitsdynamik bis hin zum ADHS.

Das Gestalten eines Vogels aus der Grundausgangsform einer aufrechten Säule

Oft ist es sinnvoll, dem Übungsteil mehr Aufmerksamkeit zu widmen als dem gezielten Gestalten eines Tieres. Der Weg ist im therapeutischen Geschehen von großer Bedeutung, da im Erleben gezielt aufleuchtende und angeregte Empfindungen, Gefühle und Selbstwahrnehmungen entstehen.

Der folgende Übungsweg endet in der fertigen Form eines Vogels. Der Ausgangspunkt ist eine aus kleinen Tonstücken langsam aufgebaute Säule. Diese sollte mindestens die dreifache Höhe der schaffenden Hand und eine Handbreite im Durchmesser haben. Daraufhin wird die Säule, gleichzeitig oder mit sich abwechselnden Händen, mit streichenden Bewegungen von oben nach unten geformt. Mit jeder Bewegung wird etwas Ton mitgenommen und unten, am Fuß der Säule, angelagert (Abb. 19).

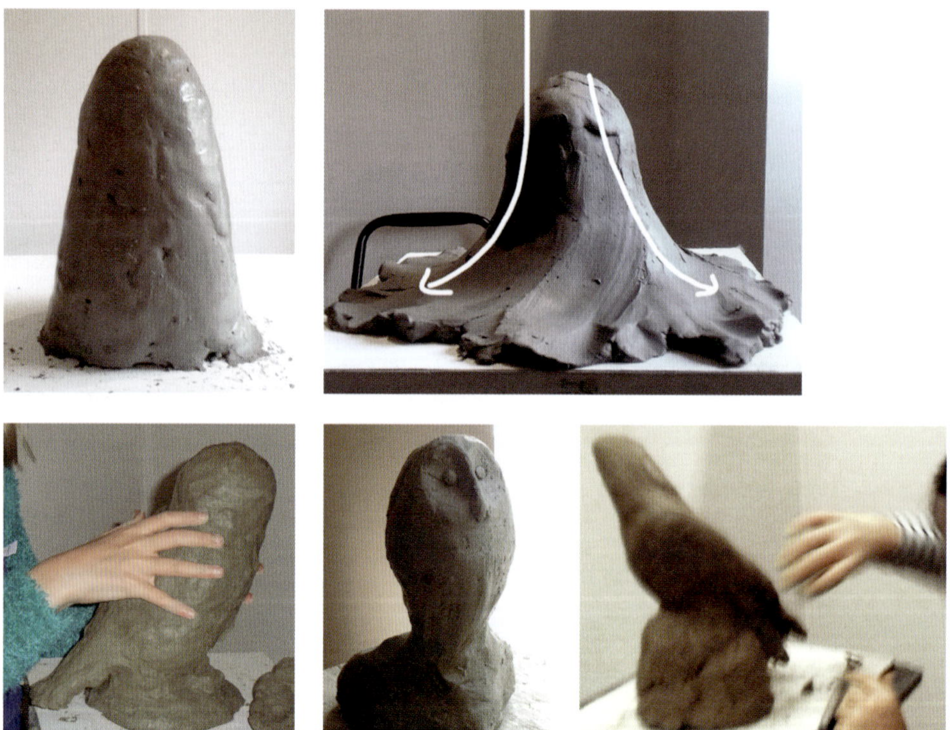

Abb. 19: Aufbau einer Säule, aus der das Kind durch Streichbewegungen allmählich ein Vogelwesen gestaltet.

Im Überwinden des Widerstandes, den der Ton dem Kind entgegenbringt, und mit jedem streichenden Drücken verjüngt sich die Säule im oberen Teil und wird unten breiter. Dabei entsteht im Miterleben des eigenen Tuns eine Gegenbewegung im Gestalter.* Während man nach unten streicht und den Ton hinabdrückt, erlebt man in sich selbst ein innerliches Sich-Aufrichten, ein Leichterwerden als Antwort auf das Abwärtsdrücken. Die sich bildende Tonform ist anschließend mit wenig Handgriffen zu einem individuellen Vogel formbar.

Bei diesem Übungsaufbau ist das Augenmerk ganz auf das Selbsterleben des Kindes gelenkt: seine seelische Befindlichkeit, die sich bildende Gegenkraft im Inneren, das sich Aufrichten, die die Schwere aufhebende Gegenbewegung und das Kommen in die Leichte.

Wie aus einer stehenden Fläche ein Adler wird

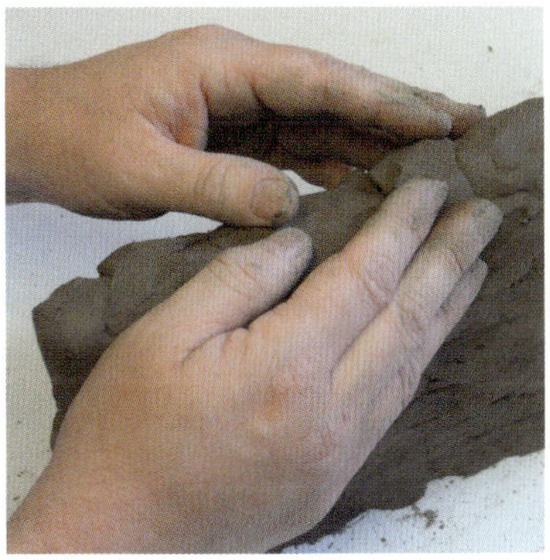

Die Grundform bildet hier eine quer vor dem Plastizierenden stehende Fläche wie eine „Mauer". Wenn wir als Grundform eine stehende kleine Fläche, eine Mauer, aufbauen und sie mit herabstreichenden Bewegungen an den beiden Seiten nach unten streichend drücken, lässt sich ein die Schwingen ausbreitender Vogel bilden [→ Fallbeispiel in Kapitel IX.4.1].

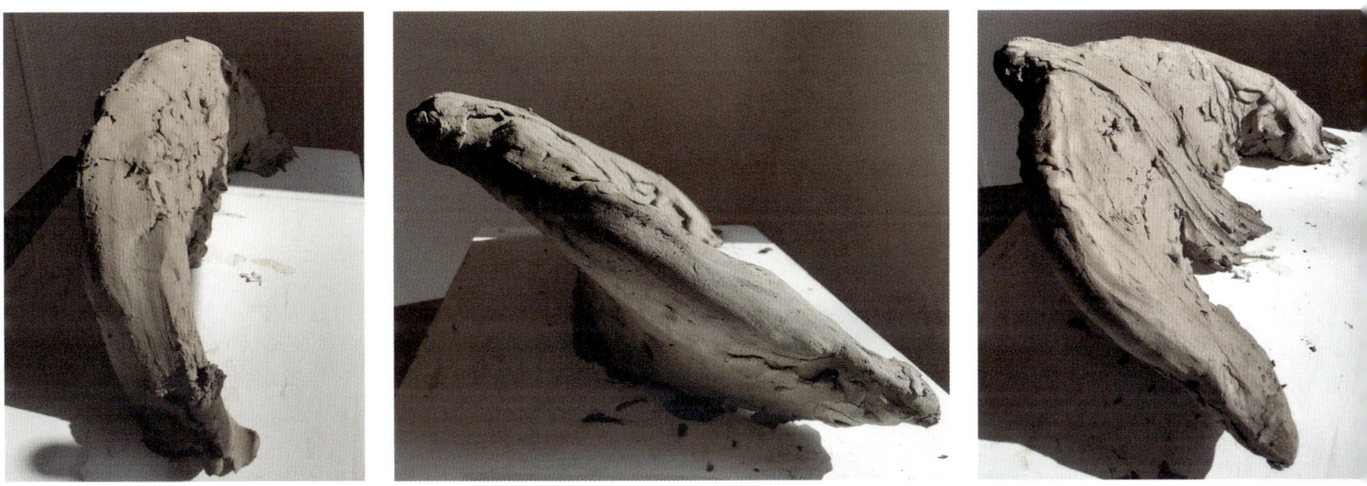

Abb. 20: Aus der Grundform „Mauer" gestaltet das Kind ein Vogelwesen mit geöffneten Flügeln, indem es streichend der Luftbewegung folgt.

* Wer in der Heileurythmie erfahren ist, wird in dieser Dynamik eine Verwandtschaft mit dem Laut „D" erleben können.

Nicht der Vogel steht bei diesem Arbeitsschritt im Vordergrund, sondern der ihn beim Fliegen umtosende, seinen Körper entlangstreichende Wind. Die Bewegung im Raum umspielt die Form und gleitet gleichsam an ihr gestaltend entlang und über sie hinaus, als würde der Luftstrom selbst den Vogel entstehen lassen. Während das Kind auf sich zu streicht, bildet sich die vorwärts strebende Gegenbewegung des Adlers immer mehr in den waagerechten Flug hinein.

Dabei entsteht das Erlebnis, sich über die eigenen Gestaltgrenzen der Leiblichkeit hinaus zu erweitern, diese werden wie in die Ferne, in die Flugrichtung des Vogels nach vorne herausgeschoben. Wie wir im Blick auf ein angestrebtes Ziel dieses vorwegnehmend uns schon bei ihm befinden und unseren Leib in der Bewegung gewissermaßen dorthin „nachziehen", so strebt der Vogel in den von ihm erfassten Raum hinein.* Durch die geschilderte Gestaltung des Vogelleibes und deren geduldige Ausführung werden gerade diese Fähigkeiten zur Vorwegnahme geübt. Durch das Erlebnis des Kindes, über die Grenzen seiner Eigenwelt hinausgreifen zu können, bilden sich Handlungsfähigkeiten aus, die ihm im sozialen Miteinander helfen können.

Durch rhythmisches Streichen einen schwimmenden Fisch oder Delfin bilden

Wiederum besteht die Grundform in einer „Mauer" oder einem Block. Mit fließenden, rhythmischen Streichbewegungen über die in sehr weichem Ton aufgebaute Grundform entsteht leicht die Möglichkeit, einen Fisch oder einen Delfin zu gestalten. Die Wellen der Wasserbewegung mit ihrem Auf und Ab lassen allmählich die Tierform entstehen. Die umgebenden Bewegungen des Wassers sind beim Gestalten wichtiger als die genauen Formen des Tieres, die dadurch in größerer Vielfalt entstehen können.

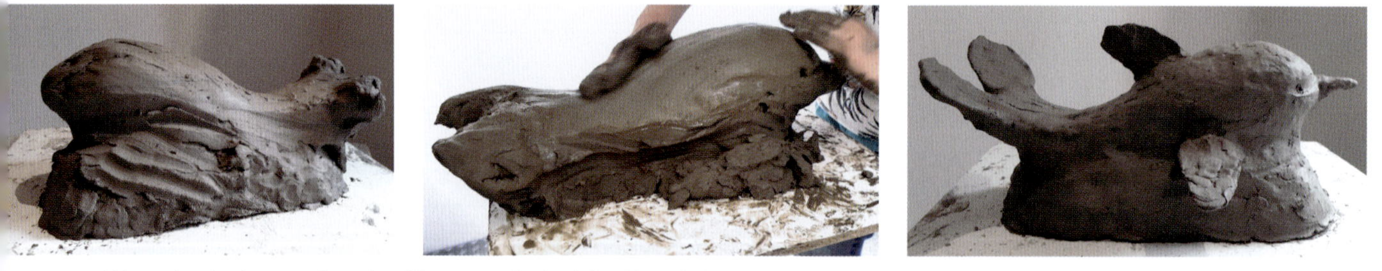

Abb. 21: Aus der Ausgangsform einer Mauer entsteht durch Streichen ein Delfin.

Die Streichbewegungsrichtung in dieser Übung wird davon bestimmt, ob das Kind die Bewegung des Tieres streichend nachahmt oder das umgebende Element.

Der hier (Abb. 21 links) springende Delfin entstand, indem das Kind hinter der Schwanzflosse stand und von hinten nach vorne den Ton streichend und schiebend in einer schwimmenden, nach vorne springenden Bewegung gestaltete, sodass sich der Delfinkörper bildete. Das Kind empfand sich dann als das sich bewegende Tier.

Die zweite streichend-schiebende Bewegungsrichtung entstand, als das Kind sich dem umgebenden Element zuwendete, wie hier (Abb. 21 mittig), wo es an der Nase des Delfins stand und das umgebende Element des Tieres, das Wasser „war", das den Delfin umfloss und umströmte.

* Es hat sich für diese Vorwegnahme der Begriff der "Prolepsis" eingebürgert. Die Vorwegnahme spielt bei allen Bewegungsvorgängen eine Rolle.[3] Der Begriff kann sich aber auch in erweitertem Sinn auf die Erfüllung selbstgesetzter Ziele beziehen und eine solche Prolepsis einzuüben therapeutisch wichtig sein.

Manchmal beginnt man aber auch zunächst damit, das Element zu gestalten (so wie weiter oben geschildert das Meer), um dann anschließend die schwimmenden Fische zu bilden, die sich darin finden.

Die Tätigkeit kann selbstverständlich auch von rechts nach links oder umgekehrt ausgeführt werden, hier ist der kreativen plastischen Fantasie keine Grenze gesetzt.

3.5 Nachbetrachtung – Wachrufen der Erlebnisse und Nachlauschen des Tuns

Am Ende des Gestaltungsprozesses kann man noch einmal wach und aufmerksam die während des Schaffens aufgeflammten Erlebnisse im Bewusstsein aufleuchten lassen, indem man das Kind zum Abschluss noch einmal mit nassen Händen – wenn möglich mit geschlossenen Augen – die Form gleichsam streichelnd durchtasten lässt. So entsteht die Form des Tieres, aber auch seine Bewegungsdynamik erneut im Bewusstsein des Gestaltenden.

Ist die Form getrocknet, so kann sie farbig bemalt werden, was sowohl mit dem Pinsel als auch mit den Fingern möglich ist.

4. Fallvignetten aus der plastischen Arbeit mit Kindern

Nach diesen Ausführungen zur Behandlung von Kindern möchten wir zwei Fälle kurz darstellen, um konkrete Möglichkeiten dieser Therapieform aufzuzeigen. In beiden Fällen ging es mehr darum, wichtige Entwicklungsschritte in Schwellensituationen zu unterstützen, als spezifische Erkrankungen zu behandeln. Zu letzteren werden nachfolgend ausführlichere Kasuistiken vorgestellt.

Fallvignette 1 – Ablösungsschwierigkeiten, die einen Schuleintritt gefährden

Die 6-jährige Elisabeth sollte nach den Sommerferien in die Schule kommen. Die Vorstellung, dass sie dann allein ohne ihre Mutter wäre, löste bei ihr panikartige Angst aus, die unüberwindbar schien.

Nachdem im Mai die Aufnahmegespräche in der Schule stattgefunden hatten, empfahl ihr behandelnder Kinderarzt das therapeutische Plastizieren als Entwicklungshilfe.

Als wir einander erstmals begegneten, hatten wir bis zur Einschulung noch etwa zehn Wochen Zeit, um den Besuch der Schule vorzubereiten und die Ängste vor einer Trennung von der Mutter abzubauen.

Dabei erfuhr ich unter anderem, dass Elisabeth zuhause Katzen hatte. Während unseres Gesprächs, das dazu dienen sollte einander kennenzulernen, legte ich Ton vor Elisabeth auf den Tisch und formte wie nebenher im Gespräch zwei kleine Katzen. Elisabeth fasste den Ton interessiert an und zupfte mit den Fingerspitzen kleine, abstehende, dünne Blättchen aus dem Tonklumpen heraus. Währenddessen formte ich für die Katzen eine Höhle im Ton, setzte sie hinein und verband unsere beiden Tonformen miteinander (Abb. 22). Gegen Ende des Gespräches zeigte ich Elisabeth, wie sie für die Katzen ein Trinkschälchen machen könnte, was sie dann auch tat, indem sie mit ihrer Fingerkuppe eine Vertiefung in ein Kügelchen hineindrückte.

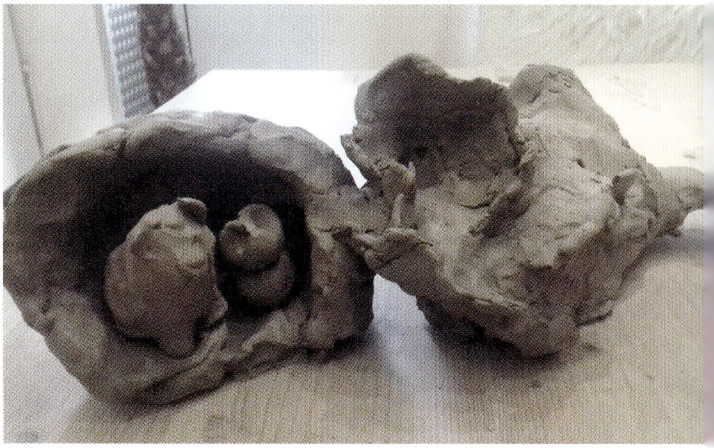

Abb. 22: Erstbegegnung. Zwei Katzen in einer Höhle – eine gemeinsam gebildete Form

Bei unserem darauf folgenden ersten Arbeitstermin bestand für Elisabeth eine der größten Herausforderungen darin, alleine mit mir im Therapieraum zu sein, während ihre Mutter im Vorraum bleiben sollte.

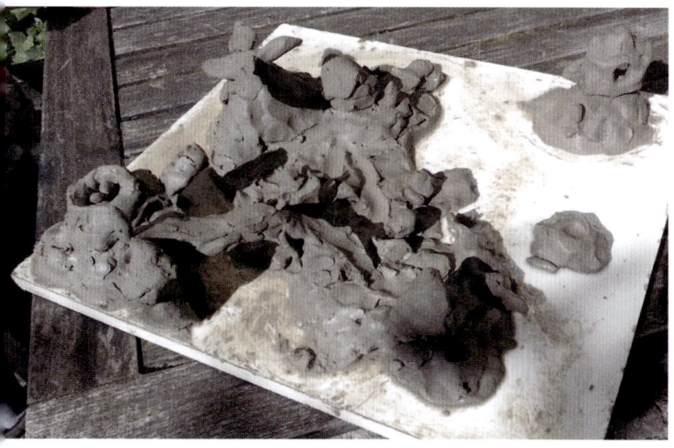

Abb. 23: Zusammen mit Ton spielen und dabei miteinander eine Geschichte erfinden

Mit den spielenden Katzen und dem Trinkschälchen hatten wir bereits gemeinsam einen plastischen Einstieg geschaffen, jetzt konnten wir daran weiter gestalten. Ton hinzuzufügen, Vorhandenes umzuformen und neue Formen entstehen zu lassen, waren die nächsten Schritte, bei denen Elisabeth nun auch nach und nach ihre ganze Hand einzusetzen begann. Die plastische „Welt" vergrößerte sich, und während das Werk allmählich entstand, erzählten wir uns eine kleine, phantasievolle Geschichte (Abb. 23).

Hierbei gelang es dem Mädchen, sich im Arbeiten kurzzeitig auf ihr Tun zu fokussieren und ihre Mutter zu vergessen. Sobald sie jedoch wieder an diese dachte, sauste Elisabeth in den Vorraum, um sich zu vergewissern, dass die Mutter wirklich noch da war.

Immer wieder flammte panikartiges Verhalten auf, sobald sie die unmittelbare Erreichbarkeit der Mutter vermisste. Ihr Vertrauen reichte vorerst nur so weit, wie sie die Mutter sehen oder hören konnte. In diesem Hin und Her der hoch symbiotischen Beziehung war Mutter wie Tochter gleichermaßen unklar, wie sie sich voneinander abgrenzen oder miteinander verbinden könnten, ohne ineinander zu verschwimmen.

So musste in jeder Sitzung aufs Neue die Trennung gelebt und Elisabeths Vertrauen darin gestärkt werden, dass die Mutter sie nicht verlassen würde, indem sich der zeitliche und räumliche Abstand immer mehr vergrößerte. Da Elisabeth nie in den Kindergarten gegangen war, mussten diese wichtigen Schritte der Verselbständigung jetzt von ihr kurz vor dem Schuleintritt geschafft werden. Nach und nach erreichten wir, dass ihre Mutter auf Abruf in einem einige Meter entfernt gelegenen Café auf ihre Tochter wartete.

Im weiteren Verlauf des therapeutischen Prozesses fragte ich mich, wie sich die Aufmerksamkeit des Kindes an sein Tun intensiver und länger binden ließe, sodass es die Eigenständigkeit und Unabhängigkeit als etwas Erfüllendes und Freudvolles erleben könnte, das nicht immer davon bedroht war von Gedanken wie „mir fehlt etwas", „meine Mutter ist nicht da" oder „ich bin nicht selbstständig" überdeckt zu werden. Das Ziel bestand darin, die symbiotische Verbindung mit der Mutter allmählich zu lockern.

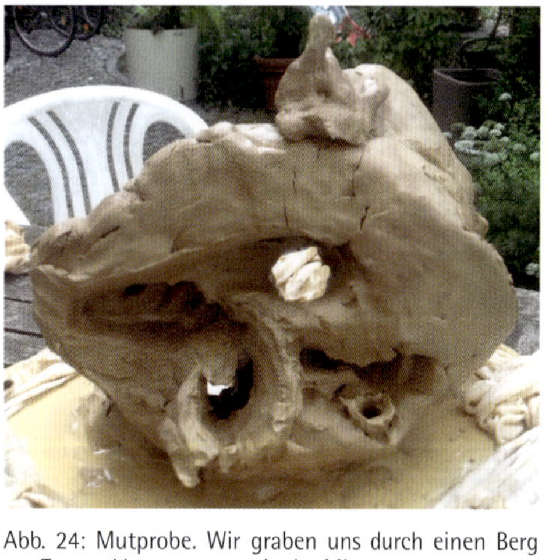

Abb. 24: Mutprobe. Wir graben uns durch einen Berg aus Ton und begegnen uns in der Mitte.

Die beginnende Sommerhitze machte es möglich, im Garten, draußen vor dem Therapieraum, an einem Tisch mit weichem Ton und viel Wasser eine größere Arbeit als kleine Mutprobe miteinander anzugehen. Auf den Tisch legte ich eine große Menge Ton und erklärte Elisabeth, dass wir jetzt, jede von ihrer Seite aus, ein Loch durch den Tonberg graben und uns dann in der Mitte begegnen wollen.

Die Fülle des Materials machte es uns nicht leicht, den Durchbruch zu schaffen. Mit kraftvoller Intensität und zielstrebigem Wollen gelang es uns schließlich, einander in der Mitte zu begegnen (Abb. 24). Mit Kraft, Durchsetzungsvermögen und Vertrauen schafften wir es, und so wurden noch weitere Umgestaltungen an dem Berg aus Ton möglich. Trotz der raschen Fortschritte, die Elisabeth machte, zeigte sich kurz darauf, wie wenig Stabilität sie erst hatte.

Plötzlich entstand im Garten eine Situation, die sie verängstigte, als dort ein winziger Hund ausgeführt wurde und Elisabeth, von ihm überrascht und verunsichert, plötzlich in Panik ausbrach. Sie rannte hinein, versteckte sich und rief weinend nach der Mutter. Glücklicherweise gelang es mir, Elisabeth dazu zu bringen, uns den kleinen, zitternden, glubschäugigen Hund durch das Fenster genauer anzusehen. Der Gedanke, dass der Hund vielleicht mehr Angst als sie selbst hatte, da sie so groß sei und er so klein, half Elisabeth, mit mir zusammen schließlich wieder in den Garten zu gehen. Der geduldige, verständnisvolle Hundebesitzer war dabei sehr hilfreich, so dass Elisabeth zuletzt das Hündchen sogar streicheln konnte.

Zusammen arbeiteten wir weiter an einem Werk aus Ton. Das gelang uns plastisch spielerisch, fröhlich, mit Humor und Witz. So vertiefte Elisabeth sich in die Arbeit, und ihr Vertrauen wuchs. Das Spielen und Geschichten erzählen, das gemeinsame Erleben und Erfinden halfen ihr, keinen Leistungsdruck zu erleben. Immer mehr gelang es ihr, auch die Abwesenheit ihrer Mutter zu vergessen.

Auf Anraten des Kinderarztes hatte Elisabeths Mutter das Kind zusätzlich auf einem Reiterhof angemeldet, und Elisabeth stimmte dem freudig zu. Jetzt hatten wir noch ein weiteres Thema aus ihrem Alltagsleben, dem wir uns im plastischen Gestalten zuwenden konnten. Ihr Interesse an den Pferden, ihre Erlebnisse beim Reiten und das neue Lernfeld griffen wir gestalterisch auf.

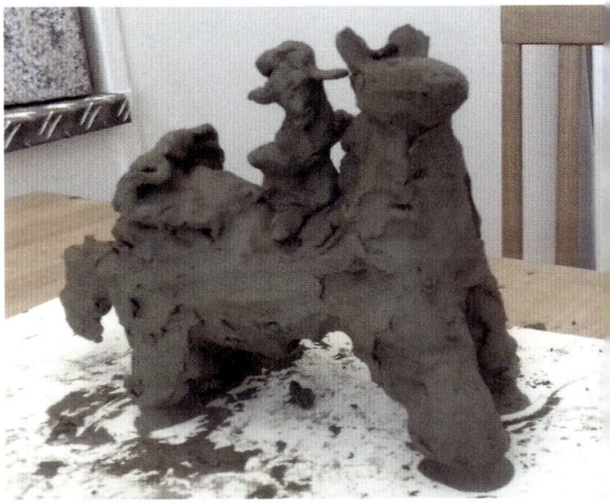

Abb. 25: Elisabeth als Reiterin auf einem Pferd. Das Abbild eines fröhlichen Rittes entstand durch das genaue Beobachten und Erinnern ihrer eigenen Erfahrungen.

Statt von ihren diffusen Ängsten überflutet zu werden, halfen Elisabeth nun ihre neuen Erfahrungen. Was sie auf dem Pferdehof genau beobachtet hatte, das Bürsten und ihr Sitzen auf dem Pferd, konnte sie plastisch umsetzen. Genau hinzuschauen und dadurch in eine bewusste Distanz zur Situation zu gehen, half ihr dabei, das Erlebte zu begreifen, ohne Ängste zu entwickeln. Begeistert griff das Mädchen Aufgaben auf und war bereit, diese zu lösen und dabei zu lernen. Abb. 25 zeigt eine Plastik der mutigen, auf ihrem Pferd reitenden Elisabeth, die wir miteinander schufen.

Bis zu den Sommerferien hatte Elisabeth zehn Therapiestunden besucht, und glücklicherweise gelangen danach der Schulanfang und die Lösung von ihrer Mutter mühelos.

Während des Plastisch-Therapeutischen Gestaltens hat Elisabeth auch gelegentlich kleinere Bilder gemalt, von denen wir hier eines zeigen (Abb. 26).

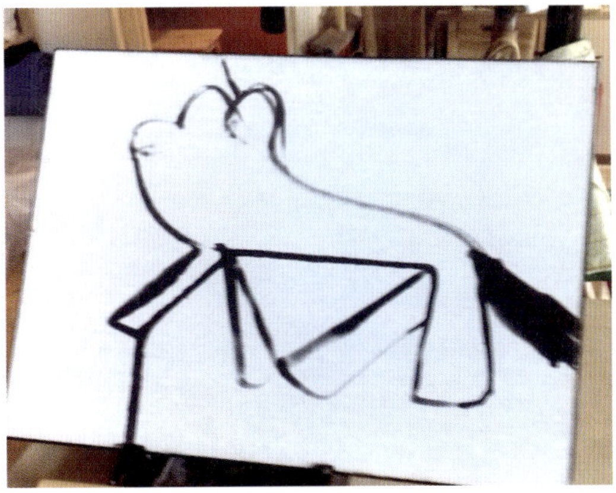

Abb. 26: Elisabeth malte ihr Pferd.

Nach den Sommerferien und der gelungenen Einschulung entschieden die Eltern, dass Elisabeth weiterhin zum Plastizieren kommen dürfte. Schließlich arbeitete sie in einer Kleinstgruppe zusammen mit anderen Kindern.

Hier beenden wir nun unsere kurze Beschreibung der Arbeit mit Elisabeth, da es lediglich um die Schilderung der drängenden Problematik ging, durch plastisch-therapeutische Interventionen dazu beizutragen, eine wichtige Entwicklungsschwelle zu meistern.

Fallvignette 2 – Schulverweigerung

In kurzer Folge musste die 16-jährige Antonia in ihrem nahen Umfeld zwei Todesfälle und einen nah an die Todesgrenze führenden Unfall im schulischen Umfeld miterleben. All dies führte zu einem radikalen Rückzug und schließlich zur Schulverweigerung.

Zur Bewältigung des schweren Schocks und der sie verunsichernden Lebensereignisse wurde Antonia von ihrem behandelnden Kinderarzt, der sie schon seit ihr Kleinkindzeit kannte, zum therapeutischen Plastizieren geschickt. Er begleitete die Behandlung medizinisch und mit regelmäßigen Gesprächen.

Der Arzt schilderte mir am Telefon die traumatisierenden Ereignisse, bevor ich Antonia zum ersten Mal begegnete. Ein mit der Familie verbundener, befreundeter Nachbar starb nach längerer Krankheit und bald darauf ihr Musiklehrer. Jahrelang hatte Antonia Einzelstunden von ihm erhalten und sich ihm zunehmend nah verbunden gefühlt. Er verstarb für sie plötzlich und unerwartet.

Das sie am stärksten erschütternden Ereignis war jedoch, dass ein guter Freund und Klassenkamerad vor ihren Augen einen schweren Unfall erlitt. Wochenlang schwebte er in Lebensgefahr.

Es gelang Antonia nicht, mit diesen sie erschütternden Erlebnissen und Eindrücken fertig zu werden. Sie schaffte es nicht mehr, in die Schule zu gehen oder anderen Menschen zu begegnen, zog sich zunehmend von allem zurück und wollte nur auf ihrem Bett liegen. In dieser Zeit war ihr Hund ihr einziger treuer, immer anwesender Begleiter. Er wich nicht von ihrer Seite und begleitete sie überall hin. Sie hatte den Eindruck, dass er sich um ihr Wohl große Sorgen machte und sie trösten wollte, er war ihr verlässlicher Anker und eine Verbindung zur Welt.

Antonia erschien zum Vorgespräch in Begleitung ihrer Mutter und ihres Hundes. Bei unserer Erstbegegnung fragte ich Antonia, was für sie im Moment das Wichtigste in ihrem Leben sei. Die Antwort kam prompt: „Mein Hund!" So fragte ich sie, ob sie Lust hätte, ihren lieben Hund zu plastizieren. Sie stimmte spontan zu, und ich versicherte ihr, dass ich ihr dabei helfen würde.

Zu Beginn unserer Zusammenarbeit war ihr Hund immer interessiert oder schlafend im Raum anwesend. Damit diente er während der ersten Arbeitsschritte, in denen die Grundform des sitzenden Hundes entwickelt wurde, als „Modell." Wir beobachteten ihn und tauschten uns über sein Wesen und seine Persönlichkeit aus.

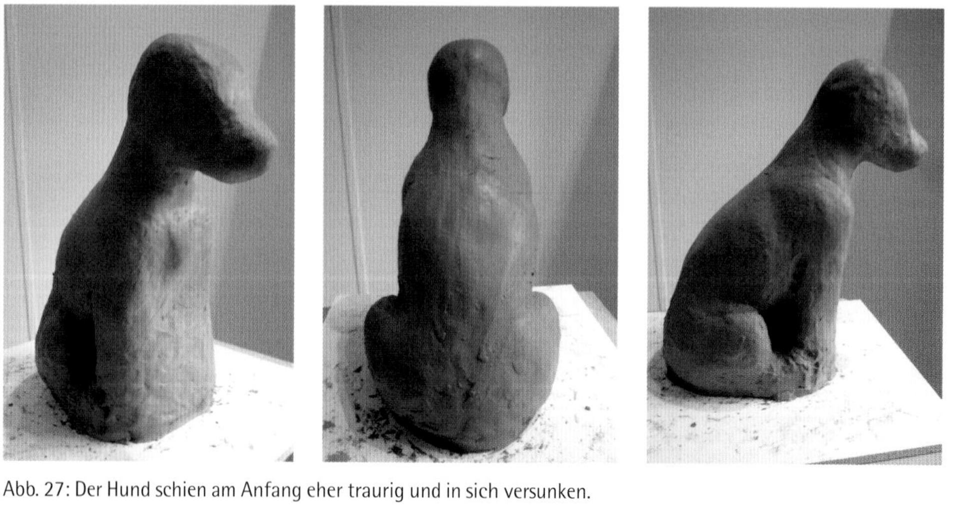

Abb. 27: Der Hund schien am Anfang eher traurig und in sich versunken.

Nach einigen Stunden begann sich die zunächst traurig aussehende und in sich versunken wirkende Tonform des Hundes (Abb. 27) zu wandeln. Als schließlich nach zwölf Therapiestunden das Werk fertig war, wirkte der Hund der Welt zugewandt. Aus dem vormals abgekehrten, traurigen Tier war ein heiteres, fröhliches geworden (Abb. 28).

Antonia freute sich sehr, dieses Werk geschaffen zu haben. Die Arbeit war verbunden mit ihrer genauen Beobachtung, die ihr dabei half, sich ihren Eindrücken gegenüberzustellen und die Erlebnisse mit ihrem Hund plastisch zum Ausdruck zu bringen.

Jede Plastizierstunde begann damit, dass Antonia erst eine Weile von ihrem Alltag berichtete, von den sie bewegenden Themen aus der Schule und von zuhause, bevor wir damit begannen im Ton gestaltend zu arbeiten.

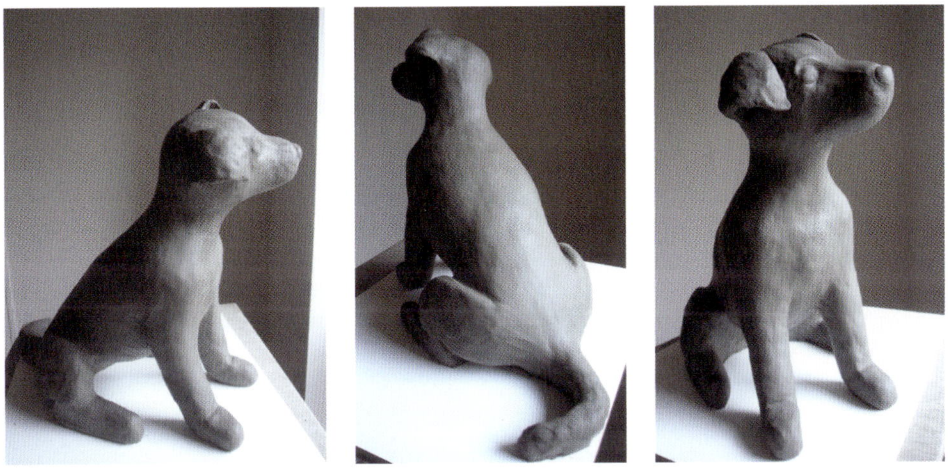

Abb. 28: Der Hund wirkt jetzt heiter und zugewandt.

Nachdem wir die erste plastische Aufgabe abgeschlossen hatten, konnte sich Antonia dazu entschließen, doch wieder in die Schule zu gehen. Dann kam es zu einer längeren Pause, weil sie sich nach vielem Zweifeln und Überlegen entschied, kurz vor dem Schuljahresende mit auf eine Klassenfahrt zu fahren. Dieser Schritt war ein Zeichen dafür, dass ihr die Eingliederung in den Alltag weitgehend gelungen war.

Da wir vor allem den Einstieg in die Therapie und die wichtigen ersten Schritte schildern wollen, verzichten wir auf eine Darstellung des weiteren Verlaufs. Antonia kam nach den Sommerferien wieder und setzte die Therapie über zwei Jahre fort. Viele Themen aus ihrem Leben wurden jeweils am Anfang der Stunde besprochen. Als das Abitur bevorstand und die Schule mehr und mehr Kraft von ihr forderte, entschieden wir uns, die gemeinsame die Arbeit nach insgesamt 36 Therapiestunden zu beenden.

5. Fallbeispiele aus der Arbeit mit Kindern

5.1 Kasuistik eines 10-jährigen Jungen mit Verhaltensauffälligkeiten und Tics

RITA ECKART

Ausgangssituation

Dem 10-jährigen Igor wurde die Kunsttherapie vom Kinderarzt verordnet. Igor hat in seinem jungen Leben schon einen weiten Weg zurückgelegt. Seine leiblichen Eltern in Russland waren nicht in der Lage, sich um ihn zu kümmern, deshalb lebte er die ersten zwei Jahre seines Lebens in einem Kinderheim. Seine Adoptiveltern holten ihn nach Deutschland und sorgten liebevoll für ihn, ihr einziges Kind. Igor war jedoch nicht einfach. Er akzeptierte keine Grenzen, war unruhig und getrieben. Er meinte, alles besser zu wissen. In der Schule fand er keine Freunde. Zuhause benahm er sich herrisch und mitunter grob.

Bei der Erstvorstellung saß ein für sein Alter eher klein gewachsener, gepflegter, zierlicher, blonder Junge mit sehr lebendigen, etwas kurzsichtigen, blauen Augen hinter Brillengläsern im Atelier. Er zwinkerte häufig ticartig, seine blonden Haare ständig mit einer plötzlichen, ruckartigen Kopfbewegung zur Seite schiebend. Hellwach mit allen Sinnen in der Umgebung schien er von innerer Unruhe geplagt.

Die Eltern berichteten wiederholt von einem ausgeprägt oppositionellen Verhalten, welches das Kind an den Tag legte, sie erhofften sich Entspannung im familiären und sozialen Umfeld. Sie unterstützten die Behandlung, u.a. indem sie engagiert an den die Therapie begleitenden Elterngesprächen teilnahmen.

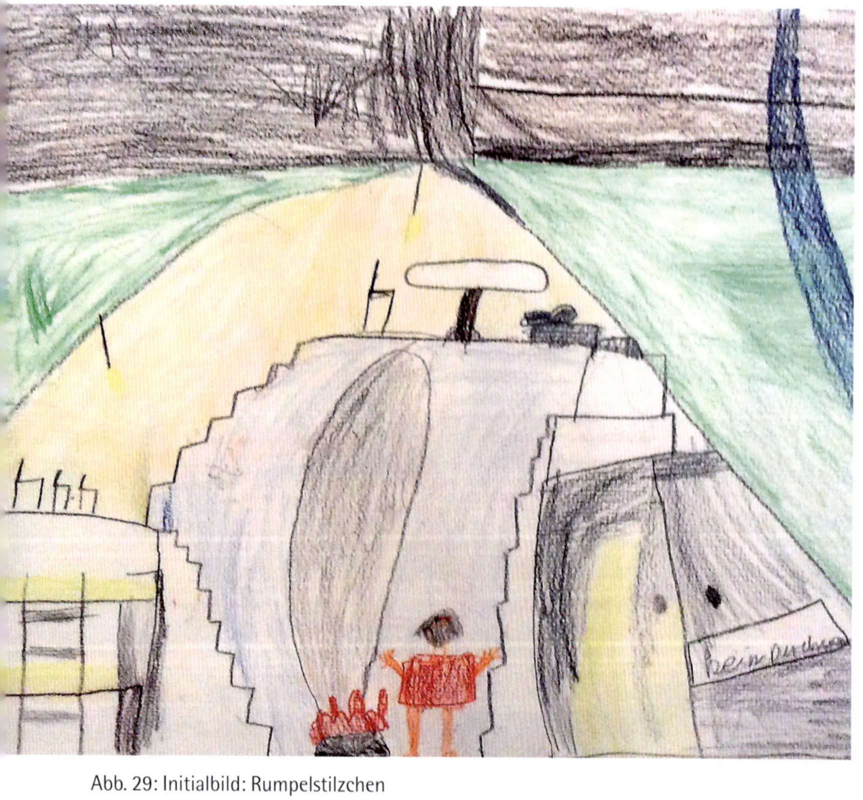

Abb. 29: Initialbild: Rumpelstilzchen

Beginn der Therapie

In seiner ersten Kunsttherapiestunde zeichnete Igor ein Bild. Ohne eine konkrete Aufgabe gestaltete er mit einem verschmitzten Lächeln auf dem Gesicht ein detailliertes Bild mit Buntstiften. Das Motiv war unschwer zu erraten: Rumpelstilzchen, wie dieses um sein Feuer tanzt und ruft: „Ach wie gut, dass niemand weiß, dass ich Rumpelstilzchen heiß'." Genüsslich arbeitete er alle für ihn wichtigen Details aus, mit sicherer Strichführung und Farbwahl zeichnete er einen unterirdischen Raum, der auf mehreren Etagen eine durchgeplante und in mehrere Bereiche unterteilte heimliche Wohnstätte darstellte. Er zeichnete mit großer Sicherheit, Korrekturen waren nicht notwendig, alles, was wesentlich war, fand unmittelbar seinen Platz in der geordneten Komposition. Das Männchen mit seinem wohlgeformten Kopf und seinen aktiven Gliedmaßen, die um einen kastenförmigen Leib angeordnet waren, hatte alles unter Kontrolle.

Um wen es sich da bei der Darstellung handelt, ließ sich leicht erraten, und Igor legte auch großen Wert darauf, dass die Parallele auf einer spielerischen Ebene erkannt wurde. Das Thema Rumpelstilzchen blieb im Verlauf der Therapie weiterhin eine Ebene kindhaft verschlüsselter Mitteilungen.

Nach wenigen Begegnungen mit dem Jungen ergab sich ein klares Bild seiner Stärken. Sein Denken war zwar etwas sprunghaft, aber sehr wach, er hatte ein ausgeprägtes Interesse für logische Zusammenhänge und eine überdurchschnittliche mathematische Begabung, die es ihm erlaubte, mit großen Zahlen schnelle Kopfrechnungen durchzuführen. Während er aus diesen intellektuellen Fähigkeiten viel Selbstbewusstsein schöpfte, zeigte er, bedingt durch sein sanguinisches Temperament, auf der Willensebene ständig neue Impulse, die aber mangels Durchhaltevermögen nur selten zur Verwirklichung seiner Ideen führten. Auf der Gefühlsebene schien sich Igor zu schützen, er konnte Fragen nach Emotionen nicht beantworten und lieferte stattdessen nüchterne Analysen, die sich wie Erklärungsversuche einer ihm verschlossenen Welt anhörten. Nicht nur seine eigene Gefühlswelt schien ihm unzugänglich*, auch die Wahrnehmung der Gefühle anderer fiel ihm schwer. So verlief sein kindliches Leben zwischen seinem klugen Kopf und seinen flinken Gliedmaßen doch in einer gewissen trotzigen Einsamkeit, mit einem unsicheren Selbstwertgefühl, das er durch das erwähnte – hauptsächlich in der Familie gezeigte – herrische und oppositionelle Verhalten auszugleichen versuchte. Besonders häufig gab seine Forderung nach ausgiebigem Medienkonsum Anlass zu familiärem Streit.

Das kühle, intellektuell betonte Denken, die unsichere, distanzierte Haltung zur sozialen Umgebung, der ausgeprägte Widerspruchsgeist, die Unruhe und die mangelnde Verwurzelung ließen eine plastisch-therapeutische Behandlung erfolgversprechend erscheinen.

Dem Plastizieren jedoch stand Igor zunächst reserviert gegenüber. Im Verlauf der ersten 50-minütigen Therapieeinheit hatte er mehrfach das Bedürfnis, sich die Hände zu waschen, wenn er auch immer wieder gerne zu seinem Arbeitsplatz zurückkehrte.

In dieser ersten Therapiestunde baute er ein Haus, formte Menschengestalten und stellte sie zu einer Szene zusammen, in der ein Mensch immer wieder zurückgestoßen wurde (Abb. 30).

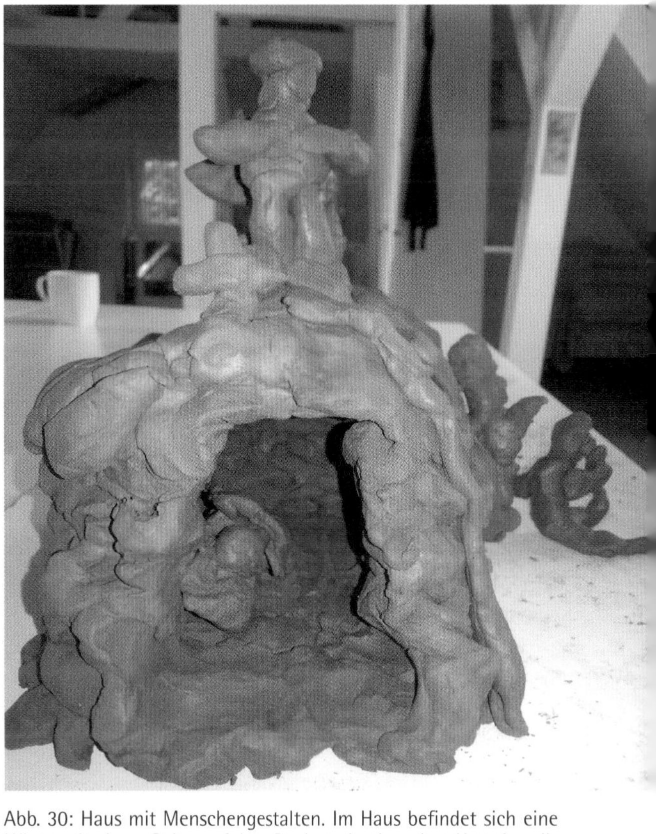

Abb. 30: Haus mit Menschengestalten. Im Haus befindet sich eine Wiege mit einem Baby, auf dem Dach und neben dem Haus jeweils eine Menschengestalt. Die Gestalt auf dem Dach stößt den Menschen, der über die Leiter auf das Dach zu gelangen versucht, immer wieder zurück.

Er spielte mit großem Ernst, und es war klar, dass dieses Spiel weit über das hinaus ging, was ich ihm ermöglichen wollte: über das Kennenlernen der Arbeit mit Ton, das Ausprobieren. Er fing ohne Umwege sofort an, seine Lebensgeschichte zu erzählen, und es war essenziell, ihm deutlich zu machen, dass er verstanden wurde. Hier begründete sich eine therapeutische Beziehung, die später auch einigen Belastungen standhalten konnte.

* In seinem Bild zeichnete Igor den Oberkörper des Menschen in der Form eines Rechtecks, als würde ein schützender Panzer darüber liegen. Diese Art der Darstellung des mittleren Menschen, bestehend aus geraden Linien, kommt häufig bei Kindern mit traumatischen Erfahrungen vor, die sich das Fühlen nicht erlauben wollen, weil es zu sehr wehtun könnte.

Festlegung der Therapieziele und die erste plastisch-therapeutische Arbeit

Es folgte eine Beratung mit dem behandelnden Kinderarzt über die Therapieziele und die geplanten Maßnahmen. Als Ziel wurde die Stärkung des Rhythmischen Systems festgelegt, um es in die Lage zu versetzen, zwischen dem hoch-aktiven Nerven-Sinnes-System und dem unruhigen Stoffwechsel-Gliedmaßen-System zu vermitteln. Das sollte durch die Stärkung der unteren Sinne erreicht werden und dem Kind Augenblicke der Innigkeit, der Ruhe, des Staunens und des Mitgefühls ermöglichen.

Zum Zeitpunkt des Therapiebeginns bestand bei den Eltern ein hoher Leidensdruck, sie machten sich zudem Sorgen über eine mögliche Ausweitung der Probleme in der Schule. Da Igor Grenzen nur schwer akzeptieren konnte, war sein erstes plastisches Werk eine Kugelbahn aus Ton, bei der es darauf ankommt, der Kugel in ihrem Lauf eine sichere Führung zu geben. Dabei erhielt Igor größtmögliche Gestaltungsfreiheit. Die einzige Bedingung war, dass zum Schluss bei der fertigen Form die Kugel, die er oben auf die Bahn legte, ohne Hindernisse nach unten rollen müsste. Nicht willkürlich aufgestellten Regeln sollte er sich bei der Gestaltung unterwerfen, sondern den objektiven Gesetzmäßigkeiten der Schwerkraft. Diese erste plastische Übung forderte ihn heraus, während des Prozesses testete er immer wieder die Grenzen seiner Freiheit und auch die der therapeutischen Beziehung. Seine erste plastische Arbeit zeugt von Mut: Für seine Arbeit verwendete er beinahe zehn Kilo Ton, experimentierfreudig konstruierte er seine Kugelbahn mit Säulen und Durchbrüchen. Die Bahn selbst ist steil und die Kugel, die man darauflegt, rast in Windeseile hinunter, erst im letzten Augenblick wird sie aufgefangen. Die Form ist vielfältig und lädt ein, rundum betrachtet zu werden. Igor wendete viel Zeit auf, um die Oberfläche zu bearbeiten, dabei benutzte er hauptsächlich seinen Zeigefinger. Die entstandene Oberfläche ist bewegt, lebendig und ohne Risse (Abb. 31). Die Kanten haben fast rundum Volumen, mitunter schließen sie mit einer leichten Verdickung ab, was auf verhärtende Tendenzen deuten könnte.

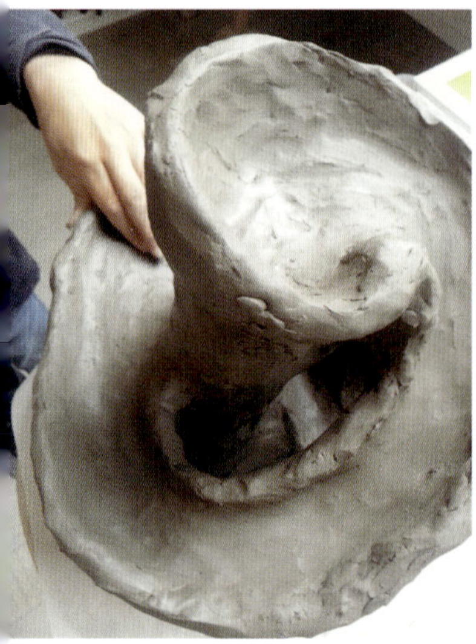

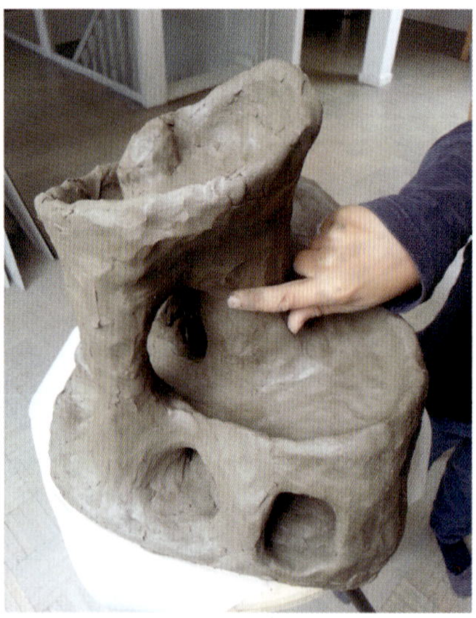

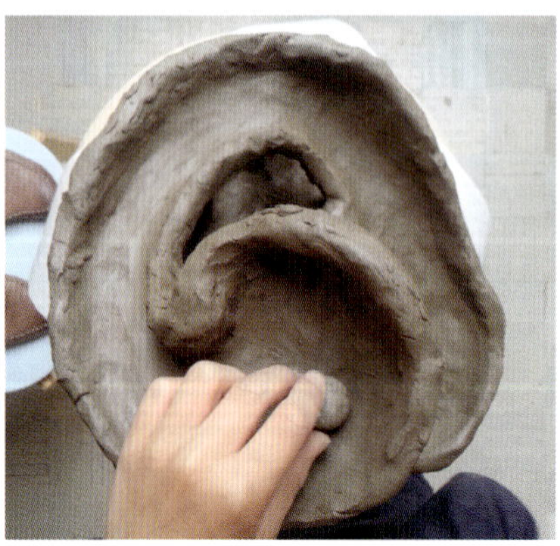

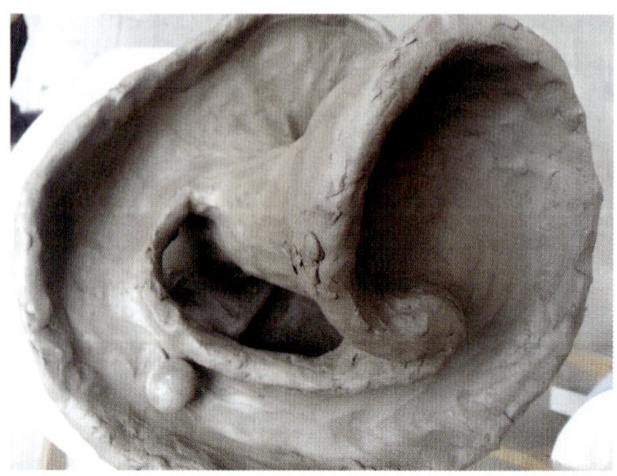

Abb. 31: Kugelbahn

Der Adler und weitere Tiergestalten

Im weiteren Verlauf der Therapie bekam Igor die Aufgabe, Tiergestalten zu plastizieren. Dabei wählte er zielsicher Tiere mit Wesenszügen aus, die ihm selbst auch eigen waren oder die er gerne besessen hätte: einen schwerfälligen, tapsigen Braunbären, einen stolzen Adler, eine junge Katze und einen schlauen Polarfuchs.

Die Vorgehensweise

Die Vorgehensweise war jedes Mal ähnlich. Nachdem die Wahl des Tieres getroffen war, baute Igor einen Modellkörper aus locker zusammengefügten Tonstücken. Dabei berücksichtigte er ansatzweise die charakteristische Form des Tieres. Anschließend drehte er die Form so, dass der Teil, der später den Kopf darstellen sollte, zur Tischmitte schaute. Gestalter und gestaltete Tierform hatten die gleiche Blickrichtung, dadurch fiel es Igor leichter, sich in die Form einzufühlen. Dieses Vorgehen bot sich gerade in seinem Fall an, da es ihm besonders schwerfiel, sich überhaupt in jemanden einzufühlen.

Die Hände des Kindes strichen den mit Wasser besprühten Modellkörper von vorn nach hinten entlang, wobei sie unterschiedlich stark Druck auf den Ton ausübten und ihn dadurch entsprechend gestalteten. Igor formte hauptsächlich mit den Fingern, wobei sein Wille überstark zu wirken schien, und so entstanden Furchen. Ist die Handfläche bei den Streichbewegungen ebenfalls beteiligt, wird die Oberfläche gleichmäßiger. Im Idealfall wird die Hand sensibel und vielfältig eingesetzt und der Druck ebenso reguliert.

Auf diese Weise erhielten die meisten plastischen Tiergestalten in relativ kurzer Zeit, meist während einer Therapieeinheit, ihre charakteristische Form, wobei Änderungen trotzdem weiterhin möglich waren. In weiteren Schritten erfolgte die detaillierte Ausgestaltung, ggf. notwendige Korrekturen an der Haltung waren ebenfalls möglich.

Der Braunbär

Igor hatte von Anfang an die Idee, einen Adler zu plastizieren. Zunächst schien er jedoch nicht den Mut aufzubringen, sich diesem stolzen Tier zu stellen. So formte er erst einmal einen Braunbären, den er von Tierparkbesuchen kannte. Zunächst sollte er eine Rohform aufbauen, die anschließend besprüht wurde, damit die Hände gut über den entstehenden Tierkörper gleiten konnten. Es fiel ihm schwer darauf zu vertrauen, dass die von ihm mit den Händen erfühlte Form erscheinen würde. Er wollte diesen eher intuitiven Arbeitsschritt unbedingt kontrollieren, weshalb er etwas zu viel Kraft ausübte: Seine Finger hinterließen tiefe Furchen und trugen sogar etwas Ton ab. Daher hatte er anschließend das Bedürfnis, das Volumen des Tierkörpers erheblich zu vergrößern – auf den zu starken Abbau folgte ein beinahe zu starker Aufbau (Abb. 32).

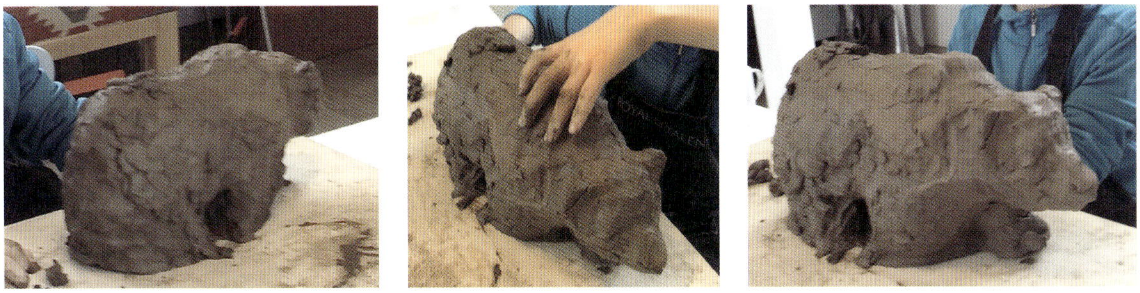

Abb. 32: Braunbär während des Arbeitsprozesses

So rang er im Prozess um das angemessene, mittlere Maß. Am Ende war er aber doch zufrieden mit seinem Braunbären, und noch bevor er diesen zum Trocknen aufstellte, sagte er, dass er als nächstes Tier einen Adler plastizieren wolle.

Der Adler

Neben der aufrechten, fast menschenähnlichen Haltung faszinierte den Jungen besonders die enorme Spannweite der Flügel. Bei der Betrachtung verschiedener Fotos von Adlern gefiel ihm schließlich eine Abbildung ganz besonders. Auf dieser war eine innige Beziehung zwischen Mensch und Adler wahrnehmbar: Der Adler fraß buchstäblich aus der Hand des Menschen.

Die Wahl dieser Körperhaltung zeigte wieder das Bedürfnis von Igor, die Dinge möglichst zu kontrollieren.

Mit seinem inneren Vorbild ging er an den Aufbau der Grundform. Über diese ließ er stellvertretend für das Luftelement einen kräftigen Wind mit seinen Händen vorbeiziehen, vom Schnabel bis zu den Schwanzfedern erfassten die streichenden Bewegungen seiner beiden Hände immer wieder die Form. Diese wurde wieder mit Wasser besprüht, so dass die Hände über die Oberfläche gleiten und den Druck frei regulieren konnten. Die Spuren, die diesmal entstanden, hinterließen weniger tiefe Furchen, Igor gelang es besser, sich auf das nun bestimmende Luftelement einzulassen. Er schwankte bei diesem Arbeitsschritt zwischen Übermut und größter Ernsthaftigkeit.

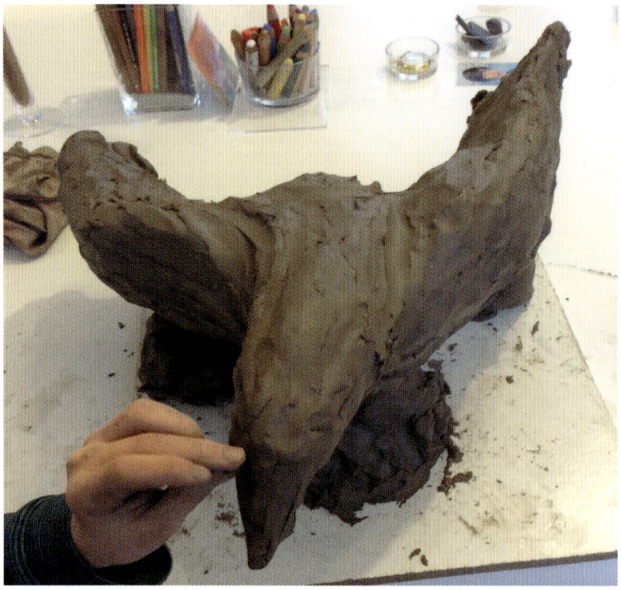

Abb. 33: Der „Wind" formte den Adler mit kräftigem Luftstrom.

Nachdem „der Wind" seine Arbeit an der Form verrichtet hatte, fing Igor an, dem Körper immer mehr Volumen zu geben, gleichzeitig neigte er dazu, seinem Adler etwas von jener ehrfurchtgebietenden Entschlossenheit zu nehmen, die diesem innewohnt und sich in Haltung, Größe und Form ausdrückt (Abb. 33). Mehrfach überprüfte er die Flügel, die dazu neigten, sich mit gemütlichen Rundungen zu begnügen, als würde der Vogel sich eher niederlassen wollen, anstatt sich immer wieder in die Lüfte zu erheben (Abb. 34). Alle Veränderungen entstanden in einem konzentrierten, stillen Prozess. Der König der Lüfte wurde immer erdnäher, und am Ende fraß er Igor tatsächlich fast aus der Hand (Abb. 35).

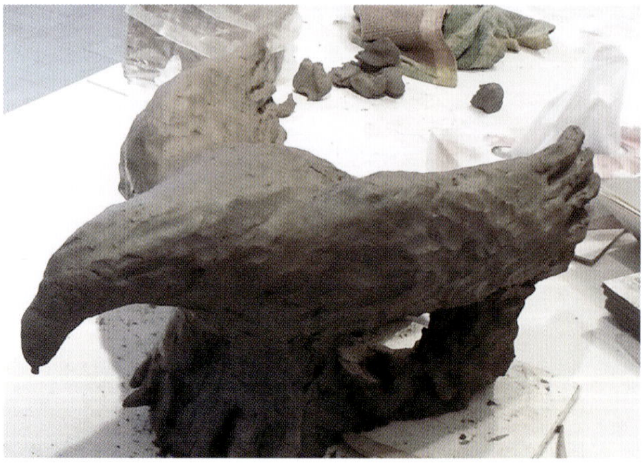

Abb. 34: Der Vogel wendet sich nach unten, die Flügel runden sich.

Je deutlicher sich die Form im Verlauf des Gestaltungsprozesses zeigte, desto ruhiger und konzentrierter wurde der Junge und desto mehr verband er sich mit seiner kräftigen Adlergestalt. Zu jeder neuen Stunde kam er nun fröhlich hüpfend, voller Neugierde. Im Laufschritt betrat er das Atelier und ging ohne jeden Verzug an die Arbeit.

Den Adler näher an seinem natürlichen Charakter, in seinem Ernst und seiner Strenge darzustellen, wäre der Tiergestalt gerechter geworden. Die im Laufe des Prozesses erwachende Beziehung zwischen dem Jungen und seinem Werk ließ aber vermuten, dass es zielführender wäre, hier

Nachsicht walten zu lassen. So entwickelte sich der große Vogel zu einem seinem „Herrn“ zugewandten adlerähnlichen Fabelwesen, das ihm ebenso Respekt abverlangte, wie es ihm aus der Hand fraß – bereit sich niederzulassen, aber auch bereit zum Abheben. Die Skulptur stellt unbewusst einen Moment der gegenseitigen Zuwendung in den Mittelpunkt – derjenigen Art von Zuwendung, die zu geben und anzunehmen Igor im Leben so schwerfiel, und die er hier im therapeutischen Zusammenhang erleben konnte (Abb. 35).

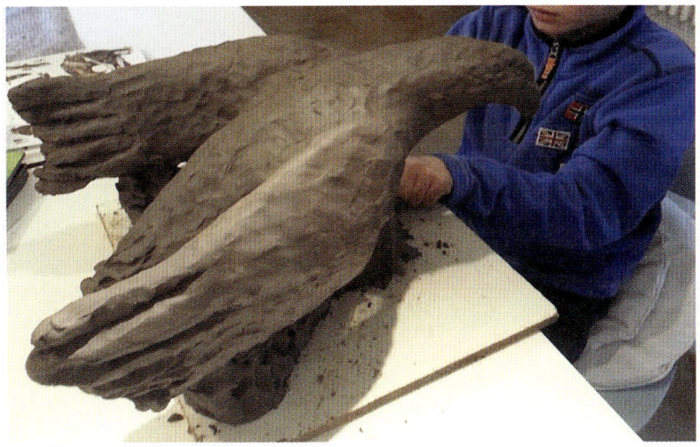

Abb. 35: Im Vordergrund steht die Kraft, die der muskulöse Körper durch seine Rundungen ausdrückt. Die Zuwendung des Jungen, das In-Beziehung-Treten mit dem Werk, ist deutlich wahrnehmbar.

In der nächsten Stunde wollte Igor wieder zeichnen. Es war wenig überraschend, dass es erneut um Rumpelstilzchen ging, der inzwischen ein 5-Sterne-Koch geworden war und eine größere Gesellschaft – allesamt „Neffen“ – zu versorgen hatte, die es sich in seinem neuen, nun nicht mehr unterirdischen, sondern lichtdurchfluteten Haus auf drei Etagen gut gehen ließen (Abb. 36). Rumpelstilzchens Küche befindet sich in einem gesonderten Gebäude, das an das große Haus angrenzt. An zwei Stellen tritt das Wasserelement in dem Bild auf, obwohl Igor nach Auskunft des behandelnden Kinderarztes eigentlich Angst vor dem Wasser hat.

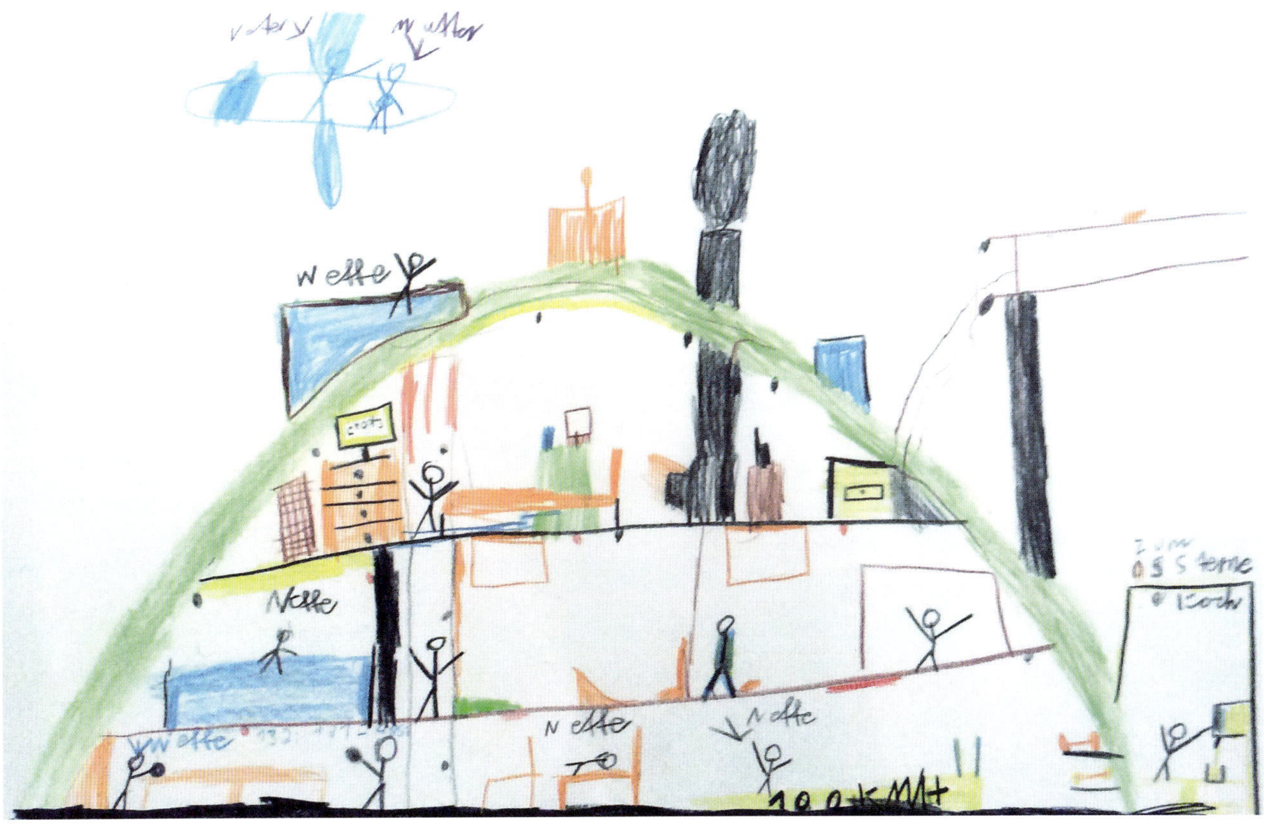

Abb. 36: Rumpelstilzchen lebt jetzt nicht mehr unter der Erde.

Katze

Als nächste plastische Arbeit entstand eine Katze. Ein „Modell" hatte Igor zuhause, dieses wurde im Laufe der Arbeit oft „untersucht" und lieferte wichtige Informationen über die richtigen Proportionen und die Haltung. Der Wind, der über den ersten Tonkörper strich, musste nun wesentlich sanfter sein als beim Adler. Diese Anpassung gelang Igor nun beinahe mühelos. Im Unterschied zu den bisherigen Tierformen ließ er seine ganze Handfläche über die Form streichen, was gut an der entstandenen Fläche ersichtlich ist: Diese ist nun überwiegend von Konvexen geprägt (Abb. 37).

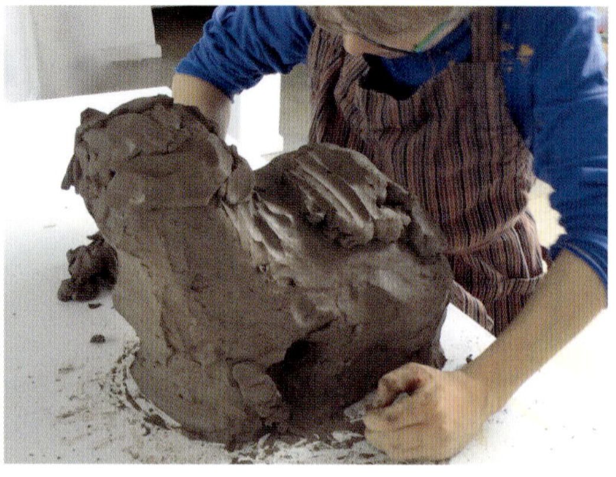

Abb. 37: Ein sanfter „Wind" formte den Modellkörper der Katze.

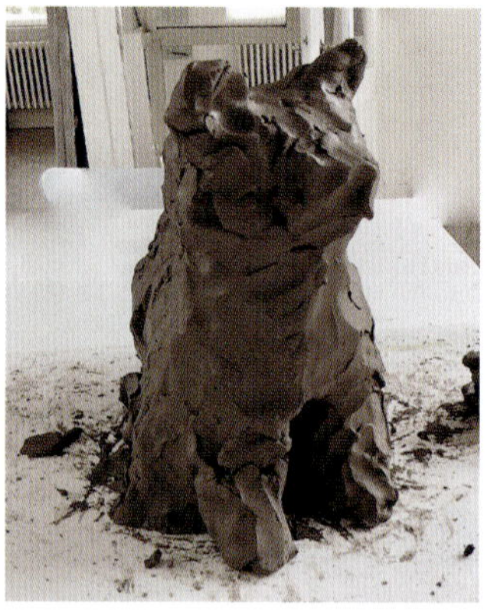

Abb. 38: Korrekturen an den Proportionen und an der Haltung der Katze

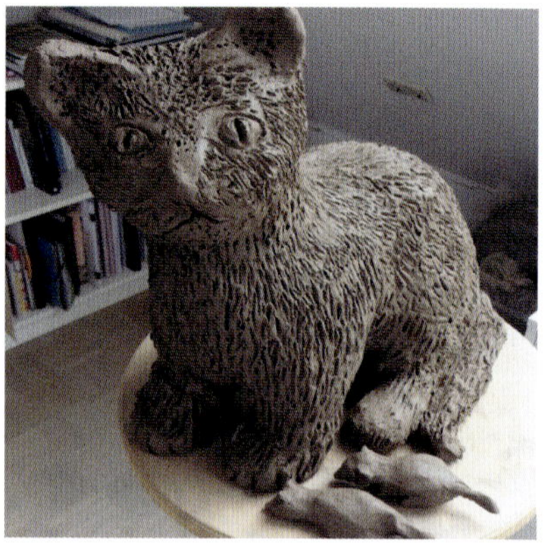

Abb. 39: Die fertige Katze, mit Mäusen versorgt

Igor war etwas unzufrieden nach diesem Arbeitsgang, die Katze sollte viel aufrechter sein. So ging er daran, die Form durch Hinzufügen von Ton der Körperform seiner „echten" Katze anzupassen. Hierbei war er wieder mit viel Kraft, aber auch einem sicheren Formgefühl tätig. Am Ende bekam seine Katze ein Fell, und sie wurde mit zwei Mäusen versorgt, damit sie keinen Hunger leiden musste (Abb. 39). So, wie er seinen Adler fütterte und sich für das Wohlergehen all der „Neffen" verantwortlich zu fühlen schien, zeigte Igor auch hier eine Fürsorge und ein Einfühlungsvermögen, das ihm im Zwischenmenschlichen noch oft fehlte, und das er im Rahmen der Therapie an den Tierformen intuitiv übte.

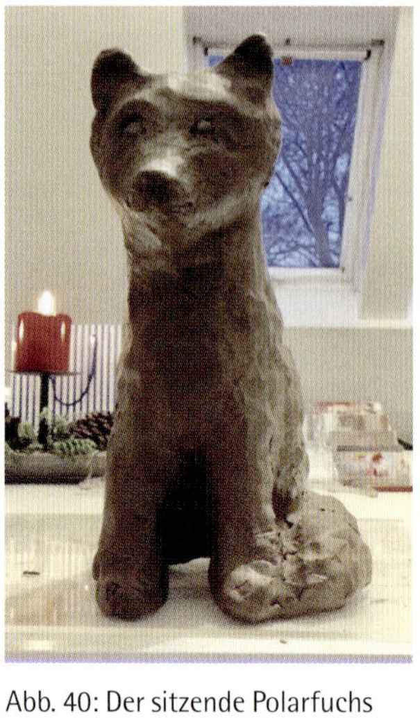

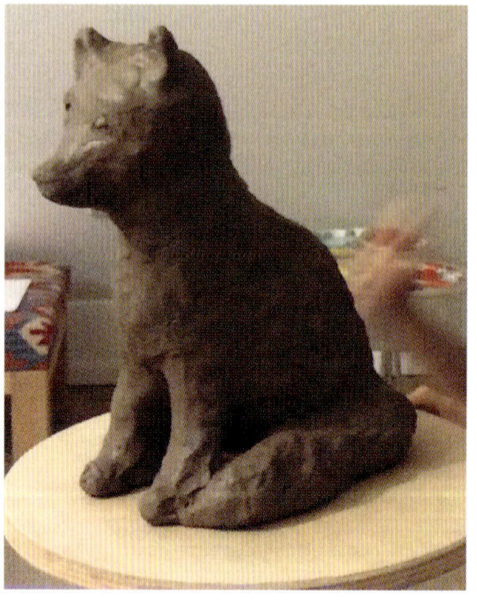

Abb. 40: Der sitzende Polarfuchs

Im Anschluss an die Katze entstand noch ein Polarfuchs, der eine besondere Faszination auf Igor ausübte. Er stellte ihn hoch aufgerichtet sitzend dar (Abb. 40 links). In seiner Schlankheit und Ruhe strahlte er einen arktischen Frieden aus. Während der Junge am Fuchs arbeitete, wechselte er die Schule und der Wechsel tat ihm gut. Er bekam eine neue Chance und eine Lehrerin, die seine Qualitäten schätzte und von der sich Igor verstanden fühlte.

Wie seine Katze scheint auch dieses Tier sehr jung zu sein und etwas traurig. Igor gelang hier bereits eine Reduktion auf wesentliche Merkmale des Tieres. Besonders gelungen ist das Fell: eine weich bewegte Fläche, die dazu einlädt, berührt zu werden (Abb. 40 rechts).

Plastizieren von Tieren – Mit-Leben und Mit-Fühlen

Igor hat einen schwierigen Lebensanfang gehabt, bei dem er die Welt nicht unmittelbar von ihrer guten Seite kennenlernen konnte. Die Adoption schenkte ihm über einen Umweg liebevolle Eltern, die sich aber auch durch die schwierige Erziehungsaufgabe überfordert fühlten. Das Kind wusste von seiner Herkunft, der Umgang damit war in der Familie sehr respektvoll. Igor trug trotz allem die elementare Verletzung in sich, von seinen leiblichen Eltern weggegeben worden zu sein, und ließ emotional kaum einen Menschen an sich heran. Das stumme, beseelte Tier, das gleichermaßen auf Erlösung wartet, wurde das wichtigste plastische Thema für ihn. Er konnte durch plastisch-therapeutische Gestaltungsprozesse in die Tiere seelisch eintauchen, sich in sie, in ihr Wesen einleben, mit ihnen und durch sie hindurch fühlen, um sie trotz ihrer Stummheit zu verstehen und mit ihnen in Beziehung zu treten. Vielleicht gab ihm jedes Tier etwas von seinem Wesen* und ließ ihn wieder mehr zu dem Kind werden, als das er in die Welt kam. Der schwerfällige Braunbär gab ihm Wärme und Gemächlichkeit, der stolze Adler verlieh ihm etwas von seiner Kraft und seinem Stolz, er verweilte kurz bei ihm und ließ sich von Igor füttern, die junge Katze vertraute sich ihm in ihrer ganzen Verletzlichkeit an, und der schlaue Fuchs gab ihm etwas von seiner Freiheit und innerer Flexibilität zurück.

Nachreife durch plastisch-therapeutisches Gestalten

Die Tiere, die Igor plastizierte, sind auf zwei unterschiedlichen Wegen entstanden. Manche wurden aus einer ersten Grund- oder Modellform auf die weiter oben beschriebene Art durch behutsam-beherztes Streichen beider Hände geformt, andere entstanden als Hohlformen [→ Kapitel IX.3.3.1]; hier ist die Form das Ergebnis von innen durch die eine Hand bewirkter Wachstumsprozesse, die von der anderen Hand behutsam begrenzend begleitet wurden. Die Form entsteht als Membrane zwischen der Innen- und Außenwelt.

Der Weg über die Hohlform ist besonders geeignet, um ein Eintauchen in die Tierseele zu ermöglichen.

Das plastische, von einer Modellform ausgehende Arbeiten zeichnet prinzipiell die menschliche Entwicklung der ersten sieben Lebensjahre nach, in denen die ererbte physische Leiblichkeit sich nach und nach zu einer individuellen Gestalt entwickelt. Daher kann dies bei Belastungen in der frühen Kindheit einen therapeutisch wirksamen Nachreife-Weg darstellen.

Im vorliegenden Fall wurden beide Wege gegangen, und die Eltern berichteten, dass Igor mit der Zeit ruhiger und zugänglicher wurde.

Der Untergang der Titanic

Nach den Tierplastiken tauchte ein Thema in Igors Leben auf, das ihn so sehr faszinierte, dass er daran sowohl zeichnerisch als auch plastisch zu arbeiten wünschte: die Titanic und ihr Untergang. Während die großformatige Zeichnung, die er unbedingt gestalten wollte, es nicht vermochte, ihn auch gefühlsmäßig anzusprechen – zu sehr war er damit befasst, wie viele Fenster er zeichnen musste und wie viele Schornsteine –, erlaubte ihm die Arbeit

---

* Man kann sich hier an Lorenz Okens (1779-1851) Naturphilosophie erinnert fühlen, in der dieser die Ansicht entfaltete, der Mensch sei eine Zusammenfassung der Natur, die Natur ein auseinander gegliederter Mensch. In diesem Sinn hätte Igor sich also verlorengegangene Aspekte wieder angeeignet, wodurch er als Mensch vollständiger wurde. (Anmerkung der Herausgeber)

mit Ton nicht nur das Drama des Kampfes gegen die Wellen nachzuerleben, sondern sie stellte ihn auch vor die Frage, ob es sich lohnt, *nicht* unterzugehen.

Zunächst wurde eine Tonfläche von etwa 10 cm Stärke und 40 × 40 cm Größe hergestellt und mit Wasser benetzt. Igors Hände glitten darüber und peitschten die Wasserfläche, die daraus entstehen sollte, auf (Abb. 41 links): Zwischen den Wellen, die sich erhoben und die brachen, erschien ein Schiff, das gegen diese ankämpfte (Abb. 41 mittig). Der Junge wechselte zwischen Distanziertheit und intensivem Eintauchen in das Geschehen und wollte zwischendurch, dass das Schiff untergeht.

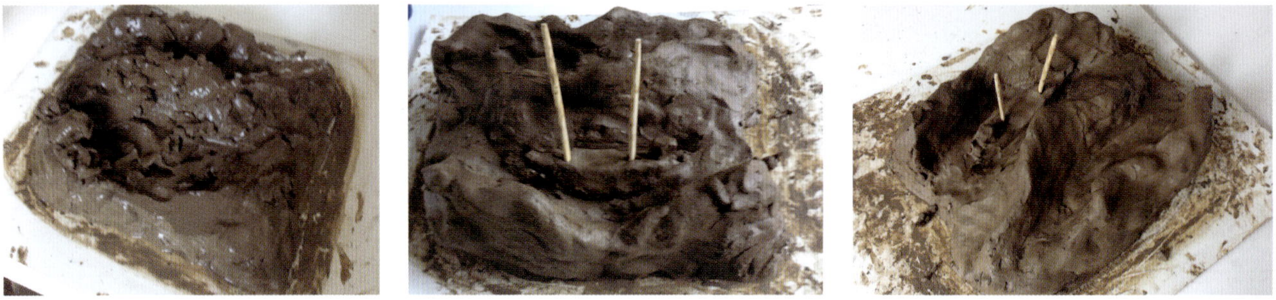

Abb. 41: Der Kampf des Schiffes gegen die Wellen

Historisch gesehen lag er richtig, aber jetzt, hier mit dem Ton, hatte er die Macht, das Blatt zu wenden. In einem zum Teil tief ernsthaften Prozess ließ er seiner Titanic schließlich einen Ausweg, indem er die vor ihr liegende Welle öffnete und dem Schiff den Weg aus dem Sturm freimachte (Abb. 41 rechts).

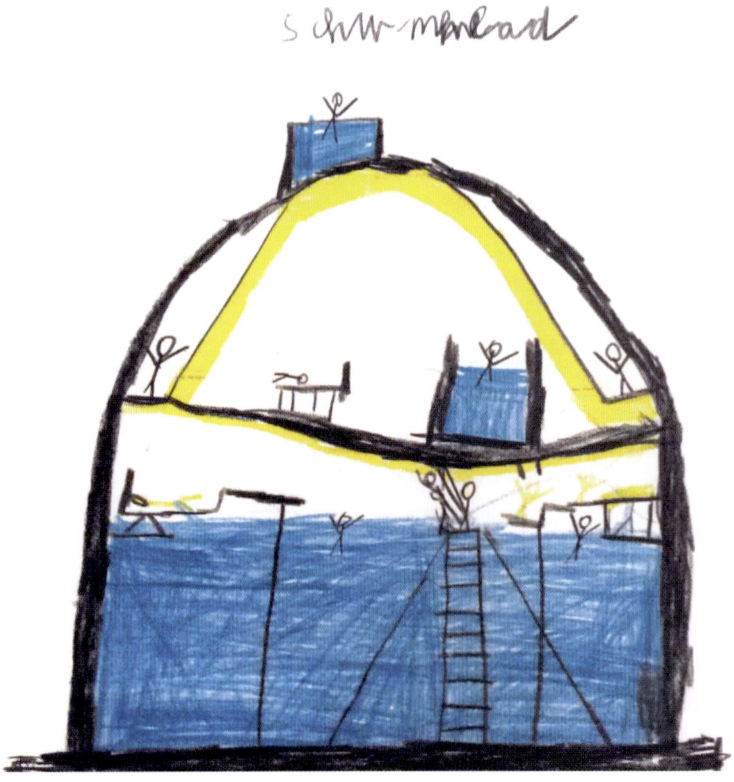

Abb. 42: Rumpelstilzchen hat im Lotto gewonnen.

Therapieabschluss

Die Titanic war Igors letzte plastische Arbeit. Sie hatte, ebenso wie seine erste Tongestaltung, ganz sicher Bezüge zu seinem Leben. In der ersten Arbeit ging es um den Schmerz, nicht angenommen worden zu sein, in der letzten um die Frage, ob sich der Kampf gegen den Untergang lohnt. Die Titanic seines Lebens hat eine Chance bekommen. Und nun lohnt es sich, nochmal Rumpelstilzchen zu befragen, wie es ihm inzwischen geht.

Dem ehemaligen 5-Sterne-Koch geht es sehr gut, er hat im Lotto gewonnen. Von dem vielen Geld, das ihm nun plötzlich zur Verfügung stand, baute er ein Schwimmbad für seine „Neffen". Offenbar hat Igor inzwischen eine gute Beziehung zum Element des Wassers entwickelt. Rumpelstilzchen ist Schwimmbadbesitzer und Schwimmmeister in einer Person. Und sein neuer Beruf scheint ihm viel Freude zu bereiten.

ROSWITHA STEIN-RAUSCHER

Ausgangssituation

Felix, 7 Jahre alt, war bei der Erstbegegnung in der ersten Klasse. Er störte, zappelte, hampelte, kasperte und sprach ständig im Unterricht. Als Nebensymptome fielen Tics wie Grimassieren, Blinzeln oder unbewusste Ausrufe auf. Er konnte sich kaum konzentrieren und wurde oft aus dem Klassenzimmer verwiesen oder musste aus der Schule abgeholt werden. Es war unsicher, ob er mit diesem Verhalten weiter an dieser Schule bleiben konnte. Die Klassenlehrerin riet den Eltern zu einer Behandlung, und der Hausarzt verordnete anthroposophische Kunsttherapie.

Familiärer und biographischer Hintergrund

Als Felix zwei Jahre alt war, ließen sich seine Eltern scheiden. Vor zwei Jahren hatte seine Mutter wieder geheiratet und ihm einen kleinen Bruder geboren. Die Eltern sorgten liebevoll für Felix, waren aber durch sein Verhalten sehr gefordert und kamen oft an ihre Grenzen.

Es bestand eine gute Zusammenarbeit zwischen Lehrern, Eltern und Kunsttherapeutin. Mit der Mutter fanden regelmäßige Gespräche zum Therapieverlauf statt.

Zur Therapie

Die Therapie begann noch vor dem Ende des ersten Schuljahres. Felix kam mit einem Mitschüler zur Kunsttherapie. Sie fand nach dem Schulunterricht im Kunsttherapieraum der Schule statt.

Auf Wunsch der Kunsttherapeutin erfolgte ab dem neuen Schuljahr die Arbeit als Einzeltherapie. Felix kam in den folgenden zwei Jahren insgesamt 36-mal. Während dieser Zeit stellte ein hinzugezogener Kinder- und Jugendpsychiater die Diagnose einer Aufmerksamkeitsstörung mit Hyperaktivität (ADHS). Eine Integrationskraft betreute ihn daraufhin zusätzlich in der Schule. Auf Wunsch der Eltern wurde auch eine medikamentöse Therapie eingeleitet.

Erste Begegnung

Neugierig drängte Felix in den Raum und schenkte der Begrüßung nur flüchtig Aufmerksamkeit. Er war ein quirliger Blondschopf mit großen, wachen, blauen Augen. An seinem Bewegungsbild fiel ein ausgeprägter Zehenspitzengang auf. Felix bestaunte im Kunsttherapieraum die Tonarbeiten der anderen Kinder und die Bilder an den Wänden. Er saugte die Eindrücke gierig auf, musste alles sehen und kommentieren. Dabei sprach er schnell und verhaspelte sich manchmal.

Es wurde Felix Zeit gelassen, um an den Arbeitstisch heranzutreten. Dann beschrieb ich ihm die möglichen Tätigkeiten: Hier kann man Malen, Zeichnen und auch Plastizieren, jeder kann alles ausprobieren. „Bist Du damit einverstanden?" „Womit möchtest Du beginnen?" Felix wählte spontan die Arbeit mit Ton.

Dieser Einstieg gibt Kindern genug Sicherheit. Felix sollte genügend Raum haben, frei zu gestalten und zu Beginn eine Tätigkeit zu wählen. Ich erklärte ihm kurz die Arbeitsweise für das Plastizieren und später für das Zeichnen mit trockenen Kreiden und Stiften sowie für das Malen mit Aquarellfarben.

Einführende „Findungsarbeit" im therapeutischen Prozess

Für die Arbeit mit Ton zeigte ich dem Jungen, wie man mit einem größeren Batzen Ton durch Kneten, Drücken und Verschieben oder durch Ansetzen von kleinen Stücken gestalten kann. Felix schaute ungeduldig zu. Dann begann er zu arbeiten. Er formte flüchtig drei kleine Gegenstände. Der Junge wirkte aufgeregt und angespannt. Während der Arbeit sprach er viel und erzählte, was er gerade darstellte, was ihm dazu einfiel und was er gleich noch darstellen wollte.

Im Tun eilte er immer seinen Ideen hinterher. Beim Gestalten des Einen, plante er schon das Nächste, alles schien nicht wirklich ergriffen, sondern skizzenhaft, angedeutet. Dabei blinzelte er häufig, machte mit dem Mund Grunz- und Schnalzgeräusche. Manchmal, wenn er sehr erregt war, unterbrach er seine Arbeit kurz, um mit den Händen Flatterbewegungen zu machen. Der Junge hörte, sah und roch alles aus seiner Umgebung intensiv und war davon abgelenkt.

Kaum begonnen, war er schon fertig.

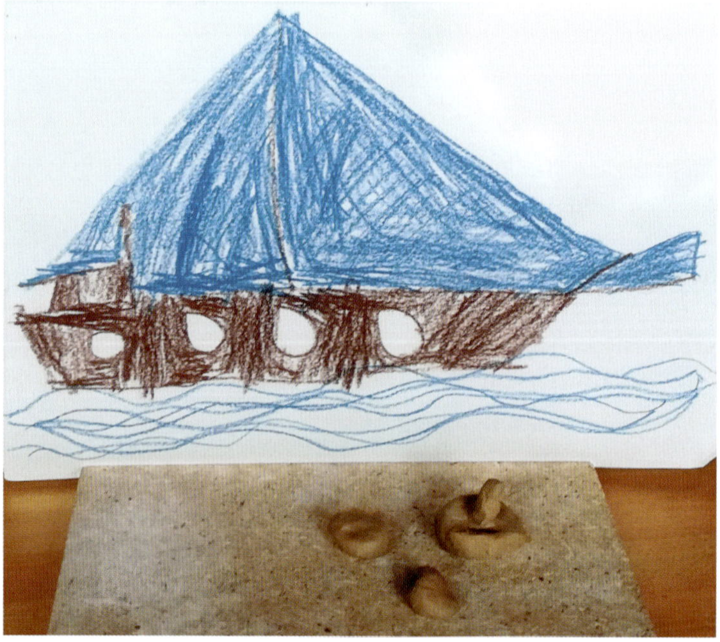

Abb. 43: Drei kleine Tonformen (im Vordergrund) und ein gezeichnetes Segelschiff

Eine der Formen stellte einen Leuchtturm auf einer Insel dar, eine andere ein Boot. Felix erzählte von Jim Knopf und Lukas dem Lokomotivführer und zeichnete noch ein Bild von einem Segelschiff (Abb. 43).

Das Element Wasser scheint für Felix wichtig zu sein, es verbindet seine Arbeiten thematisch. Das Segelschiff lässt sich durch den Wind vom Wasser tragen, und der Leuchtturm am Ufer weist den Weg. Seine Liebe zum Wasser könnte für die Arbeit mit Felix eventuell später noch zum Thema werden.

Wenn man ihn beim Arbeiten beobachtete, war zu erkennen, wie schwer es ihm fiel, zur Ruhe zu kommen und innezuhalten, um das Getane zu genießen.

Erstarbeit im geführten plastisch-therapeutischen Prozess: das Handhaus

Für die weitere Arbeit schlug ich Felix das Plastizieren vor. Er stimmte sofort begeistert zu. Das Arbeiten mit Ton wurde ergänzt durch Formenzeichnen. Das mochte er nicht so gern, er machte aber dennoch mit.

Als Ritual für den Beginn jeder Stunde wurde eine kleine Übung aus dem Bereich des Formenzeichnens gewählt. Dieser Anfang half, den Schulalltag hinter sich zu lassen und bei sich selbst anzukommen. Die Formen wurden auf großen Papierbögen gezeichnet. Ich schlug dem Jungen vor, mit einem Kreis zu beginnen und in fortwährenden Bewegungsabläufen, Variationen von Spiralen und Lemniskaten nachzuzeichnen. Das Formenzeichnen entfaltete so eine stark rhythmisierende und ordnende Kraft.

Felix wollte alles machen, was die anderen Kinder schon gemacht haben, und was er im Raum sah. Nach kleineren Arbeiten, die durch hastiges Tun und Unruhe geprägt waren, schlug ich eine geführte Übung vor.

Wir arbeiteten gemeinsam, jeder an seinem eigenen Werk. Dadurch wurde das Kind in seinem Tun mitgenommen und gestützt. Es konnte besser in den Prozess eintauchen und die Wahrnehmung auf das eigene Erleben lenken. So bestimmte er die Arbeitsweise und das Tempo selbst und konnte gegebenenfalls am Beispiel der Therapeutin orientiert nachahmen.

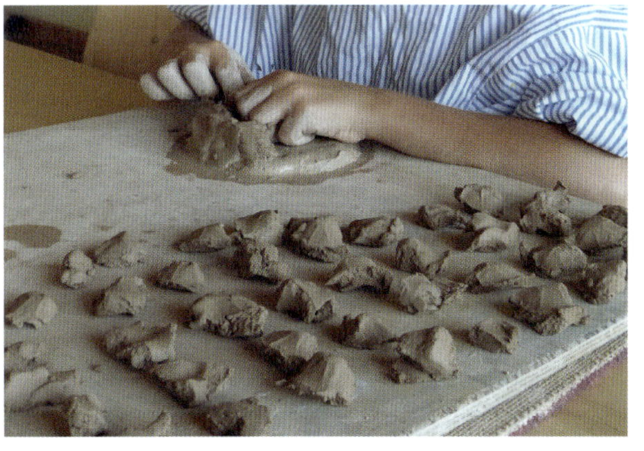

Abb. 44: Geordnete Tonstücke auf seinem Arbeitsbrett

Es wurden viele kleine Stücke Ton auf dem Arbeitsbrett ausgeteilt. Obwohl auf meinem Brett die Stücke ungeordnet waren, legte Felix seine Stücke in Linien, die er fein säuberlich anordnete (Abb. 44).

Einige Tonstücke fügte Felix sorgfältig zu einer Bodenfläche zusammen. Sie sollte die Größe der ausgestreckten Hand und die Dicke eines Fingers haben. Der Rand sollte mitgestaltet werden, um die Form abzuschließen.

Wir gingen behutsam und langsam vor. Durch Gesten und Worte lenkte ich die Aufmerksamkeit auf das Tun. Die Fläche wurde mit den Fingerspitzen gefühlvoll sanft und doch bestimmt gedrückt. So entstand eine feine, samtige Oberfläche, wie bei einer frischen Schneedecke. Bei einer solchen Tätigkeit muss die eigene Aktivität zurückgehalten und achtsam an den Widerstand des Materials angepasst werden. Bei zu viel Kraftaufwand entstehen im Ton Abdrücke der Finger, bei zu wenig Kraft verändert sich die Form kaum. Um in eine aktive Wahrnehmung des Materials und der Form zu gelangen, sollte Felix nicht über die Tonoberfläche streichen. Durch Nachahmung gelang es ihm, diese Arbeitsweise zu übernehmen, dabei wurde er sichtlich ruhiger.

Sobald die Bodenfläche gut vorbereitet war, formte er eine kleine Kugel, die er mit der weniger aktiven Hand umschloss. Diese legte er auf den Tonboden und wurde dann durch die aktive Hand eingebaut, bis sie gänzlich vom Material umgeben war.

Der umhüllende Ton wurde nun von außen sanft und doch bestimmt verdichtet. Hierbei musste er mit der ganzen Handfläche kräftig drücken.

Durch die trennende Tonumhüllung konnten sich die beiden Hände gegenseitig wahrnehmen. Die von außen auf die Form drückende Hand spürt den Widerstand der anderen, innen ruhenden. Diese fühlt das sanft drängende Umhüllen der aktiven Hand (Abb. 45).

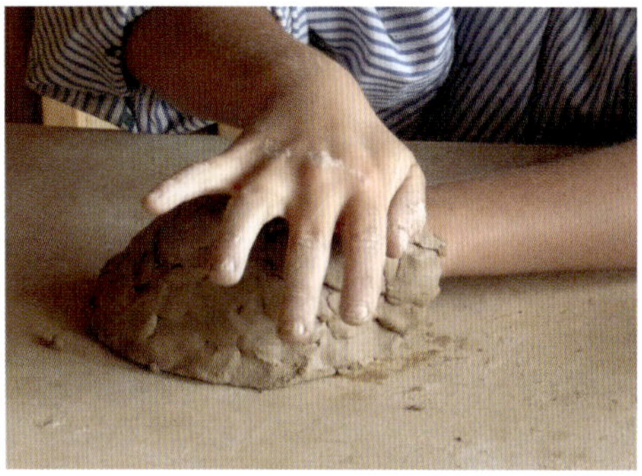

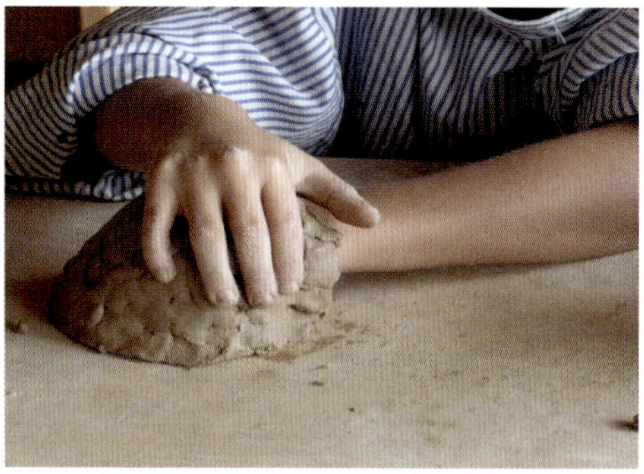

Abb. 45: Die eine Hand umhüllt die den Ton umfassende andere.

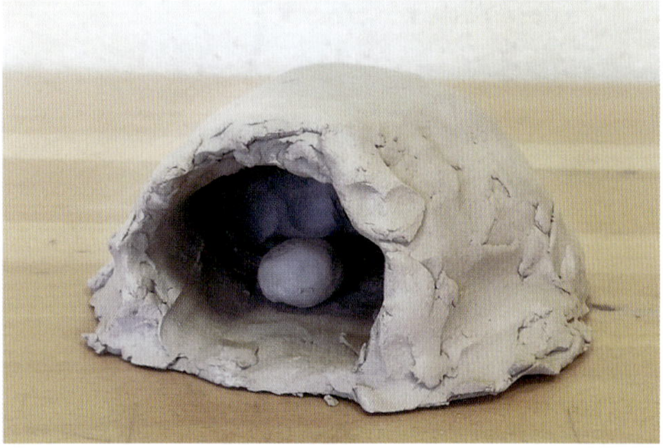

Sobald die Tonhülle stabil verdichtet war, konnte Felix die Hand vorsichtig herausziehen. Ich zeigte an meiner Arbeit, wie die eine Hand die ganze Form stützt, während die andere sich leicht öffnet und beim Herausziehen die Kugel loslässt. Felix machte dies sofort, jedoch aufmerksam und behutsam nach.

Abb. 46: Handhaus mit Kugel

Eine Höhle, in der die Kugel lag, wurde sichtbar (Abb. 46). Felix war erstaunt und erfreut über die schöne Höhle und besonders über die Wärme, die dort zu fühlen war. Er gestaltete den Eingang etwas um, entfernte die Kugel und setzte stattdessen einen Löwen und ein Löwenkind in die Höhle (Abb. 47).

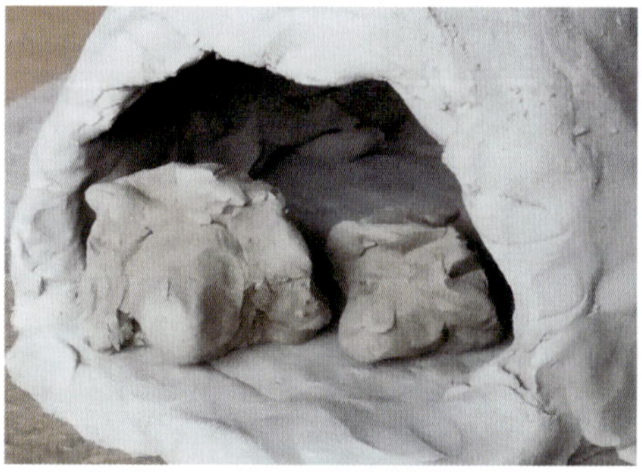

Abb. 47: Löwe mit Kind in der Höhle

Die anfangs fein säuberlich in Reihen angeordneten Tonstücke zeigten, wie groß sein Bedürfnis nach Ordnung und Überblick war. Dennoch schaffte er es, seine Hand mit Ton zu umhüllen. Als sie immer weiter eingebaut wurde, war er doch etwas beunruhigt darüber, ob sie auch wirklich wieder herauszunehmen sei. Probehalber überprüfte er das, um dann beruhigt weiterzuarbeiten. Felix arbeitete ruhig und achtsam, dabei zeigte er deutlich weniger Tics.

Gedanken zur Arbeit am Handhaus*

Bei dieser Arbeit ist es Felix gelungen, auf den Innenraum aufmerksam zu werden und diesen als Schutzraum zu erkennen und zu gestalten. Mit dem Löwen wählte er ein königliches Tier und stellte ihm liebevoll ein Junges zur Seite. Hier zeigte sich vielleicht ein in ihm lebender Wunsch nach Stärke, aber auch nach Geborgenheit und Schutz. Dies wurde in der nächsten Übung aufgegriffen.

Diese Beschreibung macht deutlich, wie es gelingen kann, auch unruhigen und durch externe Reize hochgradig ablenkbaren Kindern zu einem gut mit sich selbst und ihrem Arbeitsprozess verbundenen Tätigsein zu verhelfen. Das Vorbild eines synchron durch die Therapeutin ausgeführten, gleichartigen Arbeitens unterstützte dies. Wichtig war, dass Felix nicht nur eine ihn nicht überfordernde, von einem rhythmischen Vorbereitungsprozess eingeleitete Übung angeboten wurde, sondern dass diese auch mit einem ihn faszinierenden Erlebnis einherging, das seine Aufmerksamkeit bis ganz in die Peripherie seines Leibes hinein engagierte. Außerhalb dieser Übung hätte Felix sicher seine Hand niemals so lange stillhalten können. Jetzt war es möglich, ein ruhiges Zusammenwirken einer stillen Aufbaukraft mit einer formenden, von außen kommenden Wirkung zu verbinden. Die im Tonmantel der ruhenden Hand erlebbare Wärme ist als Ausdruck einer hier engagierten und in der Wärme bis in die Peripherie der Extremität hinein und darüber hinaus bis in das entstehende Werk wirksamen Ich-Tätigkeit erlebbar. So wurde hier auf eine unbewusste Weise eine Art Vorbild für einen gesunden Zusammenschluss der Wesensglieder geschaffen und eingeübt. Das zuletzt durch seine Eigeninitiative entstandene Bild des kraftvollen Löwen, der ruhig, aber einsatzbereit in seiner sicheren Höhle sitzt, ist auch als Vorausnahme einer künftigen Entwicklungsmöglichkeit interpretierbar.

Das Vogelnest

Während in der vorstehend geschilderten Übung vom *Handrücken* aus die eine Hand vom Ton umschlossen wurde, sollte nun die *Innenseite* der Hand mit Ton bedeckt werden. Auch hier arbeiteten wir beide gleichzeitig an derselben Übung mit jeweils eigenen Tätigkeitsbereichen. Wieder verteilten wir Tonklümpchen auf dem Arbeitsbrett. Dabei erzählte ich von einem Spaziergang durch den Wald. Auf dem Boden lagen „Steinchen" und „Stöcklein". Beim Erzählen rollten wir manche Klümpchen zwischen den Händen zu Stöcklein und legten diese dazu (Abb. 48).

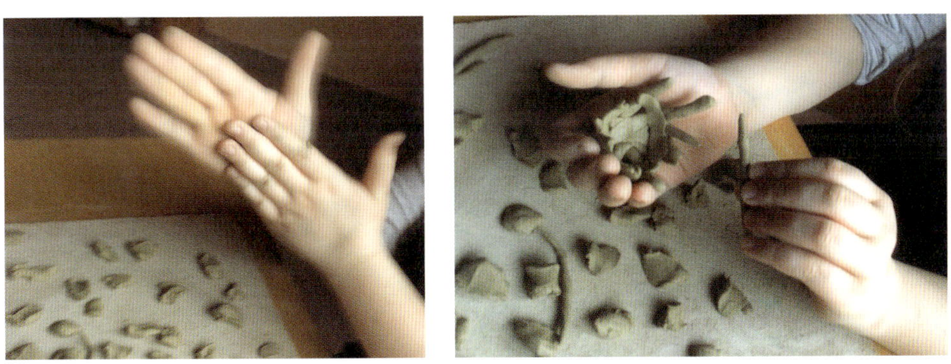

Abb. 48: Wir rollen Klümpchen zu Stöcklein und bauen das Nest.

* Anmerkung der Herausgeber.

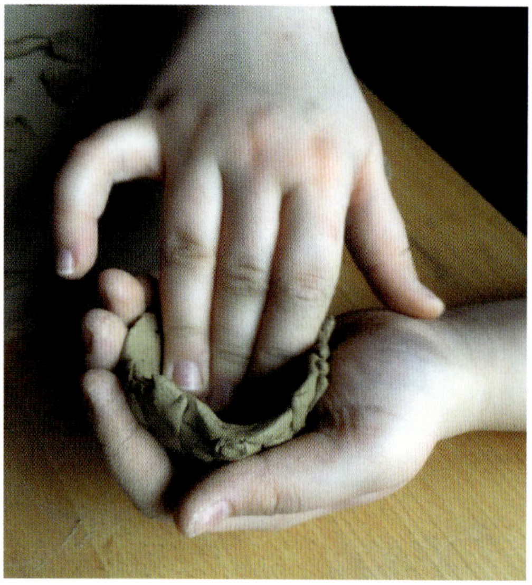

Abb. 49: Löcher und Ritzen werden gestopft.

Dann erzählte ich von einem Vögelchen, das mit seinem Schnabel ein Stöcklein aufnimmt und damit ein Nest zu bauen beginnt. Ein Tonröllchen nach dem anderen wurde mit den Fingern aufgenommen und in die Mulde der nach oben geöffneten anderen Hand gelegt.

Das Vögelchen fliegt wieder zum Waldboden und holt ein weiteres Stöckchen. Auch wir nahmen ein zweites Röllchen auf und verbanden es mit dem ersten.

Dies machten wir immer weiter so, bis ein schönes und stabiles Nest entstand.

Der Vogel drückte und drehte sich mit seinem Bauch, um die Innenseite des Nests glatt und weich zu bekommen. Wir machten das mit den Fingern der einen Hand, während die andere Hand das Nest stützte und hielt. Es mussten alle Löcher und Ritzen gestopft werden, sonst würde der Wind hindurch blasen. Dafür verwendeten wir ebenfalls Tonklümpchen (Abb. 49).
In dieses schützende Nest konnte die Vogelmutter ihre Eier legen. Wir plastizierten Vogeleier und einen Vogel, der sich schützend auf die Eier setzen könnte.

Aufmerksam verfolgte Felix die Geschichte. Er konnte sich lange auf das gemeinsame Arbeiten einlassen und achtsam gestalten. Dabei ging er geschickt und konzentriert vor. Dann fiel es dem Jungen jedoch schwer, das Nest die ganze Zeit über in der einen Hand zu halten. Die angebotene Unterstützung lehnte er ab, setzte das Nest auf dem Brett ab und arbeitete mit beiden Händen weiter. Dabei wurde er schneller und weniger aufmerksam. Sobald er das Nest aus seiner umhüllenden Hand nahm, distanzierte er sich von seiner Arbeit, verließ das gemeinsame Tätigsein und fiel in sein eigenes Handlungsmuster zurück.

Nachdem er drei Eier plastiziert hatte, formte Felix schnell einen Vogel, dessen Schwanz er mit dem Nest verband, so dass dieser aufrecht am Rand des Nests zu sitzen kam und nach außen schaute. Der Junge erklärte, dass dies ein Adler sei, der Ausschau hält und das Nest bewacht. Dann plastizierte er in Sekundenschnelle, aber mit großem Vergnügen, hinter dem Adler im Nest eine spiralförmige Bahn für die Eier (Abb. 50).

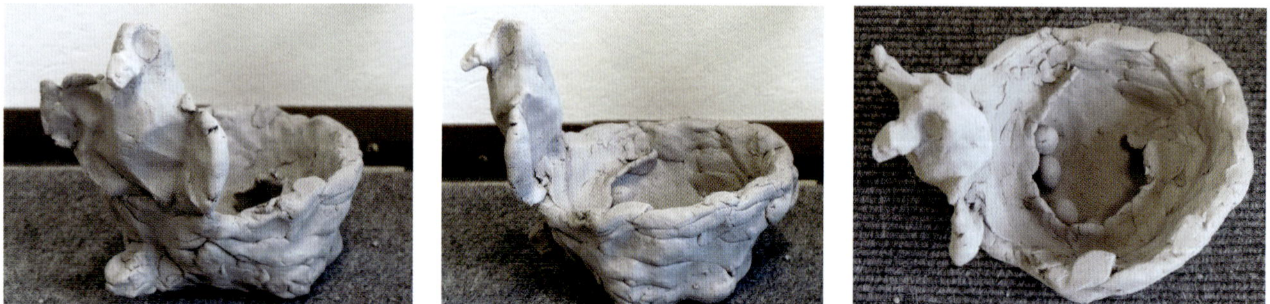

Abb. 50: Adler und Nest, seitlich und von oben

Gedanken zur Arbeit am Vogelnest

Felix hat einen Wächtervogel plastiziert. Damit zog er das wachsame Beschützen dem wärmenden Behüten vor. Er griff mit dem Adler ein starkes, königliches Tier auf. Der Adler, der erhaben über allem zu schweben in der Lage ist, kann alles sehen und überblicken.

Mit dem Adler und dem Löwen wurden zwei königliche Tiere gewählt. mit einer Kuh wäre die Dreiheit komplett.* Die Kuh steht für Beständigkeit, Erdenschwere, rhythmische Wiederholung, Ruhe und Entspannung. Dies sind alles Qualitäten, die Felix zu wünschen sind, und die daher bei der nächsten Übung versucht werden zu entwickeln.

Bei der Aufgabe, ein Vogelnest zu gestalten, hatte Felix verhältnismäßig intensiv mit den Fingerspitzen gearbeitet, was viel Aufmerksamkeit und Wachheit erforderte. Um aus dieser punktuellen zu einer flächigen Wahrnehmung zu kommen, wäre es hilfreich, größer zu arbeiten. Durch die Wahrnehmung der Innenflächen beider Hände lässt sich eine Form ganzheitlicher erfassen. Dies kann entspannend, wärmend und lösend wirken.

Land mit See

Wieder arbeiteten wir gemeinsam, jeder an seinem Platz. Es wurde eine größere Fläche (ca. 25 cm) weichen Tons auf einer Arbeitsplatte ausgebreitet. Das sollte zügig erfolgen. Felix neigte dazu, sich mit Details aufzuhalten. Durch das weitere Antragen von Ton entstand eine leicht gewölbte Grundfläche (Abb. 51).

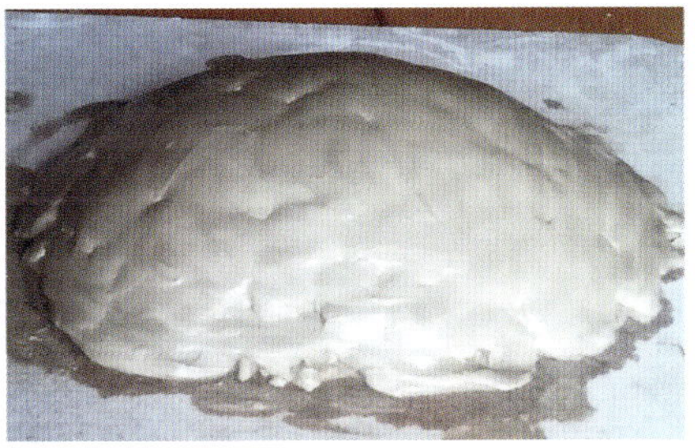

Abb. 51: Leicht gewölbte Grundfläche

Beide Hände glitten langsam über den weichen Ton. Um noch stärker über den Tastsinn wahrzunehmen, sollte er möglichst mit geschlossenen Augen arbeiten.

Ich erzählte von einer ruhigen Wasseroberfläche, die der Wind leicht in Bewegung bringt. Dabei glitten beide Hände fortwährend über die Grundfläche, die so langsam in Bewegung kam. An manchen Stellen konnte etwas stärker gedrückt werden, an anderen weniger. Der Wind wurde stärker und es entstanden höhere Wölbungen und tiefere Mulden.** So gelang es, in das rhythmische Schwingen zwischen Mulden und Wölbungen einzutauchen. Diese konnten verschieden sein: An einer Stelle entstand eine besonders hohe Wölbung, an einer anderen eine tiefe Mulde (Abb. 52).

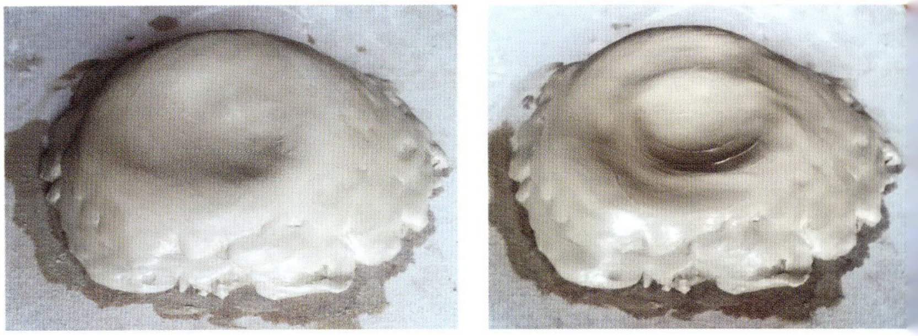

Abb. 52: Fläche mit Wölbungen und Mulden

* Rudolf Steiner schilderte 1923 den Menschen als Zusammenfassung von Löwe, Kuh und Adler.[4] Schon im antiken Babylon galten Löwe, Stier, Mensch und Adler als Symbole der bestimmenden Planetengötter. Im alttestamentarischen Ezechiel-Buch tauchen diese als „Viergetier" ebenso wieder auf wie in der Offenbarung des Johannes und in den Symbolen der vier Evangelisten. Die Kirchenväter deuteten die Symbole christologisch (Anmerkung der Herausgeber).

** Ganz ähnliche Qualitäten des Tätigseins, wie sie Felix hier entwickelte, werden in Kapitel V.2 im Zusammenhang mit dem Sonnenkapitell geschildert. Man sieht, wie vielfältig sich die Übungen variieren und in einen jeweils passenden Kontext stellen lassen (Anmerkung der Herausgeber).

Felix fand das Arbeiten mit feuchtem Ton zunächst schön. Doch dann störten ihn die klebrigen Hände, er wollte sie waschen, ließ sich aber zur Weiterarbeit bewegen. Es gelang ihm nur kurz, seine Augen zu schließen. Dennoch konnte er an seinem Tun Gefallen finden und sich auf die Aufgabe einlassen.

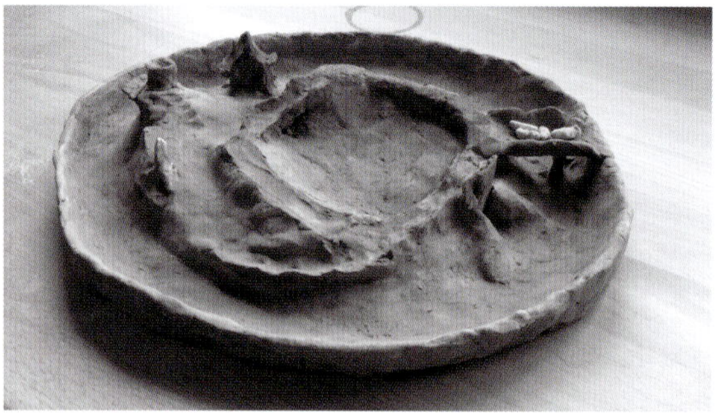

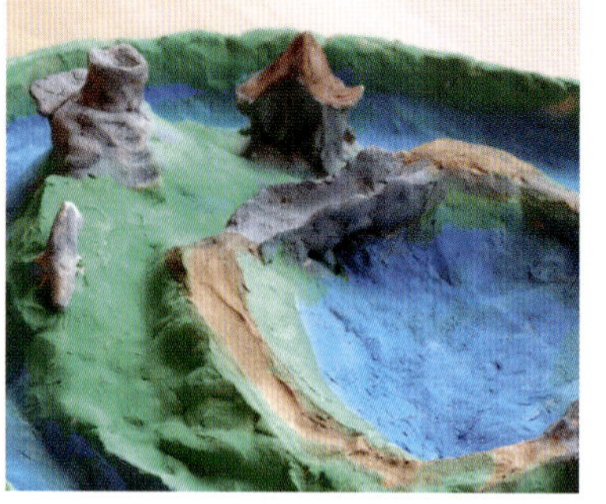

Abb. 53: Land mit See, Detailansicht der bemalten Plastik: Aussichtsturm und Wohnhaus

Bald erkannte er in seiner Arbeit ein Land mit einem Berg und einem See. Die Landschaft wurde nach und nach konkreter. Das griff er sofort auf. Meiner Anregung, Berge und Hügel stärker zu differenzieren und eine kleine Ansammlung von Häusern zu schaffen, folgte der Junge dagegen nicht. Auf dem Berg baute er einen Leuchtturm mit Aussichtsplattform, und natürlich durfte eine Kanone zum Schutz nicht fehlen. *Ein* Wohnhaus reichte. Der See wurde durch einen Damm gehalten und bekam einen Zu- und einen Ablauf mit jeweils einer Brücke. Felix dachte ganz realistisch und wollte das abfließende Wasser durch eine Schleuse regulieren. Um zu verhindern, dass Wasser aus dem Land wegfloss, regte ich an, die Form außen mit einem Wall abzuschließen. So wurde aus der anfänglichen Insel eine eigene, in sich geschlossene Welt. Felix verband den äußeren Rand mit dem inneren Land durch eine Brücke (Abb. 53). Er war ganz in seine Arbeit vertieft.

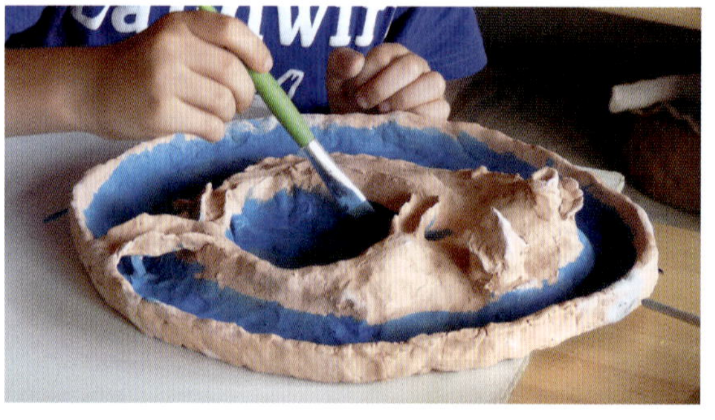

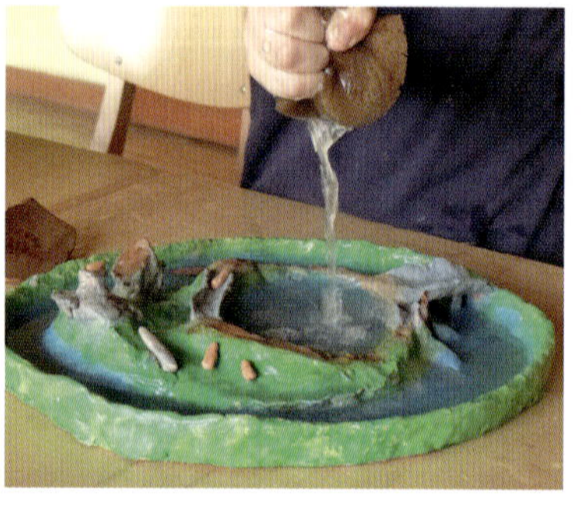

Abb. 54: Bemalen (links), Regen machen (rechts)

So entstand eine friedliche, in sich geschlossene Landschaft. Hier könnte man sich geborgen fühlen und Urlaub machen, sogar Kanus lagen bereit.

Schließlich kam ein langer Arbeitsprozess zu seinem Ende. Das Werk wurde gebrannt und anschließend von Felix bemalt (Abb. 54 links). Auf diese Weise tauchte er noch einmal in den Schaffensprozess ein, konnte diesen nachklingen lassen und auf einer höheren Ebene abschließen.

Das Spiel war wichtig. Es durfte Regen gemacht werden, um zu prüfen, ob die Schleuse das Wasser im Inneren des Sees auch wirklich halten würde (Abb. 54 rechts). Die Schleuse hielt! Das Wasser ließ sich regulieren! Überall musste das Wasser gehalten und geführt werden, selbst das Wohnhaus hatte eine Dachrinne.

Felix war froh und stolz auf seine Arbeit.

Gedanken zur Arbeit an der Landschaft

Felix war nun seit einem dreiviertel Jahr in der Kunsttherapie. Während die beiden vorherigen Arbeiten in ein bis zwei Therapiestunden entstanden, wurde am „Land mit See" sieben Stunden lang plastiziert. Der Junge konnte sich inzwischen auf einen längeren Arbeitsprozess einlassen.

Es ist Felix gelungen, von der allgemeinen Grundform bis zur konkreten Ausformung im Prozess zu bleiben, immer wieder anzuknüpfen, ohne das Interesse daran zu verlieren. In dieser Arbeit hat er seine bekannten Themen aufgegriffen und neu dargestellt: Turm, Wehrhaftigkeit, Wasser und Boot. Jetzt bildeten sie gemeinsam eine Einheit und standen in Beziehung zueinander. Das Ganze wirkte freundlich und einladend. Durch den äußeren Wall und die Schleuse wurde das bewegliche Element Wasser zusammengehalten und reguliert. Land und Wasser hatten jeweils sowohl ein Zentrum als auch einen Umraum. Sie waren miteinander verwoben und durch Brücken verbunden. Es schien Felix ein wichtiges Anliegen zu sein, Wasser und Land zu verbinden.

In der Aufarbeitung von Ton wird dies real erlebbar: Aus zu harter Erde und dem flüssigen Element Wasser entsteht eine weiche, plastische Masse. Dies wurde aufgegriffen, zumal Felix bei den Arbeiten „Handhaus" und „Landschaft" gezeigt hat, dass er bereit war, seine Hand mit Ton zu umschließen und mit sehr nassem Ton zu arbeiten.

Gemeinsames Aufarbeiten von Ton

[→ Kapitel XI Werkstoffe]

Durch die gefestigte Beziehung wurde eine Zusammenarbeit möglich, Felix ertrug die Nähe, konnte den Respekt wahren und brauchte nicht zu albern.

Nun zerkleinerte er mit einem größeren Hammer die trockenen Tonklumpen. Sobald der eingeweichte Ton zerfallen war, wurde dieser mit beiden Händen durchmischt und durchgeknetet. Dazu mussten die Arme bis zu den Ellenbogen in den Schlicker eintauchen. Erst zögerte Felix, konnte sich aber doch überwinden. Er musste immer wieder staunen, dass er dies hier machen durfte und sogar sollte. Sobald der Schlicker zum Trocknen auf der Gipsplatte lag, konnten wir unsere Hände in einem Eimer mit warmem Wasser waschen. Bei dieser Arbeit konnte Felix tief in das Erdelement eintauchen und sich mit dem Physischen verbinden. Diese Tätigkeit bewegte ihn sehr. Er wollte jeden Tag zur Kunsttherapie kommen.

Gedanken zur nächsten Arbeit

Aus der gewonnenen Tonmasse ließ sich eine größere Arbeit ausführen, einen Berg aufzubauen. Angeregt durch das Interesse, etwas sich Bewegendes regulieren zu wollen (Schleuse), kam der Gedanke, eine Murmelbahn zu plastizieren.

Berg mit Murmelbahn

Wir arbeiteten gemeinsam am selben Werk, da es eine größere Arbeit werden sollte und Felix dabei tatkräftige Unterstützung brauchte. Wir setzten zügig und beherzt faustgroße Batzen auf die Arbeitsplatte und bauten weiter in die Höhe. Felix arbeitete erst gut mit, verlor sich dann aber in Details. Er stopfte lieber kleine Unebenheiten aus und musste ermuntert werden, beherzt weiter anzutragen. Durch eine rhythmische, spielerische Arbeitsweise ging es besser. Dabei waren beide Hände tätig, trugen an, verstrichen und hielten. Es entstand erstmals ein großes, aufrechtes, kompaktes Gebilde. Dies gefiel dem Jungen. Er staunte über die Größe, die der Berg mittlerweile hatte.

Felix dachte erst an einen Weg, der rundherum führen sollte, und hatte dann die Idee, dass es eine Murmelbahn werden könnte. Eifrig und begeistert zeichnete er den Verlauf der Strecke vor, vertiefte diesen zu einer Rinne und setzte außen eine stützende Wand an. Endlich konnte er prüfen, ob die Bahn funktioniert.

Die Murmel rollte schnell und sprang heraus. Felix war davon begeistert und begann sofort, die Bahn zu korrigieren. Er erkannte, wo die Schutzwälle höher und stabiler gebaut werden mussten. Dabei stützte die eine Hand außen, während die andere die Wand höher baute. An manchen Stellen musste er sogar oben tunnelartig zubauen, damit die Kugel in der Bahn blieb. Unten sollte es ein Auffangbecken geben, in dem die Kugel schließlich zur Ruhe kommen konnte (Abb. 55). Noch oft sprang die Murmel heraus, und immer wieder musste der Junge korrigieren. Dabei machte ihm das Ausprobieren viel mehr Spaß als das Nachbessern. Beim einen musste er gebremst, zum Anderen ermuntert werden.

Was für eine Freude, als es schließlich gelang und die Kugel ihren Weg sicher bis ins Ziel fand.

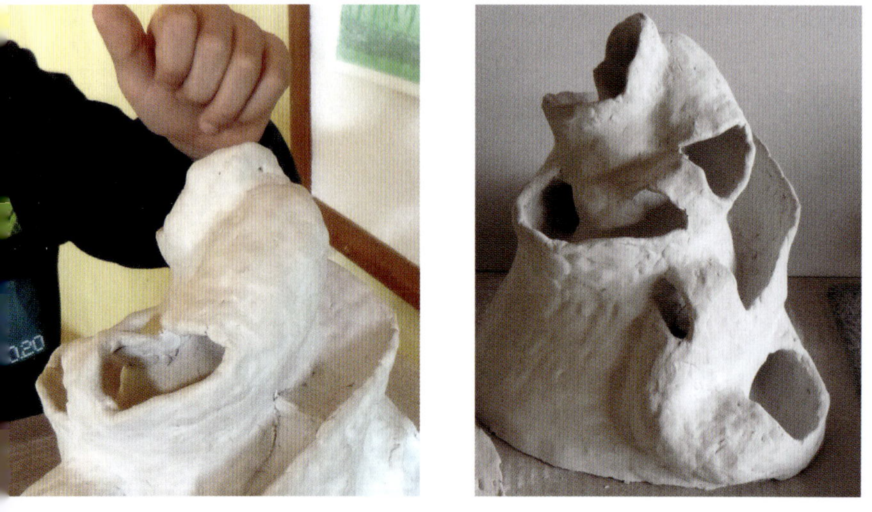

Abb. 55: Murmelbahn

Gedanken zur Murmelbahn

Da die Bahn so steil verlief und die Murmel so schnell wurde, waren hohe Schutzwälle erforderlich. Anregungen, die Strecke flacher zu bauen, lehnte Felix ab. Bei dieser Arbeit kamen spielerische Elemente wie das Ausprobieren der Bahn und der Aufbau am Schutzwall zum Tragen und bedingten sich gegenseitig. Das komische Element der „Murmelbahn" im Vogelnest ließ sich hier aufgreifen und zur Aufgabe machen. Dabei wurde Felix zum Behüter über den Lauf der Murmel.

Die nächsten Schritte

Felix war nun in der dritten Klasse. Mittlerweile hatte er eine neue Klassenlehrerin und eine Integrationskraft an seiner Seite. Auch die Medikation begann jetzt.

Seine Mutter sprach das mögliche Ende der Kunsttherapie an. Um Felix noch etwas Zeit zu geben und das Erreichte zu festigen, bat ich darum, damit noch etwas zu warten, zumal große Veränderungen eingetreten waren, die es erst einmal zu bewältigen galt.

Die Wasserburg

Felix wollte noch einmal ein Land bauen. Obwohl die äußere Situation zu einer abschließenden Arbeit drängte, habe ich ihm dafür die nötige Zeit gegeben. Durch eine Wiederholung ließe sich das Erreichte festigen. Dies erschien in der aktuellen, unruhigen Situation besonders wichtig und nötig.

Diesmal arbeitete er selbständig, ohne unterstützende Begleitung. Für das prozesshafte Bewegen der Tonmasse nahm er sich keine Zeit und ging sofort zur Gestaltung über. Er baute auf einem Boden mauerähnliche Wände auf, die einen tiefen Graben um eine Halbinsel herum bildeten. Dies sei eine Wasserburg mit Burggraben, sagte er. Auch hier entstanden ein Turm, eine Brücke und im Wassergraben eine Schleuse. Ansonsten erschien das Land wilder, die Ufer fielen steil ab, es wirkte felsig und schien nicht bewohnbar zu sein (Abb. 56).

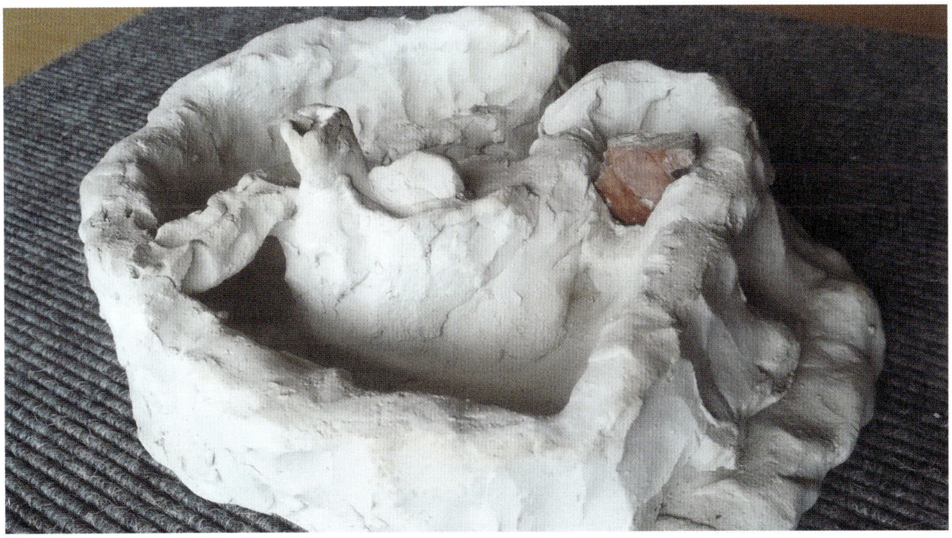

Abb. 56: „Wasserburg"

Gedanken zur Wasserburg

Im Vergleich mit dem ein halbes Jahr zuvor entstandenen, einladenden und freundlich wirkenden Land mit See waren nun Übergänge und alle belebt und beseelt wirkenden Elemente verschwunden. Das Land wirkte einsam, verhärtet und durch den Wassergraben wehrhaft. Möglicherweise spiegelte sich hier seine ihn beunruhigende neue Situation wider. Felix schien sich in sich selbst zurückgezogen zu haben.

Gedanken zur nächsten Arbeit

Nach einigen kleineren Arbeiten wie zum Beispiel dem Schnitzen eines Bootes aus Rindenholz wurde an eine den Prozess abschließende, größere Arbeit gedacht.

Es kam die Idee, das Thema Turm erneut aufzugreifen, das seit der ersten Tonarbeit immer wieder aufgetaucht war. Ähnlich wie bei der Mauer um die Wasserburg ließe sich dieser um einen Innenraum herum aufbauen. Um hierfür genügend Stabilität zu bekommen, arbeiteten wir mit grob schamottiertem Ton.

Leuchtturm

Dieses letzte Projekt fand wieder begleitend statt, wobei jeder an seinem eigenen Werk arbeitete. So ließ sich jeder neue Arbeitsschritt vormachen.

Auf eine größere Grundplatte aus Ton baute Felix einen kreisförmigen Wulst. Diesem setzte er oben Tonrollen auf, die er innen und außen verstrich. Felix ging gerne an die Arbeit, wobei ihn die sich wiederholenden Arbeitsschritte bald langweilten.

Er kam schnell auf den Gedanken, dass ein Gebäude bzw. ein Turm entstehen könnte. Der Junge war begeistert, wollte einen Leuchtturm gestalten und hatte dazu genaue Vorstellungen. Außen sollte eine Treppe nach oben führen (Abb. 57 links) und im Inneren für den Leuchtturmwärter eine Wohnung mit einer Tür entstehen, die man öffnen und schließen konnte. Dies ließ ich zu, jedoch musste dann die Treppe oberhalb der Wohnung innen im Turm weitergeführt werden (Abb. 57 rechts). Dazu baute er um einen Mittelpfosten aus Ton eine Wendeltreppe Stufe für Stufe auf.

Die Außenwand wurde soweit aufgebaut, bis sich weitere Treppenstufen einbauen ließen. Felix wich dem kontinuierlichen Aufbauen des Turms gerne aus und interessierte sich mehr für das Scharnier an der Haustür des Turmwärters. Oft schaffte er nur eine Stufe pro Stunde. Die Orientierung am schon sehr hohen Turm meiner Plastik half ihm, sich immer wieder aufzuraffen. Er wollte auch einen großen Turm schaffen.

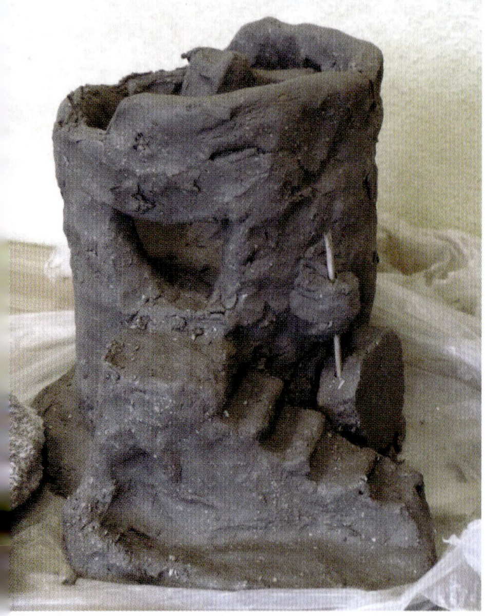

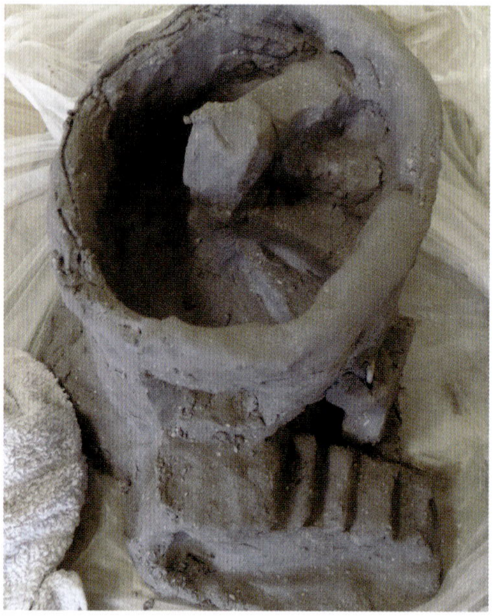

Abb. 57: Außentreppe (links), Wendeltreppe innen (rechts)

Durch den Aufbau und die Arbeit am Innenraum verlor der Turm seine Form, er wurde oben breiter und schräg. Felix war darüber sehr beunruhigt. Ich zeigte an meiner eigenen Arbeit, wie sich durch gezieltes Schlagen mit einem Schlagholz die Form von außen bearbeiten lässt. Während die eine Hand das Schlagholz vorsichtig führt, hält die andere die Form stützend fest. Dies gelang Felix gut. Er freute sich darüber, dass er den Turm so wieder zentrieren konnte.

Die Mauer in die Höhe wachsen zu lassen und die Gestaltung der Wendeltreppe im Innenraum wechselten sich mit dem Formen von außen ab. Der Turm wuchs Stufe um Stufe in die Höhe. Felix zählte mit, wie viele er schon geschafft hat. Er gestaltete oberhalb der Stufen kleine Fenster. Zum Abschluss bekam der Turm oben eine abnehmbare Platte mit einer Kuppel für ein Teelicht.

Der Junge genoss es sehr, die ganze Form sorgfältig zu bemalen und so mit dem Pinsel alles noch einmal nachzufahren. Bei der Farbwahl orientierte er sich an Leuchttürmen, die er schon einmal gesehen hatte (Abb. 58 links).

Zum Abschluss zündeten wir in einem dunklen Raum das Teelicht in der Kuppel an. Felix freute sich darüber, das Licht durch die Öffnungen zu sehen. Schließlich wurde der Turm gebrannt und glasiert, so dass er auch im Freien stehen kann (Abb. 58 rechts).

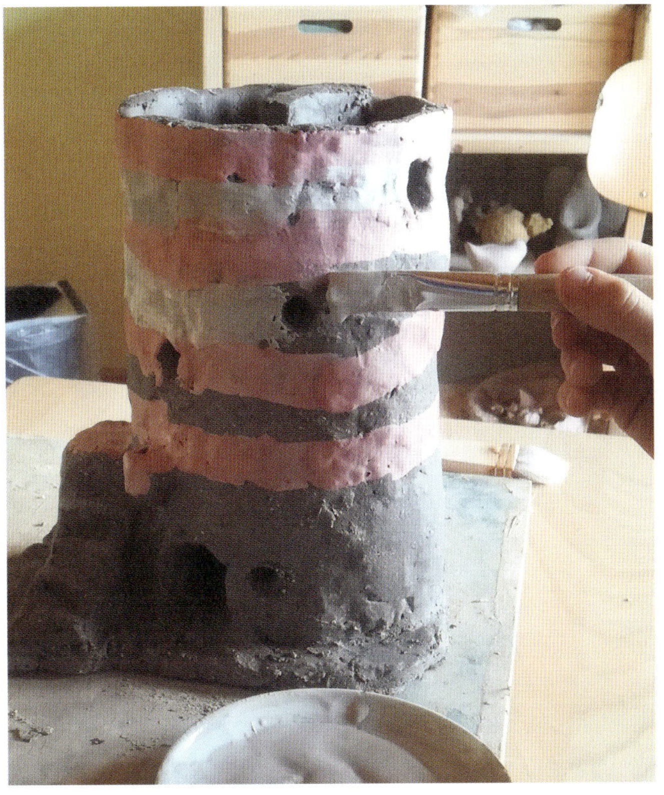 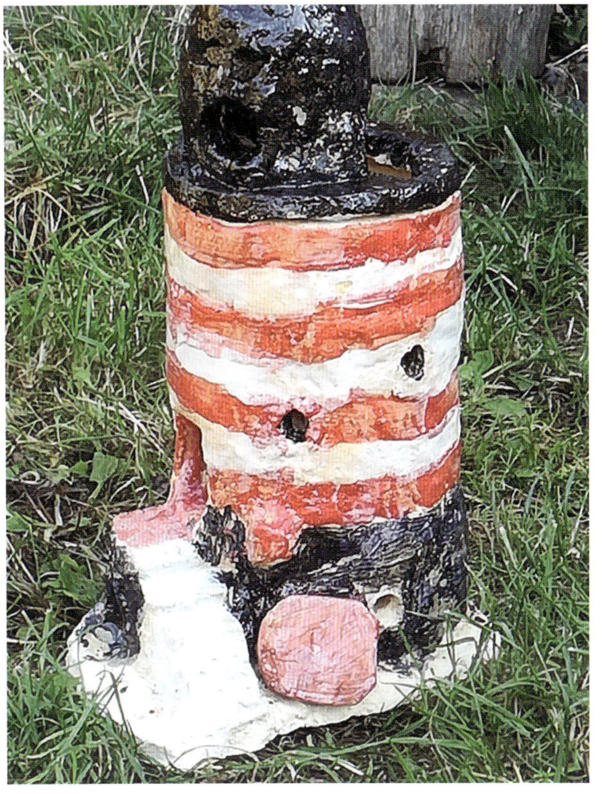

Abb. 58: Bemalen mit Engoben (links), gebrannter, glasierter Leuchtturm (rechts)

Gedanken zum Leuchtturm

Dieser Turm steht fest auf dem Boden und streckt sich aufrecht in die Höhe. Er ist allein durch seine Größe und Stärke standkräftig und auch wehrhaft. Durch das stufenweise Aufbauen in die Höhe kann die eigene Aufrichtekraft erlebt werden. Die Treppe gibt dem Turm ein sinnhaftes Innenleben, das von außen nicht einsehbar ist. Sie verbindet den Außen- mit dem Innenraum.

Das Sinnbild des Leuchtturms beschäftigte Felix während der gesamten Therapiezeit. Er steht für Stärke, hält Wind und Wetter stand und gibt den Seefahrern in der Nacht Orientierung. Dieses Motiv hätte für Felix nicht besser gewählt werden können.

Letzte Zeichnung

Als die plastische Arbeit am Leuchtturm fast abgeschlossen war, zeichnete Felix spontan und selbständig dieses letzte Bild (Abb. 59). Dabei ging er sorgfältig vor und entwickelte die Komposition nach und nach.

Der Junge zeichnete flächiger und differenzierter als zu Beginn der Therapie, in hell-dunkel und mit etwas mehr Farben. Es ist ein stimmungsvolles und ausdrucksstarkes Bild, das im Vergleich zu den ersten Bildern seine Entwicklung eindrücklich spiegelt.

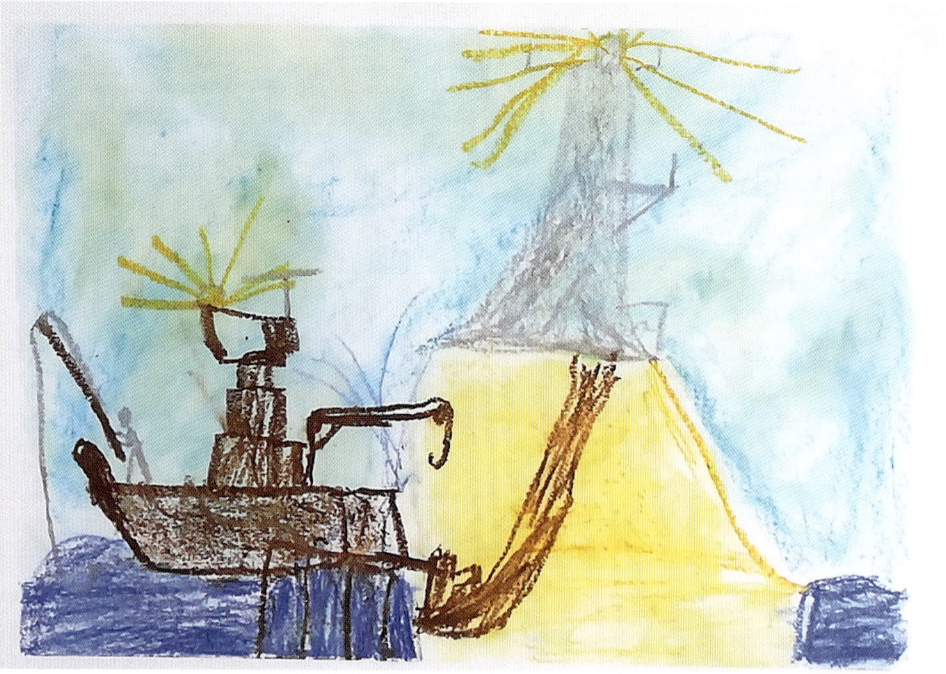

Abb. 59: Letzte Zeichnung von Felix

Gedanken zur letzten Zeichnung

Der Leuchtturm steht aufrecht und stolz auf einem hohen Berg, ein großes Fischerboot liegt vor Anker. Ein breiter Weg verbindet das Boot und den Turm, sie stehen in Beziehung zueinander. Beide haben ein Licht und können sich gegenseitig sehen. Beide wirken stark und brauchen keine Kanonen mehr.

Das Wasser ist ruhig. Es ist möglich, sich daraus zu ernähren. Ein Fischer steht auf dem Boot und angelt. Mit dem Fischer stellte Felix erstmals einen Mensch dar. Das Boot beliefert den Leuchtturmwärter mit Fischen. Der Leuchtturm gibt dem Schiff Orientierung. Es ist eine fruchtbare, sich gegenseitig unterstützenden Beziehung entstanden.

Blickt man auf den gesamten Verlauf der zweijährigen therapeutischen Begleitung zurück, so lässt sich wahrnehmen, dass Felix gereift ist. Er vermochte seine altersgemäßen Entwicklungsschritte besser zu ergreifen. Es gelang ihm, sich länger auf eine Aufgabe zu konzentrieren und an deren Bewältigung Freude zu entwickeln. Auch sein Durchhaltevermögen hat sich verbessert. Er gewann mehr Selbstvertrauen und brachte seine vielfältigen Talente zur Erscheinung.

Literatur

1 Breme, C.: Wieder Erde in die Hand nehmen. 50 Übungen für das Modellieren in allen Altersstufen. AAP Verlag Basel 2020.

2 Loewe, H.: Elementares plastisches Gestalten. Willensbildung durch Formerfassen in den ersten drei Schuljahren. NWWP Verlag Stuttgart 2004.

3 von Weizsäcker, V.: Der Gestaltkreis. Theorie der Einheit von Wahrnehmen und Bewegen. Thieme Verlag Stuttgart 1996. S. 138.

4 Steiner, R.: Der Mensch als Zusammenklang des schaffenden, bildenden und gestaltenden Weltenwortes (GA 230). Rudolf Steiner Verlag Dornach 2022.

KAPITEL X
Besondere Arbeitsfelder

Bei einigen Patientengruppen sehen wir einerseits besonders gute Möglichkeiten, ihnen durch Plastisch-Therapeutisches Gestalten helfen zu können, andererseits gilt es, bei ihnen Besonderheiten zu berücksichtigen. Daher stellen wir nachfolgend die Arbeit mit onkologischen Patientinnen und Patienten ebenso ausführlich dar wie die mit solchen, die relevante Traumatisierungen in ihrer Vorgeschichte oder gar eine Posttraumatische Belastungsstörung aufweisen. Auch die Behandlung von Sterbenden und deren Angehörigen wird eigens behandelt.

1. Plastizieren mit onkologischen Patienten

Patienten, die an Krebserkrankungen leiden, wird oft von ärztlicher Seite zum therapeutischen Plastizieren geraten. Tatsächlich kann ihnen dies sowohl in psychologischer Hinsicht bei der Krankheitsverarbeitung helfen als auch auf leiborientierte Weise in die Behandlung einbezogen werden. Was hier möglich ist und wie konkret vorgegangen werden kann, hängt wesentlich unter anderem vom Setting ab. Therapeutisches Plastizieren wird in onkologischen Akutkliniken, in Reha-Einrichtungen und in kunsttherapeutischen Praxen eingesetzt. Die jeweils unterschiedlichen Vorgehensweisen und Möglichkeiten stellen wir nachfolgend dar.

Therapieziele

Grundsätzlich gibt es sehr unterschiedliche Aspekte, aus denen heraus sich Plastisch-Therapeutisches Gestalten in der Onkologie einsetzen lässt:

- Innerhalb eines Gesamtkonzeptes, das alle erforderliche Behandlungsaspekte der allgemeinen Onkologie integriert, kann das Plastizieren als ein Therapieverfahren einbezogen werden, das im Sinne der anthroposophischen Erweiterung der Medizin darauf abzielt, kausal einen Beitrag zur Überwindung der Krankheit zu leisten. Alle eingesetzten Therapien sind aufeinander abstimmbar, und so lässt sich beispielsweise eine Kunsttherapie in der Intention einsetzen, unerwünschte Nebenwirkungen einer Chemotherapie zu mindern (s. u.) oder die Leibverbindung der formenden oberen Wesensglieder zu kräftigen und so eine Misteltherapie zu unterstützen. Auf diese Weise kann das therapeutische Plastizieren dazu beitragen, eine pathogene Wesensgliederkonstellation günstig zu beeinflussen.

- Das therapeutische Plastizieren, das unmittelbar mit dem leibverbundenen Ätherischen arbeitet, wirkt auch unterstützend beim Wiederaufbau einer durch erforderliche Therapien wie Bestrahlung, Chemotherapie oder endokrine Therapie herabgesetzten Vitalität.

- Das Plastizieren kann auch Bestandteil einer ganzheitlichen Schmerztherapie sein und helfen, Copingstrategien zu entwickeln, die den Umgang mit Schmerzen erleichtern oder diese selbst lindern. Auch Übelkeit lässt sich durch das Plastizieren bessern, weshalb dieses teilweise in unmittelbarem zeitlichem Zusammenhang mit einer Chemotherapie verordnet wird.

- Eine andere Behandlungsintention besteht darin, rehabilitativ daran mitzuwirken, traumatisch erlebte Veränderungen der Leibesform beispielsweise durch chirurgische Eingriffe an Brust oder Gliedmaßen zu integrieren und in ein neues Körperbild einzubeziehen. Dazu beizutragen, dass die Seele sich auch mit dem veränderten Körper wieder ganz verbindet, ermöglicht oft eine wesentliche Verbesserung der Lebensqualität.

- Häufig entsteht aus dem Erleben der Krankheit und der erforderlichen Akuttherapie das Bedürfnis, das Erlebte aufzuarbeiten, biographische Neubewertungen vorzunehmen und nächste eigenständige Schritte zu planen. Zur Begleitung eignet sich hier besonders das Maieutische Plastizieren [→ Kapitel VII.2], das Introspektion, Autonomie und Selbstwirksamkeit besonders fördert. Da diese Methode eine aufmerksame Resonanz zwischen Therapeutin und Patient erfordert, ist sie in der Regel nur im Rahmen einer Einzeltherapie möglich.

- Auch Menschen, die auf den Tod zugehen und Nahestehende, die sie begleiten, können eine Hilfe durch das Plastizieren erfahren, was wir in einem eigenen Abschnitt darstellen [→ Kapitel X.3].

Wie können wir die leiblichen Aspekte von Krebserkrankungen als dynamische Prozesse begreifen?

Krebserkrankungen sind komplexe und individuell geprägte Erkrankungen, die weder in Hinblick auf ihre Ursache noch mit Bezug auf ihre Wesensgliederkonfiguration einheitlich zu bewerten sind. Man denke nur daran, dass große Unterschiede bestehen zwischen einer (meist aus der Pränatalzeit mitgebrachten) Erkrankung eines Kleinkindes, beispielsweise an einem Wilmstumor oder einem im hohen Alter auftretenden Dickdarmkarzinom. Eine Schilddrüsenkarzinomerkrankung bei einem Jugendlichen im Umkreis von Tschernobyl nach der dortigen Kernkraftkatastrophe ist etwas grundsätzlich anderes als ein Mammakarzinom einer genetisch diesbezüglich disponierten Frau, und auch ein primärer Hirntumor ist anders zu verstehen als eine Tumorerkrankung im Stoffwechselbereich.[1]

Wenn wir hier dennoch allgemeine Gesichtspunkte in Hinblick auf das Plastizieren besprechen, so handelt es sich also nur um eine Skizze, die im Einzelfall – möglichst im Rahmen einer interdisziplinären Zusammenarbeit zwischen ärztlichen und kunsttherapeutischen Behandelnden – zu individualisieren und zu ergänzen ist.

Ein von plastischen Gesichtspunkten ausgehender Zugang zum Verständnis kann darin bestehen, zu sehen, dass einer Tumorerkrankung ein Wachstumsprozess zugrunde liegt, der nicht an den Bedürfnissen des Gesamtorganismus und seiner Gestalt orientiert ist. Jede Wunde führt zu einer verstärkten Teilungsaktivität von Stammzellen, was sich histologisch z. B. in einer vermehrten Nachweisbarkeit von Mitosen (als Ausdruck verstärkter Zellteilung) darstellt. Zusammen mit anderen mikroskopischen Zeichen wäre das auch ein typisches Merkmal eines Karzinomgewebes. Im Fall der Heilung einer Wunde hört die vermehrte Zellbildung aber auf, wenn der Defekt ausgefüllt ist, während eine Tumorbildung unvermindert zu weiteren Zellteilungen führt. So entsteht oft eine nach allen Seiten sich vergrößernde, mehr oder minder kugelförmige Geschwulst, die keine Formung durch aus der Peripherie einwirkende Gliederungs- und Gestaltungskräfte erkennen lässt.

Ein anderes, wesentliches Kriterium „bösartigen Wachstums“ besteht in der Durchbrechung von Schranken, die dem Zellwachstum sonst gesetzt sind. Bei Karzinomen handelt es sich um Wucherungen, die aus Epithelien hervorgehen, also den Zellschichten, die beispielsweise unsere Haut oder Schleimhautauskleidungen innerer Hohlorgane (z.B. des Magen-Darm-Traktes) überziehen. Manchmal ist nicht mehr unmittelbar erkennbar, dass Organe aus solchen Epithelien bestehen, sie sind aber ursprünglich aus epithelialen Auskleidungen gebildet worden. So ist beispielsweise die Brustdrüse aus Einsprossungen der Haut (als „Hautanhangsgebilde") hervorgegangen oder die Leber aus dem embryonalen Ur-Darmepithel („Entoderm"). Immer sind diese Epithelschichten aber durch eine „Basalmembran" vom übrigen Organismus getrennt. Dieser Membran liegen u.a. die Stammzellen auf, die Wachstum und Regeneration bewirken, und diese Membran stellt auch eine wichtige Basis der räumlichen Differenzierung der Zellbildung und Organarchitektur dar.

Bösartiges Wachstum durchbricht nun solche Basalmembranen, und Metastasierungsfähigkeit eines Tumors entsteht, indem seine Zellen diese Grenze überschreiten, in tiefere Schichten und schließlich Lymph- und Blutgefäße eindringen und sich ggf. von diesen aus in den Organismus ausbreiten.

Neben einem allseitigen, undifferenzierten Wachstum, das nicht durch abbauende und formende Kräfte gestaltet wird, ist für Krebstumore also charakteristisch, dass die Wahrnehmungsfähigkeit für Grenzen der Leibesplastik erloschen ist. Auch in zeitlicher Hinsicht ist normales Zellwachstum durch ordnende Prozesse, rhythmischen Wechsel von Zellteilungs- und Ruhevorgängen geprägt, der sich jedoch bei Tumorerkrankungen auflöst. Schließlich ist jede normale Zelle in der Lage, Impulse aufzugreifen, die der Gesamtorganisation dienen und die Zelle in einen geordneten Todesprozess der Apoptose führen können, wo dies im Dienst am Gesamtorganismus erforderlich ist. Im Einleitungskapitel [→ Kap. I.3] wurde angeführt, wie solche Vorgänge beispielsweise zur Gestaltung der Hand führten [→ Kap. I, Abb. 2], indem in den Zwischenräumen zwischen den Fingern wie bei der Bildung einer Plastik aus Ton oder Marmor Material gezielt vom Organismus (bzw. den gestaltenden höheren Wesensgliedern) „weggenommen" wurde, d.h. Gewebe in den Absterbevorgang der Apoptose geführt wurde.

Wenn man sich nun fragt, wie ein Beitrag des Plastizierens zur Therapie aussehen kann, so lässt sich beispielsweise daran denken, die Fähigkeit zu stärken, Ganzheiten einer Gestalt zu bilden, aus denen sich einzelne Teilaspekte nicht herausgliedern, sondern in eine Gesamtorganisation fügen.

Was erleben die Betroffenen?

Neben den oben beschriebenen „objektiven" Leibesveränderungen spielen aber auch die „subjektiven" Erlebnisse eine große Rolle und können ggf. die Therapieziele bestimmen. Die Diagnose einer Krebserkrankung konfrontiert den Patienten mit einer potentiellen Lebensbedrohung, aber auch mit einem Wachstumsprozess innerhalb seines Leibes, der ihm und seiner Leibgestalt zuwiderläuft und als fremd erlebt wird. Die fremde, zunächst willentlich nicht beeinflussbare, „Raumforderung", die „Neoplasie" (also eine Veränderung in der Leibesplastik), führt beim Betroffenen häufig zu einem Gefühl des Grauens und der Verunsicherung, weil der Leib nicht mehr seine gewohnte Zuverlässigkeit aufweist. Bisher war ihm der Leib vertraut, und er gehörte unmittelbar zu ihm. In seiner Machtlosigkeit gegenüber dem Tumorwachstum erscheint der Leib dem Kranken jetzt aber als unzuverlässiges, fremdes Gegenüber. Es kommt in gewissem Ausmaß zu einer Trennung zwischen dem Individuum und seinem Leib. Hierdurch ist das gesamte Existenzgefühl bedroht.

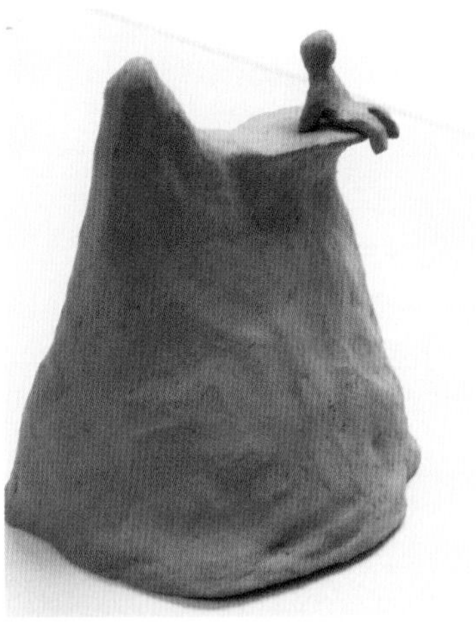

Abb. 1: Diese Patientin stellte ihr Lebensgefühl plastisch dar. Zunächst erlebte sie nur einen Abgrund vor sich, dann aber schien sie auch eine neue Perspektive zu gewinnen.

In der dargestellten Plastik (Abb. 1) wird die tiefe Erschütterung und der Schock fühlbar, die durch die Diagnose bei der Patientin ausgelöst wurde. In der Regel folgen auf die Diagnose therapeutische Maßnahmen, die ihrerseits dissoziierend zwischen dem Ich und dem Leib wirken können. Plötzlich erscheint der eigene Körper von einem selbstverständlichen Freund zu einem nicht einschätzbaren bis bedrohlichen Feind geworden zu sein, der Schmerzen und unangenehme Gefühle vermittelt und von dem schließlich sogar Todesbedrohung ausgeht. Operation (z. B. die Entfernung der Brust, der Prostata u. a.), Bestrahlung und Chemotherapie greifen teilweise in die Funktion und Gestalt, in die Plastik des Leibes wie in das Leibgefühl tief verstörend ein.

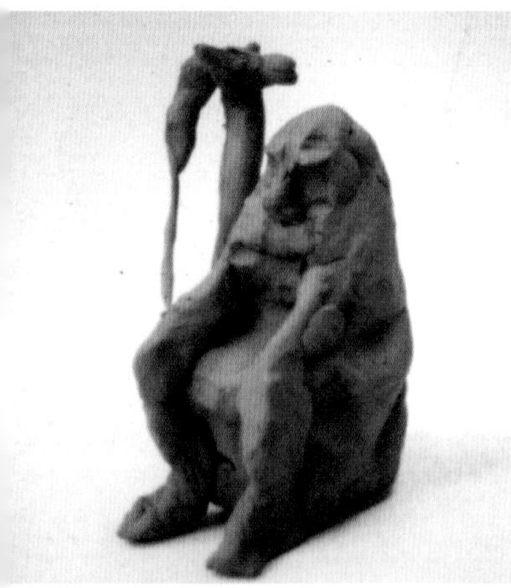

Abb. 2: Dieser Patient fühlte sich während der Chemotherapie verängstigt und von der Beeinträchtigung seines Körpererlebens verstört.

Der Patient, der diese Plastik (Abb. 2) geschaffen hat, war von einem Gefühl des Grauens und Entsetzens erfüllt und dachte während der Chemotherapie fortwährend daran, wie viel „Gift" er dabei seinem Körper zumutete.

Viele Veränderungen des Selbsterlebens werden oft zunächst wie schockartig betäubt in rascher Folge in Zusammenhang mit allfälligen Diagnose- und Therapiemaßnahmen durchlebt. Meist tauchen die Erlebnisse erst in der Rehabilitationsphase voll bewusst auf, und die Reaktionen sind häufig Trauer um den Verlust, Depression, Wut und Symptome einer posttraumatischen Belastungsstörung – sofern nicht noch Verdrängungsmechanismen bis hin zur Verleugnung oder Abspaltung des Geschehenen aktiv sind. Dies bindet Energie, was sich zusätzlich zur therapiebedingten Schwächung in einem Rückgang an Vitalitätsgefühl, Schlafstörungen oder anderen Symptomen ausdrücken kann.

Für viele, möglicherweise auftretende Symptome und Störungen gibt es wirksame plastische Therapiekonzepte, was auch andernorts in diesem Buch ausführlich geschildert wird.

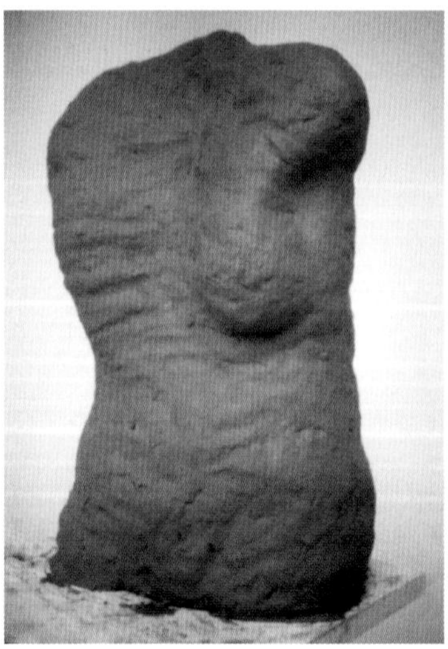

Angesichts ihrer Ängste aufgrund der Diagnose und Belastungen durch die Behandlung finden viele Patienten es tröstlich und angenehm, ihre Hände zu benutzen, etwas zu schaffen, wieder aktiv zu werden, um aus einem „Behandeltwerden" herauszukommen und zu einem Selbst-Handelnden zu werden. Es kann die Fähigkeit entwickelt werden, sich selbst Trost zu spenden und das Ungesagte nonverbal sprechen zu lassen. In Abb. 3 sieht man das Werk einer Patientin, die nach einer Brustamputation beginnt, sich mit ihrer neuen Gestalt anzufreunden.

Abb. 3: Die Patientin, die diese Plastik schuf, trauerte um den Verlust einer Brust, entwickelte aber auch Dankbarkeit dafür, dass dieses Opfer ihr die Aussicht auf ein Weiterleben ermöglichte.

Auswahl des Settings

Die therapeutischen Angebote und Möglichkeiten, die Dauer und Frequenz der Behandlung unterscheiden sich in Abhängigkeit davon, ob sie in stationärem oder ambulantem Rahmen stattfinden. In beiden Bereichen wird in der Regel sowohl in Einzeltherapiesituationen als auch in Gruppen gearbeitet. Es ist entscheidend, sich zunächst darüber klar zu werden, welcher Patient für welche dieser Arbeitsformen geeignet ist.

Bevor eine plastische Therapie beginnt, sichtet man die Anliegen des Patienten, und er wird darin unterstützt, seinen therapeutischen Auftrag zu formulieren [→ Kapitel VII.1].

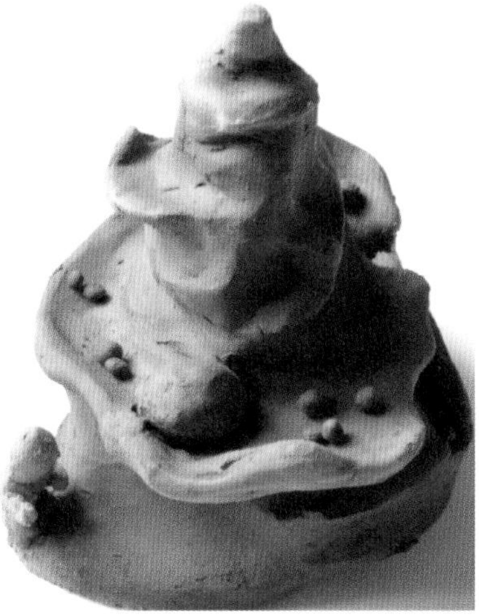

Abb. 4: Diese Patientin sieht einen steilen, steinigen Weg vor sich.

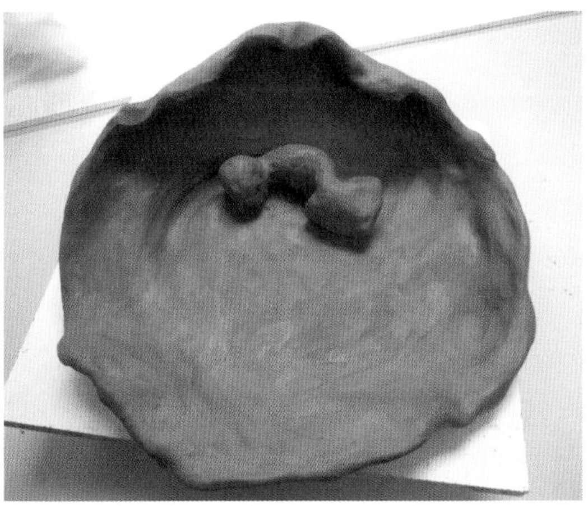

Abb. 5: Hier wurde versucht, das Erlebnis existentieller Einsamkeit plastisch zur Darstellung zu bringen.

In einer **Einzeltherapie**, aber auch in kleinen Gruppen wird eine einfühlsame therapeutische Begleitung, welche die Situation auffängt, helfen, das Erlebte, die jetzt auftauchenden Gefühle und Erlebnisse positiv weiter zu entwickeln und somit integrieren zu können. Wenn man dagegen einen Patienten zu wenig begleitet plastisch arbeiten lässt (beispielsweise, weil das Setting keine ausreichende Aufmerksamkeit auf den einzelnen Patienten ermöglicht), so kommt es vor, dass dies zum Auftauchen innerer Bilder vorausgegangener traumatischer Erfahrungen führt, die zusätzlich überfordern und destabilisieren können. Daher ist es wichtig, insbesondere zu Beginn der Therapie, die Situation so zu gestalten, dass dies sofort bemerkt und begleitet werden kann. Aus diesem Grund halten wir es nicht für sinnvoll, onkologische Patienten unbegleitet arbeiten zu lassen oder so große Gruppen zu bilden, dass auftauchende Probleme vom Therapeuten möglicherweise nicht sofort erfasst und aufgegriffen werden können.

Wenn es darum geht, spezifische Beschwerden (z.B. Angst, Unruhe, Schmerz) konkret zu beeinflussen, empfehlen wir, zunächst eine Einzeltherapie zu wählen. Dies gilt auch grundsätzlich, wenn mit geschlossenen Augen plastiziert wird, unabhängig davon, ob man mit konkreten Übungen oder maieutisch arbeitet.

Hinreichend stabile Patienten können auch im Setting „**Einzeltherapie in der Gruppe**" behandelt werden, bei denen der Therapeut bis zu vier Patienten jeweils einzeln anleitet. Häufig ist dies auch im Verlauf einer Therapie möglich, sobald der Patient Sicherheit in seinem Tun entwickelt und erkannt hat, worauf er hin arbeitet; wenn er eine Beziehung zu seiner Form entwickelt hat, bei der ein Resonanzgeschehen zwischen ihm und seiner Plastik entsteht, in dem ihm seine nächsten Schritte unmittelbar deutlich werden und seltener

Impulse durch den begleitenden Therapeuten erforderlich sind. Weiterhin ist Aufmerksamkeit des therapeutischen Begleiters erforderlich, beispielsweise um ein Versanden des Prozesses, statische Gefährdungen der Plastik, ein plötzliches Gerinnen in ein einschießendes Bild oder ähnlich problematische Situationen abzuwenden, wie wir es an anderer Stelle beschrieben haben [→ Kap. VII.2].

Wenn deutlich ist, dass die Betreffenden zunächst keine eigentliche intensive therapeutische Behandlung anstreben, sondern eher Ablenkung, Beschäftigung, Kontakt zu Mitpatienten erleben oder auch einfach schöne Gegenstände gestalten möchten, ist eine **offene Gruppe** manchmal ein guter Ort. Insbesondere bei einem klinischen Setting, bei dem Kunsttherapie eine von vielen Therapieangeboten darstellt, ist dies nicht selten der Fall.

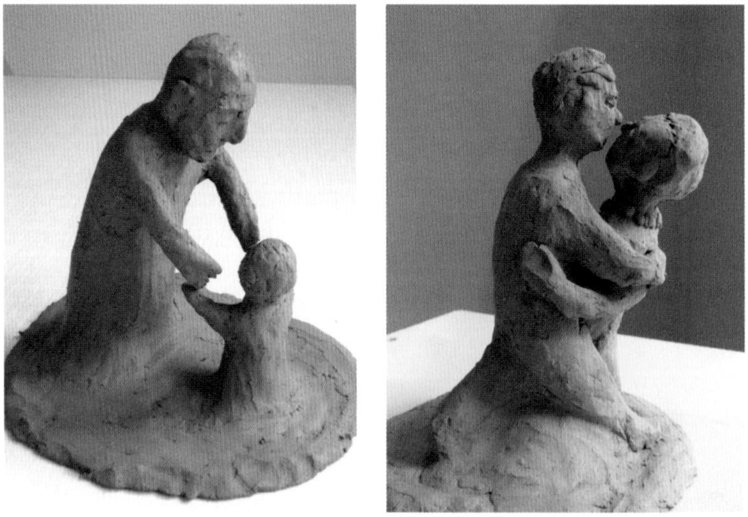

Abb. 6: Auf die Frage „Was lieben Sie am meisten?" entstanden diese Plastiken, die Beziehungen zum Ausdruck bringen.

Therapieindikationen und Vorgehensweisen bei onkologischen Patienten

Nicht selten haben Krebspatienten in der Anfangszeit nach Diagnosestellung und erster Therapie das Gefühl der Unwirklichkeit, wie in einem Alptraum zu leben: „Eigentlich müsste ich doch erwachen und erleben, dass alles doch gar nicht wahr ist." Gegenüber dem Traumerleben mit seinem (zer-)fließenden Charakter schafft gerade der Widerstand der Materie ein unmittelbares Realitätsgefühl. Im therapeutischen Plastizieren kann der Patient sich als eigenständiger Gestalter einer materiell erfahrbaren Realität erleben. Dies unterstützt die Selbstvergewisserung und Selbstregulation, das Gefühl, wieder „Boden unter den Füßen" zu bekommen. Der Leib der einem fremd zu werden drohte und keine sichere Basis für das Selbstgefühl bietet, vermittelt einerseits beim Plastizieren (insbesondere durch Aktivierung der unteren Sinne [→ Kapitel II.4.1]) Erlebnisse des „Mit-sich-eins-Seins", andererseits führt das Gestalten plastischer Formen zur Belebung des eigenen Leibgefühls, was wieder eine sichere Basis für die Seele schafft.

Wenn der Patient in Kontakt mit sich selbst kommen möchte, um mit seiner aktuellen Situation sicherer umgehen und diese gestalten zu können, und dazu ganz individuelle Erlebnisse und Erkenntnisse anstrebt, die Bezug zur eigenen Erfahrungswelt und Biographie haben, so lässt sich dies am besten in einem „dialogischen Prozess" erarbeiten, wie er in Kapitel VII.2 dargestellt wird.

Hierbei tauchen häufig folgende Fragen auf:

- Wie kann ich mich in der Gegenwart seelisch wiederfinden?
- Wie geht es mir eigentlich?
- Wie kann ich mit Trauer oder Aggressionen umgehen lernen?
- Wie kann ich die eigenen kreativen Kräfte erleben?
- Wie gelingt es mir, wieder Freude und Lebenslust zu spüren?
- Wie kann ich auf dem Hintergrund meiner alten Themen neue Zukunftsimpulse entwickeln?

Als Beispiel für eine Plastik, die im Verlauf eines derartigen maieutischen Prozesses entstanden ist, bei dem eine Patientin mit sich selbst in Kontakt kommen wollte, zeigen wir nebenstehende Abbildung. Diese Patientin ging der Frage nach „Wie geht es mir eigentlich?". Lange war sie ganz auf die Befundebene fixiert, die aus Laborwerten, Bildern ihres Leibes und anderen „objektiven" Daten bestanden, jetzt aber wollte sie für sich selbst herausfinden, wie es ihr selbst, als Person, in der Gegenwart geht.

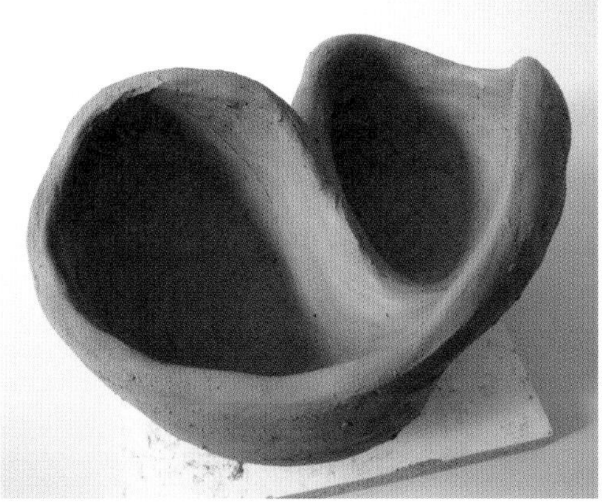

Abb. 7: Dieses Tonobjekt entstammt einem maieutischen Arbeitsprozess. Eine zunächst chaotisch-zerfallende Gestaltung wandelte sich zu einer Gesamtform, in der ein harmonisch schwingender Bezug von zwei Räumen erlebbar ist, die abgegrenzt sind, jedoch miteinander im Austausch stehen.

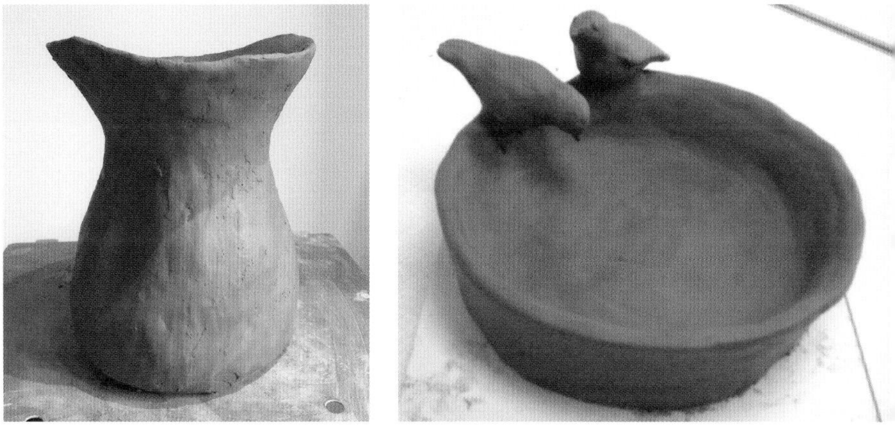

Abb. 8: Auch gegenständliche Objekte zu schaffen kann eine beruhigende und verinnerlichende Wirkung haben. Schmerzen und Missempfindungen können abgemildert werden, wenn die Seele von der überstarken Leibverbindung weg gelenkt wird und einen Halt im Äußeren findet.

Als sich der Formbildungprozess abspielte, von dem eine Phase in Abb. 7 dargestellt ist, verblüffte es die Patientin, dass nichts Schreckliches oder Beunruhigendes aus den Untergründen ihrer Seele hervortrat, sondern sie nahm wahr, dass sie in ihren inneren Rhythmus eintauchen konnte und schwingend, fließend, atmend ihre Form zu einer harmonischen Ganzheit bildete. Es erstaunte sie, dass sie sich dabei plötzlich außerhalb eines Krankheitsgeschehen erlebte und ganz in ihre eigenen gesundenden Kräfte eingetaucht war.

Bei einer **symptomorientierten Therapie** gelingt der Einstieg in die Behandlung meist gut mittels bestimmter **geführter Übungen**, die spezifische Wirksamkeiten erreichen sollen. Voraussetzung dafür ist, dass im Vorgespräch das therapeutische Ziel präzise festgelegt wurde und der Patient oder die Patientin sich auf eine Anleitung einlassen möchte. In Kapitel VI werden konkrete Übungswege dargestellt:

- zur Ruhe finden, bei sich ankommen (Saturnübungen)
- aufbauende Kräfte unterstützen (Sonnenübungen)
- sich einen Innenraum schaffen (Mondübungen)
- seine eigenen Grenzen erlebend erarbeiten (Marsübungen)
- aktiv die Beziehung zum Umkreis gestalten (Merkurübungen)

Bei **Schmerzen** ist eine gewisse Distanzierung vom aktuellen Leibempfinden zu erreichen, indem man gemeinsam ein plastisches Thema findet, mit dem der Patient sich seelisch so stark in Freude oder Anteilnahme verbinden kann, dass er sich und seine Schmerzen gleichsam vergisst und einen Halt außerhalb seiner selbst, in seiner Form findet. Ein Arbeiten mit geschlossenen Augen ist hier nicht zu empfehlen, da es in diesem Fall die Gefahr birgt, das Selbsterleben im Leib zu steigern.

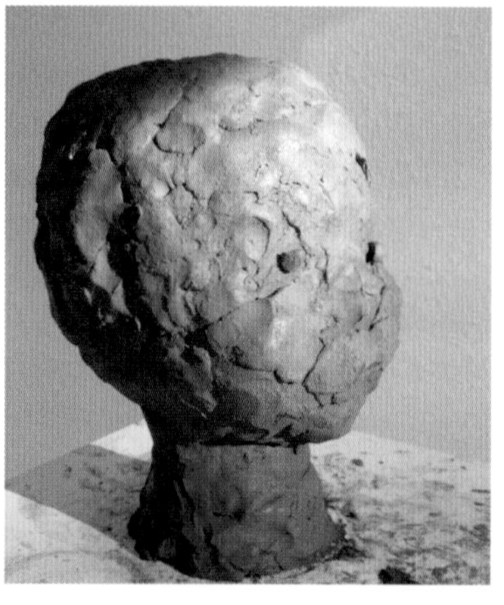

Abb. 9: Ein schmerzgeplagter älterer Patient widmete sich der Gestaltung eines Porträts des geliebten Enkelkindes.

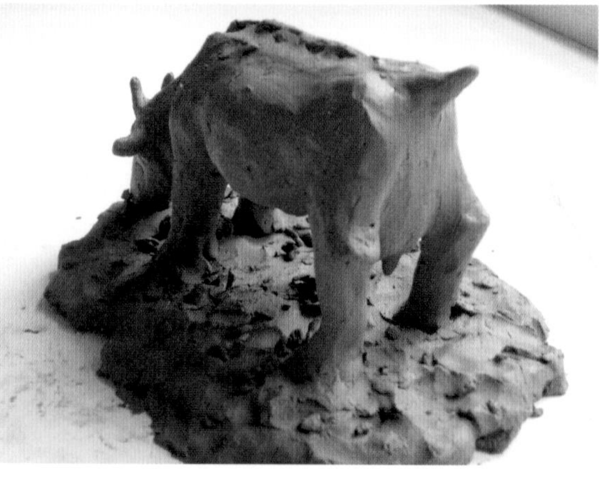

Abb. 10: Eine unter Schmerzen leidende junge Frau sehnte sich nach ihren Ziegen und empfand dabei Freude, sich diesen plastisch zuzuwenden.

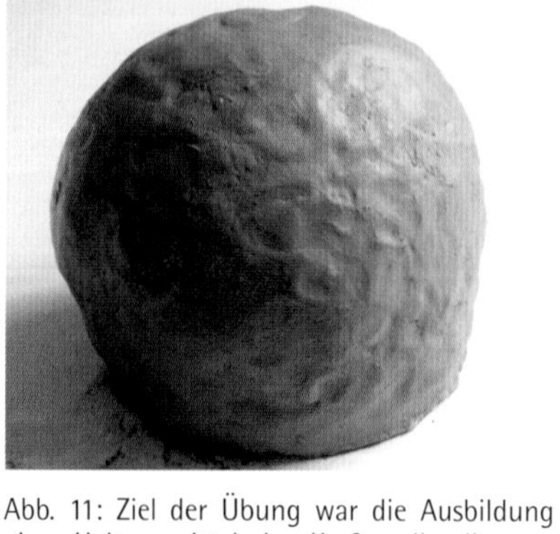

Abb. 11: Ziel der Übung war die Ausbildung einer Halt vermittelnden Kraftquelle, die vom Patienten auch dann als „Fels in der Brandung" erlebbar ist, wenn er die Plastik nicht in der Hand hält.

Missempfindungen bei Polyneuropathien lassen sich ebenfalls durch therapeutisches Plastizieren beeinflussen. In Kapitel XII wird ausführlicher darauf eingegangen.

Wenn **Schmerzen zusammen mit Angst und Unruhe** auftreten, vermag eine universelle zentrierende Übung einen Halt zu schaffen, in welcher der Patient einen gewölbter Tonkörper bildet. Dies ermöglicht ihm zur Ruhe zu kommen, da er ein Zentrum im Ton schafft, indem er aus dem Umkreis kommend auf die Mitte hinwirkt. Oft erlebt er dann, dass dieses auf ihn zentrierend und beruhigend zurückwirkt. Vor allem wenn die Eigenwahrnehmung des Patienten z. B. durch Schmerz schon primär zu stark ausgebildet ist, sollte er die Übung mit offenen Augen durchführen. Einige Patienten bedürfen eines sie umgebenden Raumes. Dieser lässt sich durch das Plastizieren von Innenräumen in der Empfindung ausbilden, was Gefühle von Schutz, Hülle und einer sicheren Grenze aktiviert.

Es gibt Patienten, die unter **Unruhe** leiden, **die sich durch körperliche Entspannungsübungen noch verstärkt.** In diesen Fällen ist es sinnvoll, den Patienten die Form am Tisch so bearbeiten zu lassen, dass er diese als ein stabiles Gegenüber erlebt, das einen konstanten Halt bietet. Hier kann es hilfreich sein, wenn er die Form auch im Verlauf nicht dreht. So werden die eigenen Asymmetrien, Einseitigkeiten und Neigungen erlebbar, und er kann ihnen bewusst entgegenarbeiten, ohne dass durch eine räumliche Lageveränderung eine Inkonstanz im Erleben auftritt. Bei derartiger Unruhe ist es umso wichtiger, dass das in die Welt gelenkte Interesse die gesamte Aufmerksamkeit des Patienten in Anspruch nimmt, so dass ihn die innerliche Hinwendung zum Objekt sein eigenes Befinden vergessen lässt.

Menschen, die sich **angespannt und verkrampft** fühlen, hilft manchmal eine kräftige Aktivität (z. B. Ton kneten, kraftvolles Formen großer Tonmassen) zur Entladung der Spannung, was sie allmählich zur Ruhe kommen lässt. Das Entladen aggressiver Gefühle durch Feilen, Hauen oder Klopfen an festerem Material kann auch helfen, einen konstruktiven Umgang mit der eigenen Kraft zu finden.

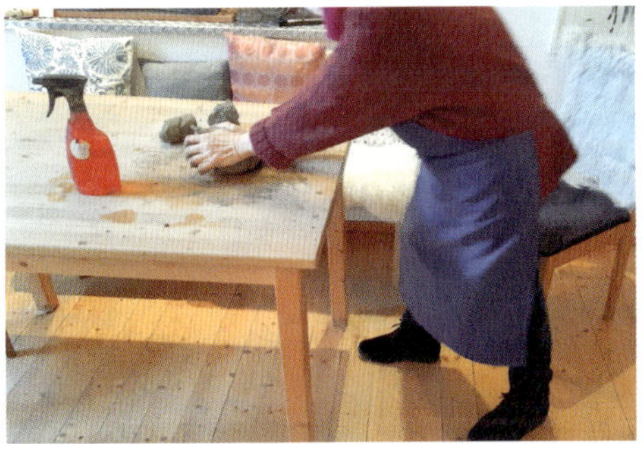

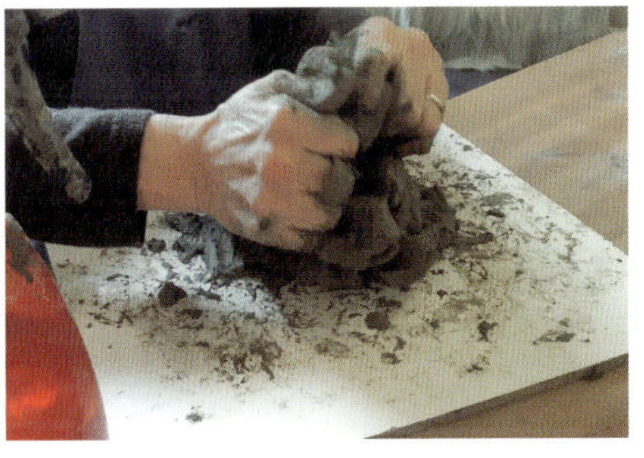

Abb. 12: Beim kräftigen Kneten ist eigene Kraft erlebbar, ein Gefühl von Vitalität tritt auf.

Ähnlich wie zur Linderung von Schmerzen ist Plastizieren **bei Übelkeit** (z. B. unter einer Chemotherapie) einsetzbar. Hier arbeitet der Patient mit geöffneten Augen. Der angeregte plastische Prozess lenkt die Aufmerksamkeit und Seelenverbindung vom Leib ab und verbindet die Seele stattdessen mit einer begeistert oder liebevoll gestalteten Form in der Außenwelt. Auch das Gestalten Platonischer Körper hat sich bewährt. Ihre klare Geometrie wirkt ordnend auf den Plastizierenden zurück.[2]

Patienten, die unter **Depressionen** leiden, erleben dagegen unter Umständen gerade das Arbeiten mit geschlossenen Augen oder ohne auf die Plastik zu schauen als hilfreich, wenn diese Tätigkeit so angeleitet wird, dass der Prozess schließlich gelingt und nicht mit einem Gefühl des Scheiterns endet. Es ist dabei empfehlenswert, die Übung einfach und übersichtlich anzuleiten und die Aufmerksamkeit des Patienten auf seine konkreten Sinneswahrnehmungen zu lenken. Der Therapeut ist dabei dafür verantwortlich, den Prozess so zu begleiten, dass er zuletzt gelingt und ein Gefühl zu scheitern vermieden wird. Gerade das Maieutische Plastizieren ist hier besonders geeignet. Bei solchen Patienten hilft es, von Zeit zu Zeit nach ihren beim Plastizieren entstehenden Erlebnissen zu fragen, um so auf sie einzugehen und die innere Aufmerksamkeit zu unterstützen und zu lenken. Indem die Wahrnehmung bei den unmittelbaren Erlebnissen bleibt, die z.B. Tastsinn und Raumorientierung vermitteln, lassen sich paralysierende Vorstellungen des Patienten umgehen wie „ich kann nichts", „es gelingt mir nichts", „ich bin nichts wert". Auf diese Weise kann sich die Form allmählich durch die Aktivität des Patienten entwickeln, ohne dass er ein „ästhetisch" geprägtes, selbstkritisches Urteil abgibt und sich dadurch am plastischen Erleben hindert. Leistungsdruck wird vermieden.

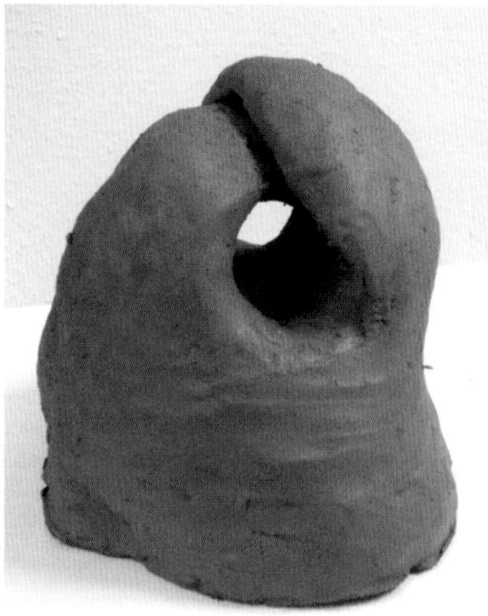

Abb. 13: Das Bilden zweier sich zuneigender Elemente, die zusammen etwas umhüllen, löste in der Patientin ein Gefühl innerlichen Berührtwerdens aus. Sie fühlte sich wie selbst von der Form umhüllt.

Erschöpfung und Fatigue treten häufig bei Tumorpatienten auf. 60-90 % von ihnen sind unter einer Chemotherapie davon betroffen, 20-60 % der Krebserkrankten sollen auch bis zu mehrere Jahre nach beendeter Therapie darunter leiden.[3] Aerobes körperliches Training gilt neben Entspannungstechniken und „Mind-Body-Verfahren" wie Achtsamkeitsübungen oder Yoga als bewährte, jedoch begrenzt wirksame Behandlungsmöglichkeit. Zu den Mind-Body-Verfahren lässt sich im weitesten Sinne auch das Therapeutische Plastizieren zählen. In Kapitel XII finden sich weitere Hinweise und Studienergebnisse, die auch in Hinblick auf eine anthroposophische Komplextherapie der Fatigue von Krebspatienten vorliegen. Patienten, die an Erschöpfungssymptomen leiden, erleben das Arbeiten mit geschlossenen Augen, in Aufbautechnik vom Zentrum zum Umkreis arbeitend, häufig als erholsam. Durch das rhythmisch wiederholte Aufsetzen von kleinen Tonstücken entwickelt die gewölbte Grundform allmählich Stärke und Kraft, bevor Gliederungen einsetzen, die zu einer zunehmenden Komplexität der Form führen.

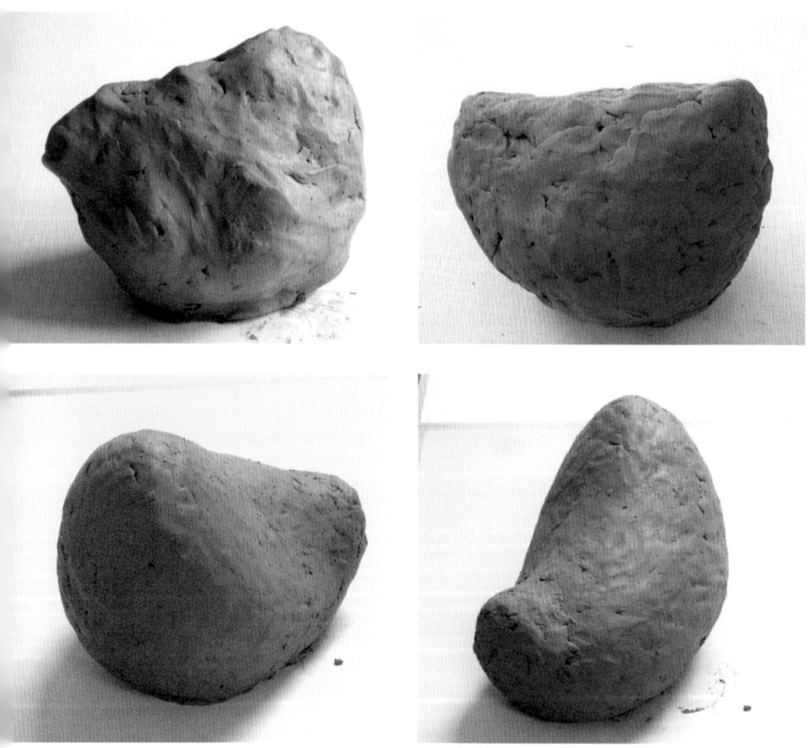

Abb. 14: Aus kleinen, aneinandergefügten Tonstückchen baute der Patient allmählich diese Form auf. Ein vitales Kraftgefühl ging damit einher.

Zur Regeneration trägt es bei, wenn die Behandlung mehrfach in der Woche stattfindet und sich langsam in kleinen Schritten entwickelt. Dabei empfiehlt es sich, Themen zu wählen, zu denen der Patient einen besonderen persönlichen und freudvoll gestimmten Bezug hat.

Hilfreich ist oft auch, mit sehr weichem Ton zu arbeiten und durch rhythmisches Streichen und Bewegen ein Pendeln zwischen mir und der Welt zu fördern, sodass ein seelischer Atmungsvorgang unterstützt wird. [→ Kapitel VI.2.2].

Unabhängig vom jeweiligen therapeutischen Ziel lässt sich der Behandlungsweg mehr anleitend oder vom Therapeuten dialogisch fragend führen. Ebenso kann entweder mit geschlossenen oder mit offenen Augen gearbeitet werden, um so eine jeweils unterschiedliche Wirkungsbetonung zu erreichen.

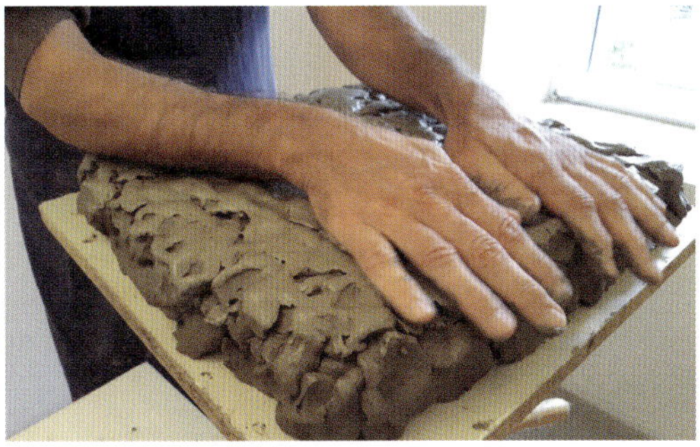

Abb. 15: Gut angefeuchteter Ton wurde hier zu einem Erlebnisfeld, mit dem sich die Seele verbinden konnte.

Allgemeine Wirkungen des Plastisch-Therapeutischen Gestaltens bei onkologisch erkrankten Patienten

Beim Gelingen der hier umrissenen Prozesse beobachtet man, dass der Patient zu innerer Ruhe findet und eine immer größere Urteilssicherheit hinsichtlich der weiteren plastischen Entwicklungsnotwendigkeit seiner Form erlangt. Viele Patienten fühlen sich dann innerlich zufrieden, sie erleben ein Einsseins mit sich und ihrer Form, ein Gefühl der Durchwärmung und damit einer bis dahin oft vermissten positiven Empfindung des eigenen Leibes. Sie erleben körperliche Entspannung und innere Zentrierung, bei der sich häufig das Erleben des eigenen Zentrums vom Haupt mit seinem oft zu vorstellungsgeprägten Denken in die Region des Herzens oder der Leibesmitte verlagert. Dies geht oft mit einem tiefen Glücksgefühl des vollständigen Aufgehens in der momentanen Tätigkeit einher, einer Empfindung des Einsseins mit sich und der Welt, wie es auch das spielende Kind erfahren kann. Der Psychologe und Glücksforscher Mihály Csíkszentmihályi (1934-2021) bezeichnete diesen Zustand als „Flow".[4]

Das Erlebnis, aktiver und erfolgreicher Gestalter zu sein, löst sich von der Aufgabe der Bewältigung eines plastischen Problems ab und führt zu der Zuversicht, allgemeine, mit der Krankheit verbundene Lebensthemen ebenfalls positiv verwandelnd gestalten zu können. Dies wirkt gerade im interdisziplinären Gesamtkonzept der Patientenbegleitung auch in anderen, z. B. psychotherapeutischen Behandlungsverfahren beim selben Patienten befruchtend.

Es ist deutlich geworden, dass durch die „Leibhaftigkeit" und Konstanz des eingesetzten Mediums das therapeutische Plastizieren oft auch für Patienten hilfreich ist, die z. B. für einen verbalen therapeutischen Zugang noch nicht oder zunächst nur eingeschränkt zugänglich sind. Insbesondere leibbezogene Probleme, die durch ein verändertes Körperbild oder leibbezogene Missempfindungen verursacht sind, lassen sich so therapeutisch angehen. Dabei ist eine enge Kooperation mit den ärztlichen und psychologischen bzw. psychotherapeutischen Begleitern des Patienten immer sinnvoll, um sich wandelnde therapeutische Bedürfnisse und Fähigkeiten stadiengerecht aufgreifen zu können. Auch ist es möglich, das therapeutische Plastizieren beispielsweise in Verbindung mit der Misteltherapie einzusetzen, die ebenfalls eine Durchwärmung und intensivere Durchdringung des Leibes mit den formenden Kräften der oberen Wesensglieder bewirkt.[5]

Insgesamt handelt es sich beim therapeutischen Plastizieren um ein bedeutendes Behandlungsmittel, das vielfältig, individualisiert und eingebettet in ein Gesamtkonzept bei onkologischen Erkrankungen fruchtbar und wirksam einsetzbar ist [→ auch Kapitel XII Indikationen für das therapeutische Plastizieren].

2. Plastisch-Therapeutisches Gestalten bei traumatisierten Patienten und Posttraumatischer Belastungsstörung (PTBS)

Schwere Traumatisierungen können tiefgreifende Spuren in Leib und Seele hinterlassen. Das kann zu einem eigenständigen Krankheitsbild führen, während andererseits auch posttraumatisches seelisches Wachstum möglich ist, das unter anderem eine bessere Bewältigung von Belastungen und größere Empathiefähigkeit ermöglicht. Plastisch-Therapeutisches Gestalten kann als nonverbales Therapieverfahren wirksame Hilfe bei Heilungsprozessen von Traumata leisten. Es kommt aber gelegentlich auch vor, dass im Rahmen von Behandlungen überfordernde Traumaerinnerungen ins Bewusstsein treten, was man als therapeutischer Begleiter erkennen und womit man umgehen können sollte. Besonderheiten, die bei der Therapie dieser Patientengruppe zu beachten sind, werden in diesem Kapitel dargestellt.

Überwältigende und bedrohliche Ereignisse, die sich aufgrund ihres Charakters und ihrer Intensität nicht wirksam abwehren lassen und zunächst nicht ausreichend verarbeitbar sind, können nachhaltig prägen und belastende Krankheitsbilder wie die Posttraumatische Belastungsstörung (PTBS) hervorrufen.

Solche Ereignisse können beispielsweise im Rahmen eigener schwerer Erkrankung oder durch Unfälle und Naturkatastrophen auftreten. Besonders schädigend wirken Traumata, die absichtsvoll durch Menschen zugefügt wurden. Das kann im Rahmen von Kriegshandlungen der Fall sein oder beispielsweise bei Verbrechen oder Missbrauch an Kindern und Erwachsenen. Auch das Miterleben schwerer Schädigungen und Bedrohungen anderer und vor allem nahestehender Menschen kann traumatisieren. Im Allgemeinen haben wiederholte Traumata (Typ II) eine nachhaltigere Wirkung als solche, von denen man nur einmalig betroffen ist (Typ I).

Krankheitsverursachende Traumata beeinflussen oft in charakteristischer Weise das Gedächtnis. Häufig erinnern Betroffene sich nicht konkret und in logischer zeitlicher Folge, dafür treten bruchstückartige Elemente der traumatischen Situation und mit ihnen verbundene innere Erlebnisse (z.B. an Schreie, Feuer, Schmerz etc.) und physiologische Zustände wie Herzrasen, Schwitzen oder Atemnot scheinbar unvermittelt wieder auf. Dabei empfinden die Patienten ein Gefühl aktueller, unmittelbarer Bedrohung. Häufig spielen dabei Reize, die alle Sinnesebenen betreffen können und mit dem Traumaereignis verbunden sind, eine auslösende Rolle. Auch in Träumen und Alpträumen werden Elemente der traumatisierenden Situation manchmal wieder gegenwärtig. Die Diagnose einer PTBS nach dem im Jahr 2022 in Kraft getretenen ICD 11 erfordert darüber hinaus auch den Nachweis eines trauma-assoziierten Vermeidungsverhaltens, das beispielsweise darin bestehen kann, mit dem Trauma verbundene Orte, Situationen oder auch Gefühle zu vermeiden. Ein weiteres Kritierium ist eine nervöse Übererregung in Form eines erhöhten Gefühls von Bedrohung, das sich beispielsweise in gesteigerter Schreckhaftigkeit oder Aufmerksamkeit auf mögliche Bedrohungen äußeren kann.

Dass traumatische Erlebnisse mitunter komplexe Erinnerungsstörungen hervorrufen, hängt auf biologischer Ebene wohl unter anderem damit zusammen, dass überwältigende Stresserlebnisse zu extremen hormonellen Reaktionen führen. So werden Stresshormone wie Adrenalin und Corticosteroide in einem Ausmaß freigesetzt, das toxisch auf mit Gedächtnisprozessen verbundene Hirnareale wie den Hippocampus wirkt. Darüber hinaus kommt es zu irregulären neuralen Prozessen, die unter anderem darin bestehen, dass möglicherweise physiologische Wechselwirkungen zwischen verschiedenen Hirnarealen und der linken und rechten Gehirnhemisphäre beeinträchtigt sind, stattdessen aber unregulierte Schleifen anhaltender Erregung verschiedener Hirnareale persistieren. Unabhängig von solchen neurophysiologischen Annahmen steht fest, dass sowohl die reguläre Abrufbarkeit des Erlebten gestört ist als auch die Möglichkeit, die traumatische Situation sprachlich zu beschreiben und zu verarbeiten.

Es würde den Rahmen dieses Buches sprengen, psychotraumatologische Grundtatsachen umfangreicher darzulegen. Diese lassen sich u.a. in dem Buch „Trauma überwinden. Ein Handbuch für Therapeuten und Betroffene" von Christian Schopper nachlesen.[6] Dort sind auch vielfältige therapeutische Möglichkeiten dargestellt, die in den letzten Jahrzehnten entwickelt wurden.[7] Ihnen allen ist gemeinsam, dass zunächst ein ruhiger mentaler und gefühlsmäßiger Ausgangszustand eines sicheren Selbstgefühles erreicht werden muss, bevor an eine gezielte Traumaverarbeitung gegangen werden kann. Eine Auslösung unkontrollierter verstörender Erinnerungsinhalte gilt es zu vermeiden. Daher sind bei der Behandlung traumatisierter Patientinnen und Patienten eine ausreichende Kompetenz sowie Zurückhaltung bei der Exploration von Erlebnisinhalten erforderlich.

Es wurden vielfältige traumafokussierte Therapieansätze zur Behandlung traumatisierter Patienten entwickelt und untersucht, die zumeist aus der Kognitiven Verhaltenstherapie hervorgegangen sind und teilweise Elemente weiterer Verfahren wie Körperorientierter Therapien oder Meditationstechniken aufgegriffen haben. Fast allen ist gemeinsam, dass phasenbasiert auf eine Stabilisierungsphase, in der auch die eigene emotionale Regulationsfähigkeit gestärkt wird, eine wohldosierte und von den Betroffenen jederzeit kontrollierbare innere Reexposition bzw. eine geführte Erinnerung an Traumainhalte erfolgt. Dies soll zu einer allmählichen Desaktualisierung und Habituation führen, sodass es nicht mehr oder zumindest in geringerem Maß zu physiologischen und emotionalen Symptomen wie Herzrasen, Angst oder unkontrollierten Erinnerungsbildern kommt. Schließlich folgt eine Phase der Integration und Deutung der Erlebnisse auf dem Hintergrund der eigenen Biographie und ein fruchtbarer Wiedereintritt in den Lebenszusammenhang sowie ein Ergreifen der Zukunft. Neben Techniken, die von Fachärzten und traumatherapeutisch versierten Therapeuten ausgeübt werden, wurden auch Ansätze entwickelt, die es beispielsweise Allgemeinärzten ermöglichen, Betroffenen zu helfen[8], zumal der Therapiebedarf in der Bevölkerung das Angebot an Fachtherapeuten weit übersteigt. Von anthroposophischer Seite wurde betont, dass rein kognitive Zugangsweisen („top-down"-Interventionen) oftmals zu kurz greifen und Willensaspekte und Leiborientierung einbeziehende Verfahren im Sinne eines „bottom-up"-Zugangs eine wesentliche Ergänzung darstellen.[9] Erste Analysen eines entsprechend erweiterten therapeutischen Zuganges – bei dem jedoch kunsttherapeutische Interventionen noch keine Rolle spielten – liegen vor.[10]

Als nonverbales Therapiemedium vermag das Plastizieren eine bedeutende Rolle in einem interdisziplinären Behandlungskonzept bei traumatisierten Patienten zu spielen. Die Möglichkeit, durch gezielte Übungen einen ruhigen Selbstbezug im Zentrum des eigenen Leibes auszubilden[11], realitätsversichernd zu wirken und den Leibbezug der Seele bzw. der oberen Wesensglieder zu stärken, ermöglicht eine auf die jeweiligen Erfordernisse abgestimmte, individualisierte Behandlung.

Versuchen wir uns noch einmal vorzustellen, wie das Erleben eines unmittelbar lebensbedrohlich erfahrenen Traumas ist und wie sich das auf das Wesensgliedergefüge auswirkt. Einem Zustand maximaler Wachheit („Hyperarousal") und geradezu krampfartiger Steigerung der Seelenverbindung mit dem Leib kann eine Abspaltung der oberen Wesensglieder vom Leib folgen. Dieser als „Numbness" („Betäubung") bezeichnete Zustand der Dissoziation vom Leib ermöglicht es in gewisser Weise, der Bedrohung seelisch zu entweichen. Selbst starke körperliche Schmerzen werden in diesem Zustand nicht erlebt. Diese in der Situation selbst hilfreiche Wirkung kann aber problematisch werden, wenn sie anhält und zu einer mehr oder weniger ausgeprägten Unerreichbarkeit der Betroffenen für ihre jeweilige Umgebung führt. Sie wirken dann apathisch-teilnahmslos und sind nicht in der Lage, Schutz zu suchen oder für ihre basalen Lebensbedürfnisse zu sorgen. In weniger ausgeprägten Fällen ist zumindest die Reintegration in ihre familiäre oder berufliche Umgebung und Funktion gestört.

Häufig stellen körpertherapeutische Maßnahmen wie rhythmische Einreibungen, wärmende Auflagen etc. einen ersten guten Behandlungseinstieg dar. Wenn es möglich ist, selbst handlungsfähig zu werden, so sind im weiteren zunächst Maßnahmen wie die in Kapitel VI.2.1 beschriebenen Saturnübungen hilfreich. Diese helfen den Betroffenen, einen sicheren Halt in sich selbst zu finden. Auch das Plastizieren Platonischer Körper schafft unter Umständen einen objektiven, geordneten und gedanklich durchdringbaren Rahmen, in dem man sich wieder gut mit sich selbst verbinden und stabilisieren kann. Gerade das bilateral koordinierte, rhythmische Arbeiten mit beiden Händen an einem Tonkörper ermöglicht es, „wieder in Bewegung zu kommen" und eine einseitige Starre allmählich aufzulösen, wobei es möglicherweise hilfreich ist, dass dabei beide Gehirnhälften in einen rhythmisch geordneten Bezug zueinander gesetzt werden.

Eine kleine Fallvignette soll verdeutlichen, wie die Behandlung in einer akuten Situation nach einem Trauma aussehen kann. Kategorial wäre hier von einer akuten Belastungsreaktion (bzw. nach DSM IV von einer akuten Belastungsstörung) auszugehen.

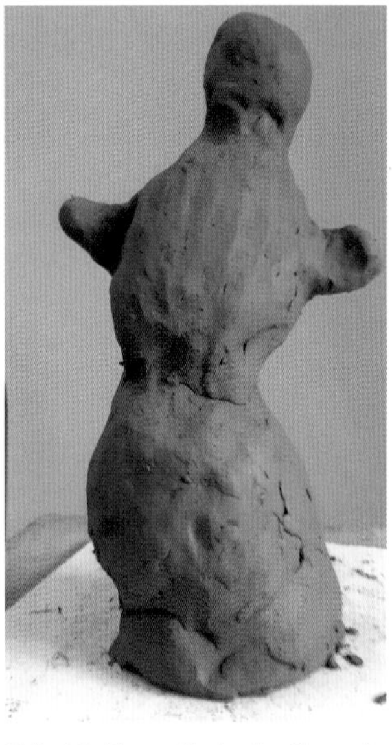

Abb. 16: Figur, die in der Therapieeinheit vor dem Trauma entstand. Es ist deutlich, dass die Patientin darum rang Gleichgewicht herzustellen.

Frau D, eine etwa 50-jährige Patientin, hatte zuletzt an einer menschlichen Gestalt gearbeitet, wobei auffiel, wie schwer es ihr gerade fiel, diese aufrecht in den Raum zu stellen (Abb. 16). Sie erlebte das als Ausdruck ihrer gegenwärtigen Situation, in der es auf verschiedene und zum Teil belastende Weise dazu gekommen war, dass sie alle ihr wichtigen menschlichen Beziehungen als „in Schieflage geraten" wahrnahm. Nichts schien im Moment Halt geben zu können. Lange als tragend und verlässlich erlebte Bezüge waren ins Wanken gekommen.

Ausgerechnet jetzt hatte Frau D ein schreckliches Erlebnis, als sie ihre betagte, jedoch noch rüstige Mutter in einer nahegelegenen Stadt besuchte. Eigentlich hatte diese nur kurz zum Einkaufen fahren wollen, nun aber war sie beunruhigend lange nicht zurückgekommen. Schließlich rief eine Freundin an und berichtete, dass es auf dem nahegelegenen, unbeschrankten Bahnübergang zu einem furchtbaren Unglück gekommen sei. Ein Zug habe einen Wagen erfasst und 50 Meter weit mitgeschleift. Es sei vollkommen zertrümmert und sie frage sich, ob die Mutter der Patientin nicht ein ähnliches Auto fahre. Sicherheitshalber schickte sie auch gleich Fotos des Unglückswagens auf das Mobiltelefon der Angerufenen, die voll Schrecken erkannte, dass es sich tatsächlich um das Fahrzeug ihrer Mutter handelte. Diese reagierte nicht auf Telefonanrufe und erst eine Nachfrage beim örtlichen Krankenhaus erbrachte die Information, dass gerade ein Unfallopfer eingeliefert werde, man aber noch nichts Näheres sagen könne.

Nach bangem Warten stellte sich heraus, dass die Mutter wie durch ein Wunder keine wirklich schweren Verletzungen erlitten hatte, und die Tochter, die gleich ins Krankenhaus gefahren war, gewann den Eindruck, dass ihre Mutter eigenartig unbeteiligt wirkte und den Unfall bagatellisierte. So setzte diese auch eine rasche Entlassung aus der Klinik durch.

Ihre Tochter, die zunächst von größter Sorge erfüllt gewesen war, konnte sich dagegen nicht so schnell von ihrem Schreck erholen. Am nächsten Tag wurde sie von der Werkstatt, in die man das zerstörte Auto gebracht hatte, gebeten, vorbei zu kommen und etwa noch benötigte Gegenstände aus dem Wagen zu holen, da dieser nur noch verschrottet werden könne. Als die Patientin das Auto sah, das den Eindruck machte, es sei eigentlich unmöglich gewesen, lebend aus ihm herauszukommen, war sie vollkommen erschüttert. Zusätzlich verstörend wirkte auf sie, dass sie offen auf dem Fahrersitz liegend ein Foto ihrer längere Zeit zuvor verstorbenen Schwester fand. Frau D fragte sich, wie es dort hinkäme und ob sich darin irgendeine Botschaft ausdrücke, die zu entschlüsseln ihr nicht gelingt. Ein anhaltendes Zittern, Schwindelgefühle und eine tiefe Verstörung ergriffen die Frau. Sie schien wie außer sich zu sein und wenig Halt in ihrem Körper zu haben. Auch am nächsten Tag, nachdem sie in die Stadt zurückgefahren war, in der sie lebte, hielten diese Beschwerden an, und sie merkte, dass sie so auf keinen Fall arbeiten könne. Sie meldete sich an ihrer Arbeitsstelle krank und erbat einen Akuttermin bei mir als ihrer Therapeutin.

Nachdem mir Frau D ihre Geschichte erzählt hatte, bot ich ihr an, mit ihr eine geführte Übung zu machen. Zunächst strebte ich an, dass sie sich durch Ausbildung einer Kugel in der Hand innerlich zentrieren sollte [→ Kapitel VI.2.1]. Dann schlug ich vor, die Form allmählich zu einem Würfel umzuformen, ihrer zentrifugalen Seelendynamik sollte eine ordnende und in den drei Raumdimensionen stabilisierende, zentripetale, sammelnde therapeutische Dynamik gegenübergestellt werden. Wie bei der ersten Übung sollte der Prozess mit beiden Händen erfolgen, wobei die Handhaltung bereits vier senkrecht aufeinander stehende Flächen bildete und mit beiden Händen abwechselnd formend der Ton auf ein Zentrum hin zusammengedrängt wurde. Jedes Mal, wenn die Hände der Form einen solchen zentripetalen Impuls gegeben hatten, wurde die Plastik um 90° gedreht, sodass sich allmählich die klare Würfelform herausbildete, bei der alle Flächen gleich groß sind, rechtwinklig zueinander stehen und sich in die Raumrichtungen einordnen. Ich selbst saß der Patientin gegenüber und machte dieselbe Übung, sodass diese sich an meinem Tun orientieren konnte. Rechts und Links, Vorne und Hinten, Oben und Unten gelangten allmählich ins Gleichgewicht. Im Lauf des ruhigen Prozesses wurde Frau D selbst immer ruhiger und gefasster. Die aufgeregte Stimmung, in der sie zunächst ihre Erlebnisse berichtet hatte, legte sich, und sie wirkte wieder „bei sich“, nicht mehr bedrängt von inneren Bildern, geordnet und in der Lage, sich wieder ihrem Alltag zu stellen.

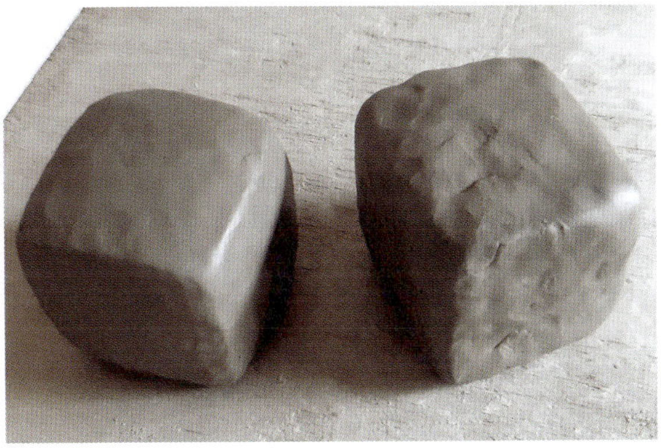

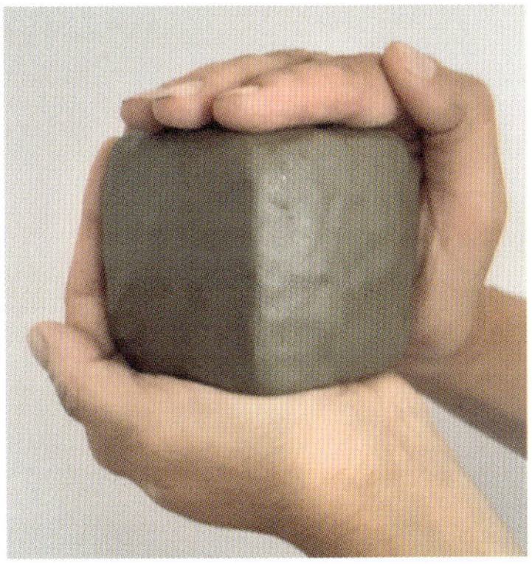

Abb. 17: Links Würfelformen, die in der beschriebenen Übung entstanden (links diejenige der Therapeutin, rechts der Patientin). Die Raumdimensionen sind klar ausgebildet, man spürt aber eine verminderte vitale Kraft; rechts Handhaltung beim Formen des Würfels.

Am nächsten Tag rief mich die Patientin an und berichtete, dass sie sich schon während der Übung klarer und „ins Lot gestellt“ gefühlt habe. Es sei ihr gelungen, Distanz zu gewinnen und das Erlebte von sich wegrücken zu können. „Ich bin hier, und das Ereignis ist dort.“ konnte sie fühlen, ein Stück Ernüchterung sei eingekehrt. Vor allem sei sie erstaunt gewesen, dass ein Erleben von Ruhe und Distanz angehalten habe. Ihre ursprüngliche Erschütterung sei so auch am Abend und am nächsten Tag nicht wieder zurückgekehrt, und sie habe ohne Probleme ihre Arbeit wieder aufnehmen können.

Einige Monate später fragte ich die Patientin, ob ich in diesem Buch von ihrem Erlebnis und der therapeutischen Intervention berichten dürfte, was sie gerne gestattete. Dabei erzählte sie, wie erstaunt sie war, dass es ihr mit Hilfe der plastischen Übung so schnell gelungen sei, mit einem Erlebnis zurechtzukommen, von dem sie geglaubt hatte, dass es lange brauchen würde, es zu verwinden. Zwar seien Rätselfragen geblieben wie die, was es mit dem Bild ihrer verstorbenen Schwester auf sich habe und wie es zu einem derartigen Unglück kommen konnte. Aber es überwiege die Dankbarkeit dafür, dass alles gut ausgegangen ist und auch sie selbst so rasche und wirksame Hilfe erhalten habe. Auch, dass es letztlich sie selbst gewesen ist, die durch ihr eigenes Tun mit ihren Händen bewirkt hatte, dass die bedrängenden Bilder, Gedanken und Gefühle wieder in eine Ordnung gekommen sind, beeindrucke sie. Die Klarheit, die sie beim Plastizieren des Würfels erlebte, habe auch in ihr selbst wieder zu Klarheit und Ruhe geführt, die es ermöglichten, sich den aufgeworfenen Fragen und Aufgaben zu stellen, aber selbst Herrin im Haus ihrer Seele zu sein und nicht von einem inneren Sturm hin und her geworfen zu werden. Sehr gerne gebe sie die Zustimmung, ihr Erlebnis in einem Buch zu verwenden, wenn dies dazu beitrage, dass auch anderen Betroffenen so wirksam, rasch und anhaltend geholfen werden kann.

Weitere Behandlungsmöglichkeiten

Für die notfallkunsttherapeutische Behandlung, beispielsweise von durch Naturkatastrophen traumatisierten Kindern, finden sich zahlreiche Anregungen und Online-Tutorials auf der Webseite von stART international e.V.[12] Eine weitere Einführung in den Themenbereich liegt von Bernd Ruf vor.[13]

Für auf die initiale Stabilisierungsphase folgende und individualisierte Behandlungsschritte auch bei Erwachsenen ist es oft hilfreich, ein plastisches Thema zu wählen, mit dem sich ein freudiger seelischer Bezug verbindet. So kann das Plastizieren eines Hauses oder Gartens, die Geborgenheit bieten können, eines geliebten Tieres oder Menschen, die erstarrte Seele wieder dynamisieren und mit der Welt verbinden. Auch das Gestalten eines als schützend erlebten Objektes oder Ortes vermag hilfreich zu sein.

Schließlich ist auch das in Kapitel VII.2 beschriebene Maieutische Plastizieren bei Patientinnen und Patienten mit Traumaanamnese wertvoll. Hier steht jeder plastisch-therapeutische Schritt in der Entwicklung einer Form unter vollständiger Kontrolle der Ausführenden, dem die Therapeutin lediglich durch behutsames Nachfragen hilft, den nächsten plastischen Schritt selbst zu wählen. Dadurch ist eine vorsichtige Annäherung an im Umraum des Traumas wichtige Inhalte möglich, aber auch ein erstes Erkunden, welche Schritte in die Zukunft hinein anstehen könnten. Es hat sich allerdings bewährt, im Gegensatz zum üblichen Vorgehen eher mit geöffneten Augen zu plastizieren, um keinen zu großen Bewusstseinsraum für das Erleben wiedererinnerter traumatischer Inhalte („flashbacks") zu bieten. Dann aber vermag gerade diese Vorgehensweise dazu beizutragen, eine Umwandlung von Vergangenem zu leisten und Zukunft zu erschließen.

Unabhängig von dem zuletzt genannten Aspekt empfiehlt es sich grundsätzlich, das nonverbale kunsttherapeutische Vorgehen bei der Behandlung von Traumapatienten in psychotherapeutische Prozesse einzubetten oder doch immer wieder zu prüfen, wann gegebenenfalls auch solche verbalen interpersonellen Therapien hinzugenommen werden können oder sollen. Wie für jeden traumaorientierten psychotherapeutischen Prozess ist auch bei der plastisch-therapeutischen Begleitung ein hohes Maß an Aufmerksamkeit für das aktuelle Befinden der Behandelten und eine bewusste Gestaltung der interpersonellen Interaktion unabdingbar.* Dann aber bietet das leibnahe und nonverbale Medium des Plastisch-Therapeutischen Gestaltens bedeutende Hilfsmöglichkeiten zur Integration traumatischer Erfahrungen in die eigene Biographie bis hin zur Anregung posttraumatischen Wachstums und stellt eine wirksame Begleitung im Zusammenspiel mit anderen indizierten Therapieformen dar. Seine besondere Stärke liegt darin, dass man mit einem physischen Medium leibbezogen arbeitet und hierbei konkret Gefühle von Sicherheit und Stabilität eigenaktiv ausgebildet werden.

Wir wollen noch einmal durch eine kurze Fallskizze ein mögliches Vorgehen verdeutlichen. Während wir zuletzt die Akutbehandlung bei einem unmittelbar vorausgegangenen Trauma geschildert haben, wählen wir diesmal eine Patientin, deren Trauma bereits längere Zeit zurückliegt.

Eine Anfang 30-jährige, betont fröhlich wirkende Frau berichtete, dass sie vor mehreren Jahren auf einer Südamerikareise ein furchtbares Ereignis erlitten hatte. Eine ganze Nacht hindurch habe sie Grauenvolles erlebt und geglaubt, das nicht zu überleben. Sie wisse eigentlich gar nicht, wie sie es danach doch geschafft habe, wieder nach Deutschland zu kommen. Anschließend sei nichts wieder so gewesen, wie früher. Sie habe sich nur noch schwer konzentrieren können, und ihre bisherige Arbeit sei ihr unglaublich schwergefallen. Ständig habe sie das Gefühl, von etwas Unfassbarem und Bedrohlichem bedrängt zu sein. Erst Jahre nach dem Ereignis traten in besonderen Trigger-Situationen bruchstückartige Flashbacks auf, die zum Teil wie Halluzinationen anmuteten. Während sie früher „ein Fels in der Brandung" sein konnte, sei sie heute fahrig und nervös, wenn es dunkel wird, und sie benötigt Psychopharmaka, um schlafen zu können (auch hierin drückt sich eine affektive Dysregulation aus, die das Alltagsleben erheblich beeinträchtigte). In vieler Hinsicht habe sie sich vollkommen verändert und seit langer Zeit konnte sie nicht berufstätig sein und hatte sich auch sonst von vielen Kontakten zurückgezogen. Von psychiatrischer Seite wurde die Diagnose einer komplexen posttraumatischen Belastungsstörung (KPTBS) mit dissoziativer Amnesie gestellt. Schon lange sei sie in psychotherapeutischer Behandlung, jetzt sei ihr zusätzlich eine Kunsttherapie empfohlen worden, weshalb sie sich einen Termin zu einem Erstgespräch geben ließ.

Ich verzichtete auf eine nähere Exploration der traumatischen Situation selbst und bot der Patientin eine erste Übung an, mit der es ihr gelingen könnte, sich zu sammeln und ihre Seele wieder stärker mit ihrem Leib zu verbinden, damit sie eine erste Erfahrung mit dem Medium Ton machen und beurteilen könne, ob eine solche zusätzliche nonverbale Therapie für sie eine Hilfe sei.

* Besondere Aufmerksamkeit erfordert das mögliche Hereinbrechen von traumatischen Erinnerungsinhalten ins Bewusstsein, was nicht nur in emotionalen „Trigger"-Situationen möglich ist, sondern gelegentlich auch in Entspannungsmomenten, in denen die Energie nachlässt, zunächst nicht zu bewältigende Erinnerungen zu verdrängen. Das kann auch im Rahmen dementieller Prozesse bei Patienten vorkommen, bei denen bislang kein Trauma bekannt war. Ein Beispiel hierfür schildern wir in Kapitel XII.2.6. Solche Vorkommnisse stellen kein grundsätzliches Problem dar, sie müssen aber richtig diagnostiziert und hilfreich begleitet werden.

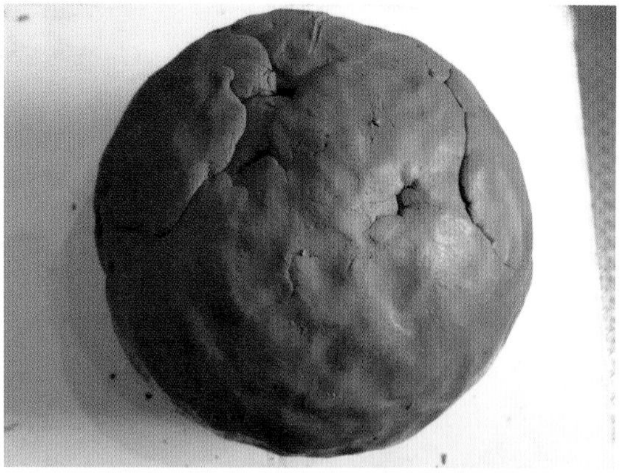

Abb. 18: Zunächst entstand ein kraftvolles Rund, dessen Erschaffungsprozess Selbstvergewisserung und Daseinsgefühl unterstützte.

Zunächst legte ich eine etwa der Größe einer Honigmelone entsprechende Tonmenge auf einen Arbeitsbock, die Frau T allmählich auf ein Zentrum im Inneren der Masse hin orientierte, sodass nach und nach ein Rund entstand (Abb. 18). Das stehende Arbeiten erschien mir wichtig, damit Frau T das Erlebnis haben konnte, sich mit ihren Füßen zu verbinden und zu erden. Grundsätzlich vermeide ich im Fall einer Traumaanamnese blindes Arbeiten, bat aber darum, die Form nicht zu betrachten, sondern den Blick in den Raum hinaus zu lenken, während sich die Hände tastend und gestaltend mit dem Ton beschäftigen.

Diese erste Übung erlebte Frau T unmittelbar als stärkend und stabilisierend, und gerne wollte sie sich auf diese Therapie weiter einlassen. Zunächst wurde weiter an der ersten Form gearbeitet, der die Patientin weiteren Ton zufügte, und die sie so allmählich zu einer relativ großen Plastik heranwachsen ließ (Abb. 19 links). Die Oberfläche wirkte warm und vital, und auch Frau T hatte den Eindruck, dass sie sich nach der Therapiestunde belebt fühlte. Im Gespräch über ihre weiteren Bedürfnisse wurde deutlich, dass sie sich Schutz und Hülle wünschte, und wir beschlossen, dies plastisch aufzugreifen. Dabei gingen wir bewusst langsam und sehr behutsam vor. Allmählich wurde die runde Oberfläche der Form an einer Stelle flacher und schließlich eingemuldet (Abb. 19 mittig). Immer mehr begann Frau T, vorsichtig auf das Zentrum ihrer Form hin zu arbeiten und sie dadurch nach und nach einzutiefen. So bildete sich ein Raum im Inneren aus (Abb. 19 rechts). Bewusst wurde dem eigentlichen Arbeitsprozess am Medium des Tons regelmäßig ein Moment des Besinnens und der Reflexion gegenübergestellt. „Ich bin es, die alles tut, und zwar genau in dem Maß, wie ich es will. Ich dringe aktiv in die Form ein und gestalte mir meinen eigenen inneren Raum, der mich schützt und in dem ich nicht verletzt werden kann."

Während des Gestaltungsprozesses wurde das Erleben wach, sich selbst als die Form zu erleben, die beeindruckt wird, die aufnimmt, was von außen auf sie zukommt. Impulse werden in dem Maß zugelassen und aufgenommen, wie die Patientin sich ihnen selbstbewusst entgegenstellen kann, ohne sich von ihnen überwältigt zu fühlen.

Es war mir wichtig, dass die Form im fortschreitenden Prozess an Kraft und Masse in dem Maß zunimmt, wie der innere Raum sich weitet und gestaltet. Die Grenze zur Außenwelt sollte immer ausreichend stark sein, damit nie der Eindruck aufkommen würde, dass diese brüchig oder gefährdet werden könnte.

Aktives Zulassen und Aufnehmen eines von der Patientin selbst ausgehenden und von ihr geführten Impulses sollten in dem Maß wirksam werden, wie sie selbst es wollte. So konnte Frau T sich selbst und ihre Form dabei erleben, wie sie sich Raum schafft und bewusst und geführt aufgreift, was sie selbst als Impuls setzt. Zulassen und Abwehren, sich gedrängt fühlen und aktiv gestalten, lassen sich so am Ton erleben. Dies ermöglicht es, sich nicht nur als Opfer, sondern auch als Gestalter zu fühlen.

Nachdem wir so eine Weile gearbeitet hatten, bemerkte und formulierte Frau T, dass ihr ihre Familienmitglieder immer wieder zu verstehen gegeben haben, sich von ihr oft überfahren und bedrängt zu fühlen. So trat ihr auch das, was von ihr ausgeht, zunehmend ins Bewusstsein, und Frau T erlebte, dass sie sowohl die Fähigkeit hat, sich schützen und auf sie Zukommendes bewältigen zu können als auch Bewusstsein von dem zu erlangen, wie sie auf ihre Umgebung wirkt und auch dies zunehmend den eigenen Absichten entsprechend gestalten zu können.*

Nach insgesamt 30 Therapiestunden, die vom Kostenträger bewilligt worden waren, schlossen wir die Behandlung ab. Im Rückblick formulierte Frau T, dass sie diese als sehr hilfreich, stabilisierend und kräftigend erlebt habe. Schon nach kurzer Zeit konnte sie die Schlafmedikation absetzen und sei dadurch auch tags viel präsenter geworden. Nachdem sie schon lange eine Gesprächstherapie gemacht hatte, war ihr deutlich geworden, welche andersartigen und vertiefenden Möglichkeiten ihr durch eine Therapie eröffnet wurden, die noch andere Seiten und Fähigkeiten einbezieht, die in ihr selbst vorhanden sind. Frau T gab gerne ihre Zustimmung zu einer Veröffentlichung in diesem Buch und äußerte dabei nicht nur die Bereitschaft, sehr gerne dazu beizutragen, dass anderen Betroffenen ähnlich wirksam geholfen werden könne, sondern auch, wie wichtig ihr die entstandenen Formen noch heute sind. Sie stehen beide an Orten, an denen sie diese in ihrer Nähe hat, und sie beziehe sie in kleine Rituale ein. So kommt es vor, dass sie eine Blume oder eine schöne Feder in das Innere der Hohlkugel legt, und sie erlebt die Formen als Ausdruck ihrer eigenen Kraft, mit der sie sich schützen und ihre Emotionen regulieren kann. Gerne fasst sie die Formen immer wieder an und erlebt dies als für sie wichtig. Wir sehen dies als Beleg dafür an, dass durch den Tastsinn unmittelbar leibbezogene Erlebnisse vermittelt werden, die nicht von Emotionen und vordringenden inneren Bildern geprägt sind, sondern eine reale Leibverbindung und Selbstvergewisserung ermöglichen, die für Menschen mit Traumaerfahrungen hilfreich sind.

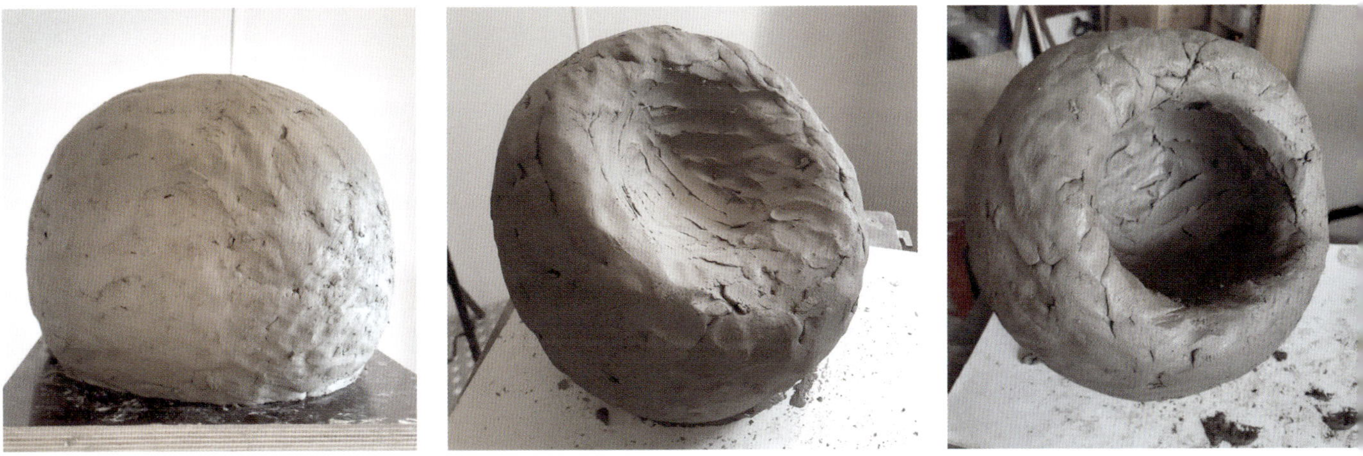

Abb. 19: Das Rund konnte allmählich von außen kommende Formimpulse aufnehmen und in regulierter Weise einbeziehen. So entstand ein kraftvoller Innenraum, der Schutz bietet und dennoch in Kommunikation mit der Außenwelt steht.

Ausblick auf mögliche künftige Entwicklungen von Therapieansätzen

Gewissermaßen in Parenthese soll auf weitere Entwicklungsmöglichkeiten der Therapie von Traumapatienten mit plastischen Mitteln hingewiesen werden. Rudolf Steiner schilderte in einem 1918 in erster Linie für Künstler gehaltenen Vortrag normalpsychologische

* Dem diesbezüglich Fachkundigen wird auffallen, dass hier Elemente des Gewahrwerdens der eigenen Wirkung auf die Umgebung auftauchen, wie sie beispielsweise die Dialektisch-Behaviorale Therapie (DBT) anstrebt. Diese Therapieform wird in einer aktuellen Übersicht als Behandlungsmöglichkeit der KPTBS genannt.[14] Auch rechnet die S3-Leitlinie zur PTBS sie zu den Verfahren, die aufgrund einzelner Studien in Hinblick auf die KPTBS als „vielversprechend" einzuschätzen seien. Siehe S3-Leitlinie zur Posttraumatischen Belastungsstörung der Deutschsprachigen Gesellschaft für Psychotraumatologie.[15]

und psychopathologische Vorgänge, von denen wir glauben, dass sie Bezug zum unwillkürlichen Auftreten von Traumaerinnerungen, dissoziativem Erleben und „Flashbacks" traumatischer Erinnerungsinhalte haben und zu deren wirksamer Behandlung beitragen können. Er sagte, dass *„da wogt und wallt im Seelenleben als Empfindung, als verhaltene Willensimpulse, als Gefühle und dergleichen"*, etwas *„das will herauf, und es will (...) sich gestalten zu dem, was man eine Art Vision nennen kann. (...) Die Vision darf allerdings im gesunden Seelenleben nicht zum Vorschein kommen, sie muss ersetzt werden, sie muss im Entstehen aufgehalten werden, sonst tritt krankhaftes Seelenleben ein."*[16] Im Weiteren schilderte Steiner, dass *„wir fortwährend im Unterbewussten Visionen aufhalten, indem wir sie zum Gedanken verblassen lassen."* Er nannte in diesem Vortrag aber auch noch einen zweiten Weg, der davor bewahrt, dass die genannten „Visionen" unmittelbar und krankhaft in das bewusste Seelenleben aufsteigen. *„Wenn wir in der Lage sind als Künstler – oder dadurch, dass uns der Künstler entgegenkommt* (wir könnten hier auch an den Kunsttherapeuten denken, Anm. d. Verf.) *– für irgendetwas, was herauf will in der Seele, ein Äußeres hinzustellen, ich will nur sagen eine Farbenzusammenstellung (...) was wir brauchen, damit die entsprechende aufsteigende Vision, die aber nicht bis zur Vision werden darf, eine künstlerische Ergänzung hat, dann haben wir etwas Künstlerisches vor uns."*

Zwar wählte Rudolf Steiner hier das Beispiel einer „Farbenzusammenstellung" und ging in diesem Zusammenhang dann später auf den Expressionismus ein, das Prinzip lässt sich aber auch auf andere Kunstformen sowie auf kunsttherapeutisches Arbeiten anwenden. In Hinblick auf die zu Bewusstsein strebenden, aufsteigenden Visionen könnten wir auch an **nicht integrierbare Erlebnisinhalte im Rahmen posttraumatischer Belastungsstörungen** denken, wie sie bei aktuellen „Trigger-Situationen", die emotionale Bezüge zum Trauma selbst aufweisen, in das Bewusstsein einbrechen und mitunter Angst- und Panikgefühle hervorrufen. Nicht selten enthalten diese (auf verschiedenen Sinnesebenen) Bruchstücke traumatischer Erlebnisinhalte, die auch in Träumen auftauchen oder halluzinatorisch oder in Form von „flashbacks" ins Tagesbewusstsein einbrechen können. Sie lassen sich zunächst aus der aktuellen Situation nicht erklären. Einerseits kann es – beispielsweise im Rahmen einer Psychotherapie – helfen, diese zur Sprache, „zum Gedanken" zu bringen und dadurch zu ihrem „Verblassen" beizutragen. Anwendung finden solche Vorgehensweisen u.a. in „narrativen" Traumatherapien, in denen – nach Erreichen einer primär erforderlichen Stabilisierung und Erarbeitung eines „sicheren Raumes" – zunächst bruchstückhafte Traumaerinnerungen zu einem nachvollziehbaren Ganzen integriert werden. Mithilfe verschiedener Techniken ist es möglich, dies in unterschiedlicher und regulierbarer Distanz zum primären Geschehen zu tun. Auch ein kunsttherapeutisches Aufgreifen von mit dem Trauma selbst verbundenen Inhalten ist grundsätzlich denkbar (und wird auch teilweise praktiziert), um diese zu verobjektivieren, sie aus sich herauszusetzen und daran zu hindern, unwillkürlich „zur Vision" zu werden. Es handelt sich hierbei jedoch **nicht** um eine Vorgehensweise, für die eine breite therapeutische Erfahrung vorliegt oder die allgemein zu empfehlen ist. Sie kommt allenfalls in einer späten Phase der Traumatherapie nach Erreichen anhaltender Stabilisierung in Betracht und auch da nur im Kontext eines gut mit allen anderen ärztlichen und therapeutischen Begleitern des Patienten abgestimmten Vorgehens.

Wir erwähnen diese Möglichkeit hier, obwohl sie noch keineswegs systematisch geprüft und eingeführt ist, weil sich hier Möglichkeiten zukünftiger Therapieentwicklung abzeichnen und über die verbal-kognitive Ebene hinaus, die bei den bisherigen Ansätzen im Vordergrund steht, weitere und ergänzende nonverbale und leiborientierte Ansätze zu entwickeln, wie sie sich insbesondere in der Stabilisierungsphase sehr bewährt haben.

2.1 Kasuistik: Eine Patientin mit depressiver Störung, Posttraumatischer Belastungsstörung und Panikattacken in stationärer Behandlung in einer Akutklinik für Psychiatrie

STEFANIE GOHR

Einleitung

Eine 56-jährige Frau, sie soll hier Frau B genannt werden, wurde von ihrer behandelnden Psychiaterin in die Friedrich-Husemann-Klinik, eine Fachklinik für Psychiatrie und Psychotherapie, eingewiesen. Die Patientin war psychisch und physisch hochgradig belastet und nicht mehr in der Lage, ihren Alltag zu bewältigen. Aktuell bestand eine depressive Störung auf der Grundlage einer komplexen Posttraumatischen Belastungsstörung. Immer wieder kam es zu Panikattacken mit Schweißausbrüchen und Herzrasen. Frau B litt unter vielfältigen Ängsten und einem Tinnitus. Ihre Stimmung war tieftraurig, depressiv und sie weinte viel. Manche Nahrungsmittel, aber auch anderes, lösten akutes Ekelgefühl mit Übelkeit aus. Ein Wirbelgleiten (Spondylolisthesis) und eine Spinalkanalstenose verursachten anhaltende Schmerzen, eine Operation war daher geplant. Somit bestand bei Frau B eine chronische Schmerzstörung mit somatischen und psychischen Faktoren.

Die zuvor bestehende Neigung der Patientin, sich selbst zu verletzen, hatte sich in letzter Zeit deutlich gesteigert. Frau B schilderte, dass sie sich von ihrem Körper wie abgespalten und im Stich gelassen fühlte, was in ihr immer wieder den Drang hervorief ihn zu bestrafen (möglicherweise diente das auf pathologischer Ebene dazu, ein leibgebundenes Selbsterleben zu verstärken). Zwar litt sie unter einem Gefühl von Sinnlosigkeit, war aber nicht akut suizidal und absprachefähig. Anzumerken bleibt schließlich noch, dass vor Jahren bei Frau B eine Anorexie diagnostiziert wurde, die immer noch nicht vollständig überwunden war.

In den vergangenen Jahren befand sich Frau B in ambulanter Psychotherapie, mehrfach wurde sie darüber hinaus stationär in einer psychosomatischen Klinik aufgenommen.

In Hinblick auf die Kunsttherapie wurde im Aufnahmegespräch mit dem behandelnden Arzt und dem Psychologen festgelegt, diese mit dem Ziel durchzuführen, die Patientin zu stabilisieren und ihr möglichst dazu zu verhelfen, ihre emotionale Situation besser regulieren zu können.

Therapieplan der Patientin

Es erfolgte eine antidepressive und abends beruhigende Psychopharmakotherapie. Darüber hinaus erhielt sie anthroposophische Bedarfsmedikation und äußere Anwendungen.

Für den stationären Aufenthalt waren regelmäßige fachärztliche Gespräche vorgesehen sowie Gespräche im Rahmen der Bezugspflege, bei denen sie auch zu Aufmerksamkeits- und Wahrnehmungsübungen, den sogenannten „Seelenübungen“[17], angeregt wurde. Neben einer Reihe weiterer therapeutischer Aktivitäten lag der Schwerpunkt auf dem fünfmal wöchentlich stattfindenden Plastizieren. Das therapeutische Plastizieren kann der Selbstvergewisserung dienen und dazu beitragen, sich seelisch besser mit dem Leib zu verbinden. Bei der Anorexie besteht nicht nur eine Körperschemastörung, die das Plastizieren grundsätzlich günstig beeinflussen kann, sondern auch eine basale Störung der unteren Sinne. Diese werden durch das Plastizieren gestärkt, und es wurden bereits verschiedene gezielte Therapien aus diesen Erkenntnissen entwickelt (Anmerkung der Herausgeber).[18] Insofern ist nachvollziehbar, dass die konstitutionell gelockerte und wohl zusätzlich durch frühere Traumata erschütterte seelische Leibverbindung der Patientin durch Plastizieren gefördert werden sollte. Neben dem werktäglichen Plastizieren stand für Frau B ein wöchentliches Gespräch mit einer Psychologin sowie die Teilnahme an einer zweimal wöchentlich stattfindenden Gruppe für Progressive Muskelrelaxation nach Jacobson und an einer wöchentlich von einer Seelsorgerin der Klinik angebotenen Gesprächsgruppe auf dem Therapieplan.

In Hinblick auf die Rückenbeschwerden wurde ihr Physiotherapie verordnet.

Setting des Therapeutische Plastizierens

Das therapeutische Plastizieren findet in dieser Klinik in der Regel als „Einzeltherapie in der Gruppe“ mit bis zu fünf Personen statt. Jeder arbeitet an seiner individuellen Aufgabe, die von dem Patienten und der Therapeutin gemeinsam entwickelt wird.

Erste Begegnung der Therapeutin mit der Patientin

Eine freundliche und auf den ersten Blick fröhlich wirkende Frau betrat den Raum. Sie blickte wach, im Gespräch nahm sie intensiven Blickkontakt auf, wodurch sie einen offenen, interessierten Eindruck vermittelte. Ihre Erscheinung war schlank und eher „drahtig“. Sie hielt sich gerade und wirkte in ihren Bewegungen angespannt, fast steif. Ihre raumfüllende, kräftige Stimme klang gepresst, sie lachte viel und laut. Ihr Sprechen begleitete sie mit starken Gesten, ihre Mimik war ausgeprägt.

Beginn der Therapie

Frau B wirkte angespannt, machte jedoch einen motivierten, tatkräftigen Eindruck.

Es war ihre erste Begegnung mit dem Material Ton. Zu Beginn der ersten Stunde fragte ich die Patientin, ob sie frei mit dem Ton arbeiten oder lieber mit einer „Aufgabe“, einer angeleiteten Übung, beginnen wolle. Sie wählte die Aufgabe, wollte aber allein in dem kleineren Nebenraum arbeiten, da sie immer schnell abgelenkt werde.

Aufgrund stetiger Rückenbeschwerden ist Frau B in ihren Bewegungen eingeschränkt. Wir verabredeten daher, dass sie gut auf sich achten und sich melden sollte, falls ihre Schmerzen zu stark würden.

Die erste plastische Arbeit: eine Kugel in den Händen formen

Zunächst schlug ich der Patientin vor, in den Händen eine Kugel zu formen und dabei möglichst nicht hinzusehen. Auf diese Weise wollte ich die Patientin kennenlernen und sie in der Begegnung mit dem Ton wahrnehmen [→ Kapitel VI.2 Saturnübungen]. Ich bat Frau B, so viel Ton in die Hände zu nehmen, wie sie gut umfassen kann. Dabei sollte sie nachspüren, ob die Menge für sie problemlos zu bewältigen sei.

Nun begann die Patientin, die Tonmasse zu einem kugeligen Gebilde zu formen. Sie arbeitete vor allem mit den Fingerspitzen und hielt dabei die Hände auf Kehlkopfhöhe, ihre Bewegungen waren schnell, ihr Atem flach und angespannt.

Ich regte Frau B dazu an, ein Zentrum, den Mittelpunkt in dem Gebilde zu erspüren und darauf zu achten, wie ihre Hände den Ton umfangen und berühren. Nach einiger Zeit stillen Arbeitens fragte ich, was sie dabei empfinde. Sie äußerte sich jedoch nicht zur gestellten Frage, sondern beschrieb welche Geräusche sie um sich herum wahrnahm und was durch das Fenster draußen zu sehen war.

Um ihr Bewusstsein stärker auf die Hände und deren Tun zu lenken, bat ich Frau B sich vorzustellen, wie ihre Wärme die Kugel durchdringt. Sie sollte spüren, wie sie durch ihre Hände Wärme in die Kugel schickt, das Rund sich weitet und größer werden möchte und zugleich von ihren Händen liebevoll, von außen begrenzend, umfasst und gehalten würde. Hiervon angeregt, gelang es Frau B zunehmend, die Konzentration auf ihr Tun zu lenken. Es entstand ein Wechselspiel im Miterleben von Wachsen im Handinnenraum und umhüllendem, haltendem, begrenzendem Umgreifen der runden Form. Die Patientin bemerkte, dass sie sich beim Tun jetzt besser wahrnahm und ruhiger wurde, wenn sie mitempfand, was ihre Hände gerade taten.

Streckung zur Eiform

Da Frau B ihre Konzentration nicht lange zu halten vermochte, war die Kugel bald „fertig", und sie brauchte einen neuen Impuls, um sich weiter konzentrieren zu können. Daher gab ich ihr das Modell einer Eiform in die Hände und forderte sie auf, dieses ohne hinzusehen eine Zeit lang zu ertasten und sich ein inneres Bild davon zu machen.

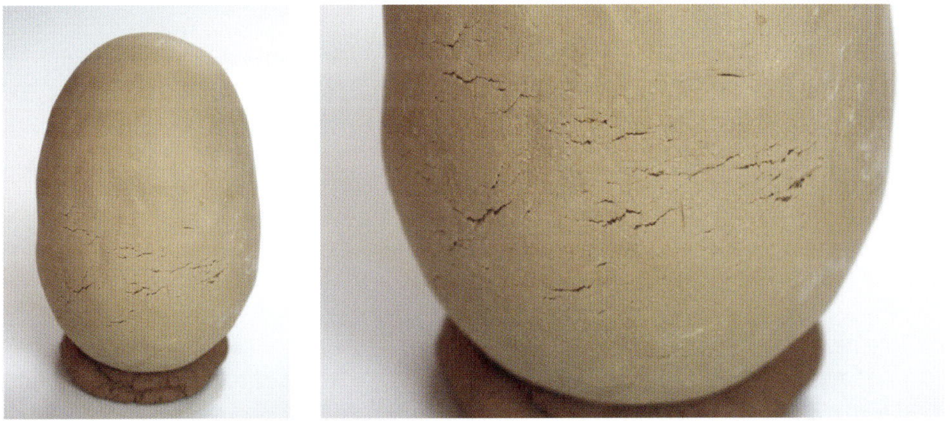

Abb. 20: Die Patientin formte die Tonkugel zu einer Eiform um. Die Oberfläche der Form verdichtete sich zunehmend und zeigte am Ende Einrisse.

Frau B arbeitete nun ihre Tonkugel um und versuchte, formend und ertastend die runde Plastik in eine Streckung zu bringen. Das fertige Vorbild konnte sie zum Überprüfen immer wieder in die Hände nehmen.

Das Nachahmen eines Vorbildes band die ganze Aufmerksamkeit von Frau B. Sie musste dabei sehr bewusst tastend die Kugel erfassen und die Wirklichkeit der Außenwelt genau wahrnehmen, um sie nachbilden zu können. Durch die nach außen gerichtete Bewusstseinsaktivität wurden eigene, drängend aufsteigende Bilder gebannt.

Frau B arbeitete konzentriert an ihrer Form, sie schob und drückte an der Oberfläche des Rundes, um es zur Eiform umzubilden, was ihr teilweise gelang. Den unteren Teil veränderte sie kaum, die reine Kugelform blieb dort weitgehend beibehalten. Der mittlere Abschnitt wurde dagegen stark zusammengedrückt. Die Oberfläche verdichtete sich zunehmend und begann, Einrisse zu entwickeln. Die für eine Eiform typisch geschwungene, gewölbte Oberfläche wirkte leicht segmentiert (Abb. 20).

In der Folge konnte die Patientin nicht an der entstandenen Form weiterarbeiten, da die Oberfläche nun zu fest und rissig war. Sie fing von neuem mit frischem Ton an und wiederholte die Übung „Kugel zu einer Eiform umbilden". Diesmal gelang es ihr besser, mit der ganzen Hand gestaltend zu formen.

Der Gestaltwandel zur Eiform war für die Patientin mühevoll, obwohl sie ein Tastmodell hatte. Bei der Tätigkeit folgte sie ihrer Vorstellung von einem Ei. Sie begann wieder, den Ton mit den Fingerspitzen an der Oberfläche zu schieben.

Wenn das Gestalten einer Form hauptsächlich durch äußeres Streichen erfolgt, führt dies meist zu einer Verdichtung und Austrocknung der Oberfläche. Wird die Plastik im Ganzen, mit beiden Händen bis in die Tiefe der Masse durchdrungen, so bleibt die Tonmasse feucht und geschmeidig. Die Oberfläche ist dann einheitlich mit dem Inneren der Form verbunden. Das lebendige, stetig sich steigernde Strecken der Kugel in der ganzen Hand bis zur Eiform war für die Patientin noch nicht erreichbar, sie blieb weiterhin an der Oberfläche, der Peripherie der Form, und konnte sich nicht mit dem Zentrum der Stoffmasse verbinden.

Beobachtungen des kunsttherapeutischen Prozesses

Die Patientin beschrieb ihren Gestaltungsprozess so, dass sie sich innerlich die Kugel in unterschiedliche Bereiche eingeteilt hatte, die sie nacheinander „abarbeiten" musste, um so einen besseren Überblick zu haben. Allerdings bemerkte sie, dass ihr Vorgehen nicht funktionierte, da nun die Teile nicht mehr zueinander passen wollten. Das aufeinanderfolgende Gestalten einzelner Segmente führte nicht zu einer inneren Ganzheit.

Als Hilfestellung zeigte ich Frau B mit meinen Händen die Vorgehensweise und beschrieb, während ich das Modell durch meine Hände wandern ließ, wie ich tätig bin und so drücke, dass meine Hände ganz um die Form liegen, während ich die Finger dabei zusammen lasse. Die ganze Hand arbeitet und nicht nur die Fingerspitzen. Dabei wird Ton auf einen Mittelpunkt zentriert und bewegt sich im Inneren wie an der Oberfläche der Form. Bei diesem Prozess ist vor allem wichtig, dass die Patienten sich fühlend und wahrnehmend mit der ganzen Hand mit dem Material verbinden und nicht nur mit den Fingerspitzen.

Angeregt durch das Beispiel arbeitete Frau B anschließend mehr aus der ganzen Hand. Die Form blieb fülliger, wenn auch noch ungleich in der Massenverteilung, Vertiefungen und Faltungen an der Oberfläche nahm sie stark wahr und empfand diese als störend. Ich wies sie erneut darauf hin, die Wahrnehmung auf die Form als Ganzes zu lenken und nicht auf die Oberfläche. Ihr miterlebendes Bewusstwerden im tastend achtsamen Gestalten half ihr, den Impuls „ich will sofort" zurückzuhalten.

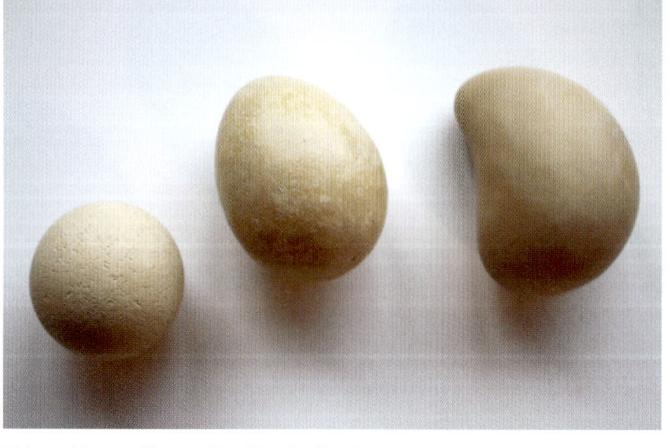

Abb. 21: Verwandlungsreihe: Kugel – Ei – Keim

Verwandlung der Ei- zur Keimform

Frau B wollte es nun schaffen, die Übung eigenständig und ohne „fremde Hilfe" auszuführen. Sie wiederholte zum dritten Mal die Umwandlung der Kugel zur Eiform. Diesmal gelang es ihr, die Plastik mit der gesamten Hand zu umfassen. So war ihr die Verbindung mit der Form besser möglich und damit auch das Weiten, Runden, Strecken und Halten bis zur Eigestalt (Abb. 21).

Das intensive, tastende Wahrnehmen mit den Händen ließ die Vorstellungsbilder verblassen. Im Prozess erschien Frau B weniger abgelenkt und arbeitete langsamer. Sie wirkte sichtbar entlastet, wie befreit.

Der Patientin gelang es jetzt, sich mit ihrer Wahrnehmung so zu verbinden, dass ihr Handeln, ihr Fühlen und ihre Intention sich vereinten, sie sich nicht ablenken ließ und ganz bei sich und ihrem Tun blieb.

Als nächstes begann sie mit der Verwandlung von der eiförmigen Gestaltung zu einer „Keimform" – einer rundlichen samenartigen Gestalt (Abb. 22). Eine zarte, innere Bewegung in der Masse vermag das „Werdenkönnen", das „Wachsenwollen" zum Ausdruck zu bringen. Aus der bisher ruhigen Plastik kann in diesem Gestaltschritt nun so etwas wie ein zartes Bewegen entstehen, das dem Inneren der Form entspringt.

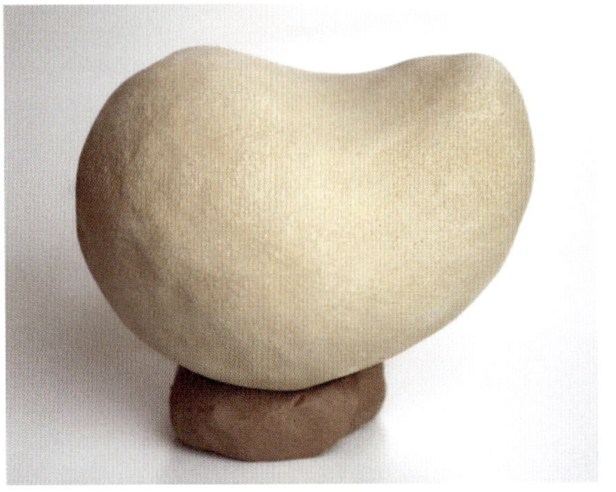

Abb. 22: „Keimform" mit einer rundlichen, samenhaften Gestalt

Wiederum erhielt Frau B ein Vorbild, an dem sie die Bewegung und Gestalt der Keimform beispielhaft erfühlen konnte.

Auf einmal blieb ihre Aufmerksamkeit an einer Stelle an der gewölbten Seite des Modells hängen. Beim Ertasten fiel es ihr schwer, diese Seite zu erleben. Sie versuchte, den Ton nach oben zu schieben, um die Wölbung, die „Bewegung" der Form zu bilden. Das intensive Schieben des Tones nach oben führte dazu, dass Frau B plötzlich innehielt und stockte. Ein von ihr als „traumatisch" bezeichnetes, intensives Empfinden überkam sie, bei dem es nicht weiterging. Dennoch wollte Frau B, um über ihr Stocken und Steckenbleiben hinauszukommen, diesen Prozess gerne fortsetzen, und sie suchte nach einem neuen Ansatzpunkt, um plastisch weiterzukommen.

Ich überlegte, was ich ihr anbieten konnte. Frau B wurde von aufsteigenden Bildern bedrängt, als sie bei ihrem Tun eine Stauung der Masse erlebte. Offenbar führten schon geringfügige Erlebnisse dazu, dass die Patientin in eine eigene, sie bedrängende Welt abtauchte und den Kontakt mit der äußeren Wirklichkeit verlor.

Deshalb wies ich sie mithilfe eines Modells auf eine andere Gestaltungsmöglichkeit hin. Erneut zeigte ich ihr, wie sie durch Bewegen der ganzen Stoffmasse die Form umgestalten konnte. Ich versuchte, diese als Modell vorgeschlagene Arbeitsweise durch sprachliche Bilder zu unterstützen. Hierdurch angeregt, gestaltete Frau B zunehmend mit den gesamten Handinnenflächen einschließlich des Handballens die ganze Form um und versuchte, sich auf die Wahrnehmung in den Händen zu konzentrieren. Dabei gelang es ihr zunehmend besser, die Vorstellungen und Assoziationen, die beim Erleben der oberflächlichen Einbuchtungen der Form auftauchen wollten, abzuweisen und sich von ihnen nicht ablenken zu lassen.

Die ganze Form von Frau B gewann mehr und mehr an Fülle und Kraft, und am Ende gelang der Patientin eine harmonische Plastik, mit der sie zufrieden war.

Resümee nach zwei Wochen Klinikaufenthalt

Einerseits erlebte Frau B es als wohltuend, über das Tasten mehr zur Ruhe und Entspannung zu kommen. Sie kam besser zu sich und konnte auch mehr bei sich bleiben, ohne abgelenkt zu werden. Obwohl ihr nach wie vor immer wieder negative innere Bilder ins Bewusstsein traten, hinderten sie diese nicht mehr daran weiterzuarbeiten und ließen sich besser durch die Patientin kontrollieren.

Wir vereinbarten, die mögliche Verwandlungsreihe von der Kugel bis zu einer Tiergestalt nicht fortzuführen, sondern am Aufbau eines Gefäßes weiterzuarbeiten, weil deutlich wurde, dass sie sehr erschöpft war. Aus unserer Erfahrung zeigt sich, dass gerade das Gestalten von Gefäßen durch seine konkreten, handwerklichen Abläufe den Patienten

Halt gibt und dass das aufbauende Arbeiten, die Bildung von Innen- und Außenraum, sowie die Integration von Neuem in ein harmonisches Ganzes, zu einer deutlichen Belebung führt.

An dieser Stelle setzen wir unseren Bericht vom weiteren plastischen Verlauf des sechswöchigen Klinikaufenthaltes nicht im Detail fort. Es erfolgten noch weitere Übungen, die der Patientin dazu verhelfen sollten, sich selbst innerlich Halt zu geben, sich zur Ruhe zu bringen. Bei den Übungen versuchte die Patientin, sich konzentriert mit ihrem Tun zu verbinden. In der Arbeit an Schalen und Vasen konnte die Patientin sich liebevoll einem von ihr selbst gestalteten Innenraum zuwenden, diesen mit Wärme erfüllen und klare Grenzen zwischen Innen und Außen ausbilden (Abb. 23).

Als ein Medikationswechsel erfolgte, traten zunächst ausgeprägte Schwindelerscheinungen auf. Dies veranlasste dazu, akut die Gestaltung eines Würfels einzuschieben (Abb. 24). Hierdurch gelang es ihr, die Einordnung im Raum zu stabilisieren und die Beschwerden gingen deutlich zurück.

Weitere Übungen

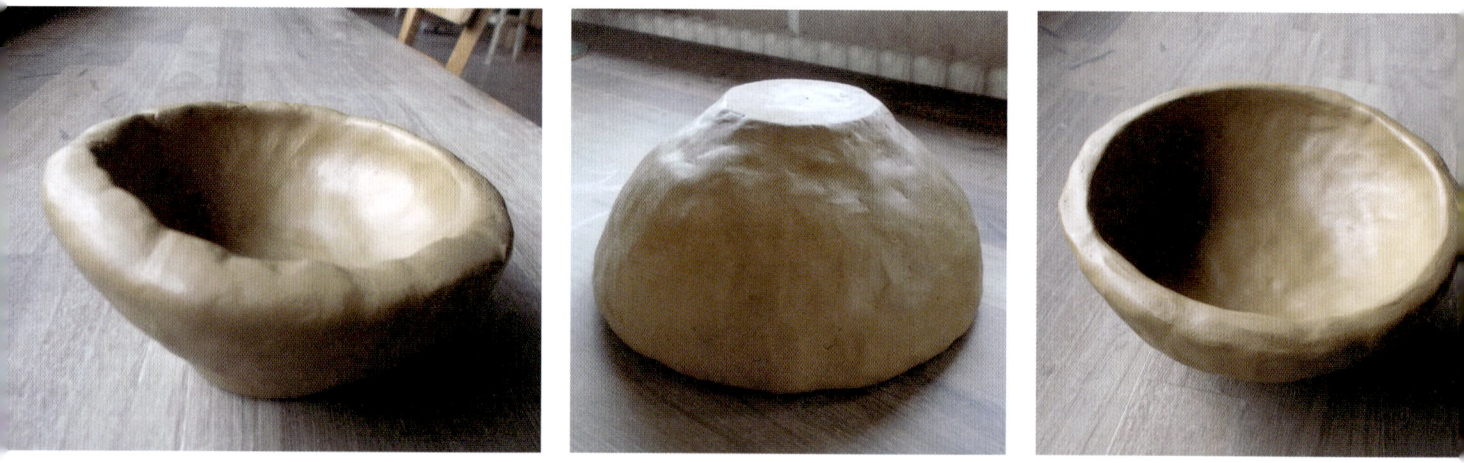

Abb. 23: Schalen

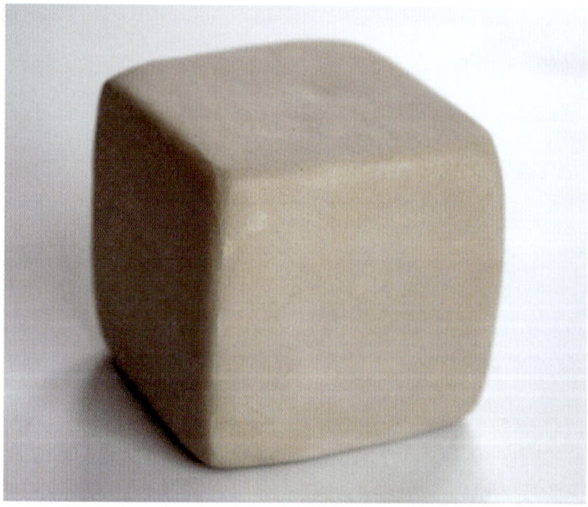

Abb. 24: Würfel

Durch den Gefäßaufbau mit seinen sich rhythmisch wiederholenden Arbeitsschritten (Gefäßfuß, Tonstränge ausrollen, neuen Ton mit dem alten verbinden, Wandstärke tasten und ausgleichen, Formgebung) und seiner Zentrierung auf die Mittelachse, das Erleben der eigenen Aufrechte, gewann Frau B. allmählich Halt und Sicherheit. Der wachsame Umgang mit einem selbst gestalteten Innenraum in Bezug zu dem umhüllenden Außenraum der Formgestalt führte zu einer deutliche Vitalisierung der Patientin (Abb. 25).

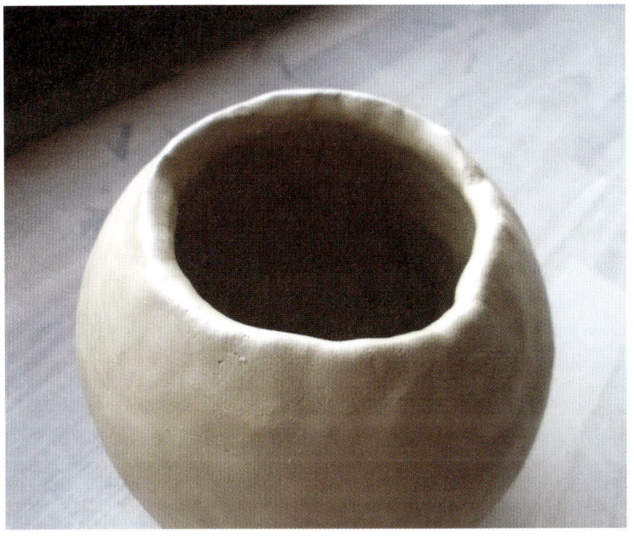

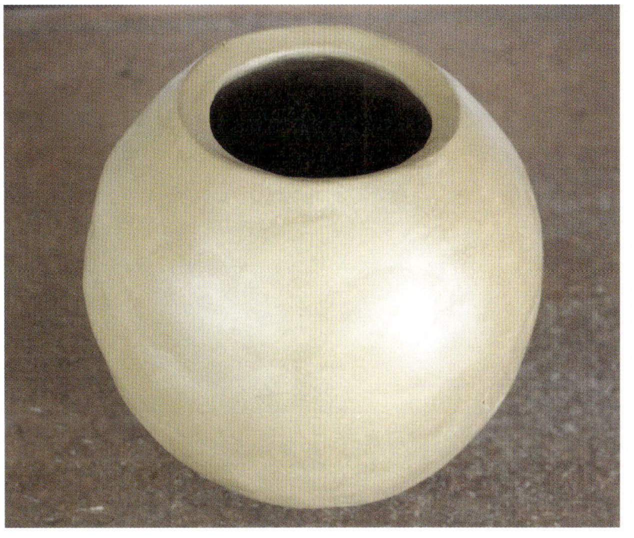

Abb. 25: Vasen

Blicken wir noch einmal auf den Gesamtprozess der Therapie zurück.
Ein wesentliches Ziel bestand darin, der Patientin zu mehr Stabilität zu verhelfen. Oft erreichen wir dies durch das Plastizieren Platonischer Körper mit ihrer regelmäßigen Geometrie. Da aber schon bei der Grundübung der Ausbildung einer Kugel zu erleben war, wie stark Frau B bei der Arbeit gedanklich „im Kopf" gebunden war, wollte ich diese Tendenz mit einer solchen Aufgabe nicht weiter fördern.

Strukturierte Übungen, bei denen der Schwerpunkt auf der Wahrnehmung mit den Händen und der Konzentration auf den Gestaltprozess in Ton lag, halfen der Patientin am Anfang der Therapie, sich zu fokussieren. Das Konzentrieren auf die Mitte der Kugel – und später noch mehr auf die Würfelform, die als „Krisenintervention" diente – gab ihr Halt.

Im weiteren Verlauf der Therapie fand sie, gerade durch die rhythmische, sich wiederholende Arbeitsweise, allmählich mehr Sicherheit im Tun. Sie war nun weniger angespannt und nicht mehr so kraftlos wie zu Beginn. Beim Aufbau der Gefäße wurde sie mit der Zeit immer selbständiger und wusste bald, was sie verändern wollte, holte sich aber auch Hilfe, wenn sie nicht weiterkam oder einen neutralen Blick benötigte. Wenn ihre Schmerzen sie immer wieder einholten, konnte sie zunehmend auch damit umgehen. Das Plastizieren zeigte ihr, dass sie ihre Kräfte einteilen und Maß halten konnte, sich nicht verausgaben durfte. Gegen Ende der Therapie erlebte sie sich selbst als gestaltend und deutlich handlungsfähiger.

Aufgrund ihrer hohen Motivation und Introspektionsfähigkeit konnte Frau B viele positive Aspekte für sich aus dieser Arbeit ziehen, zunehmend innere Sicherheit und Gestaltungskraft gewinnen und ihre Ressourcen besser nutzen.

3. Therapeutisches Plastizieren in der Sterbe- und Trauerbegleitung

Zu den wenigen Gewissheiten des Lebens gehört die Tatsache, dass wir sterben werden. Sterben und Tod können für Betroffene und Angehörige eine große Belastung darstellen, aber auch mit Sinnfindung und Trost verbunden sein. Kunsttherapeutische Begleitung vermag in diesem Zusammenhang wertvolle Hilfe zu leisten. Sie finden in diesem Kapitel Anregungen dazu, wie es gelingen kann, mit kunsttherapeutischen Mitteln Beistand in diesen sensiblen Lebensphasen zu leisten.

In unseren ärztlichen und therapeutischen Funktionen begegnen wir immer wieder Menschen in Trauer, die auf der Suche nach Trost und Unterstützung in einer schweren Schicksalssituation wie der Begegnung mit dem Tod ihnen nahestehender Menschen sind. Der Tod öffnet die Türen zu Fragen nach dem Sinn des Lebens und jenseitigen Perspektiven. Verlust, Trauer und Schmerz versetzen den Trauernden in einen Ausnahmezustand des etwas „Entrücktseins" aus dem Alltag. Wir wissen vom Tod, aber wenn der Tod in der eigenen näheren Umgebung eintritt, berührt das gefühlsmäßig und existenziell unser Leben.

Der Tod und der mit ihm oft einhergehende Schock und Schmerz versetzen uns in einen Ausnahmezustand, der viele Fragen eröffnet, die sonst oft nicht bewusst bewegt werden, da sie noch nicht aktuell erscheinen. Brennende Fragen der Betroffenheit tauchen auf. Habe ich etwas versäumt, nicht beachtet in meinen Begegnungen mit dem Verstorbenen? Besonders akut sind solche Fragen im Fall eines Suizides. Habe ich vielleicht Hinweise auf Suizidalität übersehen? Hätte ich es verhindern können? Was habe ich nicht wahrgenommen und womöglich nicht getan, was mir möglich gewesen wäre? Aber auch wenn der Tod durch eine „natürliche" Ursache eingetreten ist, kann es ein schmerzliches Bewusstsein von nicht Erledigtem oder Ungesagtem geben, das in der Seele brennt.

Doch auch ganz andere Erlebnisse kommen vor. Insbesondere wenn es möglich war, mit dem Verstorbenen noch anstehende Fragen zu klären, zwischen ihm und mir Stehendes aufzulösen und gut Abschied zu nehmen, behält der Tod als endgültiger Abschied aus dem gemeinsamen irdischen Leben zwar seine Traurigkeit, führt oft aber zu einem ruhigen, versöhnten Gefühl.

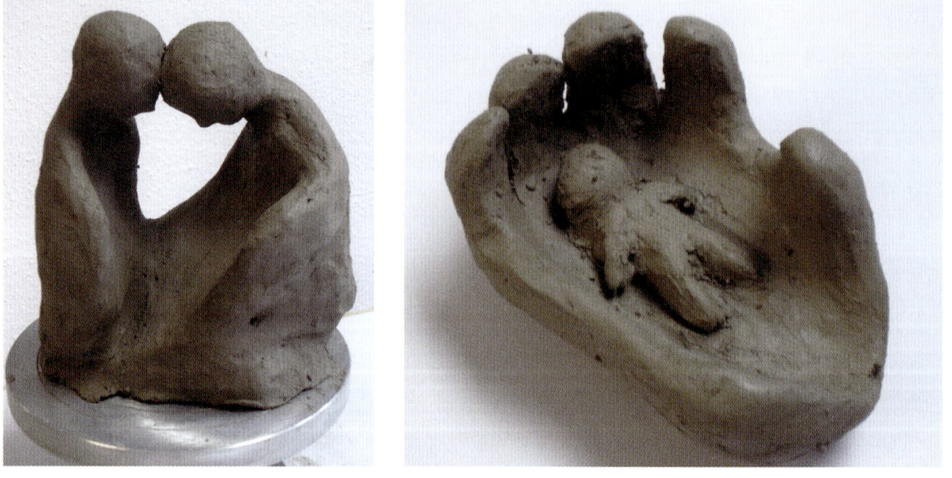

Abb. 26: Trost finden im Aufgehobensein einer Beziehung

Mancher, der einen Sterbenden begleitet hat, stellte danach fest: „Jetzt habe ich keine Angst vor dem Tod mehr." Eine solche Empfindung tritt besonders dann auf, wenn der Sterbemoment wie ein akzeptierter Vorgang der Lösung, des Hinübergehens in eine andere Welt erlebt wird.* So tritt manchmal im Todesmoment ein Ausdruck freudigen Erstaunens auf das Antlitz, der großen Eindruck auf die Miterlebenden macht.

Auch die Verwandlungen, die sich in der Zeit nach dem Tod am Verstorbenen vollziehen, führen immer wieder zu einem Ausdruck von Ruhe und hoheitsvoller Ausstrahlung, was Angehörigen tiefen Trost vermitteln kann. Nicht zuletzt solche Erlebnisse sind gute Gründe, nach dem Tod eines Menschen nicht in hektische Aktivität auszubrechen, sondern einen Ruheraum zu gestalten, der behutsame und innig wahrnehmende Begleitung des Verstorbenen ermöglicht.

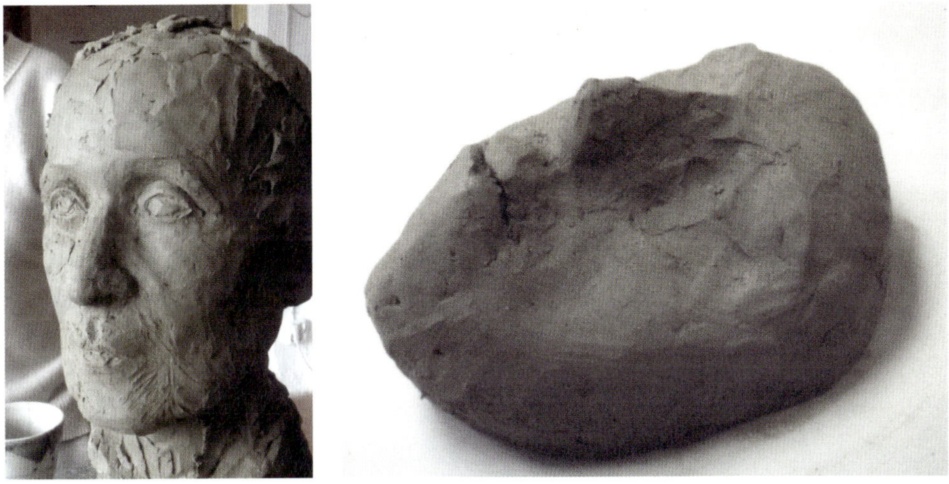

Abb. 27: Zwei Patientinnen bereiteten sich auf ihren Tod mit der Gestaltung ihres eigenen Porträts vor. „Wer bin ich geworden?" fragte die eine (links), „Wie wird es sein?" die andere (rechts).

Wenn wir professionell in dieser Lebensphase an der Seite der Betroffenen stehen, haben wir einerseits den Sterbenden (und schließlich sogar den Verstorbenen) vor Augen, andererseits seine Angehörigen, die einen Verlust erleiden. Wer Trauernde begleitet, sollte sich seiner Verantwortung in einer sensiblen Lebensphase bewusst sein. Es kann für den Therapeuten verführerisch sein, in dem Wunsch zu helfen auf das zurückzugreifen, was ihm selbst Trost gibt. Man kann den Fehler begehen, das Gegenüber in seinen Bedürfnissen und Fragen in der Situation nicht genügend wahrzunehmen, sondern vor allem sich selbst in seiner Betroffenheit. Auch wenn man als Begleiter eigene Gedanken zum Tod und zum Leben nach dem Tode hat, wenn beispielsweise die Reinkarnation zum eigenen Gedankengut gehört, ist es nicht zu empfehlen, einen sich frisch im Schmerz befindenden Menschen

* Schon in mehreren der uralten indischen Veden findet man ein Mantram, das „Om Tryambakam Mahamrityunjaya Mantra", das unter anderem für Kranke und Verstorbene gesungen wird oder das man selbst meditieren kann, um sich auf den Tod vorzubereiten. Der zweite Vers „urvarukam iva bandhanan mrityor mukshiya mamritat" spricht davon, dass man sich im Tod lösen will „wie eine reife Frucht von ihrem Stiel". Das soll nicht bedeuten, dass wir es für erforderlich halten, ein in Sanskrit verfasstes uraltes Mantram zu nutzen, sondern lediglich, dass schon vor Jahrtausenden im Verhältnis zum Tod ähnliche Fragen aufgeworfen wurden, wie sie uns heute bewegen, und damals ein Ideal eines reifen Einverstandenseins mit dem Geschehen formuliert wurde.

mit seinen eigenen Vorstellungen trösten zu wollen. Krisenintervention besteht darin, für jemanden da zu sein, zuzuhören und Stütze zu geben, und nicht, den Trauernden zu dem Verständnis bringen zu wollen, das meiner Auffassung entspricht. Der Trauernde muss sich erst selbst in seiner Trauer finden und einen eigenen Halt in sich ausbilden, bevor er gegebenenfalls Aspekte prüfen und integrieren kann, die möglicherweise über sein bisheriges Weltbild hinausgehen. Dabei können wir ihm auch plastisch helfen (siehe unten). Selbstverständlich ist es dann zu einem geeigneten Zeitpunkt – verbunden mit dem nötigen Taktgefühl – möglich, das authentisch ins Gespräch zu bringen, was uns selbst angesichts der existentiellen Fragen in der Begegnung mit dem Tod hilft.

In der Krise, direkt nach dem Schock, befindet sich der Trauernde mehr oder weniger außer sich und braucht akut eine andere Form von Hilfe, als später, wenn mehr Zeit seit dem Ereignis vergangen ist, die Trauer jedoch unvermindert bleibt oder nicht „überwunden“ werden kann. Der gesellschaftliche Anspruch an eine solche „Überwindung“ ist jedoch selbst problematisch. Es stellt sich die Frage, ob es überhaupt ein sinnvolles Ziel sein kann, den Verlust zu „verarbeiten“, womöglich zu vergessen und zum alten Leben zurückzukehren. Sehr wohl aber trägt die Integration von Verlusten und Todeserlebnissen in das eigene Leben zu innerem Wachstum und Reifen bei. Der Verlust selbst wird dadurch aber nicht aufgehoben.

Dietrich Bonhoeffer (1906-1945)*, der viel eigene Erfahrung einzubringen hatte, stellte sich positiv zum Anerkennen des Verlustes und gab in einem am 24.12.1943 geschriebenen Brief folgende Empfehlung:

„Es gibt nichts, was uns die Abwesenheit eines uns lieben Menschen ersetzen kann und man soll das auch gar nicht versuchen; man muss es einfach aushalten und durchhalten; das klingt zunächst sehr hart, aber es ist doch zugleich ein großer Trost; denn indem die Lücke wirklich unausgefüllt bleibt, bleibt man durch sie miteinander verbunden. Es ist verkehrt, wenn man sagt, Gott füllt die Lücke aus; er füllt sie gar nicht aus, sondern er hält sie vielmehr gerade unausgefüllt, und hilft uns dadurch, unsere echte Gemeinschaft - wenn auch unter Schmerzen - zu bewahren. Ferner: je schöner und voller die Erinnerungen, desto schwerer die Trennung. Aber die Dankbarkeit verwandelt die Qual der Erinnerung in eine stille Freude. Man trägt das vergangene Schöne nicht wie einen Stachel, sondern wie ein kostbares Geschenk in sich. Man muss sich hüten, in den Erinnerungen zu wühlen, sich ihnen auszuliefern, wie man auch ein kostbares Geschenk nicht immerfort betrachtet, sondern nur zu besonderen Stunden und es sonst nur wie einen verborgenen Schatz, dessen man sich gewiss ist, besitzt; dann geht eine dauernde Freude und Kraft von dem Vergangenen aus.“[19]

So wichtig es ist, die Verbindung mit dem Verstorbenen zu bewahren, so wichtig ist es schließlich auch, ihn „loszulassen“, nicht im eigenen Schmerz zu binden, ihn nun seine eigenen Wege gehen zu lassen und selbst neue biographische Schritte zu tun. Wann dies jeweils ansteht, ist sehr individuell geprägt und kann nicht von außen vorgegeben werden.**

Der erwachsene Trauernde braucht eine andere Hilfe als der kindliche oder jugendliche Betroffene, der vielleicht ein Geschwisterkind oder einen Schulkameraden verloren hat.

---

* Dietrich Bonhoeffer, der am 9.4.1945 im KZ Flossenbürg hingerichtet wurde, trat als protestantischer Pfarrer gegen die Judenverfolgung ein und war Repräsentant der Bekennenden Kirche. Seine in Gefangenschaft verfassten Briefe an seine Braut Maria von Wedemeyer (1924-1977) berühren naturgemäß häufig Themen von Sterben und Tod.

** In den letzten Jahren ist die Beziehung zu den Verstorbenen, aber auch der Umgang mit Trauer wiederholt zum Thema von Filmen gemacht worden. Eine humorvolle Version hierzu stellt der Film „Nichts zu verlieren. (Trauerreise)“ dar. Einen beeindruckenden Blick auf die japanische Tradition des Umgangs mit Verstorbenen kann man in „Nokan: Die Kunst des Ausklangs“ erleben.

Ist der Verstorbene ein Kind, ein Erwachsener oder ein Großelternteil, so ergeben sich für ein trauerndes Kind jeweils andere Themen. Wichtig zu beachten ist auch, dass ein (langanhaltend und schwer) trauernder Erwachsener seinerseits auf das Kind wirkt und ihm vielleicht nicht die Kräfte vermitteln kann, die es jetzt bräuchte. Gelegentlich kann eine solche Fragestellung in einer viel späteren eigenen Therapie auftauchen (Abb. 28).

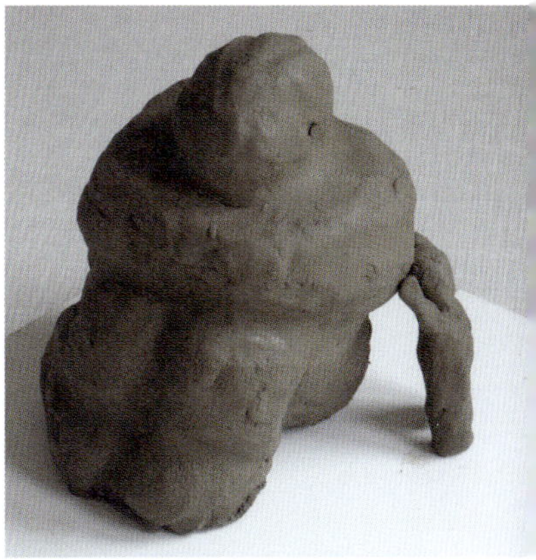

Abb. 28: „Meine Mutter hat sehr lange getrauert, und ich habe versucht sie zu stützen. Die Last war für mich als Kind übermächtig und drohte mich zu ersticken. Sie sah mich gar nicht ..."

Eine Frau, die ihr Kind in der Schwangerschaft verliert, erlebt oft Scham. In der Trauer um das Kind mischt sich oft das Gefühl, selbst irgendwie „gescheitert" zu sein, auch ihrer Umgebung gegenüber, die sich mit ihr in Erwartung des Kindes mitgefreut hat. Das Gefühl, dass eine „Sonne" jetzt fehlt, die man in sich getragen hat, und die nun fortgegangen ist, kann ein starkes Gefühl von Leere verursachen (Abb. 29).

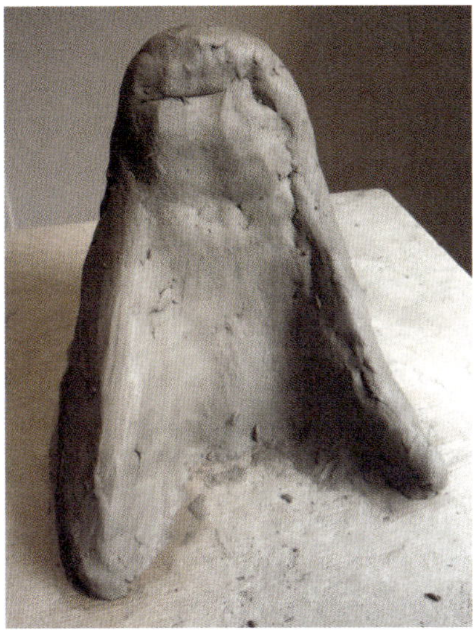

Abb. 29: „Mein Schoss ist wieder leer. Ich fühle mich wie ausgehöhlt, beraubt, verlassen. Warum?"

Manche Kinder erleben in ihre Umgebung ein Tabu, über den Verstorbenen zu sprechen.

Ein Jugendlicher, der ein Elternteil verliert, fühlt sich in der Schule womöglich wie ein Außenseiter, wenn er niemanden findet, der seine Trauer verstehen kann oder sich ihr gewachsen zeigt. Dann überspielt er vielleicht seine Trauer, um nicht aufzufallen. Es kann ein Konflikt entstehen, dazugehören zu wollen und so zu tun, als ob nichts sei, während er sich in seinem Innenleben völlig einsam und allein gelassen mit seiner Trauer fühlt. Auch das gerade in dieser Lebensphase ausgeprägte Bedürfnis, sich stark zu zeigen, kann ein Hindernis darstellen, seine Trauer zum Ausdruck kommen zu lassen.

Seine Gefühle mit jemanden zu teilen, offen alles erzählen zu dürfen und sich verstanden und bestätigt zu erleben, dass man noch normal ist, kann zu einer ersten Entlastung führen.

Was bieten wir plastisch an?

Trauernde Erwachsene

Erwachsene, die ein Kind verloren haben, werden um die nicht stattfindende Zukunft des Kindes trauern, um all das verlorene, nicht gelebte Leben. Was können wir den Eltern mitgeben? Und nicht weniger konkret ist die Frage, ob wir dazu beitragen können, dem verstorbenen Kind einen Wärmeraum zu schaffen, der ihm einen Platz gibt, es aber nicht bindet, sondern freilässt für die Entwicklung, die es zwar nicht auf der Erde durchläuft, aber in anderer Form. Dieser Gedanke – den wir zunächst nur für uns selbst haben – nimmt ernst, dass der Verstorbene nicht aufgehört hat zu existieren und dass die Haltung zu ihm für ihn auch von Bedeutung ist.

Dem hinterbliebenen Erwachsenen hilft es oft, wenn er Wege findet, sich selbst einen Halt zu verschaffen. Anregungen hierfür finden Sie im nächsten Abschnitt.

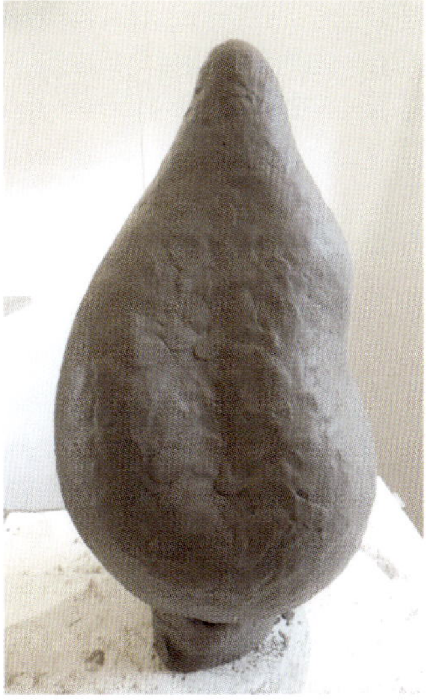

Abb. 30: „Ich habe meine behinderte Tochter 28 Jahre lang gepflegt. Nun, da sie gestorben ist, vermisse ich sie so schrecklich! Es ist ein Loch in meinem Leben entstanden. Diese Tonform stellt meine Liebe zu ihr dar."

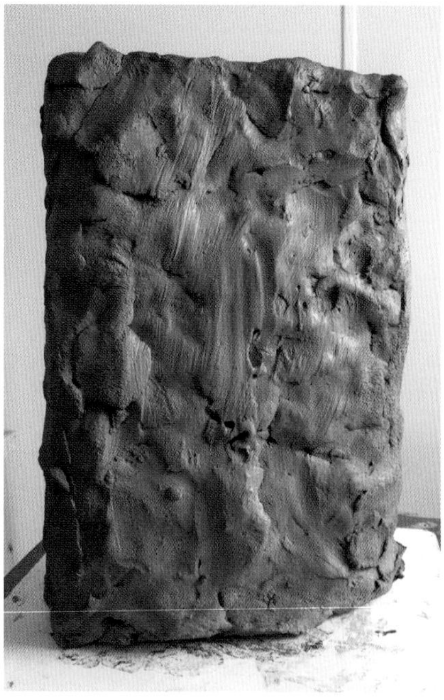

Abb. 31: Gestalten eines Grabsteins für einen nahen Verwandten

Was kann einem trauernden Menschen Halt geben?

In Kapitel VI.2.1 finden Sie vielfältige Übungen, die stabilisierend wirken. Wenn ein Trauernder seine Erlebnisse und Gefühle für sich erst einmal klären und womöglich Wege finden möchte, die in die Zukunft führen, so ist das Maieutische Plastizieren [→ Kapitel VII.2] hilfreich, eigene Impulse zu spüren und seinen Standpunkt zu finden. Er kommt dabei auch in Kontakt mit sich selbst, wodurch manchmal überhaupt erst Gefühle von Trauer bei Menschen aufkommen, die so schockiert sind, dass sie sich erstarrt und gefühllos erleben.

Auch ganz konkrete Anliegen können aufgegriffen werden. So lässt sich mit einem freien Arbeiten mit offenen Augen ein bestimmtes Motiv ausarbeiten. Manchen Trauernden hilft es beispielsweise, ein Porträt des Verstorbenen zu gestalten und ihn so zu vergegenwärtigen und sich mit ihm zu verbinden. Regelmäßig an einem Grabstein oder anderen Ort für den Verstorbenen zu arbeiten, verstärkt das Gefühl tiefer Verbundenheit.

Der Erwachsene, der ganz haltlos wirkt, braucht möglicherweise kristalline Formen [→ Fall 3 in Kapitel VIII], um dem eigenen Ich Wachheit abzufordern und sich dem Stofflichen gegenüber zu stellen. Ein Erleben von Klarheit und Abgegrenztheit lässt sich auch durch das Plastizieren von Gefäßen oder Platonischen Körpern fördern, wenn das Gefühl des Zerfließens überwiegt oder die Gefahr, immer wieder von den eigenen Gefühlen weggetragen zu werden.[20]

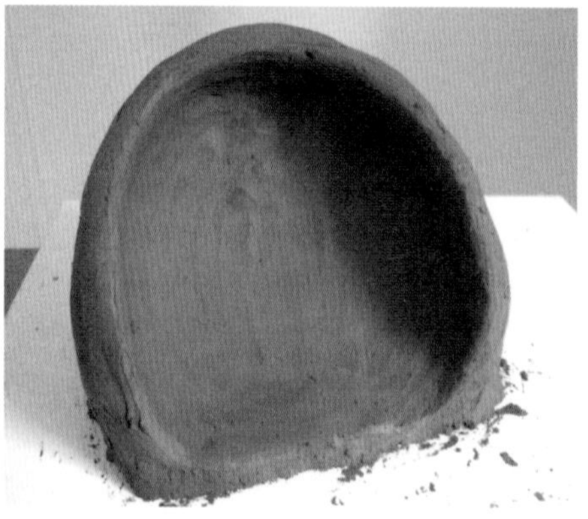

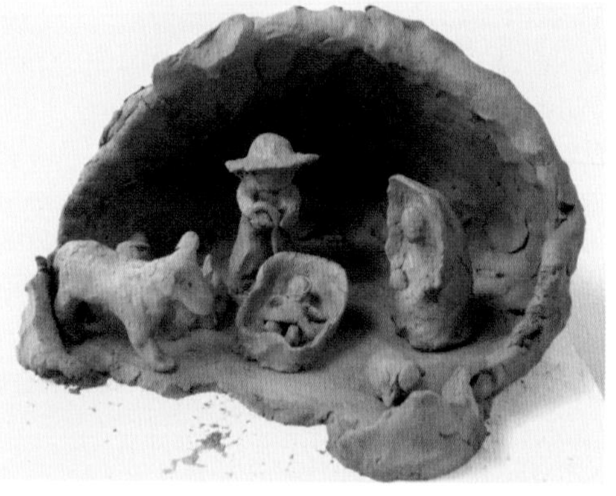

Abb. 32: Den leeren Innenraum füllen

Auch konkrete biographische Elemente lassen sich plastisch aufgreifen. So sahen wir in dem bereits erwähnten Fall [→ Kapitel VIII, Fall 3], wie ein Trauernder einen Ort nachgestaltete, der seiner verstorbenen Frau und ihm wichtig gewesen war. Auch das Modell eines Grabsteins schuf er zunächst für seine Frau. Als er dann selbst unerwartet starb, wurde dieses Werk zum Muster für die reale Gestaltung durch einen Steinmetz, nachdem seine Kinder diesen noch plastisch weiter bearbeitet hatten. So wurden die plastischen Werke selbst ein Zentrum der Vergegenwärtigung für diejenigen, die von dem Patienten Abschied nehmen, ihn aber auch weiter innerlich begleiten wollten.

Mit trauernden Kindern plastizieren

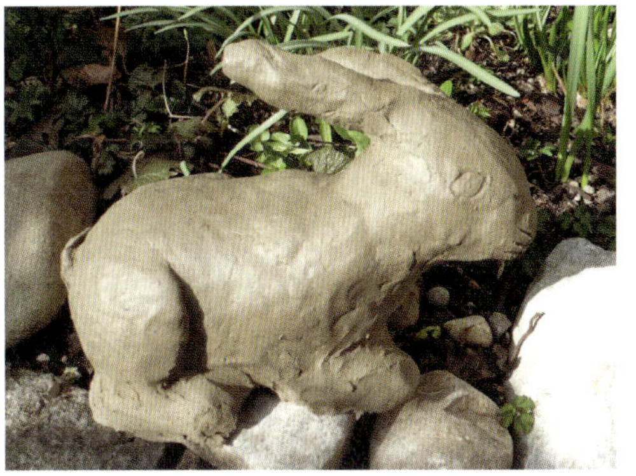

Abb. 33: Der tote Hase lebt jetzt in Ton weiter (Beispielfoto).

Ein Kind erlebt vielleicht zum ersten Mal den Tod als Tatsache bewusst mit, wenn es ein totes Tier sieht. Wenn das eigene Haustier stirbt, kann dies zu einem tiefen Erlebnis des Unabwendbaren und Unumkehrbaren führen.

Wenn ein Kind den Tod eines anderen Kindes erlebt, vielleicht eines Geschwisters oder Schulkameraden, so spielt die Ursache eine große Rolle. Ist das Kind nach einer langdauernden Krankheit gestorben, durch einen Unfall umgekommen oder hat es sich gar suizidiert?

Auch andere Fragen sind von Bedeutung. In welchem Alter ist das trauernde Kind? Wie sehr hat die Umgebung Zeit und Möglichkeiten, das Kind aufzufangen? Ist das Umfeld eher damit beschäftigt, die eigene Trauer zu bewältigen? Die Fragen, die im Kind selbst entstehen, werden einen Teil der Arbeit prägen. Das plastische Tun kann beruhigend, rhythmisierend und „erdend" wirken, wenn es zunächst in einem handwerklichen Aufbauen stattfindet, wo nicht viel mehr als eine einfache, architektonische Grundform gefordert wird [→ Kapitel IX.3]. Dem Kind wird dadurch „Raum gegeben", durch das Tun zur Ruhe zu kommen und die Möglichkeit zu haben, um in der Gegenwart und bei sich anzukommen. Während des Arbeitens treten dann oft Fragen und Gedanken auf, die zur Sprache gebracht werden wollen und denen die Therapeutin sich stellen muss. Oft ist es wertvoll, wenn sie sich ebenso ernst und betroffen der Frage stellt, diese zunächst offen hält wie der Fragende und nicht zu schnell durch eine vermeintlich erschöpfende Antwort zu schließen versucht. Hilfreicher ist oft schon die Nachfrage: „was denkst Du selbst darüber?" Aber ein bloßes Offenhalten bleibt letztlich doch unbefriedigend, und in der Regel ist zu empfehlen, die Begegnung nicht abzuschließen, bevor man nicht eine zumindest probeweise und auf die jeweilige Entwicklungsstufe und den bekannten religiösen und weltanschaulichen Hintergrund der Familie Rücksicht nehmende Antwort gegeben hat, die aber nicht als Gewissheit formuliert werden sollte. Ein authentisches Stehen zur eigenen Erfahrung kann dabei helfen („Ich stelle mir vor...", „Mir ging es einmal so..."), ebenso ein konkret einfühlbares Bild, das beispielsweise darauf verweist, dass dem Erleben eines Vergehens (im Herbst, beim Einpflanzen eines Samens o.ä.) auch ein Wiedererstehen in verwandelter Form folgen kann, ohne damit eine Gewissheit auszusprechen, noch das Verlusterleben negieren zu wollen.

Sterbende Patienten begleiten

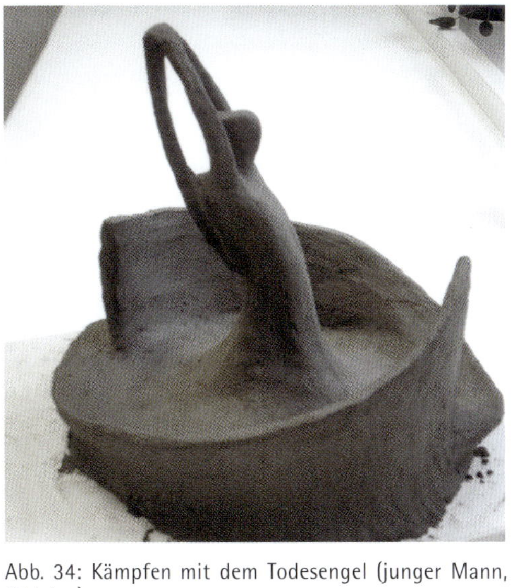

Abb. 34: Kämpfen mit dem Todesengel (junger Mann, 25 Jahre)

Es kommt vor, dass Menschen, die wissen, dass sie auf den Tod zugehen, eine therapeutische Begleitung suchen und hierfür das Plastizieren wählen oder empfohlen bekommen.

Wiederholt wurde in diesem Buch davon gesprochen, wie beispielsweise Ängsten, die einen zu überwältigen drohen, durch spezifische Übungen begegnet werden kann oder wie Unruhe sich lösen lässt. Beispiele dafür finden sich in den Abschnitten zu Saturn-, Sonnen- und Mondübungen [→ Kapitel VI.1-3]. Alle diese Elemente und Techniken sind auch bei Menschen hilfreich, die auf den Tod zugehen, das konkrete Vorgehen ist aber auf die individuelle Situation anzupassen.

Wenn der Kräftezustand nicht ausreicht, dann hilft es, wenn die Tonmasse zurückgenommen und die Vorbereitung des Tons oder gar der Form in Gegenwart des Patienten von der Therapeutin unterstützt wird. Vielleicht möchte die Klientin aber auch, dass wir ihre Hände leiten,

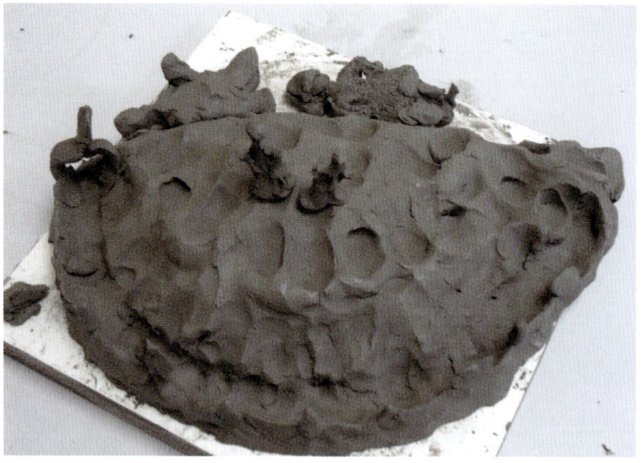

Abb. 35: Mein Garten

oder sie legt gar ihre Hände auf unsere, „reitet“ gewissermaßen auf ihnen, und vollzieht durch unsere Bewegungen hindurch mit ihrem Bewusstsein die Formung.

Manchmal gibt es besondere Themen, die in einer plastischen Arbeit auftauchen, die noch einmal Freude vermitteln, Abschied erleichtern und Trost spenden. Auch biographische Elemente können sich ergeben. Was einen einmal besonders bewegt hat, was von großer Wichtigkeit war, lässt sich noch einmal andeuten und nacherleben*. Mitunter wird aber auch ein Wunsch geäußert, der sich zwar nicht mehr unmittelbar erfüllen lässt, der aber doch symbolisch und dadurch in der Seele ganz real erfüllte Wirklichkeit werden kann. Wenn man einen geliebten Ort nicht mehr besuchen kann, ist es hilfreich, ihn plastisch darzustellen und sich so noch einmal mit ihm zu verbinden, um ihn dann loslassen zu können. Das kann ein Garten sein, ein Berg, ein Haus – oder auch die Tiere, die man nicht mehr unmittelbar besuchen kann.

Immer wieder erleben wir, dass Menschen, die auf den Tod zugehen, sich noch einmal ganz aktiv mit „irdischen“ Elementen verbinden möchten, um sie dann loslassen zu können. Wo dies nicht mehr unmittelbar möglich ist, kann dieser Wunsch auch plastisch umgesetzt und dabei seelisch durchfühlt werden. Mancher Patient hat auch den Wunsch, nochmals zum Ausdruck zu bringen, wie lieb er seine Angehörigen hatte, ein Enkelkind beispielsweise, und dieses zu plastizieren – oder eine Lebenssituation, die von besonderer Freude erfüllt war.

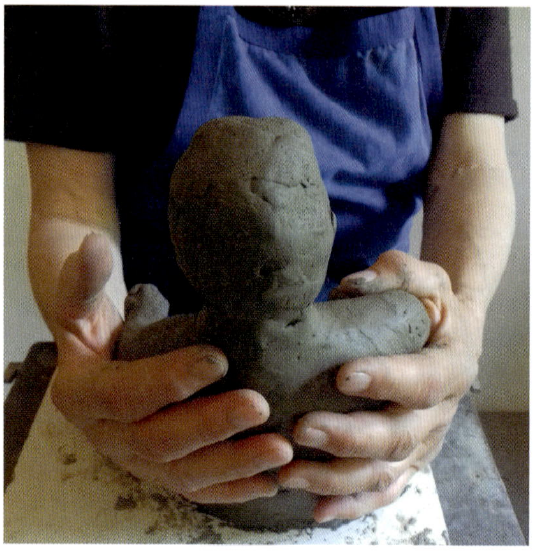

Abb. 36: Du – in meinen Händen ...

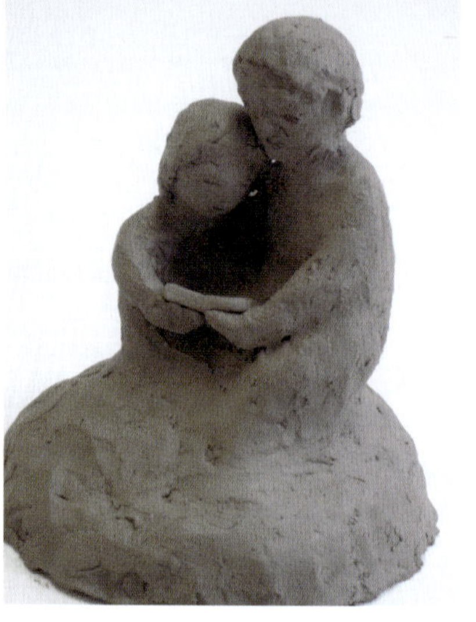

Abb. 37: Was ist das Schönste in Ihrem Leben? – Mein Enkel.

* Christina Mösch de Carvalho zeigt dies in ihrem sehr lesenswerten Artikel in einer Fallgeschichte, in der ein Patient Elemente früherer Reisen plastisch auftauchen lässt, während gleichzeitig wichtige innere Prozesse durch das Plastizieren gefördert werden.[21]

Ein Selbstporträt kann zu einer Vergewisserung des eigenen Seins führen und dabei helfen, sich zu Bewusstsein zu bringen, dass man durch das ganze gelebte Leben hindurch zu dem geworden ist, der man jetzt ist. Gleichzeitig bietet es die Möglichkeit, etwas für die zurückbleibenden Angehörigen zu schaffen, das sie an den Sterbenden erinnern wird, etwas, wodurch sie sich mit ihm verbinden können.

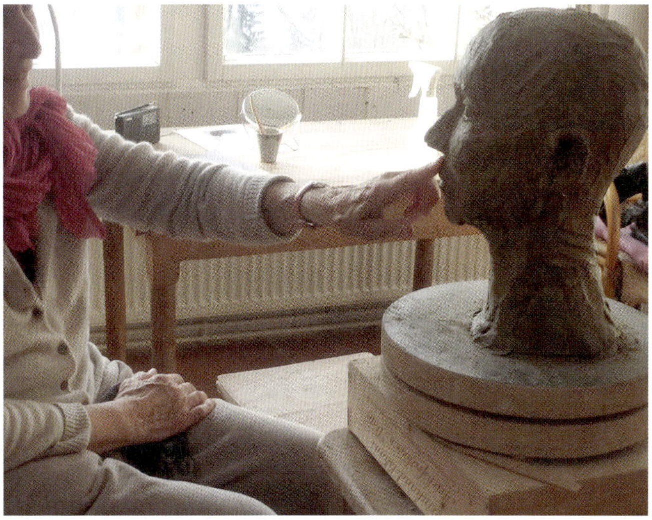

Abb. 38: Wenn Patienten nicht mehr in die ambulante Praxis kommen können, ist es manchmal möglich, die Therapie im Rahmen von Hausbesuchen weiterzuführen. Am Ende des Lebens: Sich selbst erkennen, lieben lernen und verzeihen.

Bei der Suche nach dem, womit man sich vielleicht als Letztes im Leben beschäftigen möchte, was man noch schaffen will, wird der Therapeut versuchen zuzuhören, Raum zu geben und dabei helfen, das hervortreten zu lassen, was sich aus dem Inneren des Betroffenen offenbaren will. Häufig wird dies zunächst nicht klar fassbar und nur schwer in Worte zu fassen sein. Ein fragendes Vorgehen ist hier hilfreich.

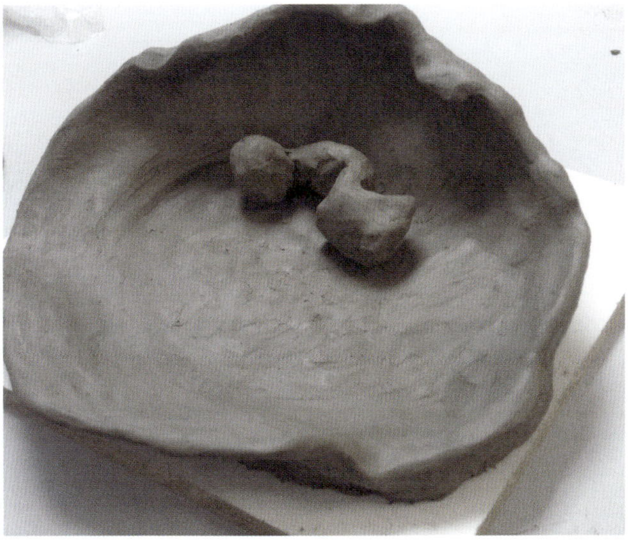

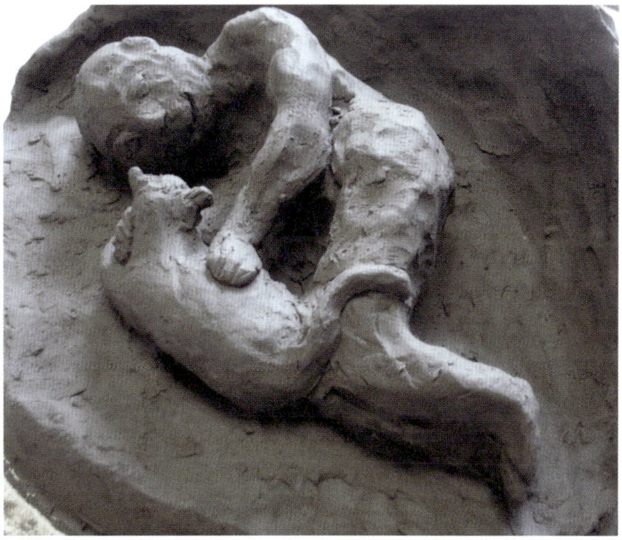

Abb. 39: Einsamkeit und Trauer – „Aber ich bin doch nicht allein!"

Durch das plastische Gestalten kann etwas erscheinen, was der Patient vielleicht geahnt hat, bisher aber nicht recht in Worte zu fassen vermochte. Durch das nonverbale Medium des Plastizierens lässt sich zum Ausdruck bringen, wofür Worte fehlen. Wenn es zu Tage tritt, erleben oft alle Beteiligten eine große Freude, und auch für Hinterbliebene geht von einem solchen Werk oft Trost aus. Manchmal ist es wie ein Samenkorn, das in die Zukunft weist.

Immer ist in der Sterbephase das erkennbare Wollen des Patienten das Maß allen Handelns, auch das des Therapeuten. Keine Leistungen müssen erbracht werden, sondern der Patient braucht die unterstützende Begleitung in all seinem Handeln, um schließlich das Erleben und die Gewissheit zu erlangen, dass alles bereitet ist, damit er loslassen kann.

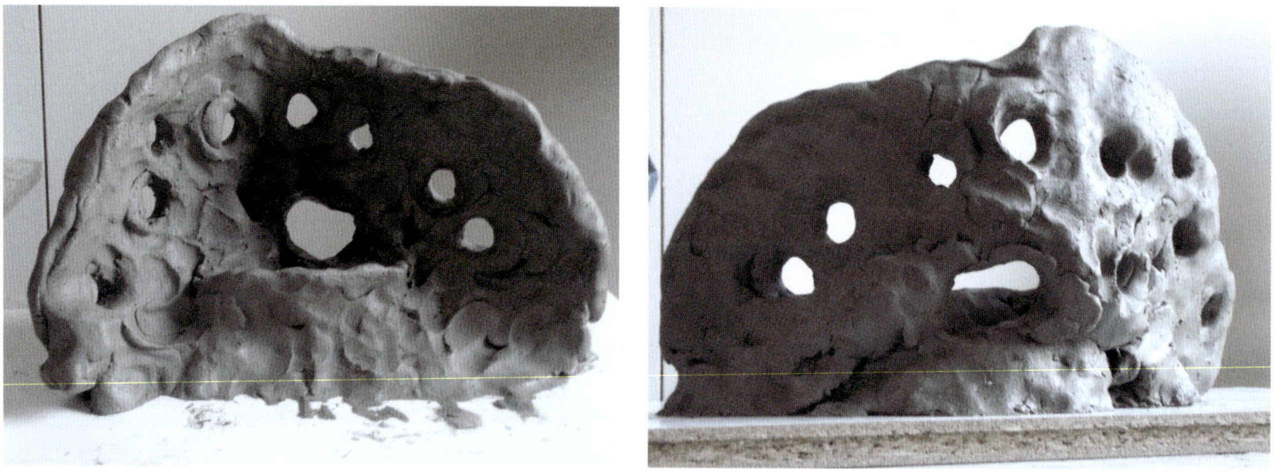

Abb. 40: Das Liegen im umhüllten, geborgenen Bett. Ein erster Blick auf die andere Seite wird möglich. Der „Durchschlupf" wird erahnbar. Die Wand ist durchlässig geworden.

Literatur und Anmerkungen

1 Eine kurz gefasste und gut fassliche Darstellung der Wesensgliederkonstellation der Krebskrankheit findet sich in Debus, M.: Charakteristik der Krebserkrankung unter dem Gesichtspunkt der vier Wesensglieder des Menschen. In: GAÄD (Hrsg.): Vademecum Anthroposophische Arzneimittel 2017. Der Merkurstab 2017; 70 (Suppl.). S. 880-894.

2 Therapieempfehlungen finden sich in: Hegglin, G., Mösch de Carvalho, C., Ritter, A. et al.: Maltherapie und Plastizieren bei Inappetenz, Übelkeit und Erbrechen. https://www.anthromedics.org/PRA-0717-DE (Abfrage Juni 2022).

3 Stasi, R., Abriani, L., Beccaglia, P. et al.: Cancer-related fatigue: evolving concepts in evaluation and treatment. Cancer 2003; 98 (9). S. 1786-1801. Weis, J.: Cancer-related fatigue: prevalence, assessment and treatment strategies. Expert Review of Pharmacoeconomics & Outcomes Research 2011; 11 (4). S. 441-446.

4 Csíkszentmihályi, M.: Finding Flow. The Psychology of Engagement with Every Day Life. Perseus New York 1997. S. 28 ff.

5 Oei, S. L., Thronicke, A., Kröz, M. et al.: Supportive effect of Viscum album L. extracts on the sense of coherence in non-metastasized breast cancer patients. European Journal of Integrative Medicine 2019; 27. S. 97-104. Kienle, G. S., Mussler, M., Fuchs, D. et al.: Intravenous Mistletoe Treatment in Integrative Cancer Care: A Qualitative Study Exploring the Procedures, Concepts, and Observations of Expert Doctors. Evidence-based Complementary and Alternative Medicine 2016. doi: 10.1155/2016.

6 Schopper, C.: Trauma überwinden. Ein Handbuch für Therapeuten und Betroffene. Verlag Freies Geistesleben 2019. Umfassende Darstellungen finden sich zudem in: Fischer, G., Riedesser, P.: Lehrbuch der Psychotraumatologie. Ernst Reinhard Verlag München 2020 sowie in Seidler G. H., Freyberger, H. J., Glaesmer, H. et al.: Handbuch der Psychotraumatologie. Klett-Cotta Stuttgart 2019.

7 Einen kurzen Abschnitt zum Verständnis und zur Behandlung von Psychotraumen enthält auch ein kürzlich erschienenes Buch von Markus Treichler: Treichler, M.: Intuitive Psychiatrie, Psychosomatik und Psychotherapie. Salumed Verlag Berlin 2022. S. 225-231. Bei Anthromedics finden sich mehrere Kurzdarstellungen zur Psychotraumatologie: Henning, A.: Trauma und Anthroposophische Psychotherapie. www.anthromedics.org/PRA-0557-DE und Henning, A., Horn, H.: Anthroposophische Psychotherapie bei Trauma. www.anthromedics.org/PRA-0557-DE (Abruf Dezember 2022).

8 Z.B. Reddemann, L. (Hrsg.): Psychotraumata. Primärärztliche Versorgung des seelisch erschütterten Patienten. Deutscher Ärzteverlag Köln 2006.

9 Mancini, A.: Psychotraumatherapie und ihre Erweiterung durch Anthroposophie. Der Merkurstab 2017; 70 (4). S. 278-286.

10 Mancini, A., Feist-Gröteke, O.: Erfahrungen sexuell traumatisierter Frauen mit anthroposophisch erweiterter Psychotherapie. Der Merkurstab 2021; 74 (5). S. 395-403.

11 Siehe hierzu Kleinrath, U., Bertram, M.: „Ich habe eine Kugel gemacht und war glücklich". In: Bertram, M., Kolbe, H. (Hrsg.): Dimensionen therapeutischer Prozesse in der Integrativen Medizin. Springer Verlag Berlin Heidelberg 2016.

12 https://www.start-international.org/ (Abfrage Juni 2022). Siehe auch: Eckart, R.: Die heilende Kraft von Farben und Formen. In: stART international e.V. (Hrsg.): Kinder stärken – Zukunft gestalten. Pädagogisch-therapeutisches Lehr- und Praxisbuch zu Trauma, Widerstandskraft, Kunst und sozialer Beweglichkeit. Verlag Freies Geistesleben Stuttgart 2019.

13 Ruf, B.: Trümmer und Traumata. Anthroposophische Grundlagen notfallpädagogischer Einsätze. Verlag des Ita Wegman Instituts Arlesheim 2012. Ruf, B.: Flucht – Trauma – Pädagogik. Ein Handbuch zum pädagogischen Umgang mit minderjährigen Geflüchteten unter Traumaaspekten. https://www.freunde-waldorf.de/fileadmin/user_upload/documents/Notfallpaedagogik/Hintergrund/Publikationen/25_02_2016_Handbuch_Fluechtlinge_D_online.pdf

14 Schmidt, U.: Zertifizierte Fortbildung. Die Komplexe Posttraumatische Belastungsstörung im Erwachsenenalter. Nervenarzt 2022; 93. S. 1176-1184.

15 S3-Leitlinie zur Posttraumatischen Belastungsstörung der Deutschsprachigen Gesellschaft für Psychotraumatologie. https://register.awmf.org/de/leitlinien/detail/155-001 (Abruf Dezember 2022).

16 Steiner, R.: Kunst und Kunsterkenntnis (GA 271). Verlag Freies Geistesleben Stuttgart 1985. Vortrag vom 17.2.1918.

17 Siehe z.B. Adams, K., Rißmann, W., Roknic, M.: Das innere Gleichgewicht finden. Verlag Gesundheit aktiv Berlin 2015.

18 Grunwald, M.: Störung der haptischen Wahrnehmung bei Anorexia nervosa. In: Grunwald, M., Beyer, L. (Hrsg.): Der bewegte Sinn – Grundlagen und Anwendungen zur haptischen Wahrnehmung. Birkhäuser Verlag Basel 2001. S. 135-150. Grunwald, M., Weiss, T.: Inducing sensory stimulation in treatment of anorexia nervosa. Quarterly Journal of Medicine 2005; 98. S. 379-380.

19 Dieser an das Ehepaar Bethge gerichtete Brief findet sich in Bonhoeffer, D.: Widerstand und Ergebung. Siebenstern Verlag München 1971. S. 98 f.

20 Wir verweisen hier nochmals auf Baumgart, R.: Die Platonischen Körper in der Kunsttherapie. Verlag Urachhaus Stuttgart 2018.

21 Mösch de Carvalho, C.: Plastisches Gestalten mit onkologischen Patienten in den letzten Phasen ihrer Erkrankung – Drei Therapieverläufe. Der Merkurstab 2017; 70 (5). S. 428-435.

KAPITEL XI

Werkstoffe für die plastisch-therapeutische Arbeit

Schon das eigene künstlerische Arbeiten erfordert eine umfassende Kenntnis der eingesetzten Materialien und ihrer Eigenschaften. Noch mehr gilt das, wenn man diese therapeutisch einsetzt. Durch ungeeignete Materialien oder Techniken des Umganges mit ihnen können unnötige Frustrationen entstehen. Aber auch gesundheitliche Aspekte der Materialwahl gilt es zu berücksichtigen. Hinweise hierzu finden Sie ebenso wie materialkundliche Hintergrundinformationen im nachfolgenden Kapitel. Neben manchen Aspekten, die vor allem für diejenigen wichtig sind, die konkret plastisch arbeiten, werden für daran Interessierte auch naturkundliche und medizinische Gesichtspunkte dargestellt.

Allgemeine Voraussetzungen

Plastisch-therapeutisches Arbeiten bedeutet, innere Impulse an einem äußerlich sichtbaren, mehr oder minder dauerhaften Material, das einem Widerstand entgegensetzt, zum Ausdruck zu bringen. Es ist dieses Werkmaterial, mit dem sich der Patient auseinandersetzt. Die Materialeigenschaften der in Betracht kommenden Werkstoffe sind sehr verschieden. Je nach therapeutischem Anliegen und Fähigkeiten des Patienten sind unterschiedliche Materialien besonders geeignet. So kann beispielsweise einem kräftigen Patienten zugemutet werden, sich mit hartem Stein auseinanderzusetzen und dabei z.B. aggressive Impulse fruchtbar auszuleben, während ein durch eine neurologische oder onkologische Erkrankung hochgradig geschwächter Patient vielleicht nur noch auf Körpertemperatur erwärmtes, weich gewordenes Wachs zu plastizieren vermag, aber in der Begegnung mit der duftenden, warmen und geschmeidigen Substanz noch tiefe Befriedigung erfährt.*

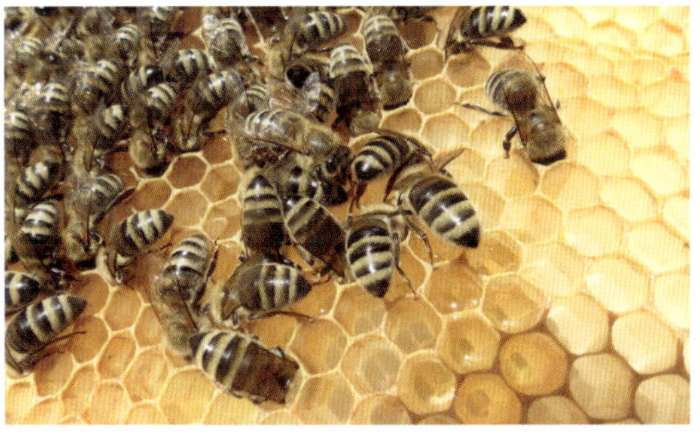

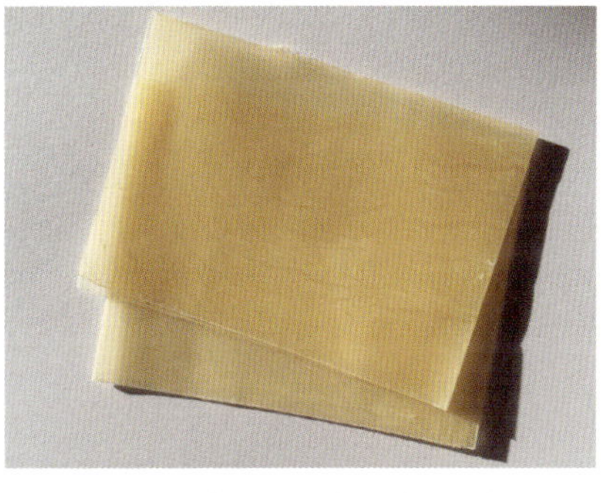

Abb. 1: Von Bienen gebildetes Wachs zeigt einen beeindruckenden Formbezug, duftet intensiv und kann durch die Wärme der Hände oder Erwärmen auf einer Heizung oder im Warmluftstrom eines Föhns geschmeidig-formbar werden.

* Eine Kunstbetrachtung über eine Wachsfigur, bei welcher der Schaffensprozess gut erkennbar ist, findet sich als Film unter: https://m.facebook.com/kunstmuseum/videos/susanne-kudorfer-%C3%BCber-thomas-lehnerer-gelbe-wachsfigur-ot-1991/1079128969490945/. Das Museum Liechtenstein stellt eine ähnliche Betrachtung in der Kategorie „Kunstwerk des Monats“ zur Verfügung: https://kunstmuseum.li/?page=31&kid=155&lan=de. Der gestaltende Künstler war von einer zu fortschreitender Lähmung führenden Krankheit betroffen.

Durch Erwärmen geschmeidig gemachtes Bienenwachs ist ein gutes Therapiemedium bei muskulärer Schwäche, das sich auch einsetzen lässt, wenn jemand die Kühle des feuchten Tones nicht gut verträgt.*

Die verschiedenen Eigenschaften und plastischen Möglichkeiten, die mit den jeweiligen Materialien verbunden sind, muss der Therapeut nicht nur theoretisch kennen, sondern auch durch Eigenerfahrung so mit ihnen vertraut geworden sein, dass er sie individuell für seine Patienten wählen kann. Dies ermöglicht ihm, schon bei der Materialauswahl kreativ und spezifisch auf die Bedürfnisse der Patienten einzugehen.

Praktische Gesichtspunkte spielen bei der Materialwahl eine Rolle. Nicht zuletzt kommt es auch auf die zeitliche und finanzielle Ökonomie an, da Naturmaterialien wie Stein oder Holz einen hohen Vorbereitungsaufwand erfordern. Darüber hinaus benötigt man für die Bearbeitung gerade dieser Materialien spezielle Werkzeuge, die auch gelagert werden müssen, und Belastungen sowohl durch eventuell gesundheitlich bedenkliche Stäube als auch durch Lärm sind nicht an allen Arbeitsorten tolerabel. Auch eine mögliche Verletzungsgefahr muss eingeschätzt und beachtet werden.

Natürliche Werkstoffe

Wir haben nachfolgend einige Naturmaterialien entsprechend des Kraftaufwandes geordnet, den ihre Verarbeitung erfordert:

- Sand
- Bienenwachs
- Plastilin
- Ton
- Holz
- Naturstein

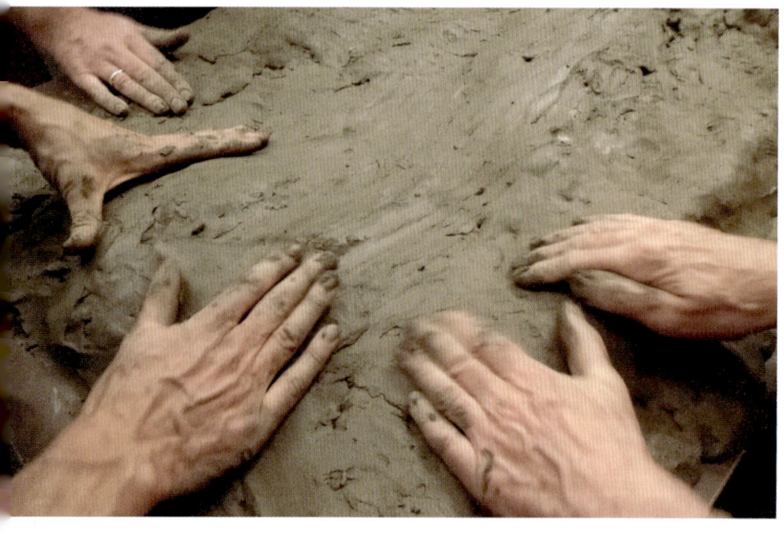

Abb. 2: Für Ton sind die Hände das wesentlichste und empfindungsstärkste Werkzeug.

1. Ton als Werkstoff

Ton hat von allen häufig eingesetzten Materialien die geringste Eigengestalt und lässt sich leicht und meist ohne Werkzeug bearbeiten. Der geringe Eigencharakter dieses Werkstoffes ermöglicht ein Höchstmaß an plastischer Bildbarkeit. In der therapeutischen Arbeit vermittelt Ton eine große Gestaltungsfreiheit, und so ist es kein Wunder, dass viele Therapeuten ihn als Arbeitsmaterial bevorzugen.

Im Allgemeinen bearbeitet man den Ton direkt mit den Händen. Diese sind dabei zugleich Werkzeuge und tastende Wahrnehmungsorgane. Die Einheit von Wahrnehmen und Bewegen ist hier unmittelbar erlebbar.[1]

* Die Wärmeverteilung im Leib folgt der Aktivität, und so werden die Hände bei der Arbeit meist schnell warm. Es gibt aber Sondersituationen, beispielsweise bei manchen rheumatischen Erkrankungen, bei denen es sinnvoll sein kann, den Ton vor der Bearbeitung gut verpackt anzuwärmen. Kneten mit erwärmten plastischen Massen (Peloiden) stellt sogar eine anerkannte physikalische Therapie in der Behandlung von Rheumaerkrankungen dar, die sich durch Kälte verschlechtern. Gegebenenfalls kommt hier auch das Arbeiten mit erwärmtem Bienenwachs in Betracht.

Was ist Ton eigentlich?

Tone entstehen durch die Verwitterung primärer Gesteine als Gemenge feiner Partikel aluminiumhaltiger Schichtsilikate. Vor allem der harte, aus Feldspat, Quarz und Glimmer bestehende Granit bildet den Ursprung des weichen Tones. Am leichtesten wittern Glimmer und Feldspat aus der Mineralmischung aus.* Die bei der Verwitterung von Glimmer entstehenden, den Ton bildenden Elementarpartikel gleichen feinsten Blättchen, während diese beim Feldspat mehr oder minder kugelförmig ausgebildet werden. Zwischen den verschiedenen Elementarpartikeln werden unterschiedliche Mengen Wasser eingelagert. Die Feuchtigkeit bestimmt wesentlich die plastischen Eigenschaften des quellfähigen Tones. Die festen, flächigen Tonpartikel, deren Größe bei weniger als 0,002 mm liegt und damit unter einem Drittel des Durchmessers eines roten Blutkörperchens beträgt, gleiten leicht aneinander vorbei, was die Geschmeidigkeit des Tones bewirkt. Beim Brennen des Tones wandeln sich bei hoher Temperatur diese blattartigen Partikel in nadelförmig sich miteinander verflechtende Kristalle (z.B. Mullit) um, bei sehr hohen Temperaturen entstehen glasartige Massen, was für die Porzellanherstellung genutzt wird. Beide Materialverwandlungen verleihen dem Ton Stabilität und mit dem Glasanteil auch zunehmende Undurchlässigkeit für Flüssigkeiten.

Tone bilden die Grundlage der Fruchtbarkeit aller Böden, da an der großen inneren Oberfläche seiner mikroskopischen Strukturen Bindungs- und Lösungsprozesse stattfinden, durch die beispielsweise Nährsubstanzen gebunden und von den Pflanzenwurzeln wieder gelöst werden, während sie in Sand zusammen mit dem Wasser verschwinden. Ton hat im Naturzusammenhang eine stabilisierende Wirkung und bildet ein „mittleres", „merkuriales", wandlungs- und austauschfähiges Element zwischen harten Kristallen und flüchtigen Lösungen. Sind dem Ton gröbere Sand- oder Kalkpartikel beigemischt, so spricht man von Lehm.

Wie sehr plastisches Gestalten von Ton seit jeher als ur-schöpferischer Prozess erlebt wurde, zeigt auch der Mythos der Genesis, in deren 2. Buch es heißt: „Da formte Gott den Menschen aus Erde vom Ackerboden..." (Gen. 2,8).**

Gefäße, aber auch aus Ton geformte Skulpturen finden sich aufgrund eingangs genannter vorteilhafter Eigenschaften auch schon als Relikte der frühesten Kulturen nach dem Sesshaftwerden des Menschen. So fand man in Mähren eine steinzeitliche Venusfigurine (Venus von Dolní Věstonice), deren Alter auf fast 30 000 Jahre geschätzt wird. Die materialkundlichen Kenntnisse ihrer Schöpfer müssen hervorragend gewesen sein.

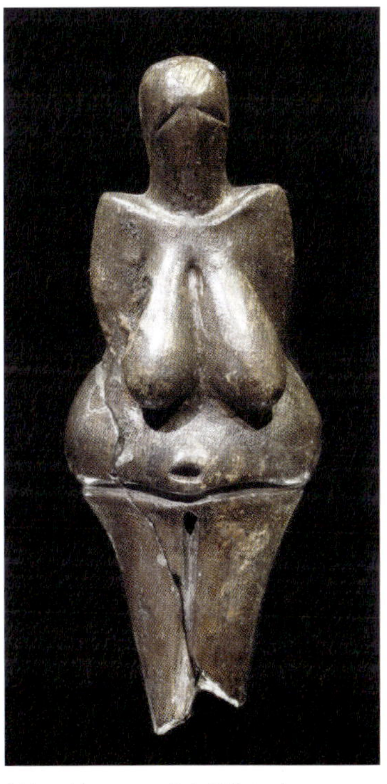

Abb. 3: Venus von Dolní Věstonice

* Chemisch sind Glimmer Aluminiumsilikate, und in grober Näherung lassen sich Tone als Verbindung von Aluminiumoxid und quarzähnlichen Silikaten verstehen (wie auch Feldspate komplexe Silikate sind, die in der Regel neben Aluminium noch weitere Kationen enthalten).

** Bemerkenswert ist hier auch, dass das hebräische Wort für „Mensch" (אָדָם (ādām)) große klangliche Nähe zum Wort für Erde oder Erdboden (אֲדָמָה (ădāmāh)) aufweist.

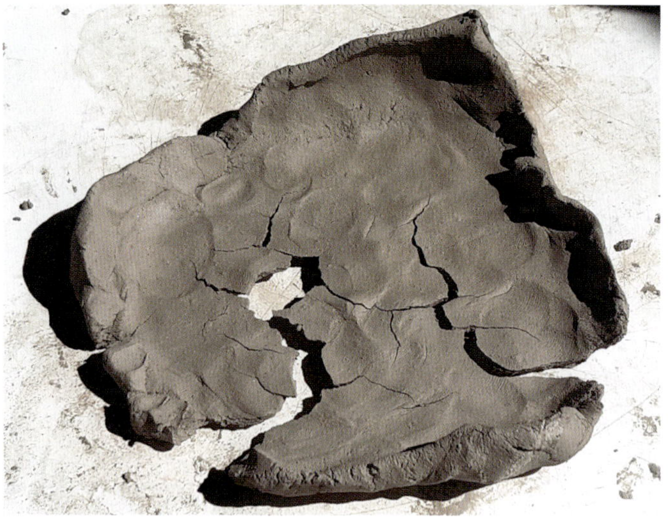

Abb. 4: Beim Trocknen schrumpft der Ton um etwa 10 % durch den Wasserverlust. Zwischen den dicken und dünnen Stellen der Form entsteht Spannung, und es können sich Risse bilden.

Da Ton eine quellfähige Mischung feinster, flächiger Mineralpartikel mit Wasser darstellt, besteht beim Trocknen (und ebenso beim Brennen) immer die Gefahr von Schrumpfungsrissen.

Die steinzeitlichen Künstler der Venusfigurine von Dolní Věstonice haben dem Ton pulverisierte Tierknochen zugemischt, um dem entgegenzuwirken. Auch heute ist es für den Künstler und den Therapeuten wichtig, die Materialeigenschaften und deren Beeinflussungsmöglichkeiten gut zu kennen, um die gewünschten Effekte erreichen zu können und eine frustrierende Zerstörung der Plastik zu vermeiden.

Beeinflussbarkeit der Materialeigenschaften von Ton

Nicht nur die Schrumpfungs- und schließlich Brenneigenschaften des Tones lassen sich durch Beimischungen beeinflussen, auch für die Eigenschaften während der plastischen Bearbeitung sind sie von Bedeutung. Aufgrund der inneren Struktur aus feinen Mineralschichten ändern sich die mechanischen Charakteristika des Tones bei der Bearbeitung. Je länger man ihn knetet oder plastisch bearbeitet, desto weicher und geschmeidiger wird er. Bekannt ist diese „Thixotropie" vom Schütteln von Ketchup. Längere Zeit unbewegt, bildet es eine so zähe Masse, dass es auch beim Umdrehen der Flasche nicht ausfließt. Nach dem Schütteln wird es jedoch zu einer leichtfließenden Flüssigkeit. Die Thixotropie von Ton bewirkt nicht nur seine zunehmende Geschmeidigkeit im Verlauf der Bearbeitung, sie kann auch geologisch nach langsamem Beginn zu katastrophal sich beschleunigenden Erdrutschen führen, wenn eine Tonschicht in Bewegung gerät.*

Ähnliches kann einem beim Aufbauen größerer Plastiken passieren. Wenn man den Ton länger bearbeitet, wird er weich und verliert Stabilität, so dass die Formen, der Schwerkraft folgend, in sich zusammensinken können. Für das Arbeiten mit geschlossenen Augen ist es unbedingt erforderlich, dass man ein stabiles Gegenüber hat, dem sich eine dauerhafte Aufrichte einprägen lässt. Wenn der Ton zu fließend ist, kann er kein Sicherheitsgefühl vermitteln.

Auch thixotrope und durch Kneten und Bearbeiten erweichte Tone verfestigen sich allerdings, wenn man sie längere Zeit ruhig stehen lässt. Grund dafür ist, dass die durch das Kneten räumlich zunächst ungeordneten und sich damit zunehmend „flüssigkeitsähnlich" verhaltenden Elementarpartikel sich allmählich wieder parallel zueinander ausrichten und somit weiterem Plastizieren wieder mehr Widerstand entgegensetzen.

---

* Am 2.6.2020 ereignete sich in der nordnorwegischen Region Alta ein Erdrutsch, der von einem rechtzeitig geflohenen Bewohner eines plötzlich davongetragenen Hauses gefilmt wurde. Ursache war die Thixotropie einer Quicktonschicht im Untergrund. Der eindrucksvolle Film kann unter folgendem Link aufgerufen werden: https://www.spektrum.de/news/wie-es-zum-erdrutsch-in-norwegen-kam/1740418?utm_medium=newsletter&utm_source=sdw-nl&utm_campaign=sdw-nl-daily&utm_content=heute (Abfrage Juni 2022).

Eine grundsätzliche Möglichkeit, die Thixotropie und Fließeigenschaften von Tonen zu beeinflussen, besteht in der Zumischung von Schamotten. Diese sind künstlich durch Brennen von Tonmineralien gewonnene Gesteine, die in der Industrie beispielsweise zur Auskleidung der Feuerräume von Öfen oder von Wannen, die zur Aufnahme flüssiger Metalle bestimmt sind, Verwendung finden. Fein gemahlene und gleichmäßig unter den Ton gemischte Schamotte erhöhen seine mechanische Stabilität und verringern – wie das Knochenmehl jungsteinzeitlicher Künstler – seine Schrumpfungsneigung. Grobkörnigere Schamotte führen aber auch zur Empfindung von Körnigkeit beim Bearbeiten und belasten ggf. die Haut der Hände durch eine schmirgelpapierartige Rauheit. Das kann auch – wiederum besonders beim Plastizieren mit geschlossenen Augen – vom Gestaltenden als zu widerständige Festigkeit oder als „Steinigkeit" erlebt werden, was ab und an Unmut oder Traurigkeit hervorruft. Da der Plastizierende beim Arbeiten mit geschlossenen Augen seinen Lebenssinn besonders aktiviert und sich durch diesen mit dem von ihm gestalteten Objekt verbindet, kann eine Empfindung entstehen, als wäre der eigene Leib zu dicht, zu physisch und zu unzugänglich für die Impulse der oberen Wesensglieder.

Die Auswahl geeigneten Tones, der weder zu flüssig noch zu körnig sein darf, ist daher für das Plastizieren mit geschlossenen Augen ganz besonders wichtig.

Für einige therapeutische Übungsprozesse ist ein sehr feuchter oder sogar streichfähiger Ton erforderlich. Hier ist ein wenig schamottierter Ton, der als angenehm geschmeidig empfunden wird, vorteilhaft.

Ein mittelgradig schamottierter Ton, wie er industriell beispielsweise zur Anfertigung von Dachpfannen eingesetzt wird, lässt sich jedoch durch Hinzufügen von Wasser oder durch Austrocknung in seiner Konsistenz gut verändern. Auch hier zeigt sich die „merkuriale" Beeinflussbarkeit seiner Eigenschaften, die innerhalb gewisser Grenzen bewusst verändert werden können.

So kann ein sehr weicher Ton dem Gestaltenden zu einem intensiven Erleben seiner eigenen Bewegungen verhelfen. Der Charakter des Stoffes tritt gegenüber dem Selbsterleben des Gestalters zurück. Die Formen und Abdrücke, die sich aus den dynamischen Streichbewegungen ergeben, sind ohne großen stofflichen Widerstand als Spuren der eigenen Bewegungen erlebbar. Wenn durch rhythmisches Streichen und Schieben mit fließenden Handbewegungen mitschwingende Empfindungen angeregt werden sollen, eignet sich weicher, geschmeidiger Ton besonders gut. Diese Übungsform kann gezielt eingesetzt werden, um harmonisierend auf Atmungsvorgänge zu wirken.

Allerdings kann das Arbeiten mit überweichem Ton sehr gegensätzliche Seelenregungen auslösen. Der geringe Widerstand kann als sinnlich und genüsslich erlebt werden und vermag Kindheitserinnerungen an den Umgang mit matschigen, wässrigen Werkstoffen zu wecken. Es kann aber auch das Gefühl aufkommen, keinen Halt zu haben, orientierungslos zu werden, die Kontrolle zu verlieren, da man nicht mehr den Widerstand der Substanz erlebt, welche den eigenen Impulsen in gewissem Ausmaß widersteht, diese dadurch aber auch erlebbar macht.

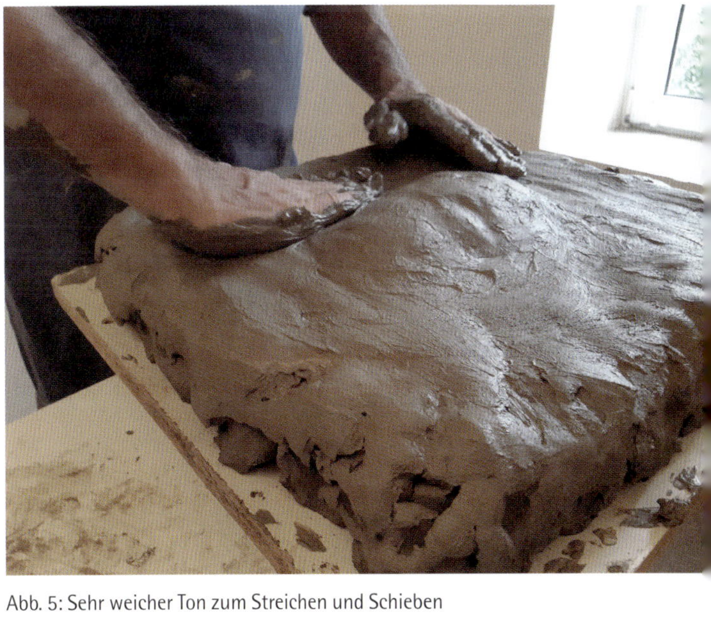

Abb. 5: Sehr weicher Ton zum Streichen und Schieben

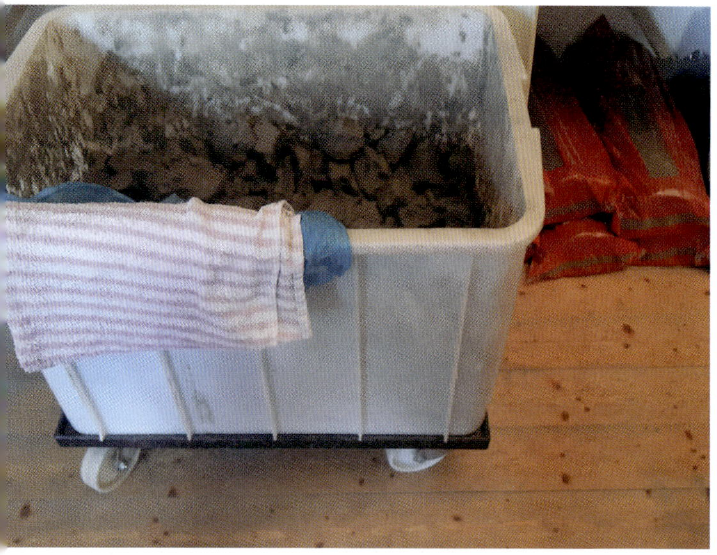

Abb. 6: Tonkiste auf Rädern

Die Pflege des Tons

Es ist eine ständige Aufgabe, Geschmeidigkeit und Formbarkeit des Tons zu bewahren. Das bedeutet vor allem, den Feuchtigkeitsgrad immer in dem Bereich zu halten, der für die beabsichtigten Arbeitsprozesse und deren Dauer erforderlich ist. Zudem muss geeigneter Ton bevorratet und so aufbewahrt werden, dass er einsatzfähig bleibt. Hierzu eignen sich im Fachhandel erhältliche, gut schließende Kisten aus feuchtigkeitsbeständigem Material wie Kunststoff oder Metall. Immer sollte die freie Tonoberfläche mit einem feuchten Tuch und einer Folie abgedeckt werden. Räder unter der Tonkiste sind vorteilhaft, um die schwere Kiste im Raum bewegen zu können.

Die Abdecktücher sollten regelmäßig gewechselt und bei ausreichend hoher Temperatur (mindestens 60°C, besser 90°C) gewaschen werden, um Schimmelbildung und damit Sporenbelastung der Luft entgegenzuwirken. Letztere stellt insbesondere für Allergiker mitunter eine intolerable Belastung dar. Ton selbst bildet als Mineralprodukt zunächst keine Grundlage für Schimmelbildung. Durch den Eintrag von Hautschuppen und Schweißbestandteilen an den feuchten Tüchern, Tüten oder Abstellbrettern kann sich das aber im Verlauf eines längeren Arbeitsprozesses ändern.

Die Aufbereitung trockenen Tones, Rezirkulieren

Durch Zerkleinern, Wässern und Kneten lässt sich Ton immer wieder in einen bearbeitbaren Zustand versetzen. Dies kommt ausschließlich im künstlerischen, nicht jedoch im therapeutischen Zusammenhang in Betracht. Dabei gibt es jedoch einige Voraussetzungen:

Ein Zerklopfen alter, getrockneter Tonformen ist nur sinnvoll, wenn keine Schimmelbildung am Ton besteht. Wegen der allfälligen Staubentwicklung wird ein hierfür geeigneter Raum sowie ein großes, wasserundurchlässiges Behältnis zum Einweichen der Tonstücke benötigt. Die zerkleinerten Brocken bedeckt man vollständig mit Wasser und weicht sie über mehrere Stunden ein, bis der trockene Ton völlig aufgelöst ist und eine schlammige Masse entsteht.

Anschließend wird überstehendes Wasser abgegossen, der breiige Ton auf einer möglichst saugfähigen Unterlage ausgebreitet bis sich durch Verdunstung die gewünschte Konsistenz ausbildet. Besonders geeignet ist eine glatte Gipsfläche als Unterlage. Dabei ist zu beachten, dass abgesplitterte und womöglich in den Ton eingearbeitete Gipspartikel bei einem späteren Brennprozess Probleme verursachen können.* Anschließend wird der Ton durchgeknetet.

---

* Auch nach der Trocknung enthält Gips – chemisch Kalziumsulfat – gebundenes Kristallwasser. Dieses wird bei der Umwandlung zu Anhydrit, die bei höherer Temperatur im Brennofen erfolgt, schlagartig frei, was zu einer explosionsartigen Ausdehnung von Wasserdampf im Inneren der Tonform führt, wodurch diese und ggf. in der Nähe befindliche andere Formen beschädigt werden können.

Feuchte Tonformen während des Arbeitsprozesses aufbewahren

Wenn Patienten über einen längeren Zeitraum immer wieder an derselben Form arbeiten, so muss diese in bearbeitbarem Zustand erhalten werden. Je nach Intervall kommt es dabei zu einem Wechsel von leichtem Austrocknen und Befeuchten.

Es hat sich bewährt, die Formen in feuchte, nach dem Durchnässen gut ausgewrungene Tücher zu hüllen. Sehr fragile Formteile müssen vom Druck des ggf. zu schweren Tuches freigehalten werden, damit sie während der Aufbewahrungszeit nicht eingedrückt werden. Ein zu nasses Tuch kann durch Aufweichen des Tones zum Abbrechen lastender Formteile führen. Form und Feuchthaltetuch werden sodann mit einer Plastikfolie oder -tüte luftdicht umschlossen. Für Transport und Aufbewahrung ist es von Nutzen, wenn die Form während des gesamten Bearbeitungszeitraumes auf einer wasserresistenten Platte steht.

Wenn es nötig ist, die Form vor dem Verpacken durch leichtes Besprühen mit Wasser zu befeuchten, so muss man sich davon überzeugen, dass nirgendwo (besonders gefährdet sind dünne Stellen) Risse bestehen. Auch feinste Rissbildungen sind riskant, weil aufgesprühtes Wasser hier einziehen und die Stabilität durch Aufweichen des Tons lokal gefährden kann. Gegebenenfalls brechen dann Formteile während der Aufbewahrung ab. In diesem Fall kann es besser sein, die Form lediglich mit einem leicht befeuchteten Tuch einzupacken oder – bei statisch anspruchsvollen Formen – diese nur (ohne Tuch) so in Plastikfolie zu verpacken, dass keine Austrocknungsgefahr entsteht.

Trockene Tonformen zur langfristigen Aufbewahrung

Getrocknete Tonobjekte lassen sich, solange sie trocken stehen, beliebig lange aufbewahren. Zu beachten ist eine trocknungsbedingte Schrumpfung um etwa 10 %. Wenn die Formteile eine unterschiedliche Dicke aufweisen, entstehen leicht statische Spannungen zwischen schon stärker getrockneten und noch wasserhaltigeren Regionen. Es empfiehlt sich daher, mit lockerer Bedeckung durch Folie den Trocknungsprozess zu verlangsamen, um Rissbildungen zu vermeiden. Tonformen mit sehr verschieden dicken Anteilen sowie filigranen Formteilen sollten unter einer locker aufgelegten Plastikfolie trocknen, wobei diese an dünnere Teile dichter, an dickere lockerer angelegt werden muss, um eine möglichst gleichmäßige Trocknung zu gewährleisten. Der Trocknungsgrad lässt sich gut an der Veränderung der Farbe verfolgen, weil die meisten Tonsorten beim Trocknen heller werden.

Um ein Verbacken der Grundfläche mit der Unterlage zu vermeiden, ist es sinnvoll, sie vor dem Trocknen durch einen Draht abzulösen.

Aufbewahren und Brennen der in der Therapie entstandenen Formen

Die in der Therapie entstehende Form repräsentiert immer einen bestimmten Augenblick im Arbeitsprozess. Dieser selbst ist es, auf den es ankommt, nicht das schließlich entstandene Objekt. In der Kunsttherapie ist es in der Regel nicht das vordringliche Ziel, ein sichtbares Kunstwerk zu schaffen, das man mit nach Hause nehmen kann, sondern Erlebnisse und Entwicklungsprozesse anzustoßen. Allerdings ruft der Anblick der fertigen Form diese oft wieder wach, und viele Patienten empfinden Freude und Stolz am Entstandenen, weshalb sie ihr Werk mitnehmen wollen.

Bei der therapeutischen Arbeit mit Kindern ist zu bedenken, dass die Werke einen vorübergehenden Entwicklungsstand repräsentieren, nicht jedoch als in jedem Fall zu bewahrende Kunstwerke aufzufassen sind.

Die Formen in der Therapie sind meist nicht nach handwerklichen Gesichtspunkten und in Hinblick auf späteres Brennen gefertigt, sodass sie sich dafür häufig nicht eignen. Eher gleichen sie „Tagebuchblättern" eines inneren Weges. Wenn ein Patient am Ende dieses Weges die Form dennoch behalten möchte, so kann man ihm mitteilen, dass eine achtsam in einem trockenen Raum aufbewahrte, nicht gebrannte Form beliebig haltbar ist. Manchmal hat es auch seinen Reiz, dass man eine solche Form irgendwann einmal aus eigenem Entschluss heraus wieder in Wasser auflösen kann.

Durch Brennen wird die Form wasserfest, in der Regel aber ist sie nicht frostresistent, weil eingedrungenes Wasser sich bei der Eisbildung ausdehnt und zu Rissen im Ton führt. Durch einen anschließenden Glasurbrand, Einreiben mit Wachs oder andere wasserdichte Beschichtungen lässt sich die Haltbarkeit im Freien verbessern.

Gesundheitliche Aspekte: Allergien und Krankheitserreger

Frischer, in Plastik verpackter Ton sollte frei von Schimmelpilzsporen sein. Generell hemmt Ton das Bakterienwachstum und wird in der Medizin vielfältig therapeutisch eingesetzt. Wie die plastische Nutzung des Tones, so reicht auch seine therapeutische Verwendung bis in die Urzeiten der Menschheitsgeschichte zurück. Dies hängt u.a. mit seinem Adsorptionsvermögen, durch das er Giftstoffe und Keime binden kann, aber auch mit seinen anhaltend kühlenden oder ggf. wärmenden Eigenschaften zusammen, die man beispielsweise in der Therapie mit dem tonverwandten Fango nutzt. Nicht zuletzt lassen sich Tone aber auch wegen ihrer keimhemmenden Eigenschaften verwenden.[2] Sogar gegen Antibiotika multiresistente Keime werden vor allem von eisenhaltigen und daher rötlichen Tonen abgetötet, weshalb man sie gegen sonst nur schwer behandelbare tropische Geschwüre als lokale Auflagen einsetzt[3], und es besteht die Hoffnung, Ton auch in anderen medizinischen Zusammenhängen gegen konventionell kaum beeinflussbare Erreger verwenden zu können.[4]

Eine Hygienebeauftragte der Klinik für Tumorbiologie in Freiburg untersuchte den Therapieton – mit einem verblüffenden Ergebnis: Die Türklinken der Klinik waren wesentlich keimbelasteter als frischer, noch vom Herstellerwerk verpackter Ton. Dieses Ergebnis ermöglichte es dann auch, Knochenmarkstransplantierten diese Therapie anzubieten.

Ein anderer Aspekt kann in seltenen Fällen für Patienten, die an Allergien leiden, relevant sein: Aufgrund der maschinellen Bearbeitung in Tonwerken kann Ton geringe Spuren von Schmierölen enthalten. Dadurch ausgelöste Hautreaktionen sind in der Praxis allerdings bisher nicht bekannt geworden. Bei sorgsamem Arbeiten sollten sich Risiken durch Allergien oder Keimbelastungen gut kontrollieren lassen.

2. Stein als Werkstoff

Die verschiedenen, als Werkstoff genutzten Steine unterscheiden sich wesentlich in ihren Härtegraden, ihrer Kristallstruktur und ihrer Schichtbildung. Dies bedingt ganz unterschiedliche Herausforderungen für den Arbeitsprozess. Was für einen freudigen Anblick bieten die vielen wunderbaren Steine, die bei einem Steinhändler zur Auswahl stehen! Sie näher zu betrachten, sie probeweise anzustoßen und auf eine mögliche Eignung in Hinblick auf das ins Auge gefasste Ziel hin zu prüfen, weckt Vorfreude und Begeisterung.

Eine große Bandbreite an Steinen steht zur Auswahl, von sehr harten Graniten und Diabasen bis hin zu weichen Gesteinen wie Alabaster und Speckstein. Während erstere die Bearbeitung mit Hammer und Meißel erfordern, lassen sich für letztere auch Raspeln, Schnitzeisen und Sandpapier verwenden.

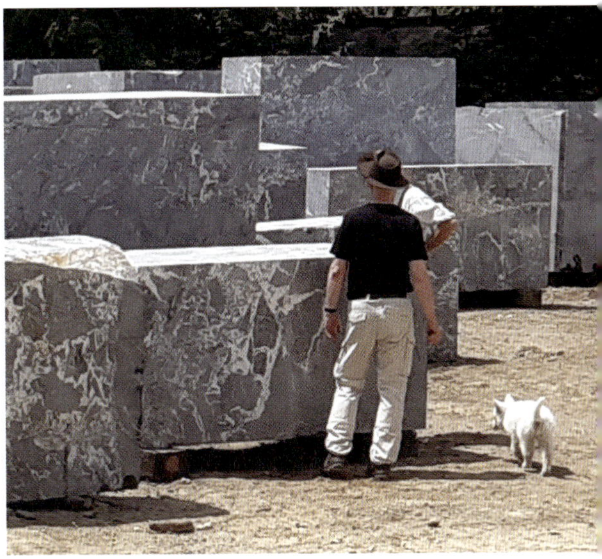

Abb. 7: Marmorblöcke in einem Steinbruch

Die gebräuchlichsten Steinsorten sind nach absteigendem Härtegrad geordnet:

Granit – Marmor – Sandstein – Alabaster – Speckstein

Innerhalb dieser Gesteinsarten besteht ein hohes Maß an Differenzierung. So können Sorten gewählt werden, bei denen ganz bestimmte, für die Bearbeitung jeweils wünschenswerte Eigenschaften im Vordergrund stehen. Viele Marmore sind mittel- bis grobkristallin. Je nach Bearbeitungsweise (s.u.) springen sie entlang der Kristallgrenzen, die schöne Lichtreflexe bewirken können. Professionelle Bildhauer schätzen aber insbesondere die feinkristalline Sorte Statuario aus Carrara, weil in dieser die Formintention des Künstlers besonders gut zum Ausdruck kommt, oder den besonders transparenten (und von den antiken Plastikern bevorzugten) Marmor von Paros. Auch gibt es farbige und gebänderte Marmore, die lebendig wirken, aber auch höhere Anforderungen an ihre Verarbeitung stellen, zumal sie entlang der Grenzen verschiedener Schichten springen können und die Farbgebung in ihrer Wirkung die plastische Formsprache gelegentlich zu überdecken droht.

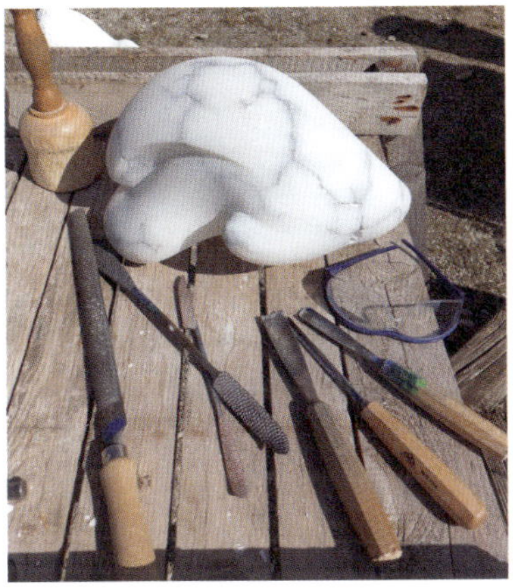

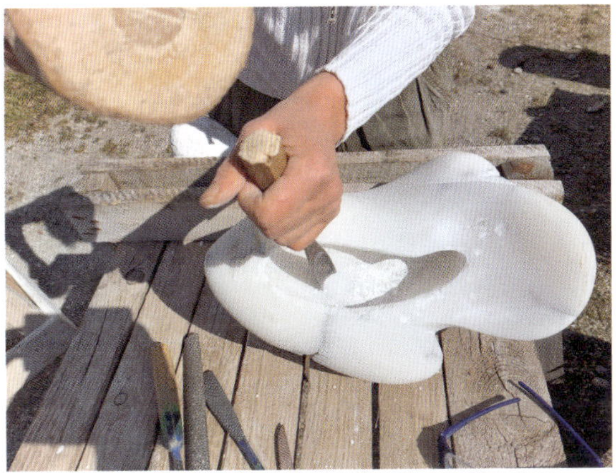

Abb. 8: Werkzeug für Alabaster und Speckstein

Erforderliches Setting

Zumindest bei der Arbeit mit härteren Gesteinen stellen Staubentwicklung und entstehender Lärm besondere Anforderungen an die Umgebung. Oft ist es vorteilhaft, im Freien zu arbeiten, zumal hier die Belastung der Atemluft durch entstehende Stäube geringer ist. Ansonsten ist ein ausreichend großer, möglichst lärmgeschützter Raum (beispielsweise in einem Industriegebiet) erforderlich, der nicht zu empfindlich gegenüber entstehendem Staub und Abfallmaterial sein darf.

Vorsichtsmaßnahmen

Die Verletzungsgefahr ist beim Steinhauen für Anfänger hoch, und es bedarf verschiedener Schutzmaßnahmen, um sicher arbeiten zu können. Leicht passiert es dem Ungeübten, dass er sich auf die Finger schlägt, weshalb Arbeitshandschuhe aus Leder empfehlenswert sind. Es ist unbedingt erforderlich, die Augen vor umherfliegenden Steinsplittern durch eine Schutzbrille zu schützen. Selbst wenn kein Unfall geschieht, bilden sich vor allem in der Anfangszeit leicht Blasen an den Händen.

Steinstäube können beim Einatmen gesundheitsschädlich wirken und bei langfristiger, ungeschützter Exposition die Entwicklung einer Steinstaublunge hervorrufen. Das Einatmen von Stäuben beim Arbeiten lässt sich durch Tragen von dicht anliegenden (FFP2-) Atemmasken verhindern, die im Fachhandel erhältlich sind. Ganz besonders sollte man darauf achten, dass die verwendeten Gesteine bei der Bearbeitung keine Asbest- oder asbestähnliche Fasern freisetzen, die auch in geringen Mengen nach Jahren mit dem Risiko einer (Lungen)Krebsentwicklung verbunden sind, wenn sie eingeatmet werden. Insbesondere Serpentine und Speckstein können hier problematisch sein, weshalb man darauf achten sollte, nur zertifiziert asbestfreies Material zu verwenden.

Unbedingt erforderlich ist eine Erste-Hilfe-Box, die gut mit Pflastern ausgerüstet sein sollte, sowie Schutzbrillen, Handschuhe und Schürzen. Zur Behandlung von Blasen eignen sich besonders Hydrokolloid-Pflaster. Eine Haftpflichtversicherung für den Therapeuten, die auch diesen Arbeitsbereich einschließt, ist dringend zu empfehlen.

Ein Insider-Tipp gegen Blasenbildung: Während des Arbeitsprozesses immer wieder die Hände mit dem entstandenen Marmorstaub einreiben!

Arbeitsböcke

Arbeitsböcke sollen eine möglichst bequeme Arbeitshöhe ermöglichen. Für ein sicheres Arbeiten muss der Stein stabil stehen oder liegen. Das kann man durch Unterlegen von Holzkeilen, Lederkissen oder Sandsäcken vor Beginn der Bearbeitung erreichen.

Tipp: Sandsäcke lassen sich durch Füllen abgeschnittener Hosenbeine und anschließendes Zunähen kostengünstig selbst anfertigen.

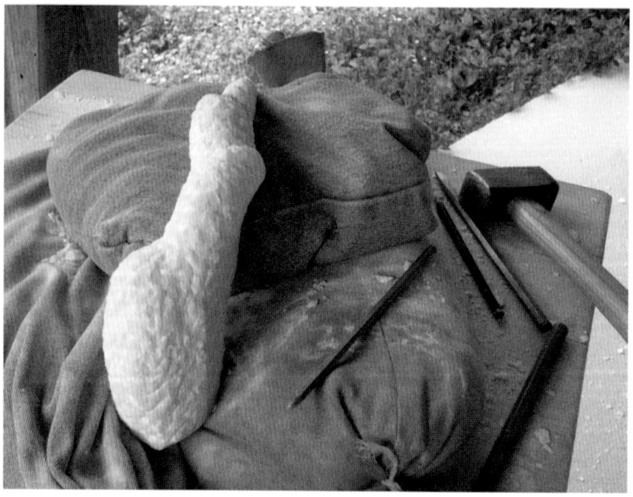

Abb. 9: Arbeitsplatz mit Sandsack als rutschfester Unterlage

Hämmer und Klüpfel*

Die Schlagwerkzeuge unterscheiden sich nach ihrem Kopfgewicht. Im Allgemeinen genügt ein Hammer von 250 bis 500 g Kopfgewicht aus ungehärtetem Eisen. Wer eine gewisse handwerkliche Geschicklichkeit erworben hat, kann auch schwerere Hämmer verwenden. Beim therapeutischen Arbeiten haben sich auch Holzklüpfel bewährt. Diese dämpfen Schlagvibrationen stärker als Eisenhämmer und belasten daher die Sehnen und Gelenke des Arbeitenden weniger.

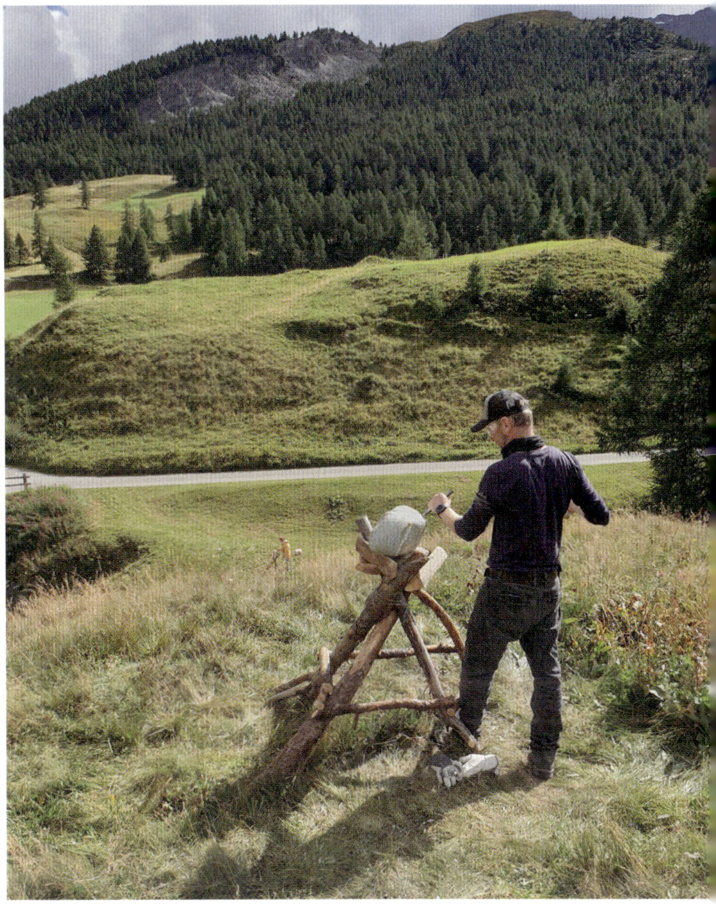

Abb. 10: Selbstgemachter Arbeitsbock

Meißel

Für unterschiedliche Arbeitsbedürfnisse stehen verschiedene Varianten an Meißeln zur Verfügung. Am gebräuchlichsten sind Spitz- und Flachmeißel sowie Zahneisen. Ein etwas dickeres – etwa 1,5 cm dickes – Spitzeisen ist für die ersten Bearbeitungsschritte am Stein und für gröbere Arbeiten geeignet. Es wird vor allem eingesetzt, wenn erste Ansätze einer Fläche das Ziel darstellen und keine größeren Massen abgenommen werden sollen. Das mit einer unterschiedlichen Anzahl an Zähnen ausgestattete Zahneisen kann zum Ausarbeiten glatter Flächen und zum weiteren Glätten der Form dienen. Die Zähne, die man ggf. nachschleifen sollte, verhindern weitgehend ein Ausbrechen größerer Teile des Steins. Bereits die Steinbildhauer der griechischen Antike kannten dieses wichtige Werkzeug.

Je nach bearbeiteter Steinsorte sind unterschiedliche Meißel in verschiedenen Härtegraden und mit unterschiedlich ausgearbeiteten Spitzen erforderlich, die der Fachhandel bereithält. Eisen mit Widiaeisenspitzen** oder -einsätzen sind für fast alle Steinsorten einsetzbar. Die meisten Meißelformen werden mit verbreiterten, abgeflachten Schlagflächen, sogenannten Klüpfelköpfen, angeboten. Im Fachhandel sind auch Meißel mit austauschbaren Spitzen erhältlich, die insbesondere dann vorteilhaft sind, wenn man sie nicht regelmäßig nachschleifen kann.

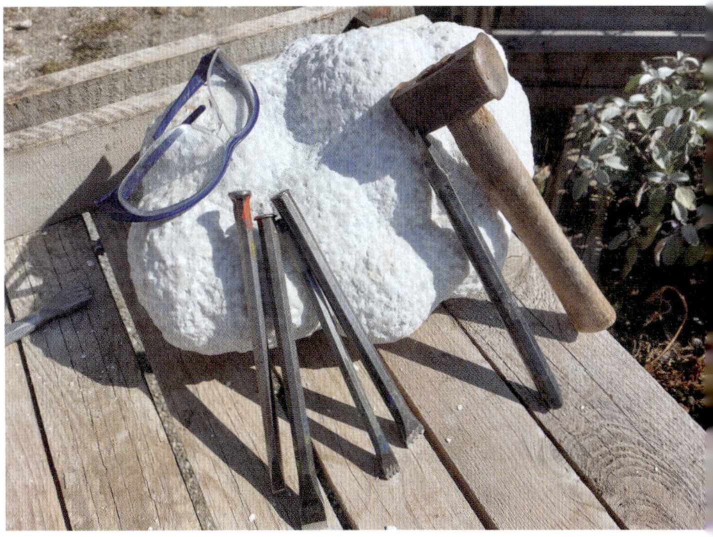

Abb. 11: Spitz-, Flach-, Zahnmeißel und Metallhammer: Werkzeuge für härteren Naturstein, Granit, Marmor

* Regional werden sie auch „Knüpfel", „Klipfel" , „Klöpfel" oder „Schlägel" genannt.

** Widia® (von „**Wie Diamant**") ist ein eingetragenes Warenzeichen für Hartmetallwerkzeuge aus besonders hartem Wolframkarbid und Kobalt.

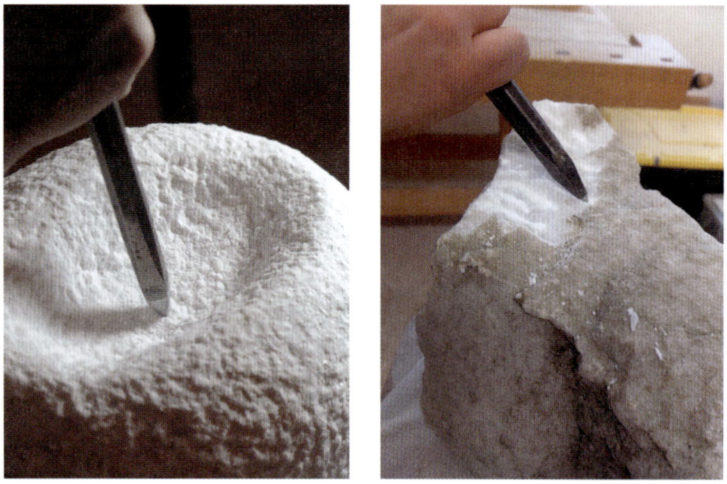

Abb. 12: links Zermürben, rechts Absprengen

Handhabung der Meißel

Der Winkel, in dem man den Meißel auf den Stein aufsetzt, entscheidet darüber, wie schwer oder leicht das Material abspringt und wie die durch die Kristallstruktur bewirkte Oberfläche nach der Bearbeitung aussieht.

Setzt man den Meißel senkrecht auf den Stein auf, so zermürbt und zerkrümelt man die obere Schicht, das Material kann nicht wegspringen und die Kristallstruktur wird zerstört, wodurch sie stumpf erscheint. Ein flacherer Aufsetzwinkel lässt den Stein entlang der Kristallflächen entsprechend deren Spaltbarkeit glatt abspringen, was die Leuchtkraft des Steines erscheinen lässt.

Schlagen Lernen als therapeutischer Schwerpunkt

Wenn man therapeutisch mit Stein arbeitet, so kommt es nicht nur auf die Formgebung an. Auch die Handhabung von Hammer und Meißel, das Schlagen selbst, hat an der therapeutischen Wirkung einen wesentlichen Anteil. Der Rhythmus der Schlagfolge kann sich an innere Rhythmen des Menschen anlehnen. Orientiert sich der Arbeitsrhythmus am Herzschlag, so ist er rasch, folgt er dem Atemrhythmus, so verlangsamt er sich. Beide Schlagarten müssen, um bewusst im therapeutischen Prozess einsetzbar zu sein, geübt werden.

Beim technisch und handwerklich betonten Schlagen, bei dem es auf ein effektives Wegnehmen von Material ankommt, bildet sich oft ein unruhiger, rascher Rhythmus aus. Diese Arbeitsweise belastet das Handgelenk stärker und fordert Muskelkraft des Armes.

Der vom Atem rhythmisierte Schlag kommt aus dem ganzen Arm in einer schwingenden, ausholenden Bewegung. Der Schlagrhythmus ist ruhiger, langsamer und von der Schwerkraft geführt, es fällt der Hammer auf den Meißel. Der ausholende Schwung von Arm und Schulter lässt die Tätigkeit leicht erscheinen.

Eine Aufgabe des anleitenden Therapeuten kann darin bestehen, dem Arbeitenden zu helfen, seinen individuellen Rhythmus zu finden, der weder dem Puls- noch dem Atemrhythmus folgt, sondern frei und bewusst gestaltet wird.

3. Holz als Werkstoff

Holz entstammt einem lebendigen Naturprozess. Wenn man beim plastischen Bearbeiten des Holzes sägt, mit der Axt behaut und mit dem Messer schnitzt, dann bedeutet dies, mit dem Gestalten zugleich eine gewachsene Ganzheit zu zergliedern und zu zerstören. Dabei entsteht eine neue Ganzheit des eigenen Werkes. Bei diesem Prozess ist der Schaffende aber nicht so frei wie etwa beim Umgang mit Ton: Die individuellen Eigenschaften des Holzes müssen zu den eigenen Intentionen in Bezug gesetzt, sie müssen berücksichtigt werden, damit das Werk gelingt. Der Bearbeitungsprozess besteht vor allem in einem Höhlen, bei dem jeder Schnitt mit dem Schnitzmesser oder jedes Abschlagen mit dem Beitel oder Klüpfel ein individuelles Geräusch hervorruft. Späne fallen zu Boden, und die Bearbeitung der verschiedenen Hölzer setzt charakteristische Düfte frei. Der gesamte Arbeitsprozess kann als intimer, innerlicher, „gesprächsartiger“ erlebt werden als beim Steinhauen.

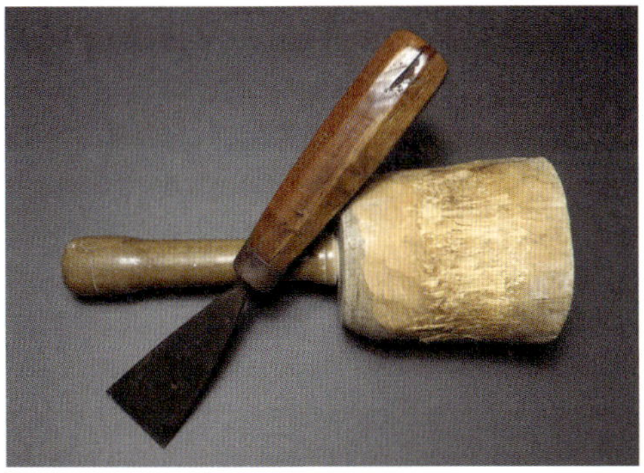

Abb. 13: Schnitzen und Holzbildhauen erfordert spezifisches Werkzeug. Hier: Balleisen und Klüpfel.

Die Eigenschaften des Holzes werden von der Baumart, den Wetterbedingungen, unter denen der Baum gewachsen ist, sowie von seinem Standort und Alter bestimmt. Auch die Lagerungsbedingungen nach dem Fällen beeinflussen die Materialeigenschaften.

Für therapeutische Prozesse liefern Laubbäume aufgrund ihrer dichteren Holzmaserung meist geeigneteres Arbeitsmaterial zum Schnitzen als Nadelbäume. Das Holz der Linde ist weicher als das der Eiche, Holz der Esche ist elastischer als das der Ulme, beim Nussbaum müssen die Faserrichtungen stärker berücksichtigt werden als beim Ahorn. Zur Holzbearbeitung verwendet man unter anderem Schnitzmesser, Beil, Klüpfel und Raspel, Beitel, Stemm- sowie Stecheisen. Der Umgang mit diesen Werkzeugen muss gelernt und geübt werden, und immer ist der Gestaltende während des Bearbeitungsprozesses genötigt, sich der spezifischen Eigenschaften des Holzes bewusst zu sein. Als einführende Übung, um sich sowohl mit der Schnitztechnik als auch mit den Materialeigenschaften vertraut zu machen, eignet sich das Überschnitzen eines stärkeren Holzbrettchens.

Meist liegt das zu bearbeitende Holz zunächst in Form von gesägten, materialstarken Bohlen oder Brettern vor. Es ist noch erkennbar, dass sie von einem Baum stammen, dennoch sind es nur noch Stücke eines ursprünglichen Organismus. Ein erster Bearbeitungsschritt besteht in einem Überschnitzen der sägerauen Flächen. Anhaftender Sand, der die Messer rasch stumpf werden lässt, wird zunächst entfernt und durch Abrunden der Schnittflächen und -kanten entsteht eine erste eigenständige Ganzheit aus dem Holzstück. Hierbei lassen sich auch die charakteristischen Eigenschaften des Holzes, sein Widerstand, sein Geruch, der Klang beim Schnitzen und der Maserungsverlauf erleben, insbesondere auch, wenn man die Schnitzrichtung variiert.

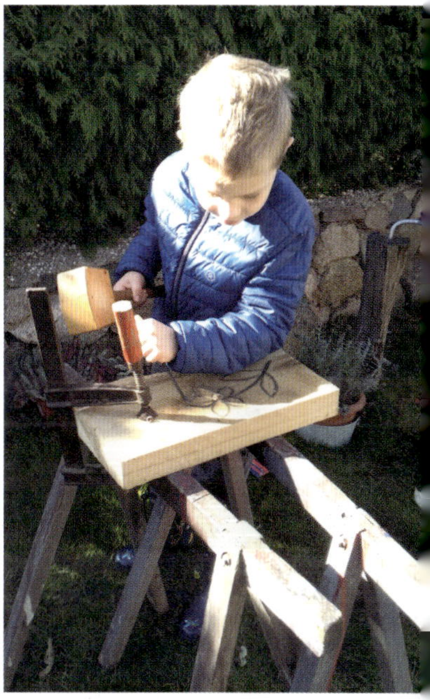

Abb. 14: Auch Kinder genießen es zu schnitzen.

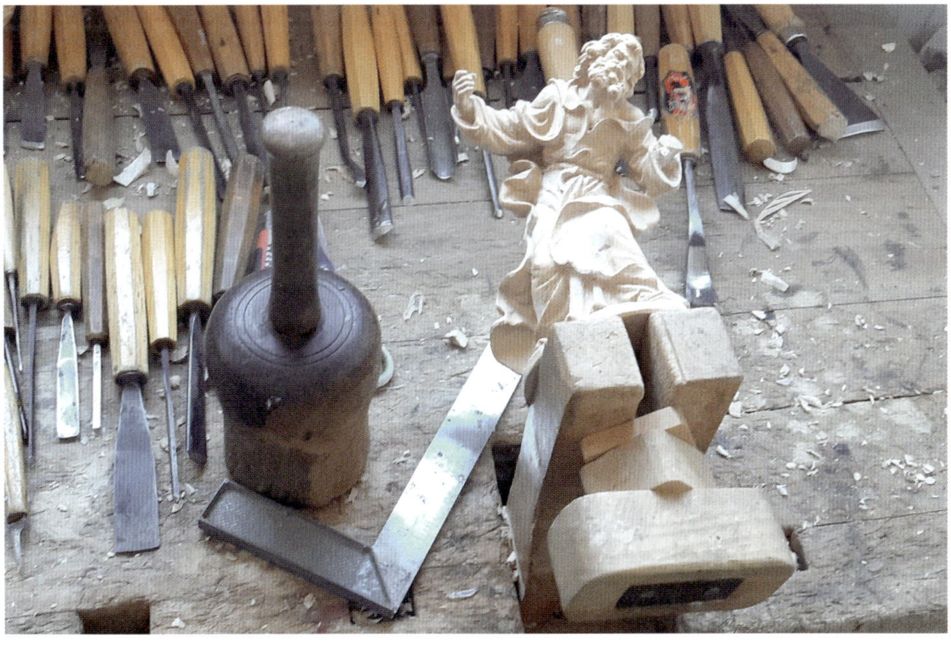

Abb. 15: Weitere Holzbildhauerwerkzeuge

Das Bearbeiten des Holzes erfordert die Beherrschung der Technik und die Kenntnis der Materialeigenschaften. Damit aber nicht in erster Linie ein pädagogischer, sondern ein therapeutisch individueller Umgang mit dem Patienten stattfindet, sollte Wert darauf gelegt werden, immer wieder dessen Eigenerleben anzuregen. Auch eine Lenkung der Aufmerksamkeit auf das feine Geräusch, das beim Abheben eines Spans zustande kommt, den Geruch des Holzes, der durch das Anschneiden von Harzgängen entsteht, die Wandlung des Klanges oder der unterschiedliche Widerstand, den das Holz dem Werkzeug je nach Arbeitsrichtung im Verhältnis zur Faserrichtung bietet, führen in die Gegenwärtigkeit des Erlebens. Achtsamkeit, Sammlung und Ruhe werden so verstärkt.

Die Liebe des Therapeuten zum Material hilft dem Einsteiger dabei, sich selbst mit dem Wesen des Holzes zu verbinden.

Holzarten

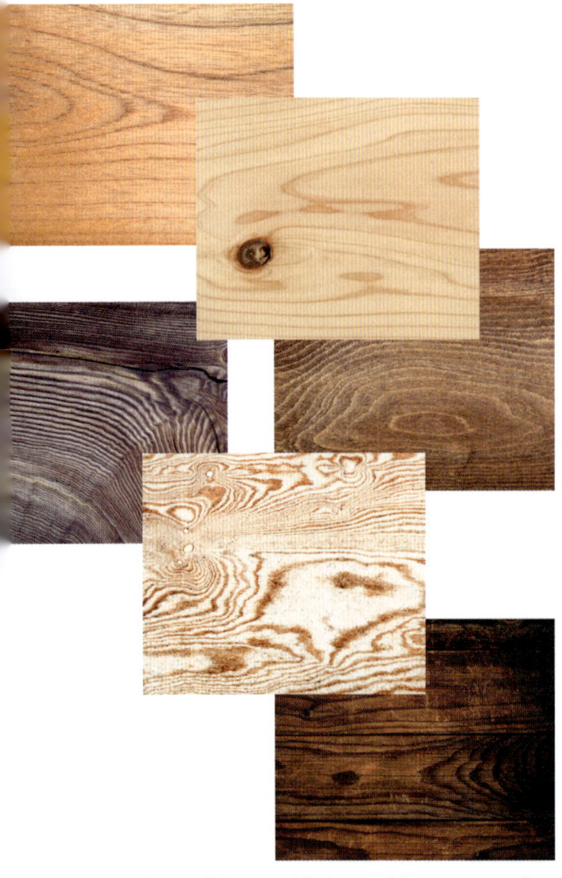

Abb. 16: Die verschiedenen Maserungen charakterisieren die Holzarten.

Die verschiedenen Holzarten unterscheiden sich in ihrem Charakter, aber auch in ihrer Schnitzbarkeit. Beides ist für den therapeutischen Prozess bedeutsam. Als Begleiter ist man gefordert, eine für den jeweiligen Patienten geeignete Wahl zu treffen, weil ungeeignetes Material zu Irritationen führen kann, die den therapeutischen Prozess womöglich ungünstig überlagern.

Lindenholz ist am einfachsten zu bearbeiten und findet daher in der therapeutischen Praxis bevorzugt Verwendung. Der gleichmäßige Wuchs der Linde und die geringe Dichte ihres Holzes sind ebenso vorteilhaft wie die Tatsache, dass die Maserung wenig Widerstand bietet. So können auch freie Formen gut gestaltet werden, ohne zu große Aufmerksamkeit auf die individuellen Eigenschaften des Holzes richten zu müssen. Der technische Umgang mit diesem Holz ist wenig herausfordernd und so kann vor allem Wert auf das innere Miterleben des Prozesses gelegt werden. Im Gegensatz dazu setzt das harte Eichenholz dem Arbeitenden besonderen Widerstand entgegen, weshalb es gewählt werden kann, wenn die therapeutische Notwendigkeit besteht, eine besonders intensive Auseinandersetzung mit der physischen Substanz anzuregen.

Die Obstbaumhölzer zeichnen sich neben ihrer Dichte durch ihre Vielfalt an Farben aus und durch die Tatsache, dass sich ihre Oberflächen zu einer großen Lichthaftigkeit bringen lassen. Häufiger Wechselwuchs und Drehungen der Faserrichtungen können allerdings das Schnitzen erschweren und der freien Gestaltung Grenzen setzen, weil die individuellen Verhältnisse im Holz bei seiner Bearbeitung verstärkt einbezogen werden müssen. Kirschholz zeigt ein schönes Rötlichbraun, das Holz der Birne ist hell ockerfarben und das des Apfelbaumes besonders hell. Das Farbenspiel des Pflaumenholzes kann sehr reizvoll sein, reicht es doch von hellgelblichem Ocker im Splintholz bis zu Rot- und Violetttönen im Kernholz (weitere Gesichtspunkte zur Auswahl von Hölzern finden sich auch im Anhang zu den verschiedenen Holzarten in den Kapitellen des ersten Goetheanums (s. S. 334). Hier sind auch die unterschiedlichen Farben der einzelnen Hölzer zu sehen).

Aber nicht nur in der Farbe unterscheiden sich – vor allem bei Obstgehölzen – Splint- und Kernholz. Ersteres ist der noch belebte und von Flüssigkeit durchzogene Teil des Baumes. Dieser Holzanteil ist daher weicher und schrumpft wegen seines hohen Wasseranteils stärker. Oft wird daher zum Schnitzen vor allem der Kernholzanteil, in jedem Fall jedoch abgelagertes Holz verwendet. Die optimale Trockenzeit von Holzbohlen beträgt ca. ein Jahr pro ein Zentimeter Dicke!

Laubbaumholz eignet sich wegen seiner gleichbleibenden Dichte und seines gleichmäßigen Maserungsverlaufes besonders zum Schnitzen.

4. Sand als Arbeitsmaterial

Jeder kennt das Vergnügen, am Strand mit Sand zu gestalten oder hat als Kind Freude beim Spiel im Sandkasten erlebt. Man benötigt zum Arbeiten mit Sand keine erst zu erwerbenden Fähigkeiten und hat keinen Anspruch, Dauerhaftes und Wertvolles zu schaffen. Gerade die Flüchtigkeit und Vergänglichkeit von Arbeiten mit Sand macht es einem leicht, einen spielerischen Einstieg zu finden, zu experimentieren, auszuprobieren. Hemmungen spielen eine geringe Rolle, Erstarrtes kann sich lösen.

Für die Therapie eignet sich besonders gut ein feiner Quarzsand, der auch in Baumärkten jederzeit zu bekommen ist. Auch aus hygienischer Sicht ist solcher Sand zu bevorzugen. Man kann ihn trocken oder angefeuchtet, mit bloßen Händen oder mit Werkzeugen bearbeiten. Im spielerischen Umgang, im Streichen und Schieben, bilden sich im Sand Spuren des eigenen Tuns ab und lassen sich jederzeit umgestalten. Leichtigkeit, Flüchtigkeit, das Erleben des Moments zeichnen den Umgang mit diesem Material aus.

Um den Sand auf den Arbeitsbereich zu begrenzen, lohnt es sich, eine glatte Unterlage mit einem flachen Rand zu umgeben, der nicht so hoch sein darf, dass er die Tätigkeit behindert. Ein solcher flacher Kasten regt dazu an, Gestaltungen auszuprobieren, bei denen nichts misslingen kann.

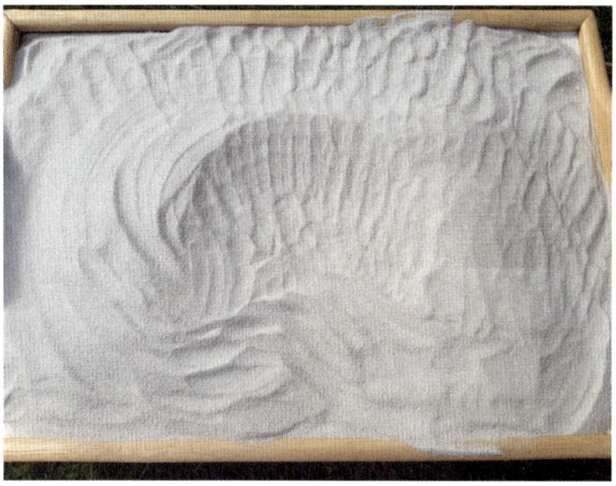

Abb. 17: Gerahmte Sandfläche

Zusammenfassung

Die hier dargestellte Reihe von Arbeitsmaterialien ist selbstverständlich nicht vollständig. Vielmehr wollten wir Anregungen und Gesichtspunkte für die Auswahl von Materialien geben, die einen konkreten therapeutischen Prozess ermöglichen. Neben praktischen Aspekten, haptischen und handwerklichen Eigenarten, die für die Materialauswahl wichtig sind, hat es reale Bedeutung, dass Naturmaterialien wesenhafte Qualitäten aufweisen, sie geistdurchdrungene Naturbildungen darstellen, mit denen sich derjenige auseinandersetzt, der sie bearbeitet. So lassen sich auch therapeutische Aspekte und die Elemente, die an der Bildung der Materialeigenschaften mitgewirkt haben, in die Wahl des Werkmaterials einbinden – ggf. im Gespräch mit einem überweisenden Arzt.

Eine Rolle kann auch spielen, welche biographischen Bezüge ein Patient zu einem Material hat, womit er erfreuliche Erlebnisse hatte, was ihm in seiner Lebensgeschichte begegnet ist. Auch sind die körperlichen, seelischen und geistigen Erlebnisse, die ein Material in dem Patienten anregt, abhängig davon, ob es sich um ein Kind oder einen Erwachsenen handelt. Derartige Bezüge sind bei synthetischen Materialien schwerer zu finden als bei natürlich entstandenen. Mit Stein, Holz, Sand oder Wachs verbinden sich oft positive Erfahrungen. Manchmal hat man den Eindruck, bei der Bearbeitung in einen

Dialog einzutreten, bei dem man etwas „enthüllt", was in dem Material verborgen war. Bei synthetischen Materialien treten solche Erlebnisse weniger auf, wogegen man bei ihnen möglicherweise den Eindruck haben kann, freier seine eigenen Intentionen verwirklichen zu können. Dennoch ist der freien künstlerischen Phantasie keine Grenze gesetzt, und selbstverständlich sind auch Recycling-Objekte, Metall, Glas, Gips, Pappmaché, Erde, Beton, Kunststoff etc. gestaltungsfähige Materialien, mit denen sich schöpferische Prozesse anregen lassen.

Unter den natürlichen Materialien hat sich für die therapeutische Praxis Ton besonders bewährt. Er ist gut verfügbar, der Umgang mit ihm erfordert wenige Vorkehrungen, und er ist leicht zu bearbeiten. Die meisten Patienten erleben, dass er sympathische Empfindungen fördert, die Leibwahrnehmung anregt und mithilft, Sicherheit und Vertrauen in sich selbst aufzubauen.

Literatur

1 von Weizsäcker, V.: Der Gestaltkreis. Theorie der Einheit von Wahrnehmen und Bewegen. Thieme Verlag Stuttgart 1996.

2 Williams, L. B., Metge, D.,W., Eberl, D. et al.: What makes a natural clay antibacterial? Environmental Science and Technology 2011; 45 (8). S. 3768-3773. Morrison, K. D., Misra, R., Williams, L. B.: Unearthing the Antibacterial Mechanism of Medicinal Clay: A Geochemical Approach to Combating Antibiotic Resistance. Scientific Reports 2016; 6 (1). e19043.

3 Haydel, S. H., Remenih, C. M., Williams, L. B.: Broad-spectrum „in vitro" antibacterial activities of clay minerals against antibiotic-susceptible and antibiotic-resistent bacterial pathogens. Journal of Antimicrobial Chemotherapy 2008; 61 (2). S. 353-361.

4 Behroozian, S., Zlosnik, J. E. A., Xu, W. et al.: Antibacterial Activity of a Natural Clay Mineral against Burkholderia cepacia Complex and Other Bacterial Pathogens Isolated from People with Cystic Fibrosis. Microorganisms 2023; 11 (1). doi: 10.3390.

Verwandtschaft der Wirkfaktoren mit jenen der Psychotherapie betont. So heißt es in der S3-Leitlinie zur Psychosozialen Therapie bei schweren psychischen Erkrankungen: „*Generell decken sich die übergreifenden Wirkfaktoren Künstlerischer Therapien mit den psychotherapeutischen Wirkfaktoren, wie etwa: therapeutische Beziehung, therapeutische Rahmenbeziehungen, Ressourcenaktivierung, Problemaktualisierung, Problembewältigung und motivationale Klärung.*“[8] Zudem heißt es: „*Erfahrungen in der Arbeit mit künstlerischen Mitteln verbessern die Selbst- und Fremdwahrnehmung in hohem Maße. Patienten werden dazu angeleitet, die im therapeutischen Rahmen gewonnen Fähigkeiten der Selbstvergewisserung und sozialen Kompetenz auch außerhalb des therapeutischen Settings einzusetzen.*“[9]

Blicken wir nun auf die konkreten Forschungsarbeiten: Bei einer über vier Jahre hinweg durchgeführten Kohorten-Studie an 161 von chronischen Erkrankungen betroffenen Patienten, die anthroposophische Kunsttherapie erhielten – ein Drittel davon Plastisch-Therapeutisches Gestalten –, litt die Mehrzahl unter Depressionen, Angststörungen oder Erschöpfung. Aber auch physische Erkrankungen wie Tumorleiden, Asthma und neurologische Krankheiten waren häufig. Sowohl im Kurz- wie im Langzeitverlauf zeigte sich eine signifikante, deutliche und anhaltende Besserung sowohl psychischer wie auch physischer Symptome.[10] Bemerkenswerter Weise hielten die Besserungen bis zum Studienende nach 48 Monaten an. Eine so anhaltende Wirksamkeit ist für die Patienten von großer Bedeutung, und sie ist auch keineswegs selbstverständlich. Nicht bei vielen „etablierten“ Verfahren ließen sich so deutliche Langzeitwirkungen dokumentieren. Leider wurden in der Publikation die verschiedenen kunsttherapeutischen Ansätze (wie beispielsweise Plastizieren im Vergleich zu Malen oder Musik) nicht getrennt analysiert.

Im Allgemeinen gilt in der Medizin die Wirksamkeit eines Therapieverfahrens als wissenschaftlich gut gesichert, wenn es mit Hilfe von Studien untersucht worden ist, bei der eine Zufallszuteilung (Randomisierung) der Patientinnen und Patienten in Gruppen erfolgte, die unterschiedlich behandelt und anschließend miteinander verglichen wurden. Oft wird eine Gruppe nur einer Scheinbehandlung unterzogen, beispielsweise indem man ein Placebo verabreicht, ein Medikament, das keinen Wirkstoff enthält. Ein solcher Placebo-Einsatz ist bei nicht-medikamentösen und eigenaktiven Therapieverfahren naturgemäß kaum möglich. Bei nicht-medikamentösen Interventionen wird daher häufig eine Gruppe zunächst nicht behandelt und erhält erst zu einem späteren Zeitpunkt die Behandlung, die schon früher der anderen Gruppe zuteilwurde (Vergleich mit einer Wartegruppe). Es ist allerdings auch auf vielfältige andere Weise möglich, die Wirksamkeit einer Intervention zu belegen, und manchmal reichen dafür wenige oder gar nur ein Patient aus. Das kann beispielsweise der Fall sein, wenn spezifisch vorhersagbare Gestaltphänomene als Resultat einer Intervention beobachtbar sind. So führte beispielsweise Helmut Kiene an, dass die Wirksamkeit eines Sonnenschutzmittels auch ohne Randomisierung und Gruppenvergleich überzeugend belegt ist, wenn das Mittel in einer bestimmten geometrischen Form auf die Haut aufgebracht wird und sich nach Besonnung dann diese Figur unversehrter Haut in einer durch Sonnenbrand veränderten Hautregion zeigt.[11] Auch eine lange Krankheitsperiode ohne Besserung im Verhältnis zu einer kurzen Zeit zwischen Behandlung und deutlicher Besserung kann ein starker Wirksamkeitshinweis sein.[12] Bei einer systematischen Studie zu Interventionen der Anthroposophischen Medizin (AMOS) wurden mit allgemein üblichen, standardisierten Verfahren prospektiv Daten zu allgemein gesundheitlichen und psychischen Aspekten erhoben. Die Beurteilung erfolgte durch behandelnde Ärzte und die Patienten selbst. Auf diese Weise konnten systematisch auch Einzelfälle analysiert werden. So litt beispielsweise eine Patientin bereits 3 Jahre lang an einer Depression und war psychotherapeutisch sowie medikamentös vorbehandelt. Durch Kunsttherapie (5-mal Plastizieren, 7-mal Malen) trat rasch eine dann über die Studiendauer von 48 Monate anhaltende Remission der Erkrankung ein, die nach sorgfältiger Analyse möglicher anderer Faktoren mit großer Wahrscheinlichkeit auf diese Behandlung zurückzuführen war.[13] Schnell einsetzende Wirkungen sahen auch wir z.B. bei Patienten mit Depressionen, Ängsten und Traumafolgestörungen. Die individuelle ärztliche und therapeutische Erfahrung bildet sich aus solchen Erlebnissen und prägt das Vorgehen in der Praxis. Nach spezifischen Kriterien aufgearbeitete Einzelfälle können darüber hinaus der allgemeinen Anerkennung einer Methode dienen.

Angststörungen

Momentan ist in Hinblick auf randomisierte Studien mit Gruppenvergleichen die anthroposophische kunsttherapeutische Behandlung von Angststörungen besonders gut dokumentiert. 2019 veröffentlichten Annemarie Abbing et al. eine randomisierte klinische Studie (RCT), in der 60 Patientinnen mit Angststörungen (Generalisierte Angststörung, Soziale Angststörung, Panikstörung und kombinierte Störungsbilder) mit einer mittleren Erkrankungsdauer von über 17 Jahren zufallsverteilt einer Therapie- bzw. einer Wartegruppe zugeteilt wurden. Nachdem die Patientinnen über drei Monate 10 bis 12 Therapiesitzungen erhielten, die in den meisten Fällen Zeichnen und Plastizieren (seltener Malen) als therapeutische Medien enthielten, ließ sich eine signifikante und von der Effektstärke deutliche Besserung der Angstsymptomatik und der Lebensqualität dokumentieren, was in der Wartegruppe nicht der Fall war.[14] Zusätzlich stellte man fest, dass die Teilnehmer der Therapiegruppe eine eindeutige Verbesserung ihrer Emotionsregulation aufwiesen. Die Effekte waren auch drei Monate nach Therapieende noch nachweisbar und konnten schließlich ähnlich auch bei den Patientinnen erzielt werden, die primär der Wartegruppe zugeordnet und erst später behandelt worden sind.

Während hier ein deutlicher Therapieeffekt im Gruppenvergleich dokumentiert wurde, besteht die Stärke einer weiteren Studie mit Angstpatienten in der langen Beobachtungsdauer. Hier wurde keine Vergleichsgruppe herangezogen, sondern der Therapieeffekt im Verhältnis zum Befinden der Patienten vor Studienbeginn beschrieben – die Patienten also im Zeitverlauf mit sich selbst verglichen – und zwar insgesamt über vier Jahre hinweg.

Es handelt sich um eine prospektive Kohortenstudie aus dem Studienkomplex der AMOS (=Anthroposophic Medicine Outcome Study), dem auch die vorgenannte Studie allgemein zur Kunsttherapie entstammt. In diese Studie von Hamre et al. wurden 64 Patienten eingeschlossen, die unter Angststörungen litten und eine Behandlung im Rahmen der Anthroposophischen Medizin erhielten.[15] Mehr als die Hälfte dieser Patienten bekam anthroposophische Arzneimittel und 30 % anthroposophische Kunsttherapie, in erster Linie Zeichnen, Plastizieren und Malen. Im Mittel erhielten die Patienten darin 12 Therapieeinheiten. Mit verschiedenen wissenschaftlichen Standardinstrumenten ließ sich eine signifikante und ausgeprägte Besserung der Angstsymptomatik und eine Steigerung der Lebensqualität nachweisen.* Die Effektstärke war dabei ebenso hoch wie in Studien zur Wirksamkeit von Psychotherapie und Psychopharmakotherapie. Bemerkenswert ist, dass sich der Behandlungserfolg der kunsttherapeutischen Intervention bis zum Studienende zwei Jahre später nachweisen ließ.

---

* So wurde die Behandlung von 86 % aller Patienten, die Eurythmie, Kunsttherapie oder Rhythmische Massage erhalten hatten, als „sehr effektiv" oder „effektiv" eingeschätzt. In einer Selbstbeurteilungsskala sank das Ausmaß der Angstsymptomatik bei 57 % aller aufgenommenen Patienten um mehr als 50 %, bei einer ärztlichen Beurteilung war dies bei 58 % der Patienten der Fall.

Anthroposophische Therapie zeigt Langzeiteffekte bei Angststörungen[16]

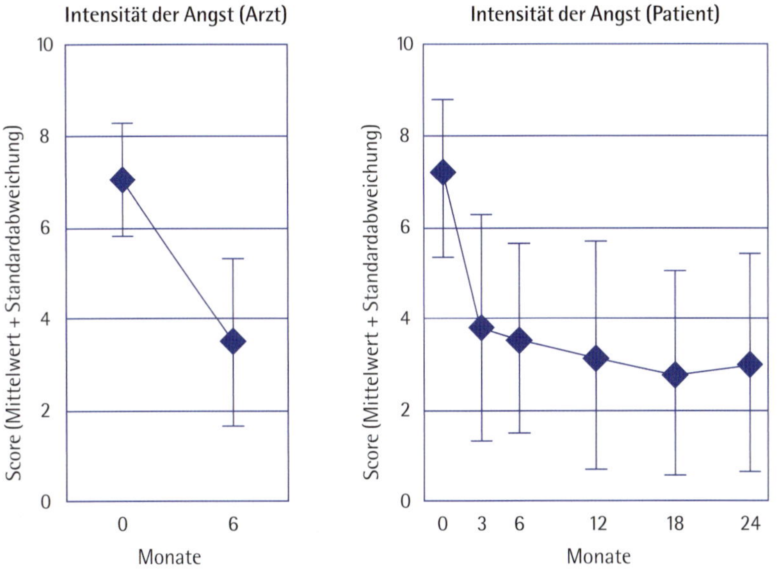

Intensität der Angst. 0 „nicht vorhanden", 10 „schwerst möglich". Schätzung durch Arzt, n = 63, Schätzung durch Patient, n = 56.

Abb. 1: In diesen Graphiken zeigt eine Abnahme des Score-Wertes eine Besserung der Symptomatik. Es besteht eine hohe Übereinstimmung in der Eigen- und Fremdbeurteilung sowie eine bemerkenswerte Dauerhaftigkeit der erzielten Besserung.

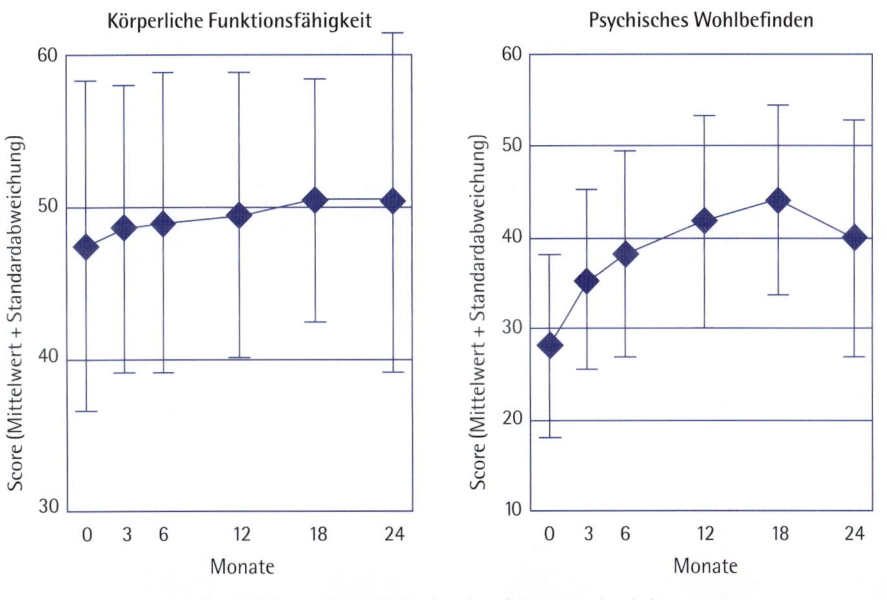

Körperliche und psychische Aspekte, Schätzung durch Arzt, n = 63

Abb. 2: Hier ist eine Besserung mit einer Zunahme des Score-Wertes verbunden. Die Besserung des psychischen Wohlbefindens der zur Messung der Lebensqualität bestimmten SF-36-Skala ist erwartungsgemäß deutlicher als die Änderung der körperlichen Funktionsfähigkeit. Wiederum zeigt sich eine über den Studienzeitraum von zwei Jahren hinweg erhebliche Verbesserung.

Diese beschriebenen Studienergebnisse entsprechen der allgemeinen Erfahrung, dass Angststörungen häufig sehr gut auf eine Behandlung mittels Plastisch-Therapeutischen Gestaltens ansprechen.

Während Studien an größeren Gruppen globale Interventionsergebnisse aufzeigen, ggf. quantifizieren und mit Gruppen fehlender oder anderer Intervention vergleichen können, besteht die Stärke von Einzelfallstudien in der Nachvollziehbarkeit konkreter Therapieverläufe. In exemplarischer Weise gelang dies im Bericht über die Behandlung einer in ihrer Kindheit traumatisierten Patientin mit Angststörung, Panik, Agora- und Klaustrophobie, der ebenfalls von der oben bereits erwähnten Arbeitsgruppe um Abbing stammt.[17] In diesem Fall wurde das Plastizieren aufgrund einer positiven Vorerfahrung der Patientin mit dem Medium als Beginn eines strukturierten und gut nachvollziehbaren Therapieweges genutzt. Da beim Plastizieren taktile Sinnesbereiche im Vordergrund stehen, nutzte die Therapeutin dies, um in einem ersten Ansatz einen Zustand der „Hyper-Alertness" und eines gesteigerten mentalen Kontrollbedürfnisses zu mindern, indem eine plastizierte Kugel zu einer – im Bericht nicht näher bezeichneten – „anderen Form" umgebildet und dazu vor das Herz der Patientin geführt und damit ihrem kontrollierenden Blick entzogen wurde. Das erinnert an im vorliegenden Buch beschriebene Möglichkeiten, durch Plastizieren mit geschlossenen Augen die ängstliche Kontrolle durch den Sehsinn auszuschalten und die Verbindung mit dem plastizierten Objekt zu stärken, was eine Verbindung der Seele mit dem Leib fördert und ein Ruhegefühl schaffen kann. Auch wenn die weitere Therapie andere, v.a. zeichnerische und malerische Zugangswege nutzte, war dieser Behandlungsschritt offenbar sehr hilfreich dabei, der Patientin neue Erfahrungen zu vermitteln und sie für kunsttherapeutische Wege zu öffnen, die schließlich zu einer wesentlichen Besserung ihrer Angststörung führten [→ eine Parallele dazu findet sich in Kapitel VIII, Fall 2].

Depression und andere schwere psychische Erkrankungen

Außerhalb des anthroposophischen Kontextes gibt es eine Reihe weiterer Studien, die klinisch relevante Effekte des therapeutischen Plastizierens bei psychiatrischen Patienten belegen. So wurde an der Universität Hong Kong eine randomisierte Studie an 106 Patienten durchgeführt, die an einer Major Depression litten. Die Therapiegruppe erhielt sechs zweieinhalbstündige Gruppensitzungen, in denen plastiziert wurde, während die Kontrollgruppe ebenso häufig und lang Kunst nur betrachtete. Schon diese Kurzzeittherapie genügte, um eine signifikante Besserung der Depressionssymptome (gemessen mit dem Beck Depression Inventory) und der Lebensqualität in der Studiengruppe zu erreichen.[18] Die Autoren verweisen auch auf die Kosteneffektivität und Nebenwirkungsarmut einer solchen Behandlung.

Allgemein ist für Kunsttherapie belegt, dass sie geeignet ist, Negativsymptome von Patienten, die an Schizophrenie erkrankt sind, besser zu mildern als eine alleinige Standardtherapie[19], und die S3-Leitlinie *Psychosoziale Therapien bei schweren psychischen Erkrankungen* gibt mit dem Grad B und einer Evidenzebene 1a bis 1b die Empfehlung, künstlerische Therapien *„sollten im Rahmen eines Gesamtbehandlungsplanes und gemessen an den individuellen Bedürfnissen und Präferenzen der Betroffenen zur Verbesserung der psychopathologischen Symptomatik angeboten werden."*[20]

Neurologische Erkrankungen

Auch bei neurologischen Erkrankungen ließ sich eine Wirksamkeit des Plastizierens im Studienrahmen dokumentieren, wobei es sich auch hier nicht um spezifisch anthroposophische Ansätze handelte. So schloss eine südkoreanische Beobachtungsstudie 66 an Parkinson-Syndrom leidende und in Langzeiteinrichtungen lebende Patienten ein, die entweder die ortsüblichen Rehabilitationsmaßnahmen (Sport, gemeinsame Spiele, oralmotorisches Training und kognitives Training in Hinblick auf logische und arithmetische Aufgaben) oder zusätzlich zweimal wöchentlich je 80-minütige Interventionen mit imaginativ geführtem Plastizieren in Ton erhielten (in jeder der Therapiesitzungen wurden dabei andere Themen erarbeitet, beispielsweise „Früchte", „Tiere", „jemand, den ich sehen möchte" etc.). Die Interventionsgruppe zeigte eine signifikante Besserung in Hinblick auf Handfunktionen, Lebensqualität, Stimmung und Selbstausdrucksmöglichkeit. Die Autoren beschreiben, dass sich unmittelbare Symptome der Parkinson-Krankheit wie Rigor, Tremor, Erschöpfungsgefühl, sprachliche Beeinträchtigung oder Schlafstörungen ebenfalls durch Plastizieren besserten.[21] Auch wenn die Gruppenzuteilung in der vorliegenden Publikation nicht völlig transparent ist, erscheinen die beschriebenen Effekte nachvollziehbar und stimmen mit ähnlichen, von den Autoren zitierten Studien überein. Als wichtige Effekte des Plastizierens führen diese sensomotorische Trainingseffekte, aber auch eine Verbesserung des emotionalen Selbstausdrucks und der Verbindung mit der Umwelt an. Den behandelten Patienten gelinge eine bessere Emotionsregulation, sie könnten sich klarer von belastenden Gedanken an ihre Krankheit distanzieren und würden Entspannung, Befriedigung und Erfüllung beim Arbeiten mit Ton erleben.

2. Gründe für die Verordnung von Plastisch-Therapeutischem Gestalten

2.1 Verfügbarkeit und Präferenz

In aller Regel beginnen Patienten eine kunsttherapeutische Behandlung aufgrund einer ärztlichen Indikationsstellung. Nicht selten ist eine solche Verordnung für die Betroffenen überraschend, und nicht immer fällt es ihnen leicht, einen solchen eigenaktiven Therapieweg zu beginnen.

In der Behandlung stehen mit Plastik, Malerei, Musik, Sprache und Eurythmie ganz verschiedene (kunst)therapeutische Zugänge zur Verfügung. Für die Auswahl des für einen Patienten geeigneten Verfahrens spielen neben spezifischen Wirkungen dieser Verfahren auch viele weitere Aspekte eine Rolle. Nicht zuletzt sind in der Realität die Verfügbarkeit und Patientenpräferenz bzw. Abneigungen von Bedeutung. Ebenfalls wichtig sind interpersonelle Aspekte zwischen Patienten und Therapeuten, beispielsweise auf der Ebene von Sympathie und Antipathie.

2.2 Spezifische Qualitäten des Plastizierens

Dennoch gibt es jenseits individueller und zufälliger Konstellationen allgemeine und objektive Gesichtspunkte, die eine Form der Kunsttherapie im Einzelfall besonders indiziert erscheinen lassen. Welche Gesichtspunkte zeichnen hier nun die Plastik aus?

Allgemein lässt sich formulieren, dass im Ergreifen und Gestalten des Stoffes beim Plastizieren eine intentionale Tätigkeit des Ichs vollführt wird, die derjenigen gleicht, die es im Inkarnationsprozess, im Verbinden mit dem und Gestalten des Leibes ausgeführt hat. Plastizieren fördert die Leibverbindung und verleiht Seele und Ich einen besseren Halt, um sich der Welt ruhig gegenüberstellen zu können. Gegenüber einem zu starken und bedrängenden Weltbezug wird die Beziehung zu sich selbst gefördert. Darüber hinaus vermag es den Rhythmus von Selbst- und Weltverbindung zu harmonisieren, was einem zu starken Versinken im Selbstbezug (beispielsweise bei einer Depression) entgegengewirkt.

Im Gegensatz zur Malerei, die sich in der zweidimensionalen Fläche entfaltet, und der Musik, die eine in der Zeit erscheinende und nur im Moment ihres Entstehens wahrnehmbare Kunst ist, findet Plastizieren im dreidimensionalen Raum statt. Die Heileurythmie entfaltet sich ebenfalls im Raum, sie umfasst jedoch zusätzlich ein zeitliches Element. Wie die Musik erscheint sie in der Gegenwart, und sie verklingt, sobald die Bewegung aufhört, während ihre Nachwirkungen selbstverständlich fortbestehen. Natürlich kann in gewissem Maß jegliches künstlerische Schaffen und Erleben in der Seele „nachklingen".

Die nachfolgenden Überlegungen beziehen sich jedoch auf Gesichtspunkte, die für das Tun selbst gelten. Durch das Bilden eines raumerfüllenden, dauerhaften, substanzerfüllten Bildwerkes erscheint dem Plastizierenden ein körperliches Gegenüber. Dies ermöglicht im Prozess des Plastizierens immer wieder einen Abgleich des primär durch den Tastsinn erfassten realen Objektes mit dem inneren Bild dessen, wohin der Plastizierende dieses Objekt entwickeln möchte. Neben der Gegenwart des sinnlich erfassten Gebildes kann so auch schon im Ansatz ein in die Zukunft weisender Entwicklungsschritt erlebbar werden („Wie möchte ich die Plastik verändern, wo soll sie sich hin entwickeln?").

Da der Tastsinn als ein die physisch-räumlichen Verhältnisse der Welt erfassender Sinn ein Höchstmaß an „Objektivität" vermittelt und das geschaffene Werk sich nicht kurzfristig verändert, kann die Begegnung mit ihm eine unmittelbare Realitätsversicherung bewirken. Die Form, ihre Orientierung im Raum, ihre Standfestigkeit, ihre Aufrechte, ihr inneres Gleichgewicht, das Verhältnis ihrer Teile zueinander, alles kann sorgsam geprüft werden, ist nicht von der Gestimmtheit abhängig und muss nicht im Ungefähren und Unbestimmten verbleiben. In Kapitel II wurde dies in Zusammenhang mit den „unteren Sinnen" bereits ausführlich geschildert. Patienten, die zu wenig in der irdischen Welt verankert wirken, sich in Phantasien oder Ängsten zu verlieren drohen, kann im plastisch-therapeutischen Schaffen ein seelischer Anker vermittelt werden. Von Therapeutinnen und Therapeuten begleitet, vermögen sie sich oft rasch und wirksam einen Halt gegenüber bedrängenden seelischen Tendenzen zu verschaffen, die unkontrolliert aus den Tiefen der Seele aufzusteigen drohen.

Rhythmisch können sich plastisch wirksames Handeln und Wahrnehmen des Geschaffenen abwechseln. Wie wir bei der Betrachtung von Kunstwerken gesehen haben [→ Kapitel II.5 Exemplarische Betrachtung zweier antiker Bildwerke], die von anderen geschaffen wurden, kann sich der therapeutisch begleitete Plastizierende in eine gewordene Form einfühlen, gleichsam ein Stück weit in ihr aufgehen und empfinden, wo diese noch vom angestrebten und sich schrittweise enthüllenden Ziel abweicht, um sie dann gemäß dieser Wahrnehmung weiter zu gestalten.

Viktor von Weizsäcker (1886-1957), der als einer der Begründer der Psychosomatischen Medizin gilt, hat den „Gestaltkreis" beschrieben, der Wahrnehmen und Bewegen untrennbar miteinander verknüpft.[22] In der Plastik lässt sich in besonderer Weise erleben, dass ein selbst intendierter Veränderungsimpuls in der physischen Welt eine andauernde Wirkung zeitigt, die wahrnehmbar ist, an der man sich selbst erlebt, die man mit dem eigenen inneren Bild eines Entwicklungszieles des künstlerischen Prozesses abgleichen und sie schließlich durch weitere Impulse verändern kann. Dies lässt sich als eine Erweiterung der Gestaltkreisfunktion begreifen. Der tätige Patient kann so Wirksamkeit und schließlich auch Selbstwirksamkeit erfahren und einüben, wenn er bemerkt, dass die Formgestaltung auf ihn selbst zurückwirkt und beispielsweise ein Erarbeiten stabiler Standfestigkeit seiner Form auch seine eigene Stabilität und Verankerung im Leib verbessert.

Tatsächlich lässt sich nämlich einer Form eine bestimmte Qualität nur dann verleihen, wenn man sie zunächst selbst in sich ausbildet. So gelingt die Aufrichtung einer Form in der Senkrechten nur dann, wenn man diese zunächst wahrnimmt und in sich selbst bildet. Nachdem man sie der Substanz einzuprägen versucht hat, wird man prüfen, ob das Werk diese Qualität ausreichend gewonnen hat. Man spürt vielleicht, dass noch eine Abweichung nach einer Richtung besteht und versucht dann, diese auszugleichen, was wiederum voraussetzt, dass einem in sich selbst ein noch zutreffenderes Ausbilden dieser Qualität gelingt. Da die Ausführenden selbst in der Lage sind, die entsprechenden Qualitäten ihrer Form zu prüfen, zu beurteilen und schließlich weiterzuentwickeln, können sie – unter behutsamer therapeutischer Anleitung – in aller Regel selbst den Veränderungsbedarf ermitteln, wenn der Behandelnde beispielsweise gezielte Fragen stellt. Hierdurch wird vermieden, dass der Patient ein korrigierendes Eingreifen des Therapeuten als beurteilend, übergriffig oder beschämend erlebt. Dem Behandelnden fällt in diesem Fall vor allem die Aufgabe zu, das Bewusstsein des Plastizierenden fragend auf einen Aspekt zu lenken. Es hat sich bewährt, hier Fragen zu stellen, die vom Plastizierenden nicht als wertend erlebt werden, beispielsweise „Erleben Sie Ihre Form eher als schwer oder als leicht?“ oder „Steht Ihre Form senkrecht oder neigt sie sich nach einer Seite?“ [→ eine ausführliche Darstellung findet sich in Kapitel VII.2].

Durch das bewusste Gestalten eines wahrnehmenden und geführten Resonanzverhältnisses zwischen dem künstlerisch Tätigen und seinem Werk lässt sich – gerade aufgrund der Konstanz des im Physischen gestalteten Objektes – Sicherheit in Bezug auf die raumorientierenden Fähigkeiten einüben, die auch in anderen Lebensbereichen und Seelengebieten fruchtbar werden können. So vermag beispielsweise ein selbstunsicherer und in der Beziehungsgestaltung unbeholfener Patient Vertrauen in seine Wahrnehmungen zu entwickeln, aber auch die Zuversicht, dass Erlebtes nicht so bleiben muss, wie es ihm zunächst entgegentritt. Vielmehr kann er sein aktives Gestaltungspotential erleben und ausbauen.

Dies zeigt, wie fruchtbar ein Austausch und Zusammenwirken von Ärztin, Kunsttherapeutin und Psychotherapeutin sein können. So könnte im Falle der Selbstunsicherheit die Ärztin den Therapiebedarf beschreiben und medikamentös, etwa durch Eisenpräparate, welche die „Marskräfte“ fördern, auf diesen eingehen, die plastisch tätige Kunsttherapeutin Übungen durchführen, die das Selbstbewusstsein stärken und die Psychotherapeutin helfen, diese auf konkrete Konflikte zu beziehen, um sie fruchtbar zu bewältigen.

2.3 Plastizieren als Arbeit mit den vier „unteren Sinnen“ – Therapeutisches Plastizieren bei Willens- und Sinnesstörungen

Ein weiterer Gesichtspunkt für die Wahl des Plastizierens als therapeutisches Medium kann in der Erkenntnis bestehen, dass diese Tätigkeit bevorzugt mit den vier „unteren Sinnen“ arbeitet, die von Rudolf Steiner als „Willenssinne“ beschrieben wurden [→ Kapitel II.4.1]. In der Tat vermag das Plastizieren in besonderer Weise Störungen, die den Willensbereich betreffen, zu beeinflussen (auch bei suchtartigem Verhalten wie beispielsweise bei der Bulimie wird Plastizieren eingesetzt).[23] Aus diesem Grund kann es auch bei Erschöpfungssymptomen unterschiedlicher Ursache, so bei neurologischen, psychischen, onkologischen Erkrankungen, Burn-out-Syndrom etc., eine wesentliche Hilfe sein.

Eine krankhafte Beeinträchtigung der „unteren Sinne“ selbst lässt sich durch Plastizieren im Sinne einer sensorischen Stimulation und eines übenden Aktivierens der Sinnessysteme bessern. So stellen Störungen der Raumorientierung und des Gleichgewichtes, insbesondere aber auch Tastsinnstörungen (beispielsweise bei einer Polyneuropathie), mitunter Gründe für die Verordnung Plastisch-Therapeutischen Gestaltens dar. Solche Polyneuropathien treten u.a. altersbedingt, infolge Vitaminmangels oder durch Stoffwechselstörungen auf. Besonders häufig ist das beim Diabetes mellitus Typ 2 der Fall, bei dem schon konstitutionell oft ein geringer Bezug zu den Gliedmaßen besteht und sich durch die Polyneuropathie schließlich auch pathophysiologisch die Wahrnehmung aus der Peripherie der Extremitäten zurückzuziehen beginnt. Im Verein mit durch den Diabetes verursachten Durchblutungsstörungen kann im Spätstadium sogar der Verlust der Gliedmaße, die nicht mehr ausreichend von der Individualität ergriffen wird, durch Amputation drohen.[24] Grundsätzlich gilt es, bei Polyneuropathien deren Ursache zu klären und möglichst abzustellen. Daneben bewährt sich aber auch die gezielte Förderung der jeweils betroffenen Sinnesbereiche entsprechend der allgemeinen Rehabilitationserfahrung: „Jede vernachlässigte Fähigkeit geht zurück, jede intensiv genutzte Fähigkeit wird dadurch gefördert." Häufig sind polyneuropathische Störungen der Tast-, Vibrations- und Lageempfindung auch Folgen einer Chemotherapie bei Krebspatienten [→ auch Kapitel X.1]. Gegebenenfalls kommen zu solchen „Negativ-Symptomen" auch „Positiv-Symptome" hinzu, die als gesteigerte Eigen- und Fehlwahrnehmung, z.B. als Kribbelparästhesien und Schmerzen, in Erscheinung treten. Letztere stellen eine Extremform einer „Lebenssinnstörung" dar. Solche sensorischen Negativ- und Positivsymptome sind ebenfalls gute Indikationen für therapeutisches Plastizieren. Generell lassen sich auch Schmerzsyndrome oft günstig beeinflussen, wenn die Eigenwahrnehmung nicht zu sehr angesprochen, sondern die Aufmerksamkeit positiv auf das außerhalb des Leibes entstehende Objekt gelenkt wird.[25] Übende, nicht-pharmakologische Verfahren spielen bei der Behandlung von Polyneuropathiesyndromen auch in der allgemeinen Medizin eine Rolle, wobei insbesondere für Verfahren, die das Gleichgewicht trainieren, in Studien gute Effekte dokumentiert wurden.[26] So empfiehlt auch die S3-Leitlinie zur supportiven Therapie onkologischer Patienten zur Behandlung von Neuropathien neben Balanceübungen auch Feinmotorik-, sensomotorisches und Koordinationstraining.[27] Unserer Erfahrung nach kann das therapeutische Plastizieren, das diese Einzelaspekte in einer sinnerfüllten Weise einschließt, ein wesentlicher Baustein eines therapeutischen Gesamtkonzeptes sein.

2.4 Integration weiterer Sinnesbereiche und innerer Aktivitäten

Auch andere Sinnesbereiche lassen sich durch das therapeutische Plastizieren gezielt fördern: Fragt man zum Beispiel während des Plastizierens ausdrücklich nach der Wärmeverteilung sowohl im eigenen Körper wie auch in der Tonform, so zeigt sich häufig, dass es beim dialogischen bzw. maieutischen Arbeiten den meisten Patienten gelingt, einen positiven Einfluss auf die eigene Wärmeverteilung zu bewirken und eine deutliche, bis in ihre Peripherie gehende Durchwärmung zu empfinden. Ihr Bewusstsein für die eigenen Wärmeverhältnisse steigt, und häufig erleben sie auch nach dem Plastizieren eine anhaltende Verbesserung ihrer Wärmeverteilung. Dies ist auch als Hinweis auf eine Verbesserung der Verbindung des in der Wärme wirksamen Ichs mit dem Leib zu interpretieren.

Neben dem primären Umgang mit den unteren Sinnen spielen beim therapeutischen Plastizieren aber auch andere Sinnesbereiche eine Rolle und lassen sich gezielt fördern. So ist beispielsweise beim Gestalten eines Porträts in hohem Maße der Ich-Sinn gefordert. Beim Bilden geometrischer Körper und insbesondere bei deren Durchdringungen ist es besonders der sich mit dem Leib verbindende Denksinn. Bei der plastischen Darstellung von Seelengesten (beispielsweise einer ihr Kind wiegenden Frau oder zweier Figuren, die sich einander zuwenden) werden vom Plastizierenden zunächst in der eigenen Seele Gefühle aktiviert und schließlich räumlich gestaltet. Dann aber kann der Plastizierende aus dem Tätigsein zurücktreten und wahrnehmend überprüfen, ob die entstandene Raumform tatsächlich bereits die beabsichtigte seelische Wirkung induziert. Hin- und herschwingend zwischen innerem seelischem Erleben und objektiv erfassbarer physischer Form lässt sich so immer feiner sowohl das eigene Seelenleben wie dessen räumlicher Ausdruck nachvollziehen, einüben und fördern. Anthroposophische Kunsttherapie ist beispielsweise bei Gewalt- und Sexualstraftätern eingesetzt worden, um deren Empathiefähigkeit und Einfühlungsvermögen zu stärken sowie ihre Fähigkeit, die Tat und deren Folgen, die häufig abgespalten und verleugnet werden, zu integrieren.[28] Zudem kann Kunsttherapie bei Gefangenen positiv auf die Persönlichkeitsentwicklung wirken und auf die Zeit nach der Haft vorbereiten.[29]

2.5 Wirkung therapeutischen Plastizierens auf die Bewältigung traumatischer Ereignisse

Auch Folgen traumatischer Entwurzelung durch Flucht, Vertreibung oder Zerstörung der bisherigen Lebensmöglichkeit bei Naturkatastrophen sind plastisch-therapeutisch begleitbar. Hierfür wurden Ansätze entwickelt, die auch bei einer großen Anzahl Betroffener in Akutsituationen eingesetzt werden können[30], aber auch bei entfalteten Belastungsstörungen unterschiedlichen Komplexitätsgrades im Rahmen von Einzeltherapien bewährt sind [→ Kapitel X.2 Plastisch-Therapeutisches Gestalten bei traumatisierten Patienten und Posttraumatischer Belastungsstörung].

Auch Folgen **physischer** Traumata bis hin zu **hirnverletzenden Ereignissen**, beispielsweise durch **Schlaganfall** oder **Hirntrauma**, können komplexe neuropsychologische Störungen nach sich ziehen, die sich durch therapeutisches Plastizieren günstig beeinflussen lassen. So kann es durch Schädigung der Assoziationsareale im Scheitellappen zu einem **Neglect** kommen, bei dem die intentionale Zuwendung zu einem Raumbereich gestört ist. Die betroffene Seite wird sowohl hinsichtlich des eigenen Leibes wie im Umraum vernachlässigt, hier befindliche Gegenstände oder Hindernisse sind nicht mehr wahrnehmbar, was zu Verletzungen führen kann, gesuchte Gegenstände werden nicht gefunden, obwohl sie eigentlich vor dem Betroffenen liegen, ja selbst in der Erinnerung wird die Seite vernachlässigt. Typisch ist, dass der Betroffene sein Defizit zunächst nicht wahrnimmt (Anosognosie). Da dieses aber in der Plastik objektiv Form annimmt, wird es ihm sofort deutlich, wenn sich seine Plastik um 180° dreht und so der zunächst vernachlässigte Raumbereich in denjenigen tritt, der ungestört erfassbar ist. So lässt sich dann ganz gezielt an einer immer besseren Auslenkung der Aufmerksamkeit auf vernachlässigte Bereiche arbeiten.

Bei einem solchen, neurologisch bedingten Neglect geht es primär nicht um psychologische Faktoren, die der Verdrängung unterliegen. Diese werden gelegentlich jedoch ebenfalls mit dem Begriff „Neglect" belegt (üblicher wäre allerdings „Verdrängung") und sind durch eine – dann aber projektiv intendierte und analytisch arbeitende – primär nicht-anthroposophische Plastiziertherapie behandelbar. Eine Einzelfallstudie von Colin Masters führt diesen Ansatz ausführlich aus.[31]

Der Vollständigkeit halber sei in diesem Zusammenhang noch die von Heinz Deuser entwickelte (nicht anthroposophisch geprägte) Tonfeldtherapie erwähnt, die plastisches Arbeiten unter anderem als Zugang zu verschütteten Emotionen nutzt und beispielsweise in der Traumatherapie Verwendung findet.[32]

Ein kleines Fallbeispiel aus der Praxis einer der VerfasserInnen dieses Buches (Anne Sommer-Solheim) soll am Beispiel eines Schädeltraumas erläutern, wie anthroposophische Kunsttherapie auch jenseits emotionaler Aspekte auf der „tieferen", lebensleiblichen (ätherischen) Ebene traumatherapeutisch wirksam sein kann:

Eine Patientin, die bereits einige Therapiestunden hinter sich hatte, formulierte in einer weiteren Begegnung, dass sie heute „zur Ruhe kommen" wolle. Wir beschlossen daher gemeinsam, dass sie hierfür zunächst mit geschlossenen Augen ein zentriertes Rund schaffen könnte. Im Gegensatz zu früheren Arbeiten der Patientin war die nun entstehende Form asymmetrisch und wirkte von links her wie eingedrückt. Beim behutsamen Nachfragen zeigte sich, dass die mit geschlossenen Augen arbeitende Patientin nichts von dieser Asymmetrie bemerkte. Nun bat ich sie, die Augen zu öffnen, und verblüfft rief sie aus „Das ist ja total schief!" Ich fragte nach, ob sie etwas erlebt habe, was dazu geführt haben könnte. Es zeigte sich, dass die Patientin am Vortag in einen Verkehrsunfall verwickelt worden war. Während sie Fahrrad fuhr, kam plötzlich von der Seite ein Auto auf sie zu, wodurch sie stürzte und dadurch heftig mit der linken Kopfseite aufschlug. Danach hatten sich bei der betroffenen Patientin linksseitige Kopfschmerzen und ein Gefühl „wie eingedrückt zu sein" entwickelt. Ich schlug nun vor, die Plastik an der „eingedrückten" Seite wieder auszuweiten, „auszubeulen" und somit einen Ausgleich herbeizuführen. Zu ihrer Verblüffung bemerkte die Frau, dass sie sich nach dieser Übung „unglaublich befreit" fühlte und ihre Missempfindungen im Kopf völlig verschwunden waren. Wir können vermuten, dass durch die aktive Zuwendung der Patientin zur linken Seite und die Ausweitung ihrer Form sich ein zuvor beeinträchtigtes Wirken des Ätherischen in ihrem eigenen Kopfbereich wieder verbesserte.* Auf emotionaler Ebene hatte die Patientin den Eindruck, dass sie ein traumatisches, fremdes Eindringen durch eigene Aktivität ausgleichen konnte, was sie sehr glücklich stimmte.

2.6 Plastizieren bei Gedächtnisdefiziten und demenziellen Prozessen

Eine Indikation zum therapeutischen Plastizieren können auch kognitive Beeinträchtigungen mit Gedächtnisdefiziten darstellen, wie sie in leichter Form beispielsweise nach Chemotherapie und Ganzhirnbestrahlung und fortschreitend bei demenziellen Syndromen auftreten. Die biologische Basis der letzteren stellen Ablagerungsvorgänge unterschiedlicher Art im Gehirn dar, welche die Funktionsfähigkeit beeinträchtigen und im Sinne der Anthroposophischen Medizin als Ausdruck eines Entgleitens von Substanzprozessen ins Unlebendige gedeutet werden können. Dies behindert zunehmend den Zugriff des Ichs auf den Leib. Auch eine primäre Tendenz des Ichs (im Schlaf) „*mit seinem Ich zu weit heraus(zu)geh(en) aus dem physischen und dem Ätherleib*" kann die Ursache von Gedächtnisstörungen sein. „*Und endlich (...) hält es ihn dann zuletzt draußen (...) und er kommt in diesen Zustand, wo das Ich nicht im physischen Leib drin ist.*"[33] Dies formulierte Steiner in Zusammenhang mit einem Fall, der an eine Transiente Globale Amnesie (MB21.12 ICD-11), vielleicht auch eine dissoziative Amnesie mit Fugue (6B61.0 ICD-11) denken lässt, die in der Regel weder negative kognitive Langzeiteffekte haben, noch mit einer sicher fassbaren Organpathologie einhergehen, jedoch eindrucksvolle und plötzlich auftretende schwere Gedächtnisstörung darstellen.**

* Möglicherweise lässt dieses Beispiel auch eine Beziehung zur Cranio-Sakral-Therapie und Osteopathie erkennen, bei welchen der Therapeut durch Berührung und Impulse Heilungsvorgänge anstößt, die im gewählten Beispiel von der Patientin eigenaktiv gesetzt wurden.

** In Einzelfällen zeigen sich zeigen sich bei der erstgenannten Diagnose kernspintomographisch Hinweise auf passagere Durchblutungsstörungen im linksseitigen Hippocampus. Auch eine Assoziation mit Migräne wird diskutiert. Jedenfalls besteht keine längerfristige physische Destruktion bei diesem Krankheitsbild.

Rudolf Steiners Ausführung macht aber das therapeutische Ziel deutlich, in solchen Fällen für eine bessere Leibverbindung des Ichs mit den unteren Wesensgliedern zu sorgen.

Trotz unterschiedlicher Ursachen besteht die phänomenologische Basis der schweren Gedächtnisstörungen darin, dass gegenwärtige Eindrücke zunehmend weniger mit ihrer nicht mehr erinnerten „Vorgeschichte" verbunden werden können. Beim Plastizieren mit geöffneten Augen ist die Wahrnehmung einer Form und ihrer „Verwandlungsbedürfnisse" im Allgemeinen nicht auf die komplexe Kenntnis ihrer „Vorgeschichte" angewiesen. Auch die gestörte Aufmerksamkeitsteilung stellt kein Hindernis dar. So können betroffene Patienten sehr konzentriert an einem Wahrnehmungsinhalt bleiben und bei der Formgestaltung Erlebnisse des Gelingens haben, die sonst im Alltag zunehmend durch ihre Defizite frustriert werden. Das Erleben von Freude vermag ebenso wie gelegentlich mögliche funktionelle Verbesserungen zu einer steigenden Lebensqualität beizutragen. Dies belegte auch eine kleine Pilotstudie zum therapeutischen Plastizieren mit 12 PatientInnen, die unter einer Demenz litten.[34] Mit zunehmender Schwere der Demenz steigt der Unterstützungsbedarf. Während Patienten mit leichter kognitiver Beeinträchtigung auch von einer Therapiegruppe profitieren können, kommt spätestens ab Stufe 5 der GDS (= Global Deterioration Scale) nach Reisberg nur noch eine Einzeltherapie in Betracht. Es gilt dann, feinfühlig zu begleiten und zu unterstützen (beispielsweise durch Kopieren eines plastischen Vorbildes oder durch gleichzeitiges Arbeiten mit dem Patienten), Impulse des Patienten aufzugreifen und ein Scheitern an Defiziten zu vermeiden.

Fallvignette zum Plastizieren bei Demenz

Ein kurzgefasster Bericht soll exemplarisch zeigen, wie ein plastisches Arbeiten bei schwerer Demenz aussehen kann. Gleichzeitig macht das Beispiel deutlich, wie im Verlauf einer Behandlung traumatische Hintergründe sichtbar werden können, bei der es zunächst keine Hinweise auf derartige Aspekte gab.

Herr P, ein Ende 70-jähriger Patient, litt unter einem schweren demenziellen Syndrom, wodurch er nicht nur sehr vergesslich geworden war, sondern sich auch immer häufiger in vertrauter Umgebung verlief. Seine Familie meldete ihn in erster Linie zum Plastizieren an, damit er in dieser Zeit beschäftigt und seine Ehefrau von der erforderlichen Aufsicht entlastet sei.

Da die Therapie in November begonnen wurde, wählten wir als plastisches Thema die Gestaltung einer Krippe. Zunächst bauten wir aus Tonstücken eine Säule auf, aus der dann als erste Gestalt einer Krippenfigur Maria mit dem Kind herausgegliedert werden würde. Schon hierbei fiel es Herrn P schwer, ein Zentrum in seiner Form zu finden und eine Senkrechte zu bilden. Das Arbeiten machte einen stereotyp-mechanischen Eindruck des immer weiteren Hinzufügens von Ton. Bei dem nächsten Schritt, aus der Säule nun den Kopf herauszugliedern, wirkte er überfordert. Es zeigte sich, dass es ihm nicht gelang, annähernd der Wirklichkeit entsprechende Proportionen zu erfassen.

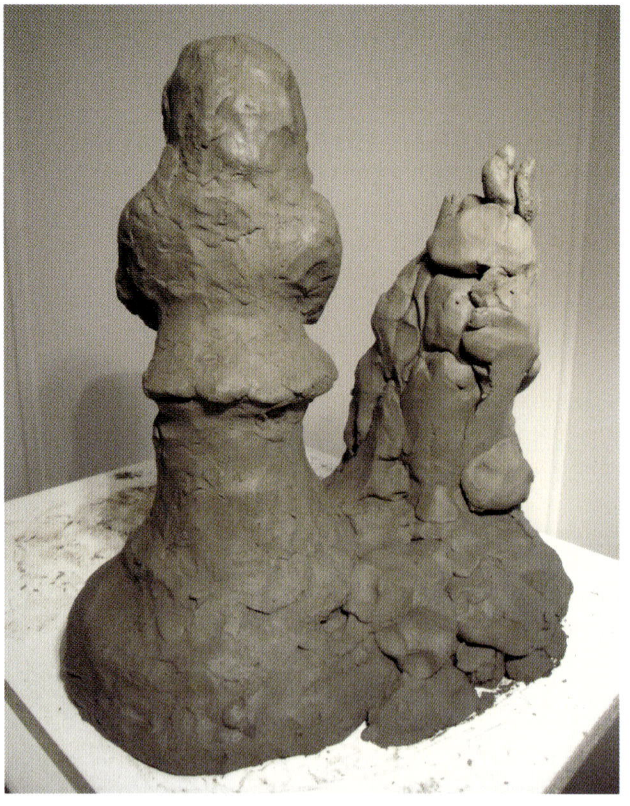

Abb. 3: Der linke Anteil der Figurengruppe wurde gemeinsam von dem Patienten und seiner Therapeutin gestaltet, während der zunächst nur vom Patienten bearbeitete rechte Teil eindrucksvoll das Überwiegen der Aufbaukräfte gegenüber den Formkräften zeigt sowie die beeinträchtigte Fähigkeit, selbständig Einzelteile in eine Ganzheit zu integrieren.

Das entstehende Gebilde dehnte sich zunehmend aus, während die zur Verfügung stehende Formkraft minimal schien. Ebenso war später erkennbar, dass er einzelne Gliedmaßen nicht in eine sinnvolle Ganzheit zu integrieren vermochte. Willkürlich schienen sie aus der Säule oder gar aus dem Kopf herauszuwachsen. Daher setzte ich mich neben den Patienten, bildete selbst eine aufrechte Säule und unterstützte auch, indem ich gelegentlich die Form des Patienten unauffällig mitformte, wo sie zu entgleisen drohte, was ihn nicht zu stören schien (Abb. 3). Sich am Vorbild zu orientieren half Herrn P dabei, sich nicht im Tun zu verlieren. Während der Arbeit unterhielten wir uns angeregt, ab und an erinnerte ich an das Ziel und fragte ihn, wie wir als nächstes vorgehen sollten. Dabei brachte er auch immer wieder eigene Impulse ein.

So plastizierten wir gemeinschaftlich und so, dass Herr P weiter mitarbeiten konnte und keine Beschämungsgefühle auftraten. Schließlich entstand die rechts (Abb. 4) abgebildete Figurengruppe.

Die Familie berichtete, dass Herr P sich zunehmend auf die jeweils nächste Therapiestunde freute, lebendiger wirkte, sicherer ging und sich weniger verlief. Es entstand der Eindruck, dass sein Ich sich wieder stärker mit seinem Leib und der Welt zu verbinden begann.

Während des gemeinsamen Plastizierens sagte Herr P häufiger einen Satz, der zunächst völlig willkürlich und ohne Bezug zur Gegenwart und zur Therapiesituation wirkte: „Es war nicht richtig. Er hätte es nicht tun dürfen!" Behutsames Nachfragen, von wem er spreche, enthüllte dann immer mehr ein entscheidendes biographisches Erlebnis: „Er war Priester, ich Ministrant." Während der Patient weiterhin im Alltagsleben schwer gedächtnisgestört war und es schwer hatte, einen Bezug zu einer kurz vorangegangenen Situation oder Äußerung aufrechtzuerhalten, kam er beim Plastizieren immer wieder auf das Erlebte zu sprechen und offenbarte schließlich: „Er hat mich angefasst. Das hätte er nicht tun dürfen." Auch der Ausgang wurde schließlich deutlich: „Er hat sich zuletzt das Leben genommen." Es wirkte, als wäre eine Last von Herrn P genommen, als er die Tragödie, die wohl ein Leben lang verborgen geblieben war, aussprechen konnte.

Gleichzeitig wurde auch ein anderes Element aus dem zerrütteten Gedächtnis freigesetzt, worin sich vielleicht so etwas wie ein Lebensmotto von Herrn P aussprach. Ohne zu stocken rezitierte er: „Im Glück nicht stolz sein, im Leid nicht klagen, das Unvermeidliche mit Würde tragen. Das Gute tun, am Schönen sich erfreu'n, das Leben lieben und den Tod nicht scheuen. An Gott und bessre Zukunft glauben, das tut dem Tod den Stachel rauben"*, und er fügte manchmal hinzu: „Es hat ja Kriegszeiten gegeben, wo man das brauchte".

Als die Krippe schließlich Gestalt angenommen hatte, war es Herrn P wichtig, dass dem Josef neben einem Stab auch eine Lampe in die Hand gegeben werden sollte, und er legte eine Begrenzung um die Gestalten, die sowohl ein Zaun, als auch ein Ansatz zu einem

* Nach einem Gedicht von Carl Streckfuß (1779-1844).

Stall oder einer Grotte sein könnte. Es schien, als wäre es ihm wichtig, dass Elemente vorhanden waren, die Aufmerksamkeit, Schutz und Geborgenheit vermitteln, und man kann sich fragen, ob er damit nicht auch Elemente hinzufügte (und damit in der Gegenwart wirksam werden ließ), die in seinem eigenen Leben nicht immer ausreichend zugegen gewesen waren.* Dem Kind in der Krippe (und damit vielleicht einem Anteil seiner selbst) konnte er so die behütete Umgebung schaffen, die es brauchte.

Auch wenn es Fortschritte in Hinblick auf Orientierung und Alltagsbewältigung gab, muss offen bleiben, ob diese kausal mit dem Plastizieren zusammenhingen. Dennoch hatte ich den Eindruck, dass Herr P mit großer Freude zur Therapie kam und sein Ich durch das Plastizieren die Hemmungen, die seine Krankheit bewirkt hatte, ein kleines Stück überwinden und durch seinen kranken Leib hindurch nochmal wirksam werden konnte. Es war, als leuchte es geradezu nochmals auf und als gelänge ihm noch eine wichtige Sinnerfahrung.

Im Verlauf eines fortschreitenden neurodegenerativen Geschehens auftretende Grenzen der Therapierbarkeit bzw. besondere Anforderungen an das therapeutische Setting werden im Abschnitt über Kontraindikationen benannt.

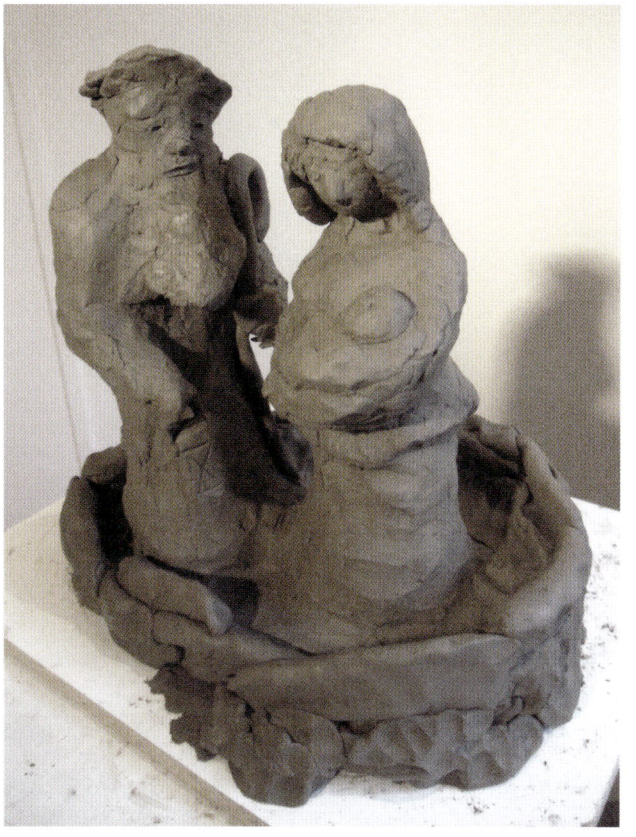

Abb. 4: Gemeinsam schufen wir schließlich eine Krippen-Gruppe. Die Attribute, die Herr P hinzufügen wollte, symbolisieren in Hinblick auf das deutlich gewordene biographische Trauma möglicherweise eine nachträgliche „Schutzfunktion".

Während fortschreitende Defizite die Behandlungsmöglichkeiten durch eine eigenaktive Behandlung immer mehr einschränken, gibt es in der Praxis jedoch nicht selten auch neurologisch bedingte, aber nicht fortschreitende kognitive Beeinträchtigungen, wie sie z.B. nach Chemotherapie oder Ganzhirnbestrahlung relativ häufig auftreten und zunehmend in der medizinischen Alltagspraxis die ihnen gebührende Aufmerksamkeit erfahren[36], da sie die Lebensqualität der Betroffenen wesentlich beeinträchtigen können. Auch hier kann das therapeutische Plastizieren einen Beitrag zur Rehabilitation und Lebensgestaltung bieten.

2.7 Beleben der Physis

Nachdem nun schon eine Vielzahl von Einsatzgebieten des Plastisch-Therapeutischen Gestaltens deutlich geworden ist, soll noch ein weiterer grundlegender und der Anthroposophie entspringender Gesichtspunkt dargestellt werden.

In der Welt des Plastikers können Rudolf Steiner zufolge Qualitäten des Lebendigen (oder Ätherischen) an der gestalteten physischen Substanz erscheinen. Im Zyklus „Kunst im Lichte der Mysterienweisheit" – formulierte er: *„Daher tritt das Skulpturwerk so vor uns auf, daß es den Schein von Leben erweckt"*, dies ist möglich weil der Bildhauer *„bei der Skulptur so* (vorgeht*), daß wir die Gesetze des Ätherleibes um eine Stufe heruntersetzen"*[37], (gemeint ist damit, in das physische Medium hinein versetzen), *„... so haben wir*

* Dass bei Demenzen und „Altersparaphrenien" Schutzsymbole eine Rolle spielen können, wurde ausführlich von Fuchs et al. dargestellt.[35]

zu suchen die Skulptur als die Gesetzmäßigkeit unseres Ätherleibes in uns" und „... *so wird in der Skulptur das, was im Ätherleibe lebt, herabgedrängt in den physischen Leib.*"[38] Auch wenn diese Darstellungen sich generell und unabhängig von ihrem therapeutischen Einsatz auf die plastische Kunst beziehen, lässt sich im Sinn des beschriebenen Resonanzprinzips zwischen handelndem Menschen und gestaltetem Werk folgern, dass Plastisch-Therapeutisches Gestalten auch dort einen besonderen Stellenwert hat, wo das Verhältnis von Ätherleib und Physischem Leib in einer Krankheit ein Problem darstellt bzw. therapeutisch gestaltet werden soll. Wir können sagen: **Das Plastizieren fördert die ätherische Durchdringung des Physischen Leibes und dessen Verlebendigung.**

2.7.1 Beleben des Physischen bei onkologischen und rheumatischen Erkrankungen

Wie bereits erwähnt, kann therapeutisches Plastizieren eine Rolle bei der supportiven Therapie von Krebskranken spielen, weil es manche Nebenwirkungen zu mildern vermag. Der Aspekt einer Belebung des Physischen durch Plastiziertherapie kann aber auch grundsätzliche Bedeutung in der onkologischen Behandlung haben.

Rudolf Steiner hat in seinem grundlegenden ersten Medizinerkurs als eine wesentliche Ursache von Krebserkrankungen genannt, dass es bei ihnen zu einer „*Revolution gewisser physischer Kräfte gegen den Ätherleib*" kommt[39] und es andererseits – unter bestimmten Gesichtspunkten – darum geht, dass eine einseitige, gleichsam „egoistische" zelluläre Substanzvermehrung zurückgedrängt und dieser wieder die Formimpulse und Erfordernisse des Gesamtorganismus aufgeprägt werden müsse. Natürlich wäre es ein grobes Missverständnis, wenn man dies allein im Rahmen einer künstlerischen Therapie versuchen würde. Gleichwohl kann – wie im oben genannten Beispiel auf seelischer Ebene – im koordinierten Zusammenwirken verschiedener therapeutischer Zugänge auch bei einer leiblichen Erkrankung dem Plastisch-Therapeutischen Gestalten eine spezifische Rolle zukommen [→ zum Plastizieren mit an Krebs erkrankten Patienten siehe auch Kapitel X.1.1].

Bisher gibt es nur wenige Publikationen zum Outcome beim Einsatz von Plastisch-Therapeutischem Gestalten bei onkologischen Patienten, und ganz überwiegend handelt es sich dabei – ähnlich wie in der nicht-anthroposophischen Kunsttherapie – um Einzelfalldarstellungen.[40]

2.7.2 Plastizieren bei rheumatischen Erkrankungen

Eine Belebung von zu physisch werdender Leiblichkeit ist aber auch bei vielen anderen Krankheitsprozessen hilfreich, beispielsweise bei rheumatischen Erkrankungen und degenerativen Gelenkprozessen (wie Arthrose oder vielen Wirbelsäulenerkrankungen), wo ein Wiederergreifen, Bewegen und seelisch durchdrungenes Beleben als unmittelbar hilfreich erlebt werden kann.

Bei rheumatischen Erkrankungen kommt es oft zu Krankheitssituationen, bei denen der physische Leib nicht mehr ausreichend vom Ätherleib durchdrungen ist und so der Schwere verfällt. Bei Arthrosen ist das primär der Fall, bei entzündlich-rheumatischen Erkrankungen entstehen solche Zustände sekundär im Verlauf.

Daher ist bei diesen Erkrankungen an das therapeutische Plastizieren zu denken, wenn die Beweglichkeit der Hände dafür nicht zu eingeschränkt oder die Schmerzen zu stark sind. Auch Schwierigkeiten im Umgang mit dem feuchten Ton sind möglicherweise ein Grund dafür, von einem Gestalten in Ton Abstand zu nehmen. Modifikationen wie das Arbeiten mit erwärmtem Ton oder Bienenwachs, das dadurch geschmeidig wird, sind jedoch möglich. Bienenwachs ist allerdings mit dem Problem behaftet, dass es relativ schnell wieder fest wird, was ein aufbauendes Vorgehen erschwert und damit gerade dort problematisch sein kann, wo die vitalisierenden zentrifugalen Kraftwirkungen gefördert werden sollen (hier kann beispielsweise weiches Plastillin vorteilhaft sein). Formende, zentripetale Impulse lassen sich Bienenwachs dagegen gut einprägen.

Für das Indikationsgebiet rheumatischer Erkrankungen gibt es publizierte Studien an größeren Behandlungskollektiven, deren Aussagekraft in Hinblick auf die Kunsttherapie jedoch beschränkt ist. Als Bestandteil eines multidimensionalen Therapiekonzeptes bei rheumatischen Krankheiten wurde therapeutisches Plastizieren auch im Studienrahmen eingesetzt.[41] In einer mit vierjähriger Nachbeobachtung durchgeführten, nicht randomisierten Vergleichsstudie zwischen einer anthroposophisch und einer konventionell behandelten Gruppe von Patienten mit früher Rheumatoider Arthritis wurde etwa ein Drittel der über 120 Patienten der anthroposophisch behandelten Gruppe auch mit anthroposophischer Kunsttherapie behandelt (Malen, Plastizieren und Sprachgestaltung). Schließlich wurde in Hinblick auf das klinische Befinden wie auch auf radiologisch nachweisbare Gelenkschäden nach vier Jahren Verlauf kein statistisch signifikanter Unterschied zwischen der anthroposophisch behandelten Gruppe und den Patienten gefunden, die eine konventionelle rheumatologische Basistherapie erhalten hatten.[42] Dies deutet darauf hin, dass im gewählten Setting eine anthroposophische Behandlung unter Verzicht auf konventionelle Basistherapeutika einer Standardtherapie nicht unterlegen war, die solche immunsuppressiven Behandlungsmaßnahmen regelhaft einsetzt. Die Nebenwirkungsrate lag dagegen bei den anthroposophisch therapierten Patienten niedriger als bei den konventionell behandelten, die meist eine vergleichsweise aggressive Basistherapie mit dem Chemotherapeutikum Methotrexat erhielten. Einschränkend ist zu sagen, dass moderne Biologika (wie beispielsweise TNF-α-Blocker) zum Studienzeitpunkt noch nicht zur Verfügung standen. Eine gute Wirksamkeit therapeutischen Plastizierens wurde darüber hinaus in einem Einzelfallbericht über die Behandlung einer Patientin gezeigt, die an einem Fibromyalgie-Syndrom litt.[43]

2.8 Therapeutisches Plastizieren bei Erschöpfungssyndromen (auch nach Covid-19) und bei Cancer-related Fatigue

Eine mangelnde Belebung der physischen Leiblichkeit wirkt sich aber nicht nur so aus, dass sich in der Folge Teile des physischen Leibes verändern und dann beispielsweise bei einer Röntgenaufnahme arthrotischer Gelenke physische Schäden mit physischen Mitteln dokumentierbar werden. Dem Verständnis der Anthroposophischen Medizin zufolge ist es der Ätherleib, welcher den physischen Leib belebt, ihn seiner Schwere enthebt und Voraussetzung dafür bildet, dass die Seelen- und Ich-Organisation ihn durchdringen können. Insofern ruft die mangelnde Belebung auch Symptome auf diesen Ebenen hervor. Sowohl die oben angedeutete „Revolution physischer Kräfte“ gegen den Ätherleib wie auch medizinische Behandlungen, die mit einem Verlust an Vitalität und einer „Versteifung“ des Körpers einhergehen (z.B. als Folge von Vernarbungen, Devitalisierung durch Chemotherapie, bindegewebiger Fibrose nach Bestrahlung etc.), sind Gründe dafür, weshalb Patienten mit onkologischen Erkrankungen und nach onkologischen Therapien sehr häufig an einem Gefühl geminderter Vitalität und Leistungsfähigkeit leiden, die man unter dem Begriff der „Cancer-related Fatigue“ zusammenfasst. Auch hier stellen anthroposophische Kunsttherapien und insbesondere das therapeutische Plastizieren gute Behandlungsoptionen dar.

Bis zu 75% aller Krebspatienten, die sich einer systemischen Therapie (Chemo-, Hormon-, Immuntherapie) unterzogen haben, leiden unter einer relevanten kognitiven Beeinträchtigung, die u.a. mit Konzentrations- und Gedächtnisstörungen, verminderter Aufmerksamkeit, Schwierigkeit der Aufmerksamkeitsteilung, gesteigerter Erschöpfbarkeit etc. einhergehen.[44] Bei diesem das Wohlbefinden, die Funktionsfähigkeit im Alltag und die Arbeitsfähigkeit wesentlich beeinträchtigenden Beschwerdekomplex kommen vor allem nicht-pharmakologische Therapiemaßnahmen zum Einsatz. Konventionell nutzt man unter anderem psychologische, ergo- und sporttherapeutische Maßnahmen. Die Qualität bisher durchgeführter Studien zum Beleg von deren Wirksamkeit gilt gleichwohl als nicht sonderlich hoch.[45]

Unserer Erfahrung nach stellt das therapeutische Plastizieren bei diesen von vielen Patientinnen nach Krebstherapie beklagten Symptomen im Rahmen eines therapeutischen Gesamtkonzeptes eine wirksame Behandlungsoption dar. Studien hierzu gibt es noch nicht, Maltherapie wurde aber als Teil eines multimodalen, anthroposophischen Therapieprogramms gegen Cancer-related Fatigue untersucht, wobei sich formal eine Nicht-Unterlegenheit eines Kunsttherapie enthaltenden Behandlungskonzeptes gegenüber einer Standardtherapie in Form von aerobem Sporttraining zeigte und weitere Analysen gar für eine Überlegenheit sprachen.[46] Schließlich zeigte sich auch über einen längeren Zeitraum nach Abschluss der Behandlung hinaus, dass die Studienarme, die auch Kunsttherapie, Eurythmie-Therapie, Psychoedukation und „Schlaferziehung" enthielten, zu einer besseren Selbstregulation und größeren Patientenzufriedenheit führten als die bisher einzig anerkannte Standardtherapie in Form aeroben Trainings.[47] Darüber hinaus leidet ein Großteil der Krebspatienten unter Angstsymptomen bis hin zu Panikattacken. Hier hat sich in der onkologischen Rehabilitation therapeutisches Plastizieren ebenfalls sehr bewährt, wozu eine Serie von Einzelfalldarstellungen publiziert wurde.[48]

Auch bei der palliativen Begleitung onkologischer Patienten wurden gute Erfahrungen mit dem Plastizieren gemacht und publiziert.[49] In Kapitel X.1.4 zur plastisch-therapeutischen Begleitung von Menschen, die auf den Tod zugehen, finden Sie mehr zu den hiermit verbundenen Fragestellungen.

Bei anderen Ursachen von Fatigue-Syndromen gibt es gleichfalls positive Erfahrungen mit dem therapeutischen Plastizieren. Eine besondere Belastung für die Betroffenen, aber auch für das Gesundheitssystem, stellt das Post-Covid-Syndrom dar, zu dessen wesentlichen Symptomen häufig eine erhöhte Erschöpfbarkeit gehört. Die pathophysiologischen Hintergründe dafür sind gegenwärtig noch weitgehend unklar. Allerdings gibt es eine Anzahl von Befunden, die dafür sprechen, dass es auch hier zu „Versteifungserscheinungen" im Leib kommt, die als Skleroseprozesse und mangelnde Belebung des Physischen interpretierbar sind. Es reicht dies vom Nachweis verringerter Verformbarkeit von Blutzellen über mangelnde Elastizität des Lungengewebes bis zu einem Remodelling von Blutgefäßen und beeinträchtigten neuralen Vorgängen, die unter anderem auf mangelhaft dynamisierten Flüssigkeitseinlagerungen im Zentralnervensystem beruhen können. Eine Therapie, die zu einer Verbesserung der ätherischen Durchdringung des Physischen führt, kann hier einen wertvollen Beitrag leisten. Da Berührung und Tasterleben zu den grundlegenden Leiberfahrungen zählen, die vielfältige neuronale und psychologische Effekte nach sich ziehen, welche positiv auf das Lebensgefühl wirken können, wurde auch aus diesem Grund Plastizieren mit Ton zur Behandlung von Long-Covid-Syndromen vorgeschlagen.[50]

3. Zusammenfassung einiger wichtiger Indikationsgebiete

In der therapeutischen Praxis ließ sich eine besonders gute Wirksamkeit des Plastisch-Therapeutischen Gestaltens unter anderem bei folgenden Indikationen beobachten:

- Depressionen
- Erschöpfungszuständen bis hin zum Burnout-Syndrom (auch nach onkologischen Therapien oder Infektionskrankheiten wie Covid-19)
- Angststörungen
- subsyndromalen Ängsten, auch im Rahmen unterschiedlicher körperlicher Grunderkrankungen wie beispielsweise Tumoren
- im Kindesalter sich manifestierenden Ängsten mit Vermeidungstendenzen, beispielsweise Schulangst
- Panikattacken
- Posttraumatischen Belastungsstörungen
- Anpassungsstörungen und verschiedenartigen existentiellen Krisen, häufig auch in Zusammenhang mit Verlusten, Trauer und verunsichernden Lebensereignissen
- beginnenden demenziellen Zuständen und anderen neurologischen Erkrankungen, letztere insbesondere, wenn sie mit
- Störungen der Raumorientierung und/oder des Tastsinnes einhergehen, auch
- angeborenen kognitiven Einschränkungen
- Neglect als Störung der Raumzuwendung
- Epilepsie
- Parkinson-Syndrom
- Störungen von Sinnesfunktionen (u. a. bei Erblindungsgefahr zur Förderung alternativer Orientierungsmöglichkeiten)
- Schmerzsyndromen
- Begleitung und Rehabilitation onkologischer Patienten
- Patienten mit rheumatischen Erkrankungen, soweit ihr aktueller Zustand es zulässt

Diagnoseunabhängig lassen sich Derealisations- und Depersonalisationserscheinungen sowie Unruhezustände und „Nervosität" gut beeinflussen, soweit sie nicht ein Maß überschreiten, das ein stabiles therapeutisches Setting nicht mehr zulässt.

Unruhe ist auch bei primär körperlicher Ursache wie beispielsweise einer Schilddrüsenstörung oder einer Blutdruckdysregulation günstig beeinflussbar.

4. Kontraindikationen für das therapeutische Plastizieren

Es gibt einige wenige Zustände, die im Allgemeinen die plastisch-therapeutische Therapieform nicht zulassen. So gilt dies für akut psychotische Zustände, die ein hinreichend langes Zentrieren von Aufmerksamkeit und Aktivität nicht ermöglichen und ggf. stärker strukturierende Therapieverfahren erfordern. In spezialisierten psychiatrischen Kliniken wird hier beispielsweise häufig Weben oder Korbflechten eingesetzt, auch Formenzeichnen kommt in Betracht. Im subakuten Zustand und im Intervall bestehen jedoch durchaus gute Erfahrungen mit dem Plastizieren, wobei insbesondere die halt- und strukturgebende Wirkung beim Plastizieren Platonischer Körper als spezifisch wirksam angegeben wird.[51] Ähnliches gilt für Patienten mit sehr expansiven Tendenzen, wie sie z. B. bei histrionischen Zuständen oder florider Manie vorkommen. Sehr fortgeschrittene demenzielle Zustände stellen ein u.U. nicht zu bewältigendes Therapiehindernis dar. Im Einzelfall ist hier durch intensive Zuwendung zum Patienten in einer Einzeltherapie noch ein therapeutischer Zugang erreichbar, während ansonsten in diesen Krankheitsstadien vor allem Therapieverfahren, die kaum Eigenaktivität des Patienten erfordern, in den Vordergrund treten (z.B. Rhythmische Einreibungen, Aromatherapie etc.). Anders ist es mit leichteren und mittelschweren kognitiven Beeinträchtigungen, die eine gute Indikation darstellen, wobei oft positive Effekte (u.a. auf emotionaler Ebene) erreicht werden können, wenn verbale Therapieansätze aufgrund der geringen Gedächtnisspanne nicht möglich sind.

Eine nicht zu überwindende Aversion dagegen, „sich die Hände schmutzig zu machen", kann ein Grund zum Verzicht auf das Plastizieren sein, wobei ggf. alternative Arbeitszugänge wie Schnitzen, Arbeit an Speckstein oder Marmor etc. möglich sind.

Hauterkrankungen mit tiefgreifender Störung der Barrierefunktion der Haut, Rhagaden, Wunden an den Händen oder Empfindlichkeit gegenüber der austrocknenden Wirkung des Kontaktes mit Ton stellen gelegentlich Kontraindikationen dar. Im Einzelfall ermöglichen hier in Absprache mit dem verordnenden Arzt Hautschutzmaßnahmen wie beispielsweise fettende Salben oder Handschuhe dennoch eine Behandlung. Bei besonderer Infektionsgefährdung – wie etwa nach Knochenmarkstransplantation – sind ggf. individuelle Schutzmaßnahmen angezeigt. Meist reicht es aber aus, mit frischem, noch nicht von anderen Patienten verwendetem Ton zu arbeiten, zumal mikrobiologische Untersuchungen eine ausgesprochen geringe Keimbelastung von Ton gezeigt haben [→ auch Kapitel XI Werkstoffe].

Insgesamt ist jedoch festzustellen, dass es nur wenige Kontraindikationen, dagegen vielfältige Einsatzmöglichkeiten für das therapeutische Plastizieren gibt. Wer sich die Grundprinzipien dieser Behandlungsform zu eigen gemacht hat, wird über die Gebiete hinaus, in denen veröffentlichte Erfahrungen vorliegen, vielfältige Einsatzmöglichkeiten entdecken, indem er individuelle Modifikationen der Übungen und Behandlungswege für seine Patienten entwickelt. Je mehr man sich die Dynamik der Krankheitsprozesse verdeutlicht, desto wirksamere Vorgehensweisen wird man finden.

Literatur

1 Fancourt, D., Steptoe, A.: The art of life and death: 14 year follow-up analyses of associations between arts engagement and mortality in the English Longitudinal Study of Ageing. British Medical Journal 2019; 367. doi:10.1136/bmj.l637

2 Fancourt, D., Finn, S.: What is the evidence on the role of the arts in improving health and well-being? A scoping review. Nordic Journal of Arts Culture and Health 2019; 2 (1). S. 77-83.

3 Deutsche Gesellschaft für Psychiatrie, Psychotherapie und Neurologie, Bundesärztekammer, Kassenärztliche Bundesvereinigung, Arbeitsgemeinschaft wissenschaftlicher medizinischer Fachgesellschaften: S3-Leitlinie/Nationale Verorgungs-Leitlinie Unipolare Depression, Langfassung 2015. S. 151. https://www.leitlinien.de › depression-1aufl-vers5-lang (Abruf Dezember 2022).

4 Braus, M., Morton, B.: Art therapy in the time of COVID-19. Psychological Trauma 2020; 12 (S1). S. S267-S268. Kiernan, F., Chmiel, A., Garrido, S. et al.: The Role of Artistic Creative Activities in Navigating the COVID-19 Pandemic in Australia. Frontiers in Psychology 2021;12 (8). doi: 10.3389/fpsyg.2021.696202.

5 Dies ist ausführlich dargelegt in: Kiene, H.: Komplementäre Methodenlehre der klinischen Forschung. Cognition-based Medicine. Springer Verlag Berlin Heidelberg 2001.

6 Akhan, U. L., Kurtuncu, M., Celik, S.: The Effect of Art Therapy with Clay on Hopelessness Levels Among Neurology Patients. Rehabilitation Nursing 2017; 42 (1). S. 39-45.

7 Ganter-Argast, C., Junne, F., Seifert, K.: Kunsttherapie. Aktuelle Entwicklungen in Forschung und Ausbildung. Nervenarzt 2022; 93 (9). S. 953-970.

8 Deutsche Gesellschaft für Psychiatrie, Psychotherapie und Neurologie: S3-Leitlinie Psychosoziale Therapien bei schweren psychischen Erkrankungen. Springer Verlag Berlin 2019.

9 Ebd. S. 254.

10 Hamre, H. J., Witt, C. M., Glockmann, A. et al.: Anthroposophic art therapy in chronic disease: a four-year prospective cohort study. Explore 2007; 3 (4). S. 365-371.

11 Kiene, H.: Komplementäre Methodenlehre der klinischen Forschung. Cognition-based Medicine. Springer Verlag Berlin Heidelberg 2001.

12 Ebd.

13 Hamre HJ, Anja Glockmann A, Kiene H: Wirksamkeitsbeurteilung der Anthroposophischen Kunsttherapie: Einzelfallstudien eingebettet in eine prospektive Kohortenstudie, Der Merkurstab 2004; 57(3): 194-203

14 Abbing, A. C., Baars, E. W., de Sonneville, L. et al.: The Effectiveness of Art Therapy for Anxiety in Adult Women: A Randomized Controlled Trial. Frontiers in Psychology 2019; 10 (5). doi: 10.3389/fpsyg.2019.01203.

15 Hamre, H. J., Witt, C., Kienle, G. et al.: Anthroposophic therapy for anxiety disorders: a two-year prospective cohort study in routine outpatient settings. Clinical Medicine: Psychiatry 2009; 2. S. 17-31.

16 Ebd.

17 Abbing, A. C., Baars, E. W., van Haastrecht, O. et al.: Acceptance of Anxiety through Art Therapy: A Case Report Exploring How Anthroposophic Art Therapy Addresses Emotion Regulation and Executive Functioning. Case reports in psychiatry 2019; 3. S. 1-13.

18 Nan, J. K. M., Ho, R. T. H.: Effects of clay art therapy on adults outpatients with major depressive disorder: A randomized controlled trial. Journal of Affective Disorders 2017; 217 (49). S. 237-245.

19 Ruddy, R., Milnes, D.: Art therapy of schizophrenia or schizophrenia-like illnesses. Cochrane Database for Systematic Reviews 2005. doi: 10.1002/14561858.CD003728.pub2.

20 Deutsche Gesellschaft für Psychiatrie, Psychotherapie und Neurologie: S3-Leitlinie Psychosoziale Therapien bei schweren psychischen Erkrankungen. Springer Verlag Berlin 2019. S. 270.

21 Bae, Y. S., Kim, D.H.: The applied effectiveness of clay art therapy for patients with parkinson´s disease. Journal of Evidence-Based Integrative Medicine 2018; 23. DOI: 10.1177/2515690X18765943.

22 von Weizsäcker, V.: Der Gestaltkreis. Theorie der Einheit von Wahrnehmen und Bewegen. Kohlhammer Verlag Stuttgart 1996.

23 Ruckgaber, K. H., Dieffenbacher, E.: Körperschema bei Essstörungen. Der Merkurstab 2017; 70 (4). S. 272-277.

24 Eine ausführliche Beschreibung dieser Konstellation findet sich in: Girke, M.: Diabetes mellitus vom Gesichtspunkt der Anthroposophischen Medizin. Der Merkurstab 2002; 55 (Sonderheft 2). S. 4-29. Konkrete diagnostische und therapeutische Implikationen beschreiben: Bläsi, P., Girke, M.: Diabetes mellitus Typ 2 und therapeutisches Plastizieren. Der Merkurstab 2002; 55 (Sonderheft 2). S. 60-61. Die Autoren zeigen zudem, dass bei Zuckerkranken auch bei diagnostischen Plastizieraufgaben früh eine Vernachlässigung der Extremitäten auffallen kann.

25 Solheim, A., Sommer, M.: Der geheime Garten. Plastisch-therapeutisches Arbeiten mit Schmerzpatienten. Der Merkurstab 2008; 61 (5). S. 16-20.

26 Streckmann, F., Zopf, E., Lehmann, H. C. et al.: Exercise intervention studies in patients with peripheral neuropathy. A systematic review. Sports Medicine 2014; 44 (9). S. 1289-1304.

27 AWMF (Hrsg.): S3-Leitlinie: Supportive Therapie bei onkologischen Patienten. Registernummer 032/054OL. Berlin 2020. S. 250 f.

28 Eckart, R.: Kunsttherapie im Strafvollzug. Schwerpunkt Gewalt- und Sexualstraftaten. Seminar 28.2. - 1.3.2020. Alanus-Hochschule für Kunst und Gesellschaft Alfter.

29 Eckart R, Heilmann K: Auszeit - Hinter Gittern. Kunst und Therapie. Zeitschrift f. bildner. Therapien. 2015, 15 (1): 51 - 64

30 Eckart. R.: Die heilende Kraft von Farben und Formen, in: stART international (Hrsg.): Kinder stärken – Zukunft gestalten. Verlag Freies Geistesleben Stuttgart 2019. S. 203-215.

31 Masters, C. L.: Clay sculpture within an object relational therapy. Phenomenological case studies. Masterarbeit der Rhodes University Grahamstown 2005. https://www.researchgate.net/publication/33754758_Clay_sculpture_within_an_object_relational_therapy_a_phenomenological-hermeneutic_case_studies (Abfrage August 2022).

32 Deuser, H.: Arbeit am Tonfeld. Der haptische Weg zu uns selbst. Psychosozial-Verlag Gießen 2018.

33 Steiner, R.: Anthroposophie. Eine Zusammenfassung nach einundzwanzig Jahren (GA 234). Rudolf Steiner Verlag Dornach 2009. Vortrag vom 8.2.1924.

34 Seifert, K., Spottke, A., Fliessbach, K.: Effects of sculpture based art therapy in dementia patients—A pilotstudy. Heliyon 2017: 3. doi:10.1016.

35 Fuchs, T., Haupt, M., Kurz, A.: Schutzmächte bei Altersparaphrenien. Nervenarzt 1994; 65. S. 345-349.

36 Koeppen, S.: Periphere und zentrale Neurotoxizität nach Tumortherapie. Tägliche Praxis 2020; 63. S. 475-490.

37 Steiner, R.: Kunst im Lichte der Mysterienweisheit (GA 275). Rudolf Steiner Verlag Dornach 1990. Vortrag vom 29.12.1914.

38 Steiner, R.: Kunst im Lichte der Mysterienweisheit (GA 275). Rudolf Steiner Verlag Dornach 1990. Vortrag vom 30.12.1914.

39 Steiner, R.: Geisteswissenschaft und Medizin (GA 312). Rudolf Steiner Verlag Dornach 2020. Vortrag vom 2.4.1920.

40 Mösch de Carvalho, C.: Plastisches Gestalten mit onkologischen Patienten in den letzten Phasen ihrer Erkrankung – drei Therapieverläufe. Der Merkurstab 2017; 70 (5). S. 428-435. Solheim, A., Sommer, M.: Therapeutisches Plastizieren mit onkologischen Patienten. Der Merkurstab 2009; 62 (4). S. 364-369. Solheim, A.: Plastisch-therapeutisches Gestalten bei einer Patientin mit Brustkrebs und Major Depression. Der Merkurstab 2002; 55 (3). S. 209-211. Solheim, A.: Plastisch-therapeutisches Gestalten bei einer Patientin mit reaktiver Depression, Zustand nach einer Nephrektomie. Der Merkurstab 2002: 55 (4). S. 299-302. Solheim, A.: Plastisch-therapeutisches Gestalten im klinischen Setting einer Anschlussheilbehandlung. Ein Fallbeispiel. Der Merkurstab 2004; 57 (3). S. 210-213. Solheim, A.: Plastisch-therapeutisches Gestalten. Zur seelischen Stabilisierung nach Schwangerschaftsabbruch aus medizinischer Indikation bei einer Patientin mit lokal fortgeschrittenem Mammakarzinom. Der Merkurstab 2005; 58 (6). S. 487-490.

41 Simon, L., Gärtner, C., Kümmell, H. C.: Ein anthroposophisches Therapiekonzept für entzündlich rheumatische Erkrankungen – Ergebnisse einer zweijährigen klinischen Pilotstudie. Der Merkurstab 1997; 50 (2). S. 73-84.

42 Hamre, H. J., Pham, V. N., Kern, C. et al.: A 4-year non-randomized comparative phase-IV-study of early rheumathoid arthritis: integrative anthroposophical medicine for patients with preference against DMARDs versus conventional therapy including DMARDs for patients without preferance. Patient Preference Adherence 2018; 12. S. 375-397.

43 Grande, C. A., Wittchow, S.: Begleitung einer Fibromyalgie-Patientin mit therapeutischem Plastizieren - ein Fallbericht. Der Merkurstab 2023; 76 (2). S. 99-107.

44 Treanor, C., Donelly, M.: Late effects of cancer and cancer treatment – a rapid review. Journal of Community and Supportive Oncology 2014; 12. S. 137-148.

45 Treanor, C. J., McMenamin, U. C., O'Neill, R. F. et al.: Non-pharmacological interventions for cognitive impairment due to systemic cancer treatment. Cochrane Database of Systematic Reviews 2016; 8. CD011325.

46 Kröz, M., Reif, M., Glinz, A. et al.: Impact of a combined multimodal-aerobic and multimodal intervention compared to standard aerobic treatment in breast cancer survivors with chronic cancer-related fatigue – results of a three-armed pragmatic trial in a comprehensive cohort design. BMC Cancer 2017; 17 (1). S. 166.

47 Mehl, A., Reif, M., Zerm, R. et al.: Impact of a Multimodal and Combination Therapy on Self-Regulation and Internal Coherence in German Breast Cancer Survivors With Chronic Cancer-Related Fatigue: A Mixed-Method Comprehensive Cohort Design Study. Integrative Cancer Therapies 2020; 19. doi: 10.1177/1534735420935618.

48 Solheim, A.: Plastisch-therapeutisches Gestalten bei einer Patientin mit Brustkrebs und Major Depression. Der Merkurstab 2002; 55 (3). S. 209-211. Solheim, A.: Plastisch-therapeutisches Gestalten bei einer Patientin mit reaktiver Depression, Zustand nach einer Nephrektomie. Der Merkurstab 2002: 55 (4). S. 299-302. Solheim, A.: Plastisch-therapeutisches Gestalten. Zur seelischen Stabilisierung nach Schwangerschaftsabbruch aus medizinischer Indikation bei einer Patientin mit lokal fortgeschrittenem Mammakarzinom. Der Merkurstab 2005; 58 (6). S. 487-490. Solheim, A.: Plastisch-therapeutisches Gestalten im klinischen Setting einer Anschlussheilbehandlung. Ein Fallbeispiel. Der Merkurstab 2004; 57 (3). S. 210-213. Solheim, A., Sommer, M.: Therapeutisches Plastizieren mit onkologischen Patienten. Der Merkurstab 2009; 62 (4). S. 364-369.

49 Mösch de Carvalho, C.: Plastisches Gestalten mit onkologischen Patienten in den letzten Phasen ihrer Erkrankung – drei Therapieverläufe. Der Merkurstab 2017; 70 (5). S. 428-435.

50 Suputtitada, P.: Clay Art Therapy for Physical, Psychological and Cognitive Improvement. International Journal of Medical Science and Current Research 2021; 4 (4). S. 399-401.

51 von der Heide, P.: Therapie mit geistig-seelischen Mitteln. Kunsttherapie, Psychotherapie, Psychosomatik. Verlag am Goetheanum Dornach 1997. S. 254.

KAPITEL XIII

Ergänzende Informationen

1. Zur Rechtsstellung und rechtlichen Vertretung der Anthroposophischen Kunsttherapie

Nachfolgend finden Sie Hinweise darauf, wie Sie sich über die rechtliche Situation in Zusammenhang mit der Ausübung der Kunsttherapie in Deutschland informieren können. Da sich ständig Änderungen ergeben, sind hier Links für die Internetrecherche aufgeführt, über die Sie jeweils aktuelle Informationen erhalten. Die Rechtssituation in anderen Ländern ist in der Regel ebenfalls am günstigsten im Internet zu recherchieren. Auch Hinweise auf die Ausbildungsmöglichkeiten finden Sie hier.

Da dies alles etwas trocken anmuten mag, möchten wir aber nicht nur diese Verweise geben, sondern auch zum Ausdruck bringen, dass Kunsttherapie ein wunderbares Arbeitsfeld darstellt, bei dem sich künstlerische und therapeutische Fähigkeiten einbringen lassen. Wer gerne mit Menschen arbeitet und Freude am künstlerischen Gestalten hat, wer selbst erlebt hat, wie tief heilsam die aktive Beschäftigung mit künstlerischen Prozessen ist, hat gute Aussichten, in diesem Beruf tiefe Befriedigung zu erfahren. Menschen dabei zu begleiten, ihre eigenen Kräfte wirksam werden zu lassen, zu sich zu finden und gesund zu werden, ist bestimmt eines der schönsten möglichen Arbeitsfelder. Eigenständiges Begleiten von Patientinnen und Patienten ist hier ebenso möglich wie Eingebundensein in ein vielfältiges therapeutisches Team, woraus immer neue Impulse für die Erweiterung der eigenen Fähigkeiten erwachsen können.

Internationale Adressen

Im internationalen Rahmen eignen sich zum Einstieg besonders folgende Links:

- International Coordination of Anthroposophic Arts Therapies (ICAAT): https://www.icaat-medsektion.net
- Homepage der Medizinischen Sektion am Goetheanum in Dornach (Schweiz): https://medsektion-goetheanum.org
- International Federation of Anthroposophic Medical Associations (IVAA): https://www.ivaa.info

Adressen im deutschsprachigen Raum

In Deutschland ist der **Berufsverband für Anthroposophische Kunsttherapie (BVAKT)** (bzw. Association for Anthroposophic Art Therapy in Germany – AAArTiG) der primäre Ansprechpartner. Dabei handelt es sich um eine berufsständische Organisation, die unter folgendem Link erreichbar ist: https://www.anthroposophische-kunsttherapie.de

Der Verband vertritt die Interessen des Berufsstandes der Anthroposophischen Kunsttherapeuten (BVAKT) in Zusammenarbeit mit anderen Verbänden und Organisationen. Dies sind unter anderem:

- der Dachverband für Anthroposophische Medizin in Deutschland (DAMiD): https://www.damid.de
- die Medizinische Sektion der Freien Hochschule für Geisteswissenschaft am Goetheanum in Dornach, Schweiz: https://medsektion-goetheanum.org
- die verschiedenen Ausbildungsstätten für Anthroposophische Kunsttherapie

Der Berufsverband ergreift in Zusammenarbeit mit anderen Vereinigungen nachfolgende Themenfelder:

- Qualitätssicherung
- Weiterbildung
- Leitlinien zur Behandlung
- Berufsordnung

Kooperationspartner des BVAKT ist u.a. die **Bundesarbeitsgemeinschaft Künstlerische Therapien (BAG KT)**. Diese fördert die Etablierung und unterstützt die rechtliche Stellung anthroposophischer Kunsttherapeutinnen und -therapeuten in der Gesellschaft sowie die Gleichstellung gegenüber anderen Leistungserbringern im Gesundheitswesen im Verhältnis zu den Kostenträgern.

Der BVAKT hat eine umfangreiche Leitlinie zur Anthroposophischen Kunsttherapie erstellt, die unter folgender Adresse abrufbar ist: https://www.anthroposophische-kunsttherapie.de/ueber-uns/information/leitlinie.html

Die Berufsordnung anthroposophischer Kunsttherapeuten findet sich unter: https://www.anthroposophische-kunsttherapie.de/images/pdf/2018_05_28_Berufsordnung_BVAKT.pdf

Kostenerstattung

Kunsttherapie ist kein Bestandteil der Regelversorgung gesetzlicher Krankenkassen in Deutschland. Einige Betriebskrankenkassen übernehmen aber die Kosten im Rahmen besonderer Verträge für die Integrierte Versorgung.

Eine Erstattungsmöglichkeit setzt in der Regel eine ärztliche Verordnung mit Angabe der Diagnose und Anzahl der medizinisch notwendigen Behandlungen voraus. Diese muss durch einen Arzt erfolgen, der selbst an der Integrierten Versorgung teilnimmt und infolge einer geregelten Zusatzausbildung über die Anerkennung „Anthroposophische Medizin (GAÄD)“ verfügt. Sie wird in Deutschland durch die Gesellschaft Anthroposophischer Ärztinnen und Ärzte in Deutschland (GAÄD) ausgesprochen, die erreichbar ist unter https://www.gaed.de.

Vergleichbare Anerkennungen in Österreich und der Schweiz sprechen die jeweiligen ärztlichen Landesgesellschaften aus.

in Österreich: https://www.anthromed.at
in der Schweiz: https://vaoas.ch

Darüber hinaus ist ein Nachweis der Berechtigung zur Leistungserbringung durch den Therapeuten notwendig, der ebenfalls einen Vertrag über die Integrierte Versorgung eingegangen sein muss.

Berufsqualifikation und -bezeichnung

Derzeit ist der Begriff „Kunsttherapeut“ nicht gesetzlich geschützt und stellt keinen anerkannten Heil- oder Heilhilfsberuf dar. Voraussetzung für eine selbständige therapeutische Arbeit mit Kranken ist daher z.Zt. *eine zusätzliche Anerkennung* als **Heilpraktiker bzw. Heilpraktiker für Psychotherapie.** Liegt diese vor, so erstatten einige Privatkassen und private Zusatzversicherungen für gesetzlich krankenversicherte Patientinnen und Patienten, die Leistungen durch Heilpraktiker einschließen, auch kunsttherapeutische Leistungen. Dient die kunsttherapeutische Begleitung lediglich der allgemeinen Gesundheitsvorsorge oder werden künstlerische Kurse angeboten, so ist in der Regel keine weitere Berufsqualifikation erforderlich.

Ordentliche Mitglieder des BVAKT dürfen die Berufsbezeichnung „Anthroposophische Kunsttherapeutin bzw. Anthroposophischer Kunsttherapeut (BVAKT)“ führen. Die Richtlinie zur Aufnahme (die gleichzeitig eine Ausbildungsordnung repräsentiert) ist einsehbar unter https://www.anthroposophische-kunsttherapie.de/images/pdf/2022_06_11_Riz-AOM.pdf. Diese Richtlinie schließt eine Qualitätssicherung ein und verpflichtet die KunsttherapeutInnen (BVAKT) im Sinne eines lebenslangen Lernens zu einer kontinuierlichen Fortbildung.

In Abschnitt 2 dieses Kapitels erläutern wir einige Aspekte zur Berufsausübung näher.

Tätigkeitsfelder für Kunsttherapeuten

Kunsttherapeuten sind u.a. tätig in

- stationären Einrichtungen wie Krankenhäusern, Rehakliniken, Sanatorien
- Institutionen der Sozialtherapie, der Heil- und der Sonderpädagogik
- Therapeutika, als freie Zusammenschlüsse von Therapeuten
- Therapeutika, im Verantwortungsverbund mit Arztpraxen
- als selbständige Freiberufler

Einen Überblick ärztlicher Leitlinien, in denen künstlerische Therapien abgebildet sind, bietet die GAÄD: https://www.gaed.de.

Ausbildung

Die eingangs erwähnte Internationale Koordination Anthroposophische Kunsttherapie arbeitet mit der International Association of Anthroposophic Arts Therapies Educations (iARTE) zusammen. Die einzelnen Ausbildungsstätten (die allerdings nicht alle auf dem plastischen Gebiet ausbilden) sind einsehbar unter:
https://www.icaat-medsektion.net/iarte/aus-weiterbildung/iarte/mitgliedsschulen

Der BVAKT nennt für den Fachbereich Malerei und Plastik in folgendem Link anerkannte Ausbildungsinstitutionen: https://www.anthroposophische-kunsttherapie.de/anthro-medizin/kunsttherapie/aus-und-weiterbildung.html

2. Zugangswege, Aufnahme, Erstgespräche

Unterschiedliche Wege führen Menschen in die Kunsttherapie. Nachfolgend finden Sie einige Hinweise zur Gestaltung der Erstbegegnung. Diese bestimmt nachhaltig die weitere Beziehung und Klärungen, die sich in dieser Phase erreichen lassen, erleichtern langfristig die gemeinsame Arbeit. Rechtliche und finanzielle Fragen werden gestreift, Links zu laufend aktualisierten Informationen zu diesen Gebieten finden Sie im vorausgegangenen Abschnitt.

Auf welchen Wegen gelangen Menschen in die Kunsttherapie?

Wenn PatientInnen ambulant von Kunsttherapeutinnen und Kunsttherapeuten behandelt werden oder im Rahmen eines stationären Settings ein kunsttherapeutisches Angebot annehmen, war ihr Weg dorthin in der Regel recht unterschiedlich.

Kunsttherapie in Kliniken

Das Angebot der meisten anthroposophischen Kliniken und Rehabilitationseinrichtungen umfasst auch Kunsttherapie. Für die „anthroposophisch-medizinische Komplexbehandlung" hat das Deutsche Institut für Medizinische Dokumentation und Information (DIMDI) die Abrechnungsziffer 8-975.3 geschaffen. Die Leistungsbeschreibung fordert ein multiprofessionelles Team, das auch KunsttherapeutInnen umfasst. In aller Regel wird bei einer solchen stationären Behandlung die Indikation für den Einsatz der Kunsttherapie durch eine Ärztin oder einen Arzt gestellt und ggf. im Rahmen der in der Leistungsbeschreibung dieses Angebotes geforderten Teamsitzungen modifiziert. Die Teilnehmenden besprechen Behandlungsfortschritte und -schwierigkeiten und arbeiten gemeinschaftlich an einer Erkenntnis des Heilbedarfes und dessen Umsetzung.

In manchen Einrichtungen sind es auch primär Psychologen, Seelsorger, Pflegekräfte oder Sozialberater, welche die Anregung geben, Kunsttherapie in den Behandlungsprozess einzubeziehen.

Ambulante Kunsttherapie

Vielfältig ist der primäre Zugangsweg in die ambulante Kunsttherapie. Im Regelfall besteht dieser in einer ärztlichen Verordnung. Viele Patientinnen und Patienten kommen jedoch auch aus eigenem Antrieb, z.B. weil sie im Rahmen einer stationären Behandlung die Fruchtbarkeit einer solchen Behandlung für sich erlebt haben oder weil sie durch Empfehlungen anderer Patienten, Berichte in Medien oder zufällige Begegnungen zu dem Entschluss gekommen sind, dass dies ein Therapieansatz sein könnte, den sie für sich erproben wollen. Eine Behandlung ist in solchen Fällen nur möglich, wenn die Kunsttherapeutin oder der Kunsttherapeut aufgrund einer zusätzlichen Qualifikation eigenständig dazu berechtigt ist (s.u.). Ohne eine solche Zusatzqualifikation oder ärztliche Verordnung dürfen lediglich allgemein der Gesundheitsförderung und Prophylaxe dienende Angebote oder beispielsweise künstlerische Kurse erfolgen.

Erste Aspekte zur Rechtsstellung und Zusammenarbeit

Wer als Kunsttherapeutin ausgebildet ist, ohne über eine Berufsqualifikation zu verfügen, die zu eigenständiger Behandlung berechtigt, benötigt derzeit (2023) eine ärztliche Überweisung des Patienten und die Zusammenarbeit mit einem Arzt, der formal auch für die weitere Behandlung verantwortlich ist. Bei einer vorhandenen Zulassung als Heilpraktiker (ggf. auch als HP für Psychotherapie) oder Kinder- und Jugendpsychotherapeut ist auch eine selbständige Behandlung möglich. In jedem Fall ist auch im ambulanten Rahmen ein enges Zusammenwirken aller an der Behandlung beteiligten Berufsgruppen empfehlenswert. In der Regel ergibt sich bei der Überweisung ein erstes Gespräch, das zumindest bei neuen Fragestellungen oder Schwierigkeiten im Therapieverlauf wieder aufgegriffen werden sollte. Individuell sind in einigen Arbeitszusammenhängen auch regelmäßige Patientenbesprechungen etabliert, was ebenso empfehlenswert ist wie eine regelmäßige Super- und Intervision. Voraussetzung dafür, im kollegialen und interkollegialen Rahmen konkret einzelne Patienten zu besprechen, ist deren Einverständnis oder eine wirksame Anonymisierung.*

Zusammenarbeit mit ärztlich Überweisenden

Einer ärztlichen Verordnung liegt immer eine spezifische Diagnose zugrunde. Aus dieser allein ergibt sich jedoch meist noch nicht unmittelbar ein Therapieziel oder ein Behandlungsweg. Auch kann es sein, dass zunächst vornehmlich die Linderung eines bestimmten Symptoms angestrebt wird, ebenso aber auch, dass die Kunsttherapie im Rahmen eines therapeutischen Gesamtkonzeptes, das sich im Idealfall auf eine differenzierte anthroposophische Diagnose stützt, eine bestimmte Aufgabe zugewiesen bekommt. Dies ist durch Rücksprache mit dem Überweisenden zu klären. In der Regel ist dieser auch dankbar für eine Rückmeldung der Beobachtungen und Erkenntnisse, die sich aus der kunsttherapeutischen Arbeit ergeben und wiederum die ärztlichen Zugangswege ergänzen oder gar modifizieren können. Auch für die Wahl des jeweiligen plastischen Materials sind gelegentlich medizinische Aspekte von Bedeutung [→ dazu Kapitel XI Werkstoffe].

Schließlich sei noch angemerkt, dass die meisten Überweisenden dankbar für einen schriftlichen Abschlussbericht über die Behandlung sind, der auch Fotos der Werke und wichtiger Stationen ihrer Entstehung enthalten sollte. Während der Behandlung ist ein Zwischenbericht und im Idealfall ein direkter Austausch hilfreich.

Kostenübernahme und Vertragsschluss

Für viele PatientInnen ist die Frage einer Kostenübernahme oder zumindest Bezuschussung wichtig. Es ist empfehlenswert, diese Fragen vor Aufnahme der Therapie zu klären. Leider ist Kunsttherapie im Moment kein Bestandteil der Regelversorgung in Deutschland [→ Kapitel XIII.1], weshalb die meisten gesetzlichen und privaten Krankenversicherungen die Kosten nicht übernehmen bzw. erstatten. Es gibt jedoch Zusatzversicherungen und (im Fall privater Krankenversicherungen) Verträge, die Kunsttherapie einschließen und im Einzelfall auch Individualentscheidungen, welche – in der Regel nach Vorlage eines ärztlichen Gutachtens – zu einer begrenzten Kostenübername führen. Innerhalb der Gesetzlichen Krankenversicherung besteht auch die Möglichkeit des Erstattungsverfahrens nach § 13 SGB V, wenn man sich von entsprechend qualifizierten Kunsttherapeutinnen oder Kunsttherapeuten behandeln lässt. Umfassende Informationen zu diesem Themenkomplex und Listen diesbezüglich leistungswilliger (Zusatz)Kassen finden sich unter www.anthroposophische-kunsttherapie.de/fuer-patienten/therapie/kostenuebernahme.html.

---

* Einzelheiten hierzu sowie zu vielen anderen in diesem Kapitel dargestellten Aspekten der Berufsausübung und Zusammenarbeit mit KollegInnen und Vertretern anderer Berufsgruppen finden sich in der Berufsordnung des BVAKT. Sie ist abrufbar unter https://www.anthroposophische-kunsttherapie.de/images/pdf/2018_05_28_Berufsordnung_BVAKT.pdf

Für Menschen mit Behinderung, die über ein persönliches Budget nach §29 SGB IX verfügen, lässt sich dieses auch für Kunsttherapie einsetzen. Bei Härtefällen kommt gelegentlich eine Unterstützung durch Stiftungen in Betracht, im Falle sexueller oder anderweitiger Traumatisierung durch Angehörige von Institutionen und Kirchen ggf. deren besondere Entschädigungsfonds.

Sofern ein Kostenträger in Betracht kommt, ist bei diesem ein Antrag auf Kostenübernahme zu stellen, der in der Regel sowohl den individuellen Therapiebedarf konkret beschreiben als auch den voraussichtlich erforderlichen zeitlichen und finanziellen Rahmen darstellen soll. Es ist vorteilhaft, wenn auch erwähnt wird, weshalb andere, von den Standardleistungen umfasste Behandlungsmöglichkeiten nicht in Betracht kommen oder ausgeschöpft sind. Auch ein Verweis auf eine entschiedene Patientenpräferenz ist ggf. hilfreich. Schon aus Gründen des Datenschutzes empfiehlt es sich, dass der Patient oder die Patientin die Stellungnahme selbst weitergibt. So besteht gegebenenfalls auch die Möglichkeit, ergänzende Informationen einzubringen oder um Streichung von Aspekten zu bitten, die nicht weitergegeben werden sollen. Sollte kein externer Kostenträger zur Verfügung stehen, so ist ggf. zu klären, ob eine finanzielle Überforderung droht oder es vielleicht möglich ist, dass Dritte einen Teilbeitrag übernehmen. Ab und an existieren im Rahmen von Praxen und Therapeutika (in denen sich Ärzte und Therapeuten zu gemeinsamem Zusammenwirken verbunden haben) Therapiefonds, die zum Teil auch von anderen Patienten mitgespeist werden. Im Einzelfall ist es natürlich immer auch möglich, individuelle Vereinbarungen zu verringerten Kostensätzen zu treffen, wie dies auch im ärztlichen Bereich Teil des Berufsethos ist, damit möglichst alle Menschen, die Hilfe benötigen, diese auch erhalten.

Es empfiehlt sich, einen Behandlungsvertrag zu schließen, der einen wechselseitigen Rahmen steckt, Verbindlichkeit fördert und Missverständnisse zu vermeiden hilft. Hier lässt sich beispielsweise auch die Befreiung von der Schweigepflicht gegenüber Mitbehandelnden, aber auch die Verpflichtung zu rechtzeitiger Terminabsage im Fall einer Verhinderung und Ähnliches regeln.

Informationsgespräch

Als hilfreich hat sich erwiesen, den PatientInnen ein erstes, unter Umständen kostenloses Informationsgespräch anzubieten. Die Hürden, eine zunächst unbekannte, eigenaktive Therapie zu beginnen, sind für viele Menschen hoch. Besonders trägt dazu auch die Vorstellung bei, dass künstlerische Begabungen und Ambitionen eine Voraussetzung seien. Bei dieser Gelegenheit können solche Missverständnisse ausgeräumt und auch die persönlich Passung geprüft werden. Andere Gesichtspunkte, die der Klientin oder dem Klienten wichtig erscheinen (Fragen der Kostenübernahme, lokalen Erreichbarkeit, Barrierefreiheit des Zuganges etc.), lassen sich hier ebenfalls klären. Falls Vorbehalte bestehen, vermag ein erster Eindruck vom Therapieraum und von der Person, der man hier begegnet, womöglich das „Eis zu brechen“. Ein Informationsgespräch kann in ein Anamnesegespräch übergehen oder Gelegenheit sein, ein solches zu vereinbaren.

Anamnesegespräch

Es ist gut, den Patienten hier zunächst Raum zu geben davon zu berichten, was sie zu uns führt und welche Erwartungen sie mitbringen. Ihnen aufmerksam zuzuhören, gegebenenfalls aber auch nachzufragen, erweckt in ihnen das Erleben, ernst genommen zu werden. Für den gesamten Therapieverlauf wichtige Aspekte erfahren wir häufig bereits in diesem ersten Gespräch. Schilderungen von Beschwerden und gegebenenfalls biographischen Aspekten, aber auch die Informationen, die wir von Seiten der Überweisenden erhalten, ermöglichen es meist, ein Therapieziel zu formulieren. Oft schlagen wir dann verschiedene Möglichkeiten vor, wie sich ein Therapieweg gestalten lässt, um auf dieses Ziel zuzugehen. Je mehr die Patientin oder der Patient erlebt, mitgestalten und mitentscheiden zu können, desto mehr wird sich ein Vertrauensverhältnis entwickeln, das die unabdingbare Voraussetzung eines gemeinsamen Weges ist. Eine Haltung, die ausstrahlt, dass man selbst besser wisse, was dem Patienten guttut, ist dagegen wenig förderlich, zumal es unser Anliegen ist, dem Ich des Menschen zu dienen und ihm zu ermöglichen, Hindernisse seiner Entfaltung mit ihm gemeinsam zu überwinden. Wie weitgehend jemand im Erstgespräch biographische Elemente offenbaren möchte, ist selbstverständlich dessen Entscheidung. Häufig tauchen auch erst im Verlauf eines plastischen Therapieweges biographische Bezüge auf, die manchmal das weitere Vorgehen beeinflussen. Das kann beispielsweise darin bestehen, dass wir gemeinsam beschließen, ein spezifisches Thema als Ziel eines plastischen Weges ins Auge zu fassen oder auch eine bestimmte Übung zu wählen, um eine seelische Fähigkeit zu entwickeln, die in einer biographischen Situation nicht ausreichend zur Verfügung stand.

Wenn sich aus dem Gespräch ein vorläufiges Therapieziel und eine therapeutische Absprache ergeben hat, stellt sich die Frage, wie viel der Therapeut von der Anamnese wissen muss, um plastisch-therapeutisch die Übungen gut anleiten zu können. So gibt es beispielsweise mitunter traumatische Hintergründe, die es zunächst als ungünstig erscheinen lassen, mit geschlossenen Augen zu plastizieren. Darüber hinaus ist es wichtig, behutsam vorzugehen und eine Konfrontation mit traumatischen Inhalten zu vermeiden [→ Kapitel X.2]. Taktgefühl im Gespräch ist eine wesentliche therapeutische Fähigkeit.

Wenn keine ärztliche Überweisung vorliegt und der Patient auf eigene Initiative gekommen ist, bedarf es einer Klärung des Hintergrundes für den Therapiebedarf. Auch wenn grundsätzlich eine eigenständige Behandlung zulässig ist, empfiehlt es sich zu klären, ob somatische oder psychische Konstellationen vorliegen, die eine Zusammenarbeit mit einer Ärztin oder einem Arzt erfordern. Insbesondere wenn sich im Gespräch psychiatrische Fragestellungen offenbaren, ist zu prüfen, ob eine Behandlung im Alleingang verantwortbar ist, oder ob beispielsweise die Frage einer Suizidalität oder anderweitigen psychischen Dekompensationsgefahr fachkundig beurteilt und etwa zusätzlich behandelt werden muss. (Weitere Aspekte zur Indikationsstellung sowie zu möglichen Kontraindikationen finden sich in Kapitel XII Indikationen zum therapeutischen Plastizieren.) Es lohnt sich, die zentralen Elemente des Gespräches wie auch der gemeinsamen Entschlüsse schriftlich festzuhalten, um gegebenenfalls später darauf zurückkommen oder diese den jeweiligen Entwicklungen anpassen zu können. Ansonsten ist auch im Therapieverlauf eine regelmäßige Dokumentation (in der Regel auch mit fotografischen oder zeichnerischen Elementen) erforderlich.

Schließlich ist es oft hilfreich, wenn man Beschwerden, die therapeutisch angegangen werden sollen, konkret aufzeichnet und gegebenenfalls durch eine (in der Regel von 0 bis 10 reichende) Numerische Rating-Skala oder Visuelle Analog-Skala quantifiziert. Dies ermöglicht es, im Verlauf den Therapiefortschritt auch auf einer derartigen (einfachen) Ebene mit dem Klienten zusammen zu beurteilen und gegebenenfalls Daten für eine spätere Auswertung zur Verfügung zu haben.

Die hier skizzierten Gesichtspunkte beziehen sich auf erwachsene Patienten. Für die Behandlung von Kindern, die Absprachen mit deren Sorgeberechtigten einschließt, gelten besondere Bedingungen, die in Kapitel IX.1 näher charakterisiert sind.

Anhang zu Kapitel V

In Kapitel V betrachteten wir die Kapitellformen, welche die Säulen im ersten Goetheanum mit dem Architrav verbunden haben. Nachfolgend erläutern wir die spirituellen Hintergründe, mit denen die Säulen in Zusammenhang stehen, sowie die Materialien, aus denen sie geschaffen wurden. Eine Kenntnis dieser Hintergründe ist für ein Verständnis des Plastisch-Therapeutischen Gestaltens keineswegs erforderlich. Schon gar nicht ist es eine Voraussetzung für deren therapeutische Fruchtbarkeit. Dennoch mögen diese Zusatzinformationen für manche Leserinnen und Leser hilfreich sein.

In welchem Zusammenhang stehen die Kapitelle?

Im Kapitel V haben wir uns unmittelbar wahrnehmend den überlieferten Kapitellformen angenähert. Um ihre tiefere Bedeutung zu verstehen, seien jedoch noch einige Hintergrundinformationen gegeben.

Die sieben Säulen tragen Namen, die den Anschein erwecken, dass sie sich auf heutige Himmelskörper beziehen (Saturn-, Sonnen-, Mond-, Mars-, Merkur-, Jupiter- und Venussäule). Diese Begriffe beziehen sich nicht auf die Planeten, die heute diese Namen tragen, sondern bezeichnen in der Anthroposophie Rudolf Steiners Entwicklungsstufen des Weltganzen (und damit auch von Erde und Mensch), die über sehr lange Zeiträume hinweg zur heutigen Erscheinungsform der Welt führten. In jeder der Stufen entstanden Qualitäten, die wir in den Elementen wiederfinden [→ Kapitel II. 1].

Bezüge zu diesen Evolutionsstufen kommen in den Kapitellen zum Ausdruck, und wir können an ihnen Aspekte lernen, die sich therapeutisch umsetzen lassen. Für die praktische Anwendung müssen Sie diese Zusammenhänge nicht unbedingt kennen, doch verhelfen sie zu einem besseren Verständnis. Für eine vertiefende Auseinandersetzung verweisen wir auf ein wesentliches Grundlagenwerk Rudolf Steiners, „Die Geheimwissenschaft im Umriss".[1] Wenn wir nachfolgend von Qualitäten der jeweiligen planetarischen Metamorphosestufen sprechen, so beziehen wir uns dabei auf die Schilderungen, die Rudolf Steiner dort gab.

Für manche, die dieses Buch lesen, werden diese Ausführungen eine Herausforderung darstellen, da hier die Weltentstehung und -entwicklung anders dargestellt werden, als wir dies beispielsweise aus der Schule und dem vertrauten „Allgemeinwissen" kennen. Soweit diese Anschauungen auf naturwissenschaftlicher Beobachtung beruhen, sind sie selbstverständlich vorbehaltlos anzuerkennen und sie erweitern unsere Welterkenntnis entscheidend. In vielem basieren die allgemeinen Auffassungen zur Weltentstehung aber auch auf unbewiesenen Annahmen und Deduktionen, die nicht zuletzt innerhalb der Naturwissenschaft selbst weiterhin diskutiert werden und im Fluss sind. Die Anthroposophie geht davon aus, dass die materiell-physische Welt nur einen Teilaspekt des Weltganzen bildet. Nur diese materiellen Aspekte sind mit Methoden, die auf physischen Wechselwirkungen beruhen, (prinzipiell) vollständig erfassbar, und sie stellen gewissermaßen die Außenseite der Welt dar. Die Anthroposophie beschreibt auch über den physischen Aspekt hinausgehende Ebenen der Welt, die jeweils nur durch spezifische Erkenntnisweisen erfassbar sind, die diesen Ebenen entsprechen und gewissermaßen deren „Innenseite" repräsentieren. Die sich hieraus ergebenden Darstellungen muten für denjenigen, der sich bisher allein auf Erkenntnisse gestützt hat, die Physisches beschreiben, zumindest ungewohnt an. Vielleicht hilft es, sich daran zu erinnern, dass es schon in der kurzen Zeit der Menschheitsgeschichte, für die wir über historische Urkunden verfügen, höchst verschiedenartige Auffassungen zur Weltentstehung gab.

Selbstverständlich ist uns allen bekannt, dass die Geschichte des Weltalls und des Menschen im Verlauf unserer Kulturentwicklung, aber auch in anderen bzw. früheren Kulturen jeweils verschieden geschildert und gedeutet wurde. Mythologische Modelle wie die Scheidung von Himmel und Erde und die Erschaffung verschiedener Naturreiche im Verlauf von sechs „Tagen" kennen wir ebenso (aus der Bibel) wie beispielsweise eine Weltentstehung aus den Körperteilen des Urriesen Ymir in der nordgermanischen Mythologie, derzufolge der Mensch schließlich von der Zunge der Kuh Audhumbla aus Eis heraus plastiziert wurde (in einer späteren Version der Snorra-Edda wird der erste Mensch dagegen aus Treibholz geschnitzt), während die indische Mythologie den Kosmos aus einem goldenen Ei entstanden sah. Wir sollten uns darüber im Klaren sein, dass in den jeweiligen Zeit- und Kulturzusammenhängen diese bildhaften, metaphorischen Schilderungen von Welt- und Menschentstehung ähnliche Überzeugungskraft hatten, wie dies heute für die aktuellen naturwissenschaftlichen Theorien gilt. Selbstverständlich beruhen letztere auf einer empirischen und rationalen Basis, dennoch muss man sich verdeutlichen, dass die Annahmen des eigentlichen Ursprungs des Universums in einer kosmischen „Singularität" einer reinen Entfaltung von Energie oder Wärme und die gleichzeitige Entstehung von Raum und Zeit nicht empirisch belegbar (oder falsifizierbar) sind. Sie sind es ebenso wenig wie beispielsweise die Theorien zur Weltentstehung aus einer Regenbogenschlange bei den Aborigines Australiens oder einem goldenen Ei im alten Indien, die jeweils in ihrer Zeit als gesicherte Wahrheiten galten.

Rudolf Steiner schilderte die Weltentwicklung als periodisch fortschreitendes Geschehen, in dem sich aus einem geistigen Bereich heraus eine substantielle Welt entwickelte, deren jeweilige Stadien er mit den oben genannten Planetenbegriffen bezeichnete. Nach der Entwicklung bestimmter Qualitäten (im Saturnzustand Wärme, im Sonnenzustand Licht und Gasartiges, im Mondenzustand Wässriges und im heutigen Erdenzustand feste Materialität) trat die evolvierte Welt jeweils wieder in ihren ursprünglichen geistigen Bereich zurück, um später erneut in der Substanzwelt zu erscheinen und dabei die vorausgegangenen Entwicklungsschritte zu rekapitulieren. Die Entwicklung der Wesensschichten des Menschen [→ Kapitel II] erfolgte in Zusammenhang mit den jeweiligen planetarischen Zuständen. (Dabei muss man sich darüber im Klaren sein, dass sich dies ursprünglich nicht in einer physikalisch fassbaren Materie, wie wir sie heute kennen, abspielte und wir daher besser von Wesensschichten eines noch nicht in fester Materie erscheinenden Menschenvorläufers sprechen.) Unsere heutige Welt ist im Sinne dieser Darstellung die vierte seit dem Ursprungsgeschehen der Weltentwicklung. So unvertraut diese – in ihrer Kürze auch höchst unvollkommene, nur angedeutete und in der zitierten Originalquelle ausführlich nachzulesende – Darstellung anmuten mag, so lassen sich Elemente davon auch in „üblichen" und „wissenschaftlichen" Theorien finden, wie beispielsweise das wiederholte Erscheinen des Kosmos durch eine weltschöpferische Singularität in der Theorie des zyklischen, ekpyrotischen Universums, das u.a. Paul J. Steinhard und Neil Turok in Zusammenhang mit der Stringtheorie in der „Branenkosmologie" diskutieren[2] (womit nicht behauptet werden soll, dass sich weitere Aspekte der geisteswissenschaftlich begründeten Darstellungen Rudolf Steiners in den Arbeiten dieser Autoren finden). Auch der Physiknobelpreisträger des Jahres 2020, Roger Penrose, vertritt die Ansicht, dass das Universum wiederholt kollabiert und zyklisch wieder entstanden sei.[3]

An diesem Beispiel wollten wir zeigen, dass heutige Annahmen zur Weltentstehung und -entwicklung keineswegs unverrückbar feststehen, und es ist unter einem historischen Gesichtspunkt zu vermuten, dass unsere heute allgemein anerkannten Auffassungen in einer ferneren Zukunft als ähnlich realitätsfern betrachtet werden könnten, wie wir dies heute in Zusammenhang mit früheren kosmogonischen Theorien sehen. Zudem gibt es über den Ursprung der Welt, in der wir leben, auch in der aktuellen naturwissenschaftlichen Weltanschauung neben dem „Standardmodell" konkurrierende Theorien, die größtenteils hoch abstrakt und unanschaulich sind und empirisch unzugängliche Voraussetzungen enthalten. Vielleicht ermöglicht uns eine solche Vorbetrachtung die nötige Unbefangenheit, auch eine so unerwartete Schilderung wie diejenige Rudolf Steiners zur Weltentwicklung ruhig auf uns wirken zu lassen und zu prüfen, ob sie sich als fruchtbar erweist.

Eine besondere Herausforderung stellt dabei die Tatsache dar, dass die eigentlichen Protagonisten der Weltentwicklung in Steiners Schilderungen nicht Zufälle und physikalische Gesetzmäßigkeiten darstellen, sondern Wesenhaftes, das hinter den materiellen Erscheinungen steht (und in den beschreibbaren Gesetzmäßigkeiten wirksam ist). Auch das ist unserer eigenen Kultur vertraut – denken wir nur an die Genesis des Alten Testaments, in der ein Wirken Gottes (oder eigentlich der „Elohim") die entscheidenden Entwicklungsschritte anstößt. Die kosmologischen Konzepte der Menschheit waren seit jeher von der Vorstellung von Götterwirken durchdrungen, und erst vor kurzer Zeit eliminierte die heutige naturwissenschaftliche Auffassung einen entsprechenden Bezug zu allem Wesenhaften. Diese Elimination hatte durchaus willensgeprägte Züge, wenn man bedenkt, dass die Mitbegründer der Deutschen Physikalischen Gesellschaft Emil Du Bois-Reymond (1818-1896) und Ernst Wilhelm Brücke (1819-1892) 1845 im Haus des Physikers Heinrich Gustav Magnus (1802-1870) einander „schworen" nur gelten zu lassen, was sich als wäg- und zählbar erweist.[4]

Ganz anders als diese klare Absicht, alle letztlich nicht-physikalischen Wirkungen zu leugnen, ging Rudolf Steiner davon aus, dass Geist und Materie miteinander verschränkt sind, weshalb eines seiner Mantren auch auf „den alten Grundsatz" *„Geist ist niemals ohne Materie, Materie niemals ohne Geist"* verweist und dazu auffordert, dem eigenen Handeln „im Materiellen" einen Bezug zum Geistigen zugrunde zu legen und die Begegnung mit dem Geist für eine Wärmedurchdringung „unser(es) praktischen Tuns" zu nutzen.[5] Steiner zufolge hat das, was wir heute als greifbare, physische Materie kennen, eine lange Vorgeschichte, die im Geistigen ihren Ursprung genommen hat, und die er eingehend in seiner „Geheimwissenschaft im Umriss" schilderte. Dieser Beginn liegt vor der Entfaltung des dreidimensionalen physikalischen Raumes, der ja auch für die Plastik konstitutiv ist.

Können solche mit der Tiefe der Anthroposophie verbundenen Darstellungen, wie wir sie beispielsweise in dem genannten Werk Steiners finden, und die den Hintergrund für die sieben Kapitelle der Evolutionszustände darstellen, tatsächlich plastisch oder therapeutisch fruchtbar werden? Die Antwort müssen wir noch einen Moment lang aufschieben, um zunächst – wenigstens in einer sehr kursorischen Weise – zu verfolgen, wie Rudolf Steiner den Beginn der Weltentwicklung schilderte: Steiner beschrieb, wie im „Saturnzustand" die Uranfänge der für uns heute erfahrbaren Welt gelegt wurden. Dabei begegnen uns hohe geistige Schöpferwesen, die er mit Namen bezeichnete, die bereits in der christlichen Tradition und mittelalterlichen Philosophie, beispielsweise bei Thomas von Aquin (1225-1274), eine große Rolle spielten. Da uns die geistesgeschichtlichen Zusammenhänge meist nicht mehr vertraut sind, hier eine kurze Einordnung: Diese Wesen sind nicht mit dem identisch, was wir in der allgemeinen christlichen Terminologie als den Vatergott kennen, sie unterstehen ihm aber und führen seinen Willen aus, besitzen aber auch eine gewisse Eigenständigkeit. Sie erfüllen unterschiedliche Aufgaben und stehen in verschiedenen, hierarchisch geordneten Rangstufen, weshalb sie auch als „die Hierarchien" bezeichnet werden. Die erste konkrete Lehre von neun Engelshierarchien führte man auf den in der Apostelgeschichte (Apg. 17,34) erwähnten Paulusschüler und Beisitzer im Rat (Areopag) Dionysius Areopagita zurück. Heute spricht die westliche wissenschaftliche Theologie aufgrund von philologischen Argumenten von einem „Pseudo-Dionysius Areopagita" späterer Zeit*, während in der orthodoxen Kirche die Ansicht gilt, dass ihn Paulus persönlich in göttliche Geheimnisse einweihte, die so Bestandteil seiner Engellehre wurden. Tatsächlich finden sich einige der Namen von Engelgruppen auch in Briefen des Apostels Paulus.** Der höchsten (ersten) Hierarchie gehören bei Dionysius die Cherubim und Seraphim an, wie wir sie beispielsweise in Weihnachtsliedern oder aus Gemälden kennen, ebenso die Throne, die für die Weltentstehung bei Rudolf Steiner eine entscheidende Rolle spielen. In der zweiten Hierarchie folgen Kyriotetes, Dynamis und Exusiai, in der dritten Hierarchie finden sich die Archai und – vertrauter – Erzengel und Engel. Rudolf Steiner griff diese Bezeichnungen in seiner Schilderung der Weltentstehung auf. Dabei machte er auf die große Schwierigkeit aufmerksam, mit den Worten unserer Sprache und auf dem Hintergrund unseres heutigen Bewusstseins über Zustände zu sprechen, die ganz anders geartet waren als unsere heutige Welt. Insofern sind alle Versuche, diese zu erfassen – und noch vielmehr gilt dies für die Andeutungen, die wir im Rahmen dieses Buches machen – nur sehr unvollkommene Vergleiche, die sich der eigentlichen Wirklichkeit bestenfalls annähern können. Besonders schwierig erschien Steiner die Benennung geistiger Wesen, da die historischen Begriffe (wie die oben erwähnten des Dionysius Areopagita) naturgemäß mit nicht immer hilfreichen historischen Vorstellungen aufgeladen sind. Wie sehr Steiner selbst damit rang, sieht man schon an der Tatsache, dass er wiederholt die Begriffe wechselte und beispielsweise neben den erwähnten griechischen auch lateinische oder deutsche verwendete. Darüber hinaus betonte Rudolf Steiner immer wieder, dass seine Mitteilungen nicht als feststehende Tatsachen aufzufassen und zu übernehmen seien, sondern zur eigenen Prüfung anregen sollen. Man kann dabei die Erfahrung machen, dass Inhalte, die beim ersten Kontakt befremdlich erschienen, im Lauf der Zeit manchmal eine erstaunliche Fruchtbarkeit entfalten und allmählich verständlicher werden. Insofern ist eine skeptische Offenheit keine schlechte Voraussetzung dafür, sich diesen Inhalten zu nähern.

* Rudolf Steiner löste diesen Widerspruch dadurch auf, dass er angab, Dionysius Areopagita habe eine Schule geleitet, in der seine Darstellungen zunächst mündlich tradiert wurden. Erst Jahrhunderte später habe man sie schriftlich festgehalten.[6]

** So tauchen beispielsweise in Röm. 8, 38 neben „angeloi" und „archai" sogenannte „dynameis" auf, die bei Dionysius Engelshierarchien entsprechen. In Gal. 6,12 bezeichnete Paulus (in negativer Form) Wesen mit demselben Begriff „exusiai", den wir ebenfalls bei Dionysius finden und den auch Steiner ebenso wie die vorgenannten Termini als Bezeichnungen von Engelshierarchien aufgriff.

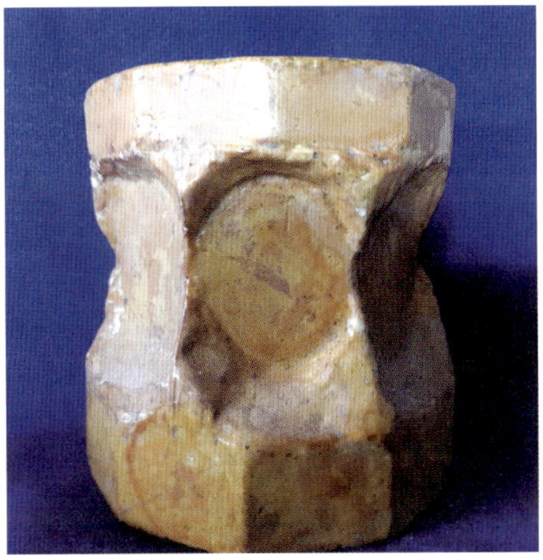

Saturnkapitell

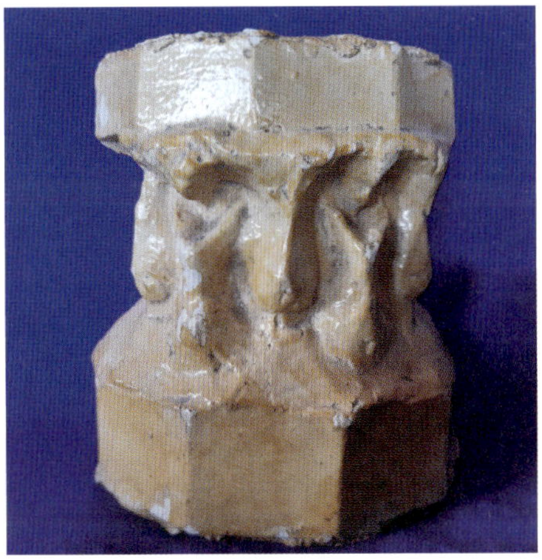

Sonnenkapitell

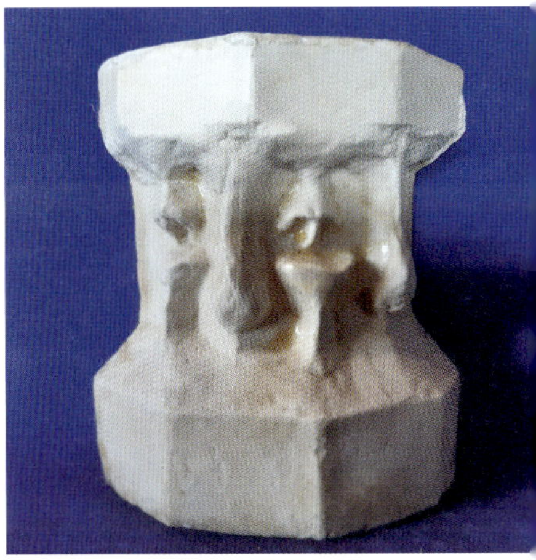

Mondkapitell

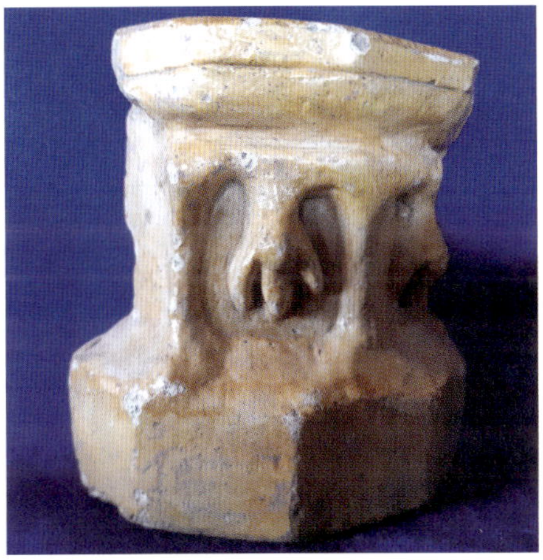

Marskapitell

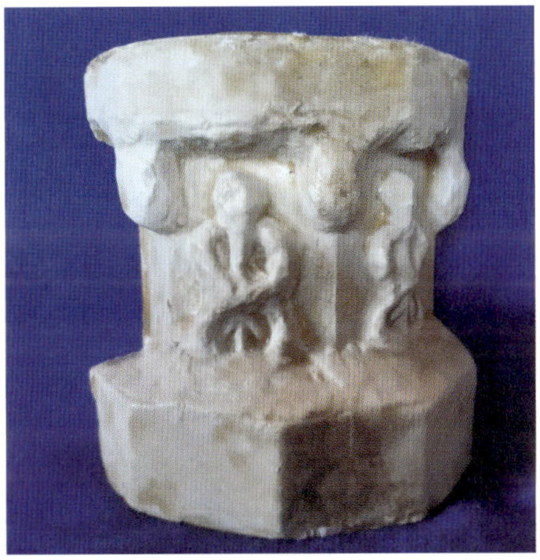

Merkurkapitell

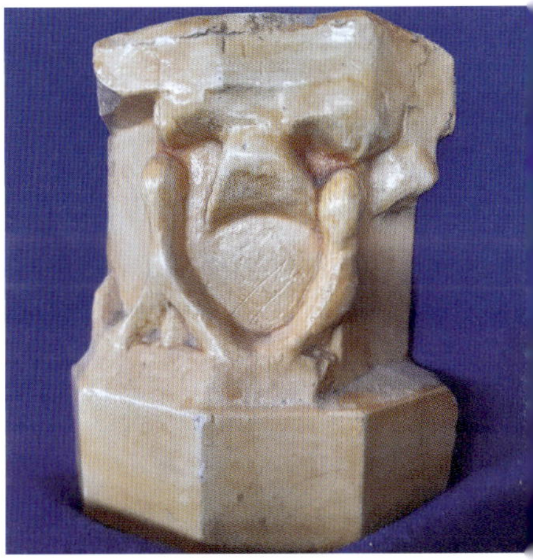

Jupiterkapitell

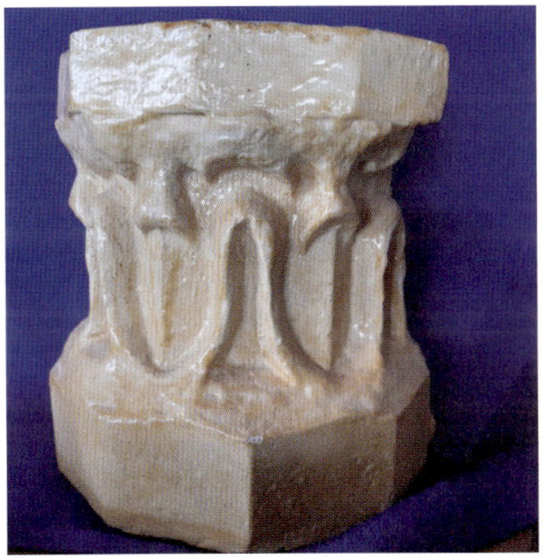

Venuskapitell

Abb. 1: Metamorphosereihe: Gipsabgüsse der in Plastilin ausgeführten Kapitellmodelle von R. Steiner

Saturnstufe der Weltentwicklung

Der erste Impuls für die Weltentstehung beruht Steiner zufolge darauf, dass höchste Geisteswesen, die Throne, Teile ihrer willensartigen Wesenssubstanz opferten, wodurch sich ein von ihnen unabhängiger, wärmeartiger Urquell aller weiteren Entwicklungen bildete. Für die heutige Physik stellt Wärme keine selbständige Erscheinung dar, sondern bezieht sich auf den Energieinhalt eines Systems materieller Substanz (und drückt sich beispielsweise durch Bewegungseffekte in dieser Substanz aus). Für Rudolf Steiner aber galt die Wärme selbst als eine (überaus feine) Substanz. Unter dem Gesichtspunkt von Albert Einsteins (1879-1955) Erkenntnis der Äquivalenz von Energie (= Wärme) und Materie mag diese Annahme wie auch eine von einem ursprünglichen Zustand reiner Wärme ausgehende Weltentwicklung nicht vollkommen unvertraut wirken. Über die verschiedenen – nachfolgend kurz angedeuteten – Zustände kam es zu einer zunehmenden „Verdichtung" von Wärme (im Saturnzustand) über das Erscheinen von Licht und Luftartigem (im Sonnenzustand) sowie Flüssigem (im Mondenzustand) bis zum Auftreten fester physischer Materie im Erdenzustand. Parallel dazu wurden auf den genannten Stufen die keimartigen Vorformen für unsere heutigen Wesensglieder gelegt, sodass eine Evolution im Verlauf von Äonen zu der Welt führte, die wir kennen, ebenso aber auch zum Menschenwesen. So hatte der physische Leib des Menschen als sein ausdifferenziertestes Wesensglied mit der längsten Geschichte seinen keimhaften Ausgangspunkt auf der Saturnstufe. Unsere Sinne [→ Kapitel II] reichen in ihren Uranfängen ebenfalls bis in diese Stufe zurück.

Auch für die beteiligten Hierarchienwesen hatte die Entwicklung in eine Weltentstehung hinein, die aus dem rein geistigen Dasein heraustrat, Folgen. So entstand für die Throne mit der Bildung einer Wärmesubstanz, die außerhalb ihrer selbst gewissermaßen als Gegenüber entstand, die Möglichkeit, an diesem Gegenüber ein Selbsterlebnis zu gewinnen. Man kann sich fragen, ob solche Betrachtungen nicht sehr fernab liegen und ohne konkreten Nutzen für ein Verständnis der Plastik und therapeutischer Zusammenhänge sind. Tatsächlich besteht die Möglichkeit, sich diesen auch ganz ohne Kenntnis solcher „esoterischer"* Hintergründe zu widmen.

Dennoch sind unmittelbare Bezüge erkennbar, die therapeutische Erfahrungen in einen weiteren Zusammenhang stellen. So vermag ich mich beispielsweise, wenn ich ein stoffliches Gegenüber bilde, daran selbst zu erleben. Ich vergewissere mich meiner selbst, indem ich anderes berühre. Dies ist das Grunderlebnis bei den Übungen, die sich an das Saturnkapitell anschließen [→ Kapitel V und VI]. In der Regel sind die dort geschilderten Beispiele, die auf eine erste Zentrumsbildung in einem stofflichen Gegenüber abzielen, mit einem deutlichen Gefühl strömender Wärme verbunden. Qualitäten, die wir in den großen kosmischen Zusammenhängen kennengelernt haben, lassen sich so mit eigenem Erleben verbinden.

---

* Der Begriff „Esoterik" bezeichnet zunächst (philosophische) Lehren, die – im Gegensatz zum allgemeinen („exoterischen") Weltwissen – nur einem begrenzten Kreis zugänglich sind. Bei Aristoteles (384-322 v. Chr.) haben die beiden Begriffe „Esoterik" und „Exoterik" auch die Note, dass die Betrachtung einmal „von innen" und einmal „von außen" her erfolgt. Dem heutigen Sprachgebrauch haftet auch der Aspekt an, dass „esoterisches Wissen" einem höheren Erkenntnisgrad entspricht, der das Wesen des Gegenstandes tiefer erfasst.

Sonnenstufe der Weltentwicklung

Wenn wir hier von „Sonne" sprechen, so meinen wir nicht den gegenwärtigen Himmelskörper, sondern – wie zuvor beim Begriff „Saturn" – eine lange zurückliegende Entwicklungsstufe der Welt, die der des Saturn folgte. Sowohl die Erden- als auch die Menschenentwicklung vollzog damals neue, entscheidende Schritte auf eine erste Verselbständigung und Belebung hin. Es ging nun nicht mehr um die Erschaffung eines ersten Ansatzes zu einem materiellen Gegenüber, sondern um eine Begegnung zwischen der schöpferisch-wesenhaften, geistigen Ursprungswelt und ihrem Gegenüber, einer in einen Werdeprozess eintretenden, sich allmählich bildenden und verlebendigenden „Materie". Zur Wärmesubstanz, die den Saturnzustand auszeichnete, trat ein lichtdurchdrungenes Luftelement hinzu und es bildete sich die erste Anlage des Lebens- oder Ätherleibes aus.

Mondenstufe der Weltentwicklung

Auf der Entwicklungsstufe des alten Mondes kam es substantiell zur Ausbildung des flüssigen Aggregatszustandes, innerhalb dessen sich verschiedene Verdichtungsstufen bis hin zu einer „eiweißartigen", mit Hornsubstanz vergleichbaren Dichte ausdifferenzierten. In Bezug auf die Wesensglieder und inneren Qualitäten des Menschen entstanden in dieser planetarischen Stufe seelische Qualitäten von Lust und Unlust, von Sympathie und Antipathie, die Erlebnisqualitäten des Seelen- oder Astralleibes kennzeichnen.

Marsstufe der Weltentwicklung

Die irdische Verkörperungsstufe, auf der sich die Menschheit in ihrer Entwicklung gegenwärtig befindet, teilt sich in der anthroposophischen Terminologie in zwei Abschnitte. Die erste bezeichnet man als die Marsstufe. Hier bildete sich erstmals das Element fester, kristalliner Materialität aus. Für den Menschen ergibt sich die Möglichkeit, ein Wachbewusstsein zu entwickeln, während der noch nicht in einem festen Leib verkörperte Menschenvorläufer der vorausgegangenen Mondenstufe nur bis zu einem traumartigen Bewusstsein gelangen konnte. Im Verlauf der Marsstufe erlangte der Mensch die Fähigkeit, sein Ich auszubilden.

Merkurstufe der Weltentwicklung

Die Merkurstufe ist in der anthroposophischen Schilderung der Weltentwicklung der zweite Abschnitt der Erdenstufe. Der Übergang von der Mars- zur Merkurstufe erfolgte mit dem Mysterium von Golgatha, das eine endgültige Verbindung der Erde mit einem Gotteswesen bedeutete. Der Terminus „Mysterium von Golgatha" benennt in der Anthroposophie die Vorgänge von Kreuzigung, Tod und Auferstehung Christi sowie deren Bedeutung für die Erde und Menschheit. Es ist aus anthroposophischer Sicht – völlig unabhängig vom persönlichen religiösen Bekenntnis – für alle Menschen wirksam, denn in allen wurde dadurch die Fähigkeit angelegt, ihr Ich zu entfalten und ihr Seelisches zu gestalten und zu verwandeln. Auch das Ätherische wurde durch dieses Mysterium verwandelt. Während es bis dahin durch die vorausgegangene Erdengeschichte immer unlebendiger (verstofflichter) geworden war, konnte es sich von da an wieder beleben, ja potentiell „Unsterblichkeit" erlangen.

Gleichzeitig vollzog sich die „Ich-Geburt", die mit der Fähigkeit aller Menschen verbunden ist, aus ihrem eigenen, innersten Wesen heraus schöpferisch an der Weltentwicklung teilzunehmen, diese mitzuprägen und sich eigenständig mit dem Christus zu verbinden. Ein grundlegendes Heilungsgeschehen ist hiermit verbunden und eine aktive Vermittlungsmöglichkeit zwischen geistiger („himmlischer") und irdischer („physischer") Welt. Schon die antike Symbolik des Merkurstabes als Zeichen der Vermittlung und Heilung setzte die damit verbundenen Qualitäten ins Bild. War mit dem Weg von der Saturn- zur Marsstufe eine fortschreitende Verdichtung verbunden, so ergeben sich mit der Merkurstufe neue Fähigkeiten zur Lösung, Bezugnahme und Wiederverbindung zu geistigen Qualitäten, die in die Welt hineinwirken und sie verwandeln. Die Wirkungen des Mysteriums von Golgatha auf den individuellen Menschen und die Menschheitsentwicklung insgesamt darf man sich nicht schlagartig und mirakulös verwandelnd vorstellen, sondern als keimartigen Ausgangspunkt einer allmählichen und individuell unterschiedlichen Entwicklung. Auch gab es selbstverständlich schon vor dem als „Zeitenwende" erlebten Ereignis einzelne Menschen, in denen sich bereits deutlich eine ichhafte Individualität auszuprägen begann.

Die künftigen Entwicklungsstufen

Rudolf Steiner schilderte auch Qualitäten der künftigen Verkörperungsstufen der Erde (Jupiter- und Venusstufe) in seiner „Geheimwissenschaft im Umriss". Er schickte dabei voraus, dass es viel leichter sei, von Aspekten der Vergangenheit zu sprechen als von solchen der Zukunft, weil sich einerseits in der Zukunft Zustände herausbilden würden, die für uns heute noch kaum vorstellbar sind, sich andererseits in Bezug auf die Zukunft immer Wünsche und Egoismen der Menschen einstellen. Das ist auch der Grund, weshalb es – wie Steiner an anderer Stelle ausführte – von großer Bedeutung ist, einem Bewusstsein für das individuelle Leben nach dem Tod ein solches für das Vorgeburtliche hinzuzufügen, da sich auch in Bezug auf unser eigenes nachtodliches Dasein Wünsche einstellen, die den Blick trüben. Während die Schilderungen der vergangenen Entwicklungsstufen ausführlich und bildreich sind, deutete Steiner die künftigen Entwicklungen in der Frühzeit seines Werkes nur an. Vielleicht ermöglicht aber auch eine Vertiefung in das plastische Werk der Kapitelle auf eine künstlerische, nicht unmittelbar kognitive Weise, Qualitäten zu erfassen, die sich mit diesen künftigen Daseinsstufen verbinden.

Über künftige Entwicklungszustände sprach nicht nur Rudolf Steiner, sondern sie sind Gegenstand der Prophetie vieler Religionen und Kulturen. Im Christentum ist die Schilderung eines neuen Zustandes aus der Offenbarung des Johannes bekannt: „Ich sah einen neuen Himmel und eine neue Erde, denn der erste Himmel und die erste Erde sind vergangen ..." (Offenb. 21,1). Aus diesem neuen Himmel sah Johannes eine Stadt sich herniedersenken. Wie sehr die Qualitäten dieser „künftigen Stadt" (die sich mit dem nachfolgend geschilderten Jupiterzustand identifizieren lässt) sich von der uns heute umgebenden physischen Materialität unterscheiden, wird im Verlauf der biblischen Schilderung deutlich. So ist als Bestandteil der Grundmauern jenes „Neuen Jerusalems" von „Jaspis" die Rede, der „klar wie Kristall" sei (Offenb. 21,11: „λίθῳ ἰάσπιδι κρυσταλλίζοντι" bzw. in der Vulgata ein „lapis iaspidi sicut cristallum"), während unser Jaspis ein völlig undurchsichtiges Mineral ist, in dem Quarz und Tonerde innig miteinander verbunden sind. Auch die Schilderung, das Mauerwerk werde „aus reinem Gold, durchsichtig wie Glas" sein (Offenb. 21,21: „χρυσίον καθαρὸν ὡς ὕαλος διαυγής" bzw. „aurum mundum tamquam vitrum perlucidum"), deutet einen Zustand an, der mit der uns bekannten irdischen Materialität nichts mehr gemein hat. Aber sehen wir, was Rudolf Steiner über den Jupiterzustand aussagte: Dieser werde sich aus keimhaften, nur übersinnlich erfassbaren Anlagen aus dem vergangenen Mondenzustand hervorentwickeln, die heute noch die Erdenstufe begleiten.

In weiter Zukunft, wenn die jetzige Erdenstufe zu Ende gekommen sein und eine Ruheperiode stattgefunden haben wird, nachdem sich die irdisch ausgeformte planetarische Verkörperungsstufe wieder ins Geistige zurückgezogen hat, wird aus diesen Keimen eine neue, verwandelte Stufe hervorgehen.

Jupiterstufe

Zur von Steiner als Jupiter bezeichneten Entwicklungsstufe führte dieser aus, dass sie weniger verdichtet sein wird als die heutige, mineralisch-physisch geprägte Erdenstufe. Ein Mineralreich in dem Sinne, wie wir es heute kennen, wird es dort nicht mehr geben. Die unterste Stufe (die heute das Physisch-Mineralische darstellt) wird dann im Lebendig-Pflanzlichen bestehen. Da dieses nicht von physischer Materie ausgefüllt sein wird, würden unsere heutigen Sinnesorgane diese Welt jedoch nicht wahrnehmen können. Die Wesen dieser Welt hinterlassen keine physisch fasslichen Eindrücke, sondern „reine geistige Toneindrücke, Lichteindrücke, Wärmeeindrücke". Sie selbst haben zwar einen „Leib", aber dieser zeigt sich „innerhalb ihres Seelischen" und erinnert an „verdichtete Erinnerungen". Wir merken, dass diese Schilderungen unseren Erfahrungen schon weit entrückt sind. Während wir unsere heutige irdische Welt als von Weisheit durchzogen erleben, wo immer wir uns in sie hinein vertiefen, wird diese zukünftige planetarische Welt von Liebe durchwoben sein. Ein Mensch dieser Stufe vermag sich gleichermaßen selbständig und mit anderen und der geistigen Welt verbunden zu erleben.

Was sich heute und in den zukünftigen Zeiten der Erdenstufe im Inneren der Menschenseele ausbildet, finde sich dann in der Außenwelt. Insofern wirken wir heute schon an dem mit, was den späteren Weltenzustand prägen wird.

Am Ende von Kapitel V wurde dargestellt, dass die mit den hier erläuterten Evolutionsstufen verbundenen Säulen mit „Säulenworten" versehen waren, die in äußerst verdichteter Form verbal auf die Essenz der jeweiligen Stufe hinwiesen. Für die Jupiterstufe lautet dieses Wort: „AUS MIR". Während in den vorausgegangenen Säulenworten noch der Begriff „Ich" im Mittelpunkt stand [→ Kapitel V.III, Tabelle 1], ist hier bereits eine übergreifende Verbundenheit zum Ausgangspunkt des Wirkens in die Umgebung spürbar.

Venusstufe

In noch weit fernerer Zukunft als der Jupiterzustand liegt die Venusstufe, zu deren Qualitäten das letzte Säulenkapitell des ersten Goetheanums in Bezug steht.

Rudolf Steiners Darstellungen zum künftigen Venuszustand sind noch andeutender als jene zum Jupiter. Es werde dann kein Pflanzenreich mehr geben, sondern das unterste werde dann ein verwandeltes Tierreich sein, über dem sich „drei Menschenreiche von verschiedenen Vollkommenheitsgraden" finden.[7] Wie der Jupiterzustand aus einer Metamorphose von Elementen der Mondenstufe hervorgehen wird, so ist der Venuszustand eine Metamorphose von Elementen der alten Sonnenstufe, die schon jetzt keimhaft unser Erdensein begleiten. Gerade auch wegen dieser nur sehr knappen Andeutungen lohnt es sich, das entsprechende Kapitell zu betrachten und sich die eingehenden Schilderungen in Kapitel V nochmals anzusehen.

Das in Zusammenhang mit dieser Säule genannte Wort „ICH INS ES" scheint anzudeuten, dass nun auch für den Menschen eine Stufe erreicht ist, bei dieser selbst neu-schöpferisch wirksam werden kann.

Die Holzarten der Säulen

Im vorigen Abschnitt wurde der Blick in geistige Weiten gelenkt, nun soll er sich mit der physischen Substanz beschäftigen, aus dem die Kapitelle gefertigt wurden.

Der gesamte äußere Bau sowie die einzelnen Räume und Raumelemente des ersten Goetheanums waren bewusst aus verschieden Hölzern erbaut, die wesentliche Gestaltungselemente und Ausdrucksmittel sind.

Die Bäume und ihre Hölzer weisen jeweils typische Qualitäten auf. So bildet die knorrige Eiche ein sehr festes und schweres Holz, das seiner Beständigkeit wegen von prähistorischen Pfahlbauten bis zur Fundamentierung von in feuchtem Untergrund erbauten Städten wie Sankt Petersburg oder Venedig nutzbar war. Zudem wurde es unter anderem zur Anfertigung von Waffen verwendet. Man kann sich darin einfühlen, dass dieser Baum und sein Holz dem Planeten Mars zugeordnet wurde und sich auch mit Bezug auf die gleichnamige Evolutionsstufe in der Säulenreihe findet. Demgegenüber zeichnet sich die Birke durch Anmut, Elastizität und Lichtbezug sowohl des Inneren ihrer Krone wie auch ihres Holzes aus. Hier finden wir Qualitäten, die zu denen der Venus in Beziehung stehen. Eine eingehende Betrachtung zeigt solche Zusammenhänge auf vielen Ebenen auf. So wirkt ein aus Birkenblättern bereiteter Tee stark harntreibend. Unverkennbar wirkt die Birke somit auf die Niere, und die wiederum wurde schon in alten Zeiten (beispielsweise in alchymistischen und paracelsischen Schriften) der Venus zugeordnet. Die Ulme mit ihrem in typisch rhythmischer Stellung an den Zweigen sprießenden, asymmetrischen Blättern und ihrem überaus schnellen Reifen der Samen nach der Blüte ist Merkur zugeordnet, dem schnellfüßigen Gott der Vermittlung zwischen den Gegensätzen (beispielsweise zwischen Götter- und Menschenwelt). Das Holz der Ulme bezeichnet man auch als Rüster.

Auch Qualitäten des Holzes selbst sind sprechend. Das helle Splintholz der Esche macht Bezüge zur Sonne vielleicht ähnlich einfühlbar wie die Porenarmut und mechanische Festigkeit des Weißbuchenholz (die jenes der Eiche noch übertrifft), die es als Konstruktionsholz prädestiniert und nachvollziehbar macht, weshalb hier ein Bezug zum Saturnzustand erlebbar ist, in dem die Grundlage für den späteren physischen Leib und des festen Materiezustand gelegt wurde. Ähnliche qualitative Bezüge lassen sich für alle Baumarten und ihre Hölzer auffinden[8] [→ Tabelle 1].

Die Auswahl der Hölzer für die kapitelltragenden Säulen im ersten Goetheanum folgte solchen qualitativen Bezügen. Dabei waren die Säulen selbst jeweils aus dem Holz gefertigt, das dem zugeordneten Planeten bzw. der Evolutionsstufe entspricht, der Säulenkern hingegen bestand aus dem der jeweils folgenden Stufe zugeordneten Holz. Dem Blick verborgen weist dies künstlerisch darauf hin, wie die nächste Evolutionsstufe bereits keimhaft in der vorausgegangenen Stufe angelegt ist.

Die Hölzer der verschiedenen Säulen waren für die:

Saturnsäule	Weißbuche
Sonnensäule	Esche
Mondsäule	Kirsche
Marssäule	Eiche
Merkursäule	Ulme (Rüster)
Jupitersäule	Ahorn
Venussäule	Birke

Die Hölzer, aus denen Säulenschaft, -kern und zugeordneter Architrav gefertigt sind, sind Tabelle 1 zu entnehmen. Zusätzlich finden sich dort die „Säulenworte".

	Saturn	**Sonne**	**Mond**	**Mars**	**Merkur**	**Jupiter**	**Venus**
Säulenwort	DAS ES	AN ES	IN ES	ICH	VOM ICH	AUS MIR	ICH INS ES
Säulenholz	Weißbuche	Esche	Kirsche	Eiche	Ulme	Ahorn	Birke
Säulenkern	Esche	Kirsche	Eiche	Ulme	Ahorn	Birke	Weißbuche
Holz der Architrave zwischen den Säulen	Esche	Kirsche	Eiche	Ulme	Ahorn	Birke	

Tabelle 1: Die sieben Säulen des ersten Goetheanums

In Abbildung 2 sind die komplexen Formen der verschiedenen Säulenabschnitte dargestellt. Man erkennt, dass die Säulenschäfte (ebenso wie das Zwischenstück zum Architrav) den Querschnitt eines Zehnecks aufweisen, in ihrem Inneren aber zwei (komplementäre) Fünfecke verborgen sind, während die Kapitelle mit ihren sieben Motivträgern eine siebeneckige Form aufweisen.

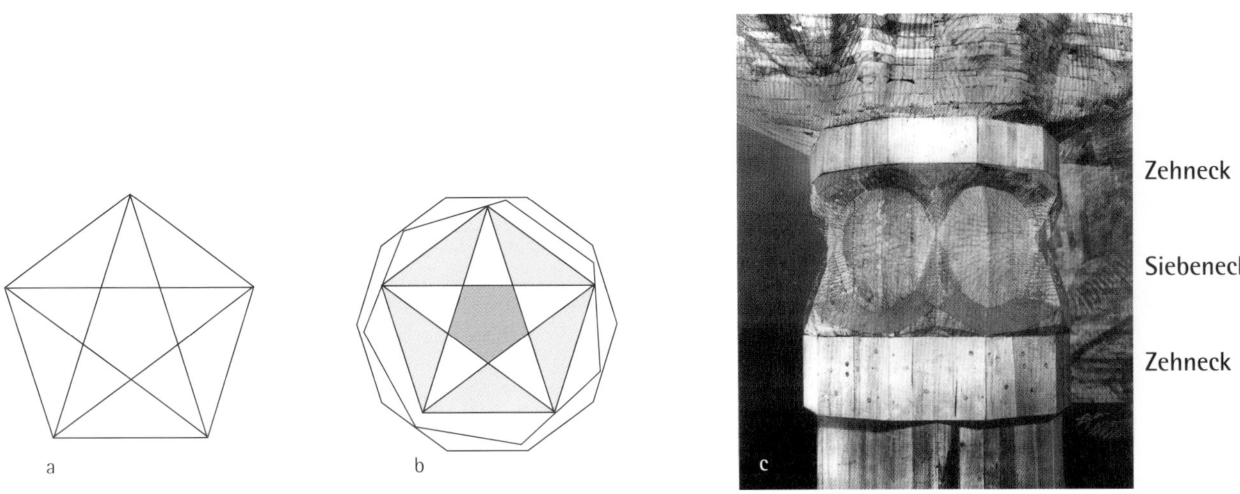

Abb. 2: a) Querschnitt des fünfeckigen Säulenschaftes. Das (auf dem Kopf stehende) Fünfeck im Inneren bildet den Säulenkern der zweiten Holzart (der nächsten Evolutionsstufe), b) der Abschluss zum Boden und zum Architrav ist ein Zehneck, das Kapitell mit den Planetenmotiven ein Siebeneck, der Säulenquerschnitt ein Fünfeck, c) Kapitell und Abschluss von der Seite gesehen.

Die Originale der Kapitelle wurden ja leider durch den Brand des ersten Goetheanums zerstört und die Schwarz-Weiß-Fotos der Originale ermöglichen nur in sehr begrenztem Maße, die ursprüngliche Wirkung in Bezug auf die Holzqualitäten zu erfassen. Daher bilden wir hier zusätzlich die Ausarbeitungen der Kapitellformen durch die „Plastikschule am Goetheanum" ab, die in den Originalhölzern erfolgten.

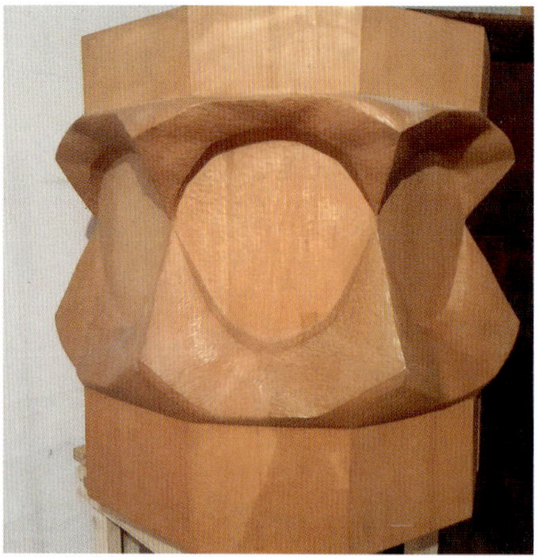

Saturnkapitell in Weißbuchenholz

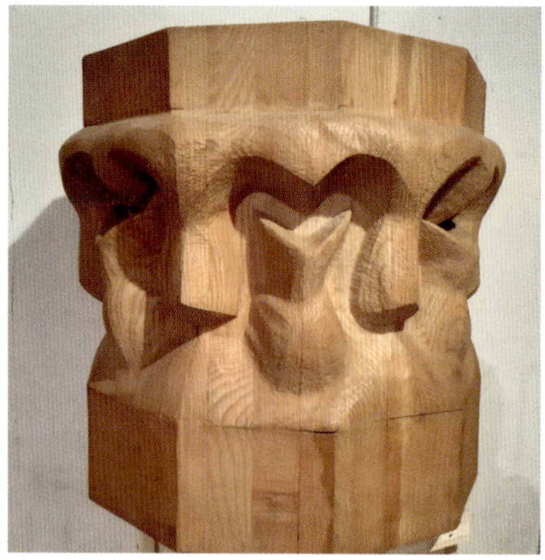

Sonnenkapitell in Eschenholz

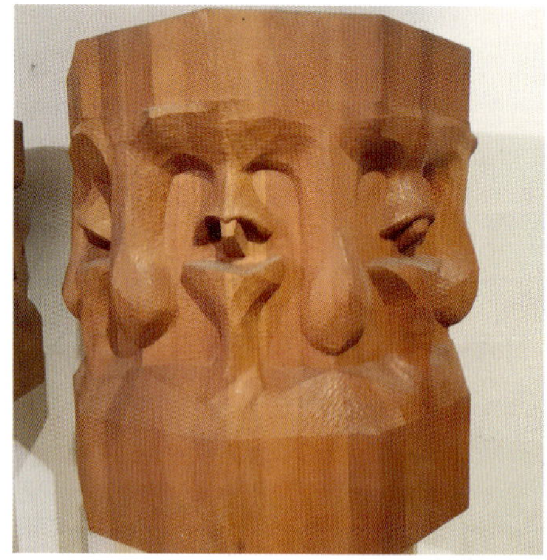

Mondkapitell in Kirschholz

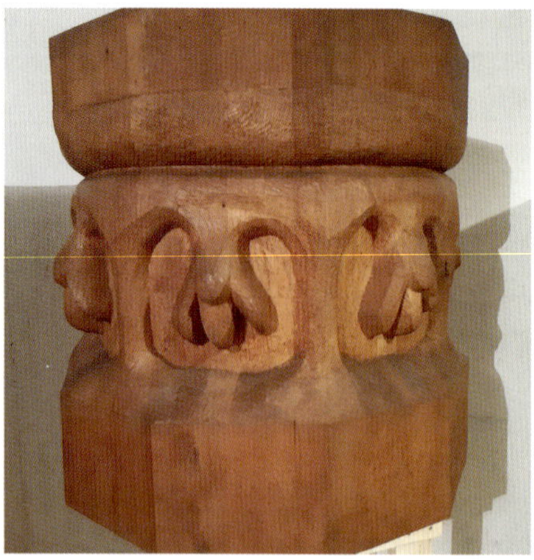

Marskapitell in Eichenholz

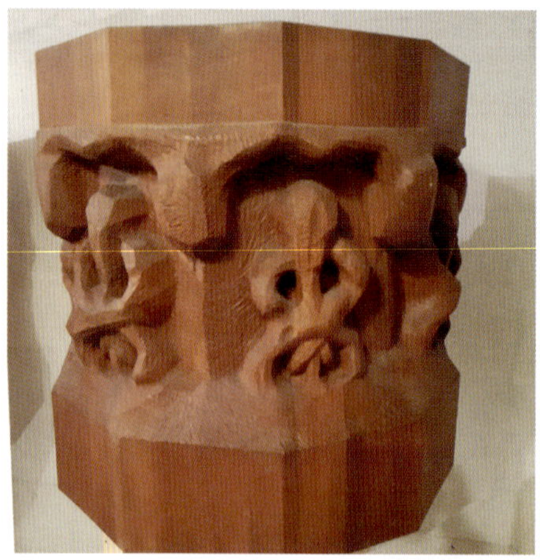

Merkurkapitell in Ulmenholz

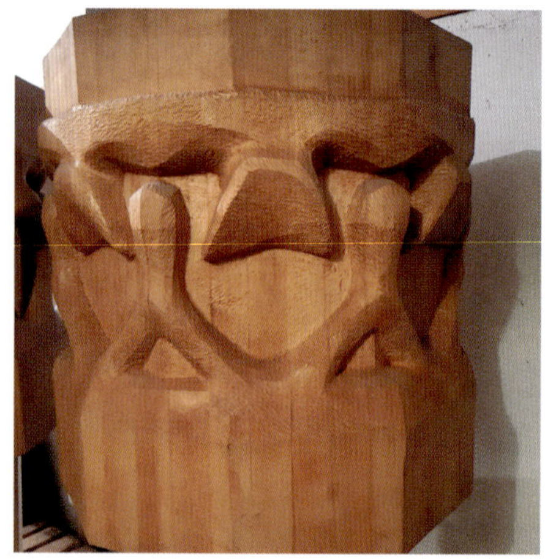

Jupiterkapitell in Ahornholz

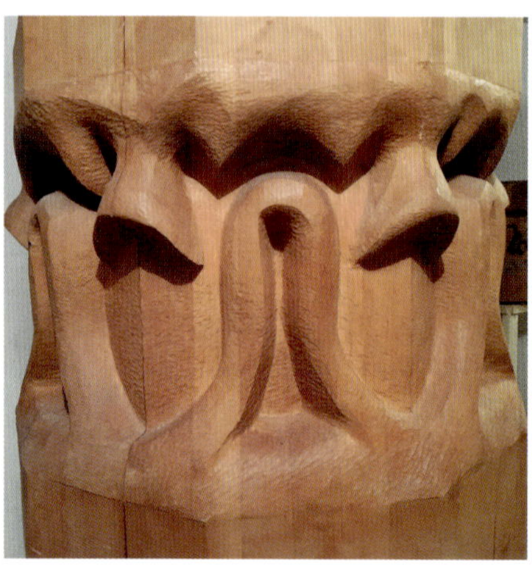

Venuskapitell in Birkenholz

Abb. 3: Nachbildungen der Kapitellformen durch die „Plastikschule am Goetheanum"

Literatur

1 Steiner, R.: Die Geheimwissenschaft im Umriss (GA 3). Rudolf Steiner Verlag Dornach 2021.

2 Steinhardt, P. J., Turok, N.: Cosmic evolution in a cyclic universe. Physical Review 2002; 65. DOI: 10.1103/PhysRevD.65.126003.

3 https://physicsworld.com/a/new-evidence-for-cyclic-universe-claimed-by-roger-penrose-and-colleagues/ (Abruf März 2023).

4 Jonas. H.: Macht oder Ohnmacht der Subjektivität. Das Leib-Seele-Problem im Vorfeld des Prinzips Verantwortung. Suhrkamp Verlag Frankfurt/Main 1987.

5 Steiner, R.: Wahrspruchworte (GA 40). Rudolf Steiner Verlag Dornach 2005. S. 160.

6 Steiner, R.: Das Johannesevangelium (GA 103). Rudolf Steiner Verlag Dornach 1995. Vortrag vom 15.5.1908.

7 Steiner, R.: Die Geheimwissenschaft im Umriss (GA 3). Rudolf Steiner Verlag Dornach 2021. S. 305. Steiner, R.: Das Geheimnis der Trinität (GA 208). Rudolf Steiner Verlag Dornach 2006. Vortrag vom 23.7.1922.

8 Zu Wesensaspekten der Bäume gibt es vielfältige Literatur. Genannt sei hier beispielsweise: Rispens, J. A.: Bäume verstehen lernen. Ein goetheanistisch-anthroposophischer Schulungsweg an der Natur. Schneider Editionen Stuttgart 2014. Rispens, J. A.: Bäume sprechen lassen. Eine Exkursion in die vielfältigen Erscheinungsformen der europäischen Baumwelt. Schneider Editionen Stuttgart 2019. Zu Zusammenhängen zwischen Heilwirkungen von Bäumen und Planetenaspekten siehe z. B: Sommer, M.: Heilpflanzen. Wesen, Wirkung, Anwendung. Verlag Freies Geistesleben Stuttgart 2021. Zu einzelnen Baumarten und die jeweils durch den Baumcharakter geprägten Misteln, die auf diesem Baum wachsen, schrieb Johannes Wilkens eine Reihe sehr anschaulicher Artikel, z. B.: Wilkens, J.: Die Eschenmistel. Der Merkurstab 2008; 61 (1). S. 68-76. Wilkens, J., Meyer, F.: Die Birkenmistel. Der Merkurstab 2022; 75 (1). S. 43-51. Wilkens, J., Mandera, R.: Die Bergahornmistel. Der Merkurstab 2017; 70 (3). S. 200-220. Wilkens, J., Mandera, R.: Die Ulmenmistel. Der Merkurstab 2012; 65 (5). S. 432-447.

Danksagung

Unser besonderer Dank gilt allen Patientinnen und Patienten, die bereit waren, Bilder aus ihrem Schaffensprozess ebenso wie Berichte aus ihrer Kranken- und Behandlungsgeschichte zur Veröffentlichung zur Verfügung zu stellen. So ist neben der – bei einem nonverbalen Medium wie dem Plastizieren oft schwierigen – Schilderung in Worten auch ein unmittelbarer Eindruck von den Prozessen möglich, die wir mit diesem Buch vermitteln wollen. Besonders wertvoll war, dass eine Patientin bereit war, einen Bericht über ihre persönlichen Erlebnisse beizusteuern. In gleicher Weise gilt unser Dank auch den Patienten und ggf. deren Erziehungsberechtigten jener Fälle, in denen Kunsttherapeutinnen, die in besonderen Arbeitsgebieten tätig sind, kasuistische Beiträge zu diesem Buch beigetragen haben. Diese wertvollen Fallbeschreibungen verdanken wir Rita Eckart, Roswitha Stein-Rauscher und Stefanie Gohr. Ihre lebendigen Berichte vermitteln Einblicke in das Plastizieren mit Kindern und mit einer Patientin eines psychiatrischen Krankenhauses. Zahlreiche weitere Kunsttherapeutinnen und Kunsttherapeuten, die wir um Mitarbeit gebeten hatten, waren aus unterschiedlichen und jeweils gut nachvollziehbaren Gründen leider daran gehindert. Hildegard Pütz unterstützte uns dankenswerter Weise mit ihrem umfassenden Wissen auf dem Gebiet rechtlicher Zusammenhänge des Arbeitsgebietes anthroposophischer Kunsttherapeutinnen und Kunsttherapeuten. In diesem Buch konnte nur ein Bruchteil davon aufscheinen. Großer Dank gebührt auch Christian Hitsch dafür, dass er uns gestattete, aus seinem plastischen Werk eine eindrucksvolle Skulptur für das Cover dieses Buches verwenden zu dürfen.

Matthias Girke entwickelte die Initiative, das von Evelyn Golombek verfasste und auf die Therapie hin ausgerichtete Buch „Plastisch-Therapeutisches Gestalten“ und die parallel erschienen Werke der Reihe „Anthroposophische Kunsttherapie – Wissenschaftliche Grundlagen, Arbeitsansätze, Therapeutische Möglichkeiten“ neu herauszugeben. Dieses Werk war auf der Grundlage einer jahrzehntelangen Arbeit einer Fachgruppe entstanden, an der zwei Autoren auch des vorliegenden Buches beteiligt waren. Der Ansicht, dass in der heutigen Zeit ein neuer Ansatz für ein Lehr- und Fachbuch auf diesem Gebiet erforderlich ist, stand Matthias Girke nicht nur positiv gegenüber, er unterstützt diesen Impuls auch rückhaltlos und sorgte mit dafür, dass auf dem Feld der Medizinischen Sektion am Goetheanum eine Arbeitsplattform zur Verfügung gestellt wurde, die auch über geographische Abstände hinweg eine gemeinsame Arbeit ermöglicht. Zudem war es so den verschiedenen Projektgruppen verwandter Therapien wie Zeichnen und Malen, Musik und Gesang sowie Sprache möglich, einander gegenseitig im Entstehen ihrer Publikationsprojekte wahrnehmen zu können. Dagmar Brauer und Laura Piffaretti organisierten darüber hinaus mehrere Telefonkonferenzen, die der wechselseitigen Abstimmung dienten. Matthias Girke wie auch Georg Soldner, die gemeinsam die Medizinische Sektion am Goetheanum leiten, lasen und kommentierten ein wichtiges Herzstück dieses Buches, die Darstellungen zu den Kapitellen des ersten Goetheanums.

Ulrich Meyer ist dafür zu danken, dass er nicht nur von Anfang an bereit war, dieses Buch im Salumed Verlag herauszubringen, sondern auch die für die Darstellung eines Arbeitsgebietes, bei dem es um bildende Kunst geht, erforderlichen Abbildungen, Papier- und Druckqualitäten zu ermöglichen. Jette Anders begleitete das Buch als geduldige und sorgsame Lektorin und war eine kompetente Gesprächspartnerin in allen Fragen der sprachlichen Textgestaltung. Nina Polumsky besorgte nicht nur den Satz des Buches, sondern hatte auch die schwierige Aufgabe, über 600 Bilder so zu platzieren, dass einerseits eine ästhetische Gestaltung entstand, andererseits die Bildaussage deutlich genug wurde.

Christiane Demenat stellte sehr schöne Fotos aus der Steinbearbeitung zur Verfügung. Das gleiche gilt für Ulrikke Stokholm, die darüber hinaus ebenso wie ihre Kollegin in der Leitung der Anthroposophischen Akademie für Therapie und Kunst in Dornach, Elke Dominik, Teile dieses Buches las und kommentierte, was auch Nina Taplick tat. Marion Debus danken wir dafür, dass sie das Onkologie-Kapitel durchsah und zahlreiche Anregungen dazu gab. Susanne Pfarr und Andreas Rothdach lasen und kommentierten unter dem Blickwinkel ihrer Fachkunde als Ärztin bzw. Arzt für Neurologie, Psychiatrie und Psychotherapie den Abschnitt zur Behandlung von Traumafolgestörungen. Harald Hamre verdankt die Anthroposophische Medizin wesentliche Forschungsarbeit, er erklärte sich mit der Übernahme von Abbildungen seiner Publikationen einverstanden. Monika Götz-Wachinger nahm es auf sich, das ganze Buchmanuskript zu lesen. Als Germanistin konnte sie uns auf sprachliche Unebenheiten hinweisen, vor allem aber war es von großem Wert, dass sie als Therapeutin Einfühlungsvermögen und Sachkompetenz einbrachte. Die Sachkunde dieser Kolleginnen und Kollegen war eine große Hilfe für die Entwicklung des Buches, etwaige Fehler haben selbstverständlich allein wir zu verantworten.

Die Arbeit an diesem Buch war intensiv und alle Mitglieder des Autorenteams haben dabei viel gelernt. Trotz der Möglichkeiten der elektronischen Kommunikation war es gelegentlich auch nötig, einander persönlich zu treffen und komplexe Fragestellungen so lange miteinander zu diskutieren, bis diese zu Papier gebracht werden konnten. Dafür entstanden Kosten, und darüber hinaus war das Arbeitsausmaß so groß, dass die eigene Praxistätigkeit für einige Autoren zeitweise zurücktreten musste, um die Arbeit an dem Buch leisten zu können. So sind wir der Dr. Hauschka Stiftung sehr dankbar, dass sie einen Beitrag zur Deckung der ansonsten privat getragenen Aufwendungen leistete. Edit Kluska-Szugyi schließlich stellte großzügig einen Geldbetrag für den Erwerb von Büchern zur Verfügung, um sie an Meinungsbildner abzugeben, damit das Buch in einer möglichst breiten Fachöffentlichkeit Wahrnehmung findet.

Viele weitere Menschen, die wir teilweise nicht einmal kennen, engagierten sich im Hintergrund für dieses Buch. Den Genannten wie Ungenannten sei herzlich gedankt. Ohne ihren Einsatz hätte dieses Buch nicht entstehen können, von dem wir hoffen, dass es dazu beiträgt, die anthroposophische Kunsttherapie im Bereich des plastisch-therapeutischen Gestaltens weiter zu verankern und Patientinnen und Patienten dazu zu verhelfen, ihre eigenen Kräfte zu entdecken und für ihre Heilung fruchtbar zu machen.

Literaturempfehlungen

Das vorliegende Buch stellt dar, wie man Plastizieren als therapeutisches Verfahren einsetzen kann. Es soll jedoch nicht übersehen werden, dass das Plastizieren auch ein Mittel ist, um Erkenntnisse zu gewinnen. Rudolf Steiner wies in einem speziell für Medizinstudenten und junge Ärztinnen und Ärzte gehaltenen Kurs darauf hin, dass eigenes Plastizieren hilft, die lebendig formschaffenden Wirkungen des Ätherleibes im Organismus zu verstehen.[1] Künste wie die Musik und die Sprachkunst machen laut Rudolf Steiner weitere Aspekte des Menschen erlebbar. Gisbert Husemann (1907-1959) griff diese Anregungen auf und entwickelte eine „*Plastisch-musikalische Menschenkunde*". Armin Husemann baute diese aus und zeigte vielfältige Wege auf, diesen Ansatz für ein vertieftes Verständnis des menschlichen Organismus zu nutzen. Dies fließt einerseits in die von ihm verantwortete Ärzteausbildung der Eugen-Kolisko-Akademie ein, andererseits können wesentliche Elemente seiner Buchpublikation „*Menschenwissenschaft durch Kunst. Die plastisch-musikalische Menschenkunde*" entnommen werden.[2] Einen kurzen Überblick dazu findet man auch in Friedwart Husemanns (1945-2022) Buch „*Anthroposophische Medizin. Ein Weg zu den heilenden Kräften*"[3], das sich auch als impulsierende, aus der Sicht eines praktisch tätigen Arztes geschriebene Einführung in diesen Zweig der Medizin eignet. Die plastisch-musikalische Menschenkunde bildet eine wesentliche Propädeutik für alle medizinisch Tätigen und kann gerade auch diejenigen, die plastisch-therapeutisch arbeiten möchten, zu einem vertieften Erlebnis der Organe, aber auch der embryonalen Entwicklungsvorgänge verhelfen. Zum letztgenannten Gebiet hat u.a. Christian Breme sowohl Kurse angeboten als auch ein Buch mit zusätzlichem Filmmaterial erarbeitet, durch das embryonale Bildungsvorgänge plastisch zum Erlebnis werden können.[4]

Gertraud Goodwin beschäftigte sich tiefgründig mit Metamorphosevorgängen und plastischen Formen sowie ihre Verwandlungen, u.a. in Bezug auf Planeten- und Tierkreiskräfte, aber auch auf die Jahresfeste sowie die Kapitelle des ersten Goetheanums und stellte diese in einer umfassenden Publikationen dar[5], zu der auch Plastiker wie Christian Hitsch, Ursula Gruber u. a. Beiträge geleistet haben. Die eingehendste Darstellung zu den Bauformen des ersten Goetheanums hat Carl Kemper (1881-1957) vorgelegt[6]. Vielfältige Aspekte zu den im ersten Goetheanum verwirklichten Formen und ihren Bezügen zu anderen Bereichen der Kunst (insbesondere auch zum Musikalischen) finden sich auch in Armin J. Husemanns Essay-Sammlung „*Das Wort baut*".[7]

Medizinische Aspekte, insbesondere in Hinblick auf die vielfältigen somatischen, psychosomatischen und psychiatrischen Einsatzgebiete therapeutischen Plastizierens entfaltete Paul von der Heide.[8] Eine kurze Darstellung zur Geschichte und Entwicklung der Anthroposophischen Kunsttherapie wurde von Hildegard Pütz und Fritz Marburg veröffentlicht.[9] Für den speziellen Bereich der Anthroposophischen Kunsttherapie in der Onkologie ist Wolfram Henn ein Abriss der historischen Entwicklung zu verdanken.[10]

Interessierten können wir die Lektüre dieser ergänzenden Publikationen sehr empfehlen, ebenso die in diesem Buch bereits häufig erwähnten Veröffentlichungen von Evelyn Golombek[11] allgemein zur Kunsttherapie mit plastischen Mitteln und von Rita Baumgart zu den Platonischen Körpern.[12] Zudem verweisen wir für den Bereich der traumatherapeutischen Kunsttherapie auf das von stART international e.V. herausgegebene Buch „*Kinder stärken – Zukunft gestalten*", insbesondere auf die enthaltenen Beiträge Rita Eckarts.[13] Schließlich findet sich eine große Zahl von Artikeln u. a. mit Einzelfalldarstellungen zur kunsttherapeutischen Praxis in der Zeitschrift „Der Merkurstab. Zeitschrift für Anthroposophische Medizin". Diese Publikationen lassen sich online und aktuell über anthromedics.org erschließen.

Zudem empfehlen wir als Originalquellen zur Erkenntnis künstlerischer Prozesse und Wirkungen von Kunst Rudolf Steiners darauf bezogene Vortragszyklen.[14]

Einen Überblick über Publikationen auf dem Gebiet der Plastik bis zum Jahr 2020 erstellte Hildegard Pütz. Er ist im Internet einsehbar.[15]

Leider erhielten wir erst unmittelbar vor Drucklegung Kenntnis von dem von Elke Wieland und Wolfgang Keßler verfassten Buch „Plastisches Gestalten in der Kunsttherapie"[16]. Dieses Buch erleben wir insofern als komplementär zum vorliegenden Werk, weil die beiden Autoren den Schwerpunkt auf technische Aspekte legen wie beispielsweise das Schleifen von Werkzeugen zur Holzbearbeitung, Techniken zum Heben schwerer Lasten, detaillierte Empfehlungslisten für die Werkzeugausstattung und Darstellungen spezifischer Techniken für die Bearbeitung auch von Gips, Holz und Stein. Wer nicht als Bildhauer ausgebildet ist, erhält hier ergänzende wertvolle Hinweise.

Literatur

1 Steiner R.: Meditative Betrachtungen und Anleitungen zur Vertiefung der Heilkunst (GA 316). Dornach 1980. Abendzusammenkunft vom 24.4.1924.

2 Husemann, A. J. (Hrsg.): Menschenwissenschaft durch Kunst. Die plastisch-musikalische Menschenkunde. Verlag Freies Geistesleben Stuttgart 2007. Zudem auch: Husemann, A. J.: Der musikalische Bau des Menschen. Entwurf einer plastisch-musikalischen Menschenkunde. Verlag Freies Geistesleben Stuttgart 1993.

3 Husemann, F.: Anthroposophische Medizin. Ein Weg zu den heilenden Kräften. Verlag am Goetheanum Dornach 2011. Insbesondere 19. Kapitel: Zur Reform des Medizinstudiums. S. 325-349.

4 Breme, C.: Plastisch erarbeitete Embryologie. Ikaros Verlag Basel 2018.

5 Goodwin, G.: Metamorphosis. Journeys through Transformation of Form. Temple Lodge Publishing East Sussex 2016. Siehe auch: Goodwin G: Zodiac An Exploration into the Language of Form, Gesture and Colour, Temple Lodge Press, Hillside House, The Square, Forest Row, Sussex 2020

6 Kemper, C.: Der Bau. Studien zur Architektur und Plastik des ersten Goetheanum. Verlag Freies Geistesleben Stuttgart 1966.

7 Husemann, A. J.: Das Wort baut. Die Goetheanumformen als sichtbare Sprache. Verlag Freies Geistesleben Stuttgart 2022.

8 von der Heide, P.: Therapie mit geistig-seelischen Mitteln. Kunsttherapie, Psychotherapie, Psychosomatik. Verlag am Goetheanum, Dornach 1997. Insbesondere Kapitel: Das Plastizieren, S. 241-258.

9 Pütz, H., Marburg, F.: Anthroposophische Ansätze. In: Bader, R.: Kunst und Therapie. Eine Einführung in Geschichte, Methodik und Praxis der Kunsttherapie. Verlag der Stiftung für Kunst und Therapie Nürtingen 1999. S. 51-62.

10 Henn, W.: Anthroposophisch orientierte Onkologie. In: Henn, W., Gruber, H. (Hrsg.): Kunsttherapie in der Onkologie. Grundlagen, Forschungsprojekte, Praxisberichte. Klaus Richter Verlag Köln 2004. S. 99-101.

11 Golombek, E.: Anthroposophische Kunsttherapie. Wissenschaftliche Grundlagen – Arbeitsansätze – Therapeutische Möglichkeiten: Band 1: Plastisch-Therapeutisches Gestalten. Verlag Urachhaus Stuttgart 2003. Online kostenlos verfügbar unter: https://www.salumed-verlag.de/files/bilder/Downloaddateien/Kunsttherapie_1%20Plastizieren.pdf

12 Baumgart, R.: Die Platonischen Körper in der Kunsttherapie. Verlag Urachhaus Stuttgart 2018.

13 Eckart, R.: Die heilende Kraft von Farben und Formen. In: stART international e.V. (Hrsg.): Kinder stärken – Zukunft gestalten. Pädagogisch-therapeutisches Lehr- und Praxisbuch zu Trauma, Widerstandskraft, Kunst und sozialer Beweglichkeit. Verlag Freies Geistesleben Stuttgart 2019. S. 203-215.

14 Steiner, R.: Kunst und Kunsterkenntnis (GA 271). Rudolf-Steiner-Verlag, Dornach 1995. Ders.: Kunst im Lichte der Mysterienweisheit (GA 275). Rudolf Steiner Verlag Dornach 1980. Ders.: Das Künstlerische in seiner Weltmission (GA 276). Rudolf Steiner Verlag Dornach 1982.

15 https://www.anthroposophische-kunsttherapie.de/images/pdf/Literatur_Grundlagen_Praxis_und_Wirksamkeit.pdf

16 Wieland, E., Keßler, W.: Plastisches Gestalten in der Kunsttherapie. Ton, Gips, Holz, Stein. Techniken, Methoden, Einsatzmöglichkeiten. Verlag Modernes Lernen Dortmund 2008.

Das Autorenteam

In Kapitel I stellten wir dar, dass wir schon vorgeburtlich am Aufbau unseres Leibes beteiligt waren. Durch das ganze Leben hindurch wirken wir weiter an seiner plastischen Gestaltung, die von vielen biographischen Einflüssen mitbestimmt wird. Daher haben die meisten Autorinnen und Autoren hier Bilder verschiedener Stufen dieses Weges plastischer Selbstgestaltung ausgewählt, der eine fortlaufende Metamorphose darstellt.

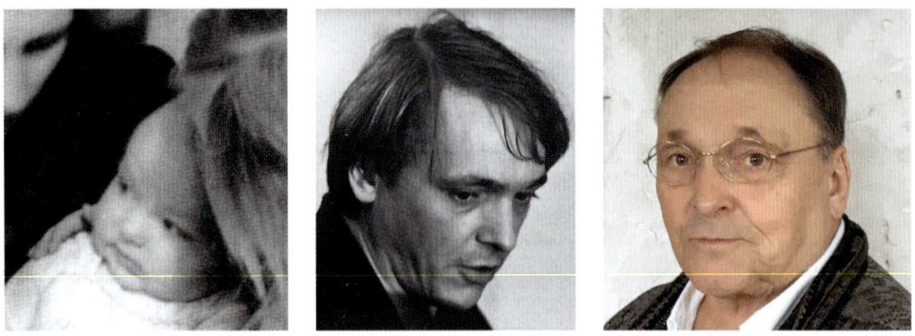

Karl-Hermann Lieberknecht

- geboren 1943 in Marburg
- Studium der Heilpädagogik in Schweden und Deutschland
- Ausbildung zum Werklehrer und Bildhauer an der „Plastikschule am Goetheanum" Dornach der Anthroposophischen Akademie für Therapie und Kunst in der Schweiz
- Gründer und Mitarbeiter des Heilpädagogischen Sozialwerks Freiburg im Breisgau e.V.
- Mitarbeiter und Leiter des Künstlerischen Therapeutikums Freiburg
- Mitarbeiter und Mitgründer des Berufsverbands für Anthroposophische Kunsttherapie (BVAKT)
- Lehrtätigkeit an verschiedenen Hochschulen, Fachbereich Heilpädagogik, Kunst, Kunsttherapie

Ohne den Lehrer und Inspirator Raoul Ratnowsky (1912-1999) wäre mein Arbeiten nicht möglich geworden.

Markus Sommer

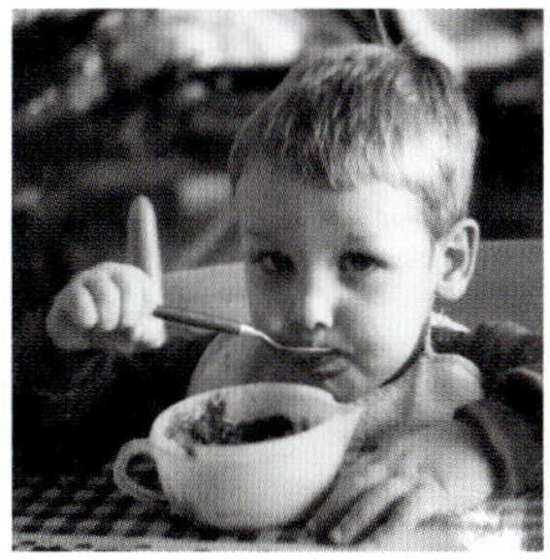

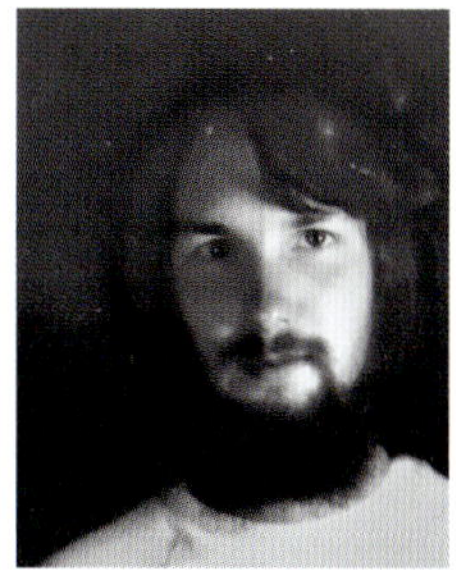

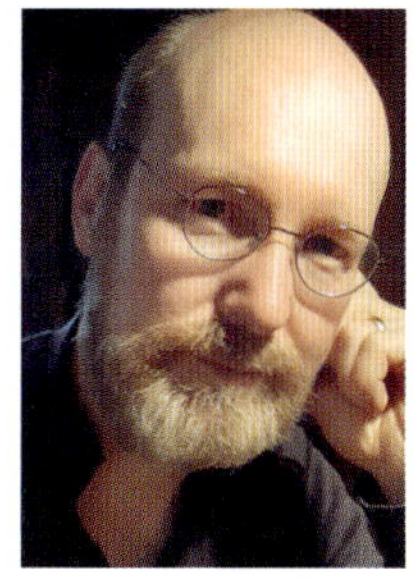

- geboren 1966 in Memmingen
- Studium der Humanmedizin in München
- nach klinischer Erfahrung in Innerer Medizin, Geriatrie, Kinderheilkunde und Neurologie seit 1994 mit anderen anthroposophischen Kolleginnen und Kollegen als Arzt (Anthroposophische Medizin (GAÄD)) mit Schwerpunkt in der Behandlung neurologischer Krankheiten niedergelassen
- Redakteur der Zeitschrift „Der Merkurstab – Zeitschrift für Anthroposophische Medizin“ und des „Vademecum Anthroposophische Arzneimittel“, Mitarbeiter des Medizinischen Seminars Bad Boll
- 2002-2020 Mitglied und schließlich stellvertretender Vorsitzender der Kommission C am Bundesinstitut für Arzneimittel und Medizinprodukte (BfArM)
- Lehrtätigkeit im In- und Ausland, Autor zahlreicher Bücher und anderer Veröffentlichungen

Kunsttherapie lernte ich insbesondere durch meine Ehefrau Anne Sommer-Solheim und durch Karl-Hermann Lieberknecht kennen und bin beeindruckt davon, wie sehr diese Therapieform meinen Patientinnen und Patienten hilft.

Anne Sommer-Solheim

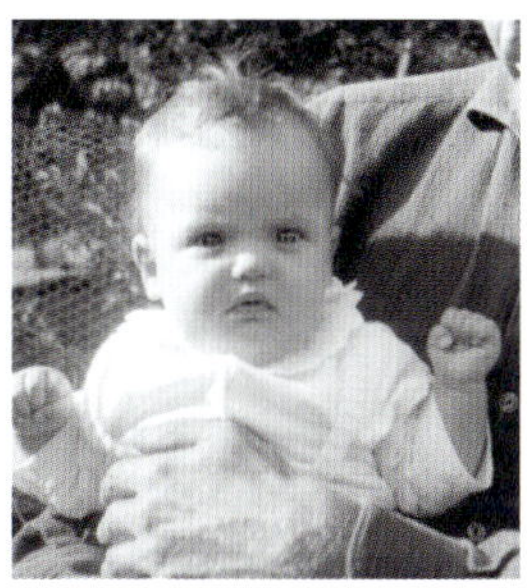

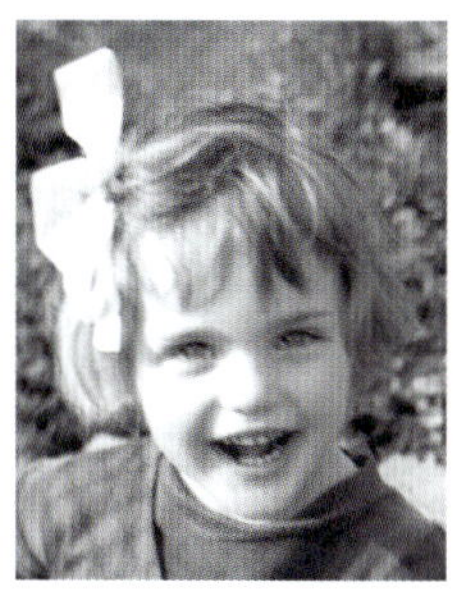

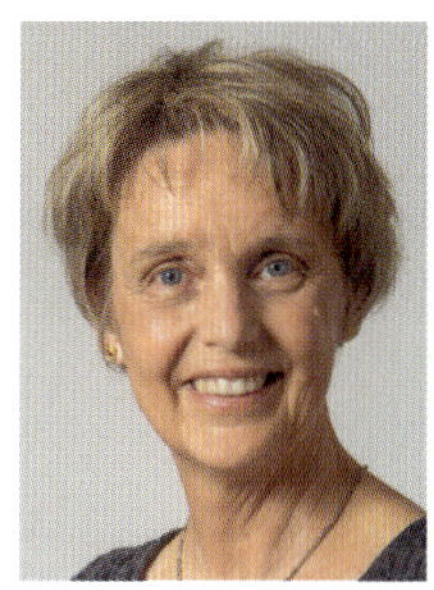

- geboren 1958 in Norwegen, lebt seit 1981 in Deutschland
- 1981-1984 Studium der Bildhauerei und Kunsttherapie in der Alanus Hochschule Alfter
- 1985-1987 Aufbaustudium im Fachbereich Plastisch-Therapeutisches Gestalten unter der Verantwortung der Alanus Hochschule bei Fritz Marburg in der Klinik Öschelbronn
- 1987-1988 Lehrtätigkeit an der Tobias School of Art, West Sussex
- 1988-1993 Dozentin am Anthroposophischen Ärzteseminar Filderstadt (jetzt Eugen-Kolisko-Akademie) sowie regelmäßig im Medizinischen Seminar Bad Boll
- 1993-2010 kunsttherapeutische Tätigkeit in der Klinik für Tumorbiologie und im Künstlerischen Therapeutikum Freiburg im Breisgau
- seit 2010 in eigener Praxis in München als Kunsttherapeutin (BVAKT) tätig und als Heilpraktikerin für Psychotherapie zugelassen

Ein großer Dank gilt meinen bildhauerischen Lehrern Heinz Häussler und Andreas Kienlin, meinen kunsttherapeutischen Lehrmeistern Fritz Marburg und Karl-Hermann Lieberknecht sowie Gertraud Goodwin.

Weitere Autorinnen

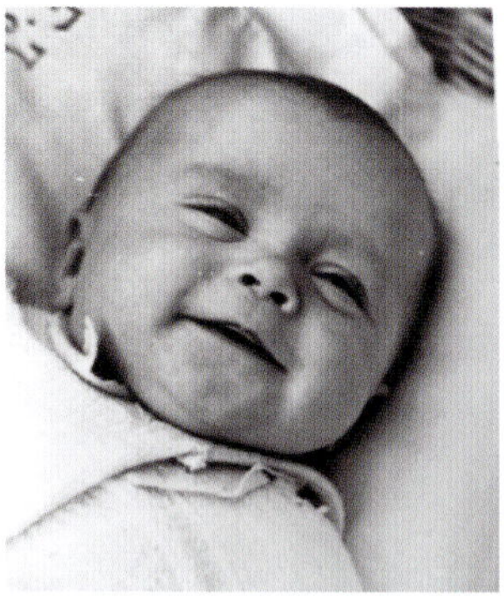 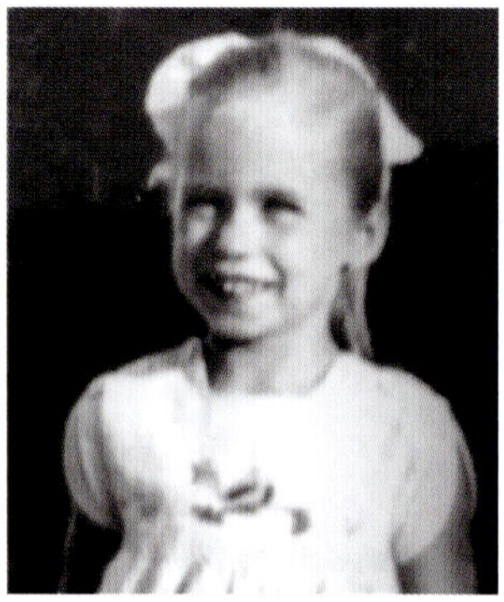 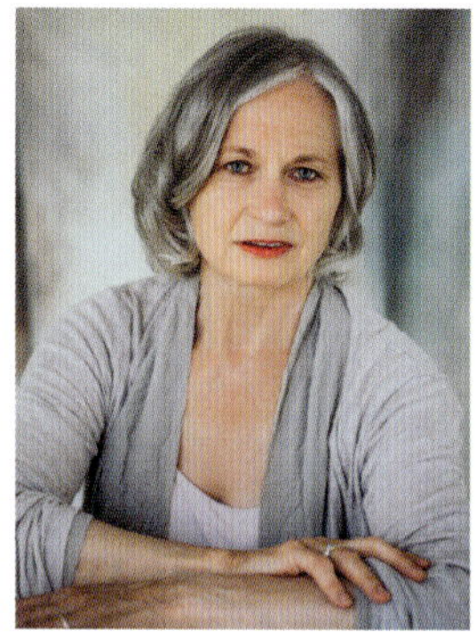

Rita Eckart

- geboren 1953 in Budapest, lebt seit 1975 in Deutschland
- Anthroposophische Kunsttherapeutin
- Notfallkunsttherapeutin von stART international e.V. emergency aid for children mit langjähriger Erfahrung in der interdisziplinären therapeutischen Nothilfe in Krisengebieten sowie im Inland in eigener Praxis, in der Heilpädagogik und im Strafvollzug
- Hochschuldozentin für kultursensible Kunsttherapie, Notfall- und Trauma-Kunsttherapie im In- und Ausland
- Internationale Sozialkunstprojekte, zahlreiche Veröffentlichungen

Mein großer Dank geht an den Kinder- und Jugendarzt Georg Soldner, der mein anthroposophisches Verständnis für Kinderschicksale förderte, sowie an Anne Sommer-Solheim und Karl-Hermann Lieberknecht für die Einführung in ein menschenkundlich vertieftes plastisch-therapeutisches Arbeiten.

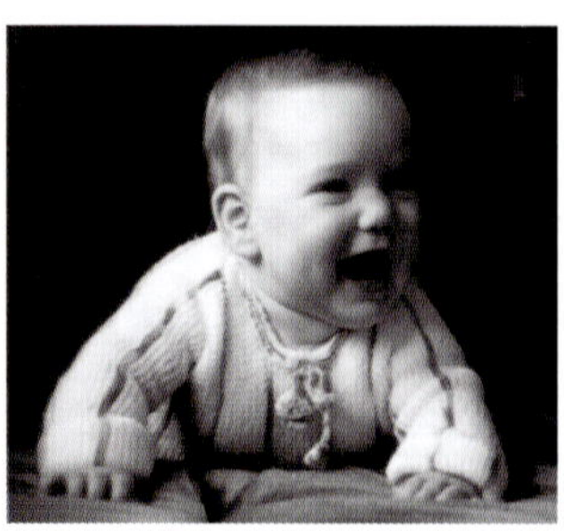 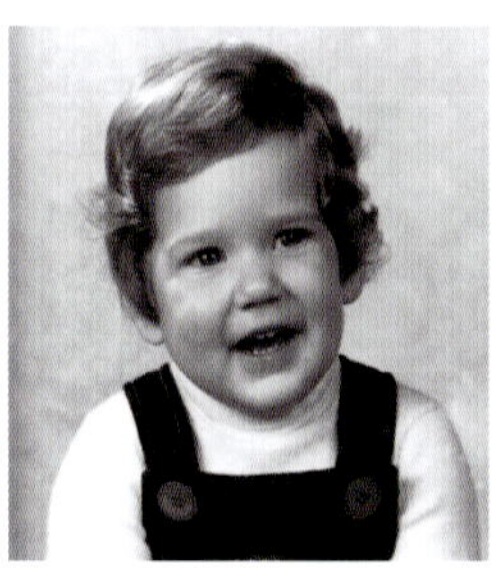 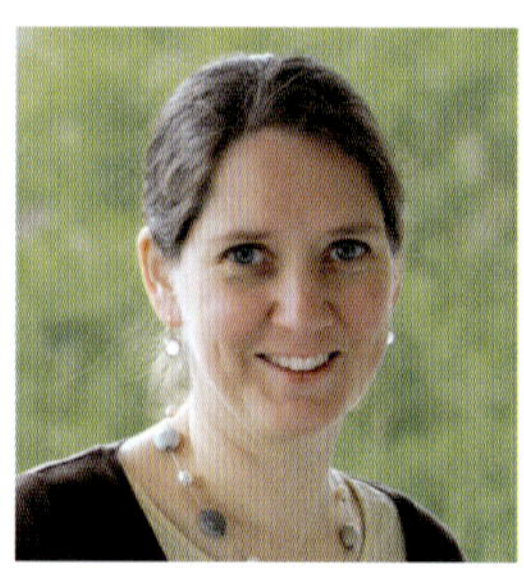

Stefanie Gohr

- geboren 1977
- Kunsttherapeutin (BVAKT), Studium der Heilpädagogik mit Schwerpunkt Kunsttherapie an der Universität zu Köln
- Weiterbildungsstudiengang zur Klinisch-Anthroposophischen Kunsttherapeutin (FH Ottersberg) am Gemeinschaftskrankenhaus Herdecke
- seit 2019 Kunsttherapeutin im Fachbereich therapeutisches Plastizieren in der Friedrich-Husemann-Klinik, Fachkrankenhaus für Psychiatrie und Psychotherapie in Buchenbach bei Freiburg

Roswitha Stein-Rauscher

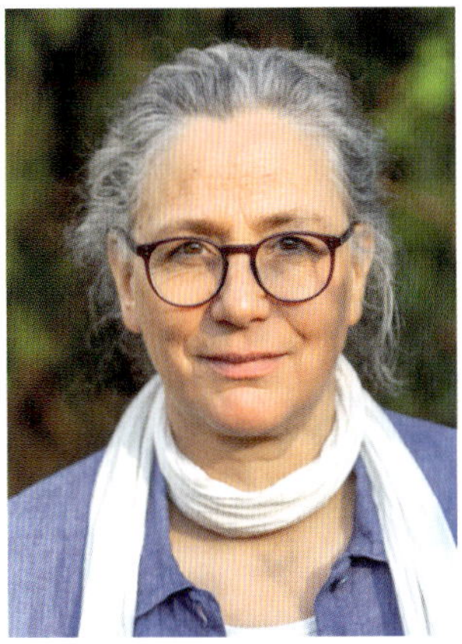

- geboren 1960 in Zürich, seit 1988 in Deutschland
- Anthroposophische Kunsttherapeutin (BVAKT), Heilpraktikerin für Psychotherapie, Kunstpädagogin
- Camphill-Ausbildung und Tätigkeit in der Heilpädagogik und Sozialtherapie, Studium der Bildhauerei an der Alanus Hochschule Alfter mit anschließendem Aufbaustudium Kulturpädagogik
- Weiterbildung zur Kunsttherapeutin und in Psychodynamisch Imaginativer Traumatherapie (PITT)
- langjährige Erfahrung in der Kunstpädagogik
- seit 2015 Kunsttherapeutin in eigener Praxis und an zwei Schulen in Siegen, NRW

Meinen Dank möchte ich den Dozenten und Lehrern aussprechen, bei denen ich lernen konnte. Ihre Anregungen bilden die Grundlagen zu meiner Arbeit: Jochen Breme, Andreas Kienlin, Hildrun Rolff, Elke Frieling, Ulli Kleinrath, Agnes Obst und Nina Taplick.

Bildnachweis

Trotz intensiver Bemühungen ist es dem Verlag und den Autoren nicht gelungen, alle Inhaber von Abbildungsrechten ausfindig zu machen. Daher bitte wir diese, sich ggf. mit dem Verlag in Verbindung zu setzen.

Bei Internetquellen haben wir in einigen Fällen lediglich auf die allgemeinen Webseiten verwiesen. Exakte Links zu den einzelnen Abbildungen sind über den Verlag zu erfragen. Zitierweise: *II, 2a = Kapitel II, Abb. 2a*

Demenat, Christiane: VI, 31b (Skulptur der Fotografin), XI, 8a-b, 11, 12a-b

Eckart, Rita: IX, 29-42

Ernst Barlach Haus, Stiftung Hermann F. Reemtsma, Hamburg (Fotos: Andreas Weiss): IV, 13a (Ernst Barlach: Der Berserker); IV, 13b (Ernst Barlach: Der Flüchtling)

Fischer, Charlotte: IV, 16b

Gohr, Stefanie: X, 20-25

Karsh, Yousuf, Camera Press, ddp: II, 15a

Lieberknecht, Karl-Hermann: II, 24a-b, 27a-b; III, 2b-c, 5a, 9b, 12b, 13c, 15b, d, 16b; IV, 2b, 3b, 4c; V, 5, 11; VI, 10, 40; VIII, 16b, 17b

Sommer, Markus: II, 3, 5a-d; III, 19a

Sommer-Solheim, Anne: I, 2; II, 2-4, 6-10, 11a, 12b-d, 13, 26a-d; III, 1, 2a, 2d, 3, 4, 5b-d, 6-8, 9a, 10, 11, 12a (Skulptur von Christian Hitsch), c, d, 13a (Skulptur von Christian Hitsch), 14, 15a, c, 16c, 19b; IV, 1, 2a, 3a, 4a-b, 5-6a, 6-8 (6b + 8c: Skulpturen von Fritz König (1924-2017)), 9-12 (11a: Skulptur von Hannelore Öelssner), 14-16a, 17-29, 30a (Skulptur von Raoul Ratnowsky (1912-1999)), 30b, 31a-b (31a Skulptur von Christian Hitsch, 31b Skulptur der Autorin), 32-48 (12a-b, 14a-c, 17, 32b, 41-47 mit Zeichnungen von K.-H. Lieberknecht); V, 1-3, 4a, 6, 7a, 8a, 9a, 10a, 12a, 13a; VI, 1-9, 11-30, 31a (Skulptur von Freya Lorenz), 32-39, 41-44; VII, 1-10; VIII, 1-15 (5c-d + 6b mit Zeichnungen von K.-H. Lieberknecht), 16a, 17a, 18-38; IX, 1-12, 13d, 14-28 (19b mit Zeichnungen von K.-H. Lieberknecht); X, 1-19, 26-40; XI, 1, 2, 4-7, 9, 15, 17; XII, 3, 4; Anhang, 1a-g, 3a-g

Stein-Rauscher, Roswitha: IX, 43-59

Stokholm, Ulrikke: XI, 10

Ulrich, Susanna: III, 13d

Print- und Internetmedien

Bentley, W. A.: Snow crystals. Dover Publications New York 1962. S. 180: II, 4.

Haeckel, E.: Embryonalentwickelung, Stammesgeschichte des Menschen, Wissenschaftliche Vorträge über die Grundzüge der menschlichen Phylogenie, zweiter Teil der Anthropogenie. Verlag von Wilhelm Engelmann Leipzig 1891. S. 416 f, Tafel X: I, 1.

Hamre, H. J., Witt, C., Kienle, G. et al.: Anthroposophic therapy for anxiety disorders: a two-year prospective cohort study in routine outpatient settings. Clinical Medicine Psychiatry 2009; 2. S. 17-31, Abb. 1 und 5: XII, 1-2.

Roggenkamp, W.: Das Goetheanum als Gesamtkunstwerk. Verlag am Goetheanum Dornach 1986. II, 28: S. 221; 29: S. 216; V, 4b sowie Anhang, 2c: S. 91; 7b: S. 93; 8b: S. 95; 9b: S. 97; 10b: S. 99; 12b: S. 101; 13b: S. 103.

Freie Enzyklopädie Wikipedia (http://wikipedia.de):
Vatican Museum: II, 1; Robertson, D. Ross: II, 12A; Nguyen, Marie-Lan: II, 14a; II, 23; PtrQs: II, 14b; Cartier-Bresson, Henri: II, 15b; II, Library of Congress Catalog: II, 16b; Livioandronico: II, 17; II, 21; mzopw: II, 18; N.N.: II, 22; Jastrow: II, 20a; Lysippos: II, 25; Wikifrits: III, 13b; Vaz Viren: III, 16a; Agrippa von Nettesheim: III, 18b; Lavinsky, Rob: III, 19c; Descouens, Didier: III, 19d; Thomas T.: IX, 13a; Brunswyk: IX, 13b; Picasa: IX, 13c; Che: XI, 3; Hickman: XI, 13; Schwörk, Anja: XI, 14; Maksim: XI, 16

Freie Enzyklopädie Anthrowiki (http://anthrowiki.at): Odyssee: II, 11b

Archive.org: Kepler, Johannes: III, 17 und 18a

Fotos der Autoren

Rita Eckart: privat, Tine Kirchmayer

Stefanie Gohr: privat

Karl-Hermann Lieberknecht: privat

Anne Sommer-Solheim: privat, Hannes Magerstädt

Markus Sommer: Veronika Sommer, Robert Werner, privat

Roswitha Stein-Rauscher: privat

Index

A

Abgrenzung 85, 133, 198
Ablenken 122, 160, 263
Abort 269
ADHS 208, 225
Adrenalin 250
Aggression 106, 118, 188, 245
Ahriman 55
Allergie 138, 284
Alzheimer-Demenz 37
Ambulante Therapie 157, 179, 320
Angst 17, 145, 158, 188, 196 ff., 211 ff., 221, 243 f., 246, 251, 258 f., 267, 271, 296 f., 303
Angststörung 294, 296 ff., 311
Anima 22
Anorexie 259
Anpassungsstörung 311
Anthroposophische Medizin 318, 339 ff.
Antike 40, 203, 287
Antipathie 31, 36 f., 201, 299, 331
Antriebsstörung 185
Arthritis 54, 309
Asbest 286
Asthma 295
Astralleib 21 f., 43 f.
Ätherleib 20 ff., 43 f., 191, 304, 307 ff.
Atem 122, 138, 288
Atemrhythmus 48 f., 121 f., 288
Atmung 120, 124, 131
Aufmerksamkeitsstörung 199, 225
Aufnahmegespräch 211, 359, 330 f.
Ausbildung 319
Autoimmunerkrankung 138, 171, 174
Autonomie 131, 240

B

Bakterien 284
Balintgruppe 143
Barlach, Ernst 78
Behinderung 322
Belastungsreaktion 252
Berufsqualifikation 319 f.
Berufsverband anthroposophische Kunsttherapie 142, 143, 317 ff.
Bestrahlung 239, 242, 309
Beziehungsgestaltung 99, 102, 133, 301
Beziehung, therapeutische 141,143, 217, 295
Bewegungsdynamik 107, 206, 211
Bildekräfteleib 20
Blasenbildung der Hände 286
Blutgefäße 54, 137, 310
Blut-Hirn-Schranke 137
Borderline-Störung 133
Brâncuşi, Constantin 30
Burn-Out-Erkrankung 301, 311
BVAKT → Berufsverband anthroposophische Kunsttherapie

C

Cancer-related Fatigue 145, 248, 309 f.
Chemotherapie 157, 239, 242, 247 f., 302, 304, 307, 309
Colitis ulcerosa 55
Copingstrategie 239
Cortison 173
Covid-19 175, 176, 293, 309, 311

D

DAMID 318
Darmkrebs 55
Demenz 37, 175, 255, 305
Denksinn 37 ff., 302
Depersonalisation 311
Depression 14, 51 f., 76, 83, 85, 124, 185, 188, 198, 242, 259, 293 ff., 298, 300, 313 ff.
Derealisation 311
Diabetes mellitus 302, 313
Dissoziation 82, 251, 258
Dissoziative Amnesie 255, 304
Distanzsinne 147
Dokumentation 294, 320, 323
Doppelte Buchführung 52

E

Eigenbewegungssinn 33, 35, 43, 173
Einsatzgebiete 295, 307, 340
Einzeltherapie in der Gruppe 243, 260
Entwicklungsstufe 44, 271
Entzündung 49, 54 ff.
Epilepsie 136, 294, 311
Erschöpfung 145, 168 f., 248, 295
Eurythmie 296, 299, 310
Evolutionsstufen 325, 333 ff.

F

Fatigue 145, 248, 309 f.
Fehlgeburt 269
Fibromyalgie 309
Flash-Back 13, 128, 254 f., 258
Flow 122, 149, 180, 249
Formenwandel 59
Formprozess 105, 182, 190, 205
Fragetechnik 144, 155

G

Ganzheit 75 f., 81 f., 113, 115 f., 159, 161, 186, 203, 245, 262, 288 f., 306
Ganzhirnbestrahlung 304, 307
Gedächtnisdefizite 304
Gedankenkreisen 168
Gedankensinn → Denksinn
Geruchssinn 36 f., 39
Geschmackssinn 36
Gestaltkreis 238, 292, 300, 313
Gestaltungsdynamik 204
Gewalttäter 303
Gestell 134, 182
Giacometti, Alberto 30
Gleichgewichtssinn 33, 35 f., 72
Gleichgewichtsstörung 171
Goetheanum 66, 99 f., 166, 290, 317, 325, 333 ff., 338, 340
Grenzfläche 72, 88, 110, 118, 132, 134, 137

H

Haut 37, 84 f., 133, 178, 241, 312
Hauterkrankung 85, 312
Heileurythmie 66, 209, 294, 300
Heilpädagogik 140
Heilpraktiker 319, 321
Hepatitis 55
Herzrasen 168 f., 250 f., 259
Hirntrauma 303
Holz 23, 33, 38, 102, 116, 127, 278, 288 ff., 334 ff.
Hörsinn 37 ff.
Hygiene 284, 291
Hyperaktivität 199, 225
Hysterie 86

I

Ich 21, 39, 69, 97, 103, 133, 145, 186 299, 303 f.
Ichhaftigkeit 166
Ich-Organisation 21, 309
Ichsinn 37
Indikation 244, 293 ff., 311
Innenraumbildung 105, 127, 189, 191
Interaktion 104, 134, 205, 255
Intervention 9, 97, 149, 168, 170, 254, 265, 294 ff., 298 f.
Intervision 143, 321

J

Jupiter 139, 332 f.

K

Kamptokormie 172
Kapitellübungen 111 ff., 144 f., 156, 174
Karma 28, 142
Karzinom 157, 239 ff., 244, 248, 308
Keimbelastung 284, 312
Kinder 45, 139, 187, 188, 195, 196, 199, 200, 201, 225, 227, 269 f., 275, 289, 314, 321
Kindheitstrauma 170
Klaustrophobie 298
Klüpfel 286 ff.
Komplexe Posttraumatische Belastungsstörung 255, 257
Knochenmarkstransplantation 312
Körperhaltung 50, 79, 137, 147, 159, 172
Körperschemastörung 259, 313
Konkavität 60
Konstitution 30, 53, 64, 86, 177, 179, 184, 191

Kontraindikation 311 f.
Konvexität 60
Kopfschmerzen 138, 304
Kopieren 193, 305
Kostenerstattung 294, 318
Kräftedynamik 14, 52, 72, 177
Kraftquelle 155, 246
Krankheitsdynamik 52, 208
Krebs 145, 239, 240 f., 244, 248, 308
Krisenintervention 265, 268
Kristall 23 f., 282, 284
Kunsttherapeutische Intervention 9, 143, 195, 251, 254, 293, 296, 298 f., 319

L

Laokoon 45 f., 58 f., 89, 177
Lebenssinn 33 ff., 44, 58, 72, 148, 281
Leitlinie 142, 156, 257, 295, 298, 302, 318
Licht 32, 87 f., 162, 178, 189, 326, 330
Luzifer 55

M

Maieutisches Plastizieren 146 ff., 156, 159, 167, 185, 240, 243, 248, 254, 270, 302
Malen 191, 294 ff., 309, 338
Mammakarzinom 157, 240, 314 f.
Manie 51, 53, 86, 311
Marmor 285 ff., 312
Mars 106, 110, 129, 329, 331 f.
Marsübung 97, 129, 131, 246
Materialeigenschaften 38, 277, 280, 289 ff.
Meditation 35, 156, 183, 251
Meißel 285, 287 f.
Merkur 107, 112, 134, 331 f., 334 f.
Merkurübung 97, 132, 137, 182, 205, 246
Metamorphose 99, 102, 112, 177, 325
Mikrobewegungen 32, 40
Mind-Body-Verfahren 248
Mineralwelt 25, 69
Missbrauch 250
Mistel 55, 239, 249
Mond 79, 110, 112, 325, 331, 335
Mondübung 125, 127, 246, 271
Morphogenese 26, 40
Müdigkeit 43, 152, 169
Myasthenia gravis 171, 174, 176

N

Nachbetrachtung 211
Nahtoderlebnis 82, 154
Naturkatastrophen 250, 254, 303
Neglect 303, 311
Nerven-Sinnes-System 47 f., 71, 218
Nervosität 311
Neurasthenie 86
Neurodegenerative Erkrankungen 37, 307
Neurodermitis 85
Neurologie 35, 339, 343
Neurologische Erkrankungen 82, 145, 277, 298
Niere 138, 334

O

Oberflächenqualität 96, 182
Onkologie 239 ff.
Organismus 148

P

Panikattacken 168, 170, 176, 259, 310 f.
Parkinson-Syndrom 37, 172, 299, 311
Perfektionismus 191
Perspektivwechsel 133 f., 161
Pflanzenreich 27, 69, 333
Physischer Leib 22
Pisa-Syndrom 172
Platonische Körper 65 ff., 242, 252, 265, 311
Pneuma 22
Polarität 15, 40, 47 ff., 54, 69, 155
Polyneuropathie 157, 166, 171, 246, 301 f.
Post-Covid-Syndrom 145, 310
Posttraumatische Belastungsstörung 239, 250, 258, 275
Präferenz 298 f., 322
Psychiatrische Erkrankung 82, 185, 191 f., 255, 298, 311, 323, 340
Psychoedukation 142, 310
Psychotherapie 14, 185, 258 f., 275, 294, 296, 313, 315, 319, 321
Pusher-Syndrom 79
Pyrit 66

R

Raumbeziehung 76, 78, 81, 95
Raumforderung 241
Raumorientierung 36, 123, 179 f., 248, 301, 311
Realitätsversicherung 34, 244, 300
Reifegrad 199
Rehabilitation 98, 242, 294, 307, 310 f.
Reinkarnation 267
Relief 69, 120, 122, 124
Resonanz 37, 39, 243
Resonanzbeziehung 40, 146, 187, 240, 301, 308
Rezirkulieren 282
Rheumatische Erkrankungen 278, 308 f.
Rheumatoide Arthritis 54, 309
Rhythmisches System 47
Rubikon 200

S

Sand 26, 278 f., 289, 291
Saturnübung 103, 113, 119, 123, 252, 260, 169, 189, 246
Säulenholz 334 f.
Säulenwort 10, 100, 113, 120, 125, 129, 166, 335
Schädeltrauma 303
Schlaflosigkeit 168
Schlafstörung 152, 242, 299
Schlaganfall 303
Schmerz 13, 45, 53, 79, 112, 133, 224, 239, 242 f., 245 ff., 250 f., 259 f., 265 ff., 302, 308
Schnitzen 235, 289 ff., 312
Schulangst 311
Schulverweigerung 214
Schwangerschaft 269
Schwindel 171 f., 174, 264
Sehbehinderung 181
Sehsinn 33 f., 36 f., 43, 160, 171, 179, 298
Selbstbehauptung 129, 130, 166, 199
Selbstbewusstsein 97, 106, 130 f., 171, 194, 205, 217, 301
Selbsterleben 97, 102, 127, 129, 131, 135, 137, 160, 194, 205, 209, 246, 259, 281
Selbstregulation 170, 244, 310
Selbstvergewisserung 244, 256 f., 259, 295
Selbstwert 14, 85, 201, 204 f., 217
Selbstwirksamkeit 48, 170, 240, 294, 300
Setting 112, 146 f., 157, 179, 191, 197, 239, 243 f., 260, 285, 320, 307, 309, 311
Sinnesqualitäten 32, 33
Sklerose 49, 54 f., 138, 310
Skoliose 31, 96, 163
Sonne 38, 110, 152, 269, 331, 334 f.
Sonnenübung 97, 120, 124, 207, 246
Speckstein 285 f., 312
Spiegelneuronen 32, 40
Sprache 38
Sprachsinn 37 ff.
Stabilisierung 171, 174 f., 258 f., 270
Stehende Fläche 132 ff., 137, 209
Stein 24, 44, 116 f., 127 f., 151, 194, 225, 277 f., 284 ff., 291
Steiner, Rudolf 15, 17, 27, 28, 33 f., 37, 40 ff., 52, 55, 57 f., 98, 100, 110, 145, 231, 238, 325, 326 ff., 332 f, 337
Sterben 69, 187, 266, 268
Sterbebegleitung 266
Steroidtherapie 171, 173, 175
Studien 293 ff., 299, 302, 309 f.
Subjektive Vertikale 36, 79, 172
Suizid 266, 332
Suizidalität 266, 323
Supervision 143
Sympathie 31, 36 f., 87, 201, 299, 331

T

Tastsinn 33 ff., 72, 103, 147, 171, 231, 248, 257, 300
Temperament 191
Thixotropie 280 f.
Tics 216, 225, 228
Tierformen 136, 139, 197, 219 f., 222
Tod 20, 45 f., 49, 140, 187, 240, 266 ff., 271 f., 306, 310
Ton 278 ff.
Tonfeld 303, 314
Trauer 85, 176, 187 f., 242, 245, 266 ff., 311
Trauma 250 ff., 260, 275, 303, 307 f.

U

Übelkeit 35 f., 112, 145, 239, 247, 259, 275
Übergriff 127 f.
Ungleichgewicht 112, 117
Unruhe 119, 144, 156, 216 f., 227, 243, 246 f., 271, 311

V

Venus 28, 139, 334
Venus von Dolní Věstonice 279
Venus von Milo 40 ff., 46, 59, 89
Verlust 52, 54, 128, 178, 242, 266 ff., 302, 309
Vertrag 318, 321 f.
Visuelle Vertikale 172
Vitalkräfte 34, 97
Vorbild 44, 148, 193, 229, 261, 263, 305 f.

W

Wachs 277, 284, 291
Wärmemeditation 145
Wärmesinn 36
Weizsäcker, Viktor von 300
Werkzeuge 286 ff.
Wertesystem 31
Wesensgliederkonstellation 239, 275
Willensschwäche 178
Willensstörung 301
Wirkfaktoren 294 f.

Z

Zentrumsbildung 51, 73, 117 f., 330
Zugangswege 320

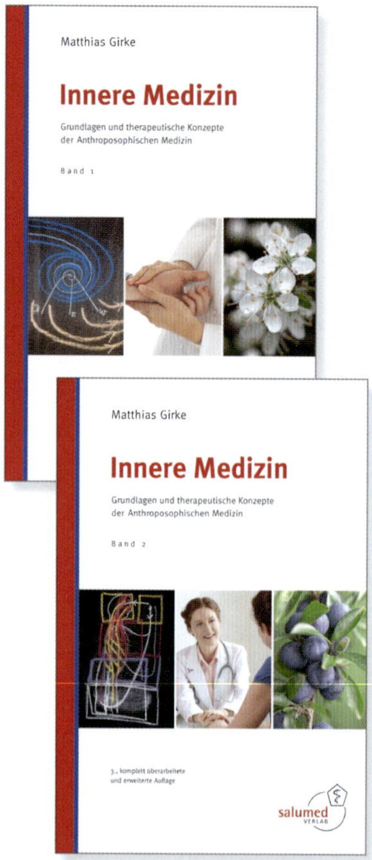

1865 Seiten in zwei Bänden
(nur gemeinsam zu beziehen)
gebunden · 198 €
ISBN: 978-3-928914-32-1

MATTHIAS GIRKE

Innere Medizin

3. AUFLAGE! Komplett überarbeitet und erweitert. Jetzt in zwei Bänden!

Grundlagen und therapeutische Konzepte der Anthroposophischen Medizin

Band 1 und 2

Innere Medizin aus anthroposophischer Sicht – das Standardwerk für Klinik, Praxis und Studium in dritter, komplett überarbeiteter und erweiterter Auflage. Mit neuen Kapiteln zu den Fachgebieten Hämatologie, Hämostaseologie, Heileurythmie und Kunsttherapie.

Matthias Girke erläutert umfassend alle wichtigen Subdisziplinen der Inneren Medizin unter dem Gesichtspunkt des ganzheitlichen Menschenverständnisses der Anthroposophischen Medizin. Ob Pneumologie oder Gastroenterologie, Onkologie oder Diabetologie – jedes Themengebiet wird systematisch und praxisnah erschlossen. Das Fachbuch führt grundlegend in die anthroposophische Menschenkunde, Krankheits- und Arzneimittellehre ein.

Pressestimme zur 2. Auflage:

„Für jeden Arzt, Internisten, Kliniker, aber auch Medizinstudierenden ist das Buch eine Fundgrube an Anregungen für eine den Kranken umfassend in den Blick nehmende ärztliche Praxis."

Deutsches Ärzteblatt 17/2014
PROF. DR. MED. PETER F. MATTHIESSEN

Autor:

Dr. med. Matthias Girke, Internist, Gemeinschaftskrankenhaus Havelhöhe Berlin / Leitung der Medizinischen Sektion am Goetheanum, Dornach (Schweiz)

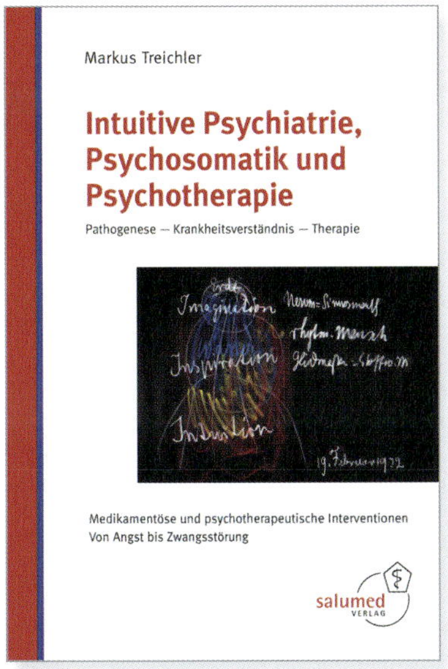

389 Seiten · gebunden · 88 €
ISBN: 978-3-928914-45-1

MARKUS TREICHLER

Intuitive Psychiatrie, Psychosomatik und Psychotherapie

NEU

Pathogenese – Krankheitsverständnis – Therapie

Intuition spielt in der Anthroposophie und in der Medizin eine bedeutende Rolle. Intuitive Methoden in Psychiatrie, Psychosomatik und Psychotherapie zu beschreiben und in Ergebnissen ihrer Anwendung darzustellen, ist Sinn und Ziel dieses Buches.

Autor: Markus Treichler, Facharzt für Psychiatrie und Psychotherapie, ehem. Leitender Arzt der Abteilung für Psychosomatische Medizin, künstlerische Therapie und Heileurythmie an der Filderklinik, Filderstadt bei Stuttgart

---

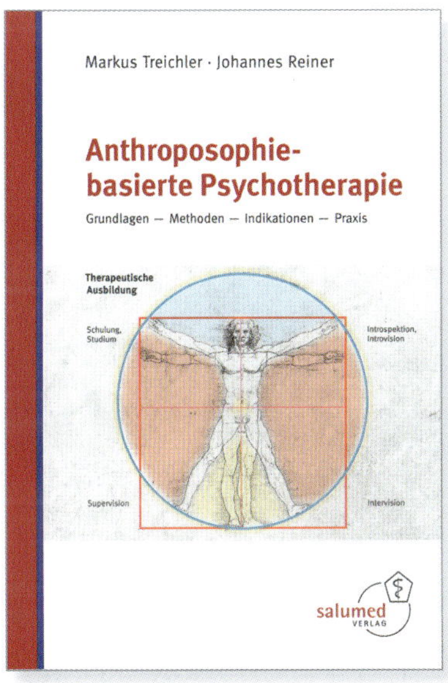

344 Seiten · gebunden · 68 €
ISBN: 978-3-928914-37-6

MARKUS TREICHLER · JOHANNES REINER

Anthroposophie-basierte Psychotherapie

Grundlagen – Methoden – Indikationen – Praxis

„Als Fachkollegin erlebe ich eine erstaunliche Resonanz beim Lesen: zu welcher Erlebniskongruenz man doch findet, obwohl jeder seinen subjektiven Weg durch die therapeutische Landschaft wählt. Entscheidend wichtig also, dass man einen Kompass, einen Fahrplan und eine solide Orientierung an die Hand bekommt. Genau das bietet das vorliegende Buch … Das Konzept der Anthroposophie-basierten Psychotherapie wird beschrieben als eine Psychotherapie der inneren Haltung … Der integrative Ansatz dieses Konzeptes ist beeindruckend … Alles, was als Therapie auf eine dialogische Bewusstseins- und Beziehungsarbeit gründet, trifft den Kern therapeutischen Handelns. Diese Botschaft klingt überzeugend durch das ganze Buch." Deutsches Ärzteblatt PP 6/2020, PETRA STEMPLINGER, Fachärztin für Kinder und Jugendpsychiatrie

Autoren:

- Markus Treichler
- Dr. med. Johannes Reiner, Facharzt für Psychiatrie und Psychotherapie in Stuttgart

c/o Gemeinschaftskrankenhaus Havelhöhe
Kladower Damm 221 · 14089 Berlin
Tel. +49(0)30/364 313 85 · Fax +49(0)30/364 325 89

salumed VERLAG

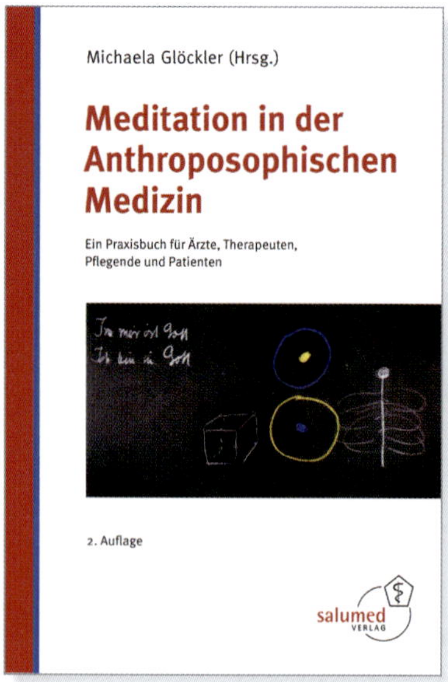

280 Seiten · gebunden · 48 €

ISBN: 978-3-928914-41-3

MICHAELA GLÖCKLER (HRSG.)

Meditation in der Anthroposophischen Medizin

Ein Praxisbuch für Ärzte, Therapeuten, Pflegende und Patienten

„Es ist bedeutungsvoll und erfreulich, dass dieses Buch in einer neuen Auflage erscheint, weil in ihm Praktikerinnen und Praktiker der anthroposophischen Heilkunde ihre Erfahrungen mit Meditationen darstellen, die Rudolf Steiner zu seinen Lebzeiten für den Dienst am Kranken zur Verfügung stellte. Sie sind sowohl für Patientinnen und Patienten hilfreich als auch zur Hygiene und Stärkung derjenigen, die selbst in Heilberufen arbeiten. Ich hoffe sehr, dass die Fachwelt mit diesem Buch die praktische Arbeit und deren Hintergründe wahrnimmt und würdigt."

PROF. DR. FRIEDRICH GLASL

Herausgeberin: Dr. med. Michaela Glöckler, Kinder- und Jugendärztin

---

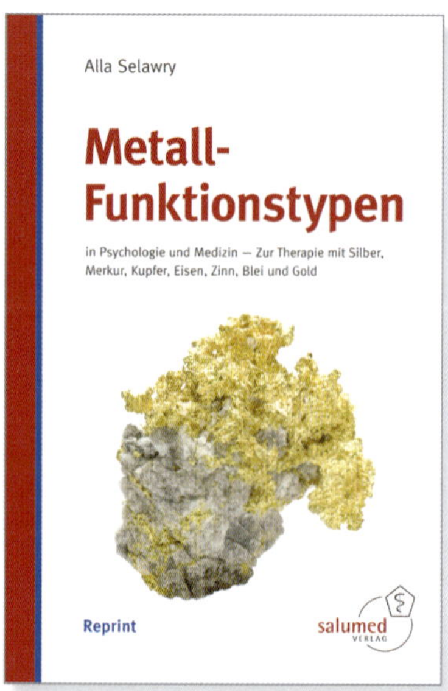

546 Seiten · gebunden · 78 €

ISBN: 978-3-9815535-6-7

ALLA SELAWRY

Metall-Funktionstypen

in Psychologie und Medizin – Zur Therapie mit Silber, Merkur, Kupfer, Eisen, Zinn, Blei und Gold

Pressestimme zum Reprint: *„Die Metallfunktionstypen zeigen sich sowohl in den seelisch-geistigen Veranlagungen als auch in den Organfunktionen und den damit verbundenen Lebensprozessen. Diese Zusammenhänge stellt Alla Selawry in ihrem Buch mit einer Ausführlichkeit dar, wie es bisher noch niemand zu diesem Thema getan hat. Ihre Metall-Typologie ist nicht nur eine ausgezeichnete Basis für die ärztliche Therapie mit Metallen, die in dem Buch ausführlich erklärt wird. Es handelt sich um ein anthroposophisches Grundlagenwerk für alle Bereiche, in denen es auf Menschenkenntnis ankommt. Denn die sieben Funktionstypen finden sich überall, wo Menschen sind."*

INFO3 10/2015, DR. MED. FRANK MEYER

Autorin: Dr. med. Alla Selawry (1913–1992), Ärztin für Allgemeinmedizin

c/o Gemeinschaftskrankenhaus Havelhöhe
Kladower Damm 221 · 14089 Berlin
Tel. +49(0)30/364 313 85 · Fax +49(0)30/364 325 89

salumed VERLAG